急性缺血性卒中再灌注治疗血管内治疗操作规范

主编 ◎ 缪中荣　霍晓川

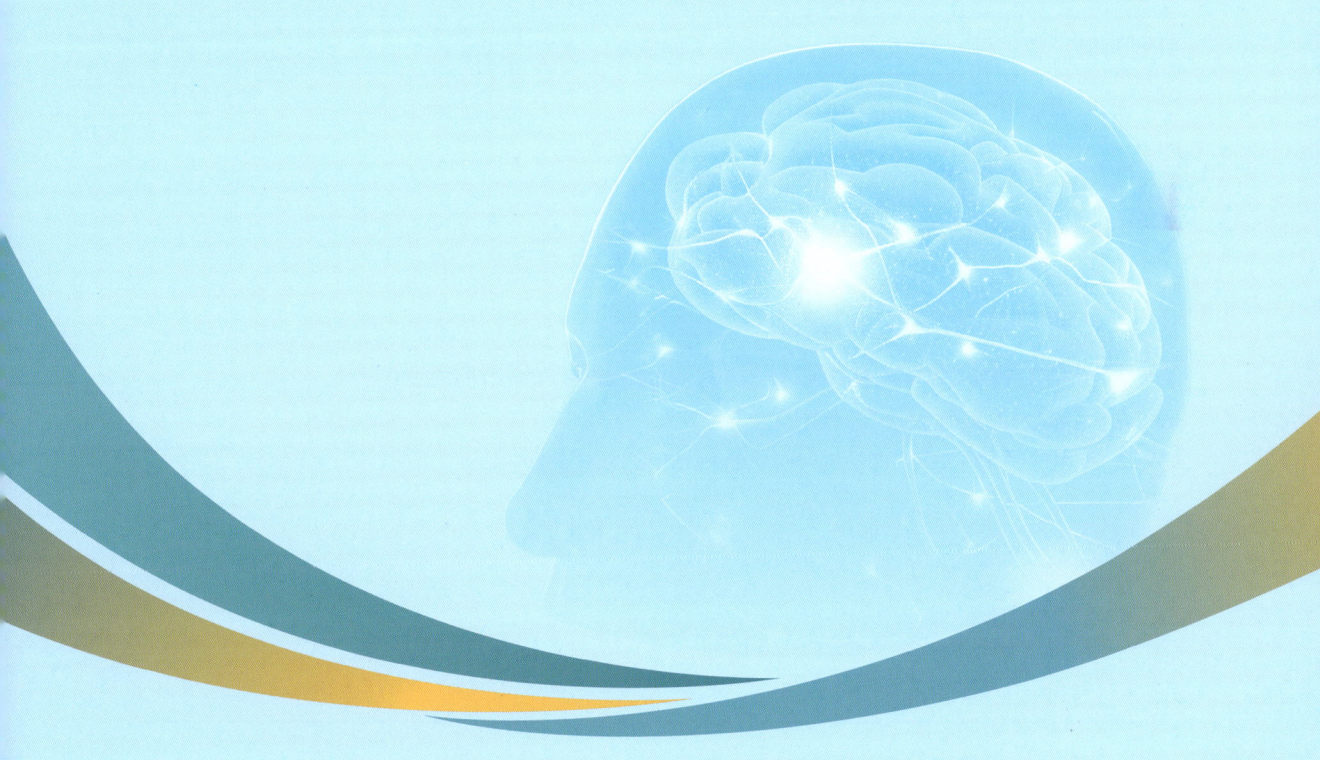

科学技术文献出版社
·北京·

图书在版编目（CIP）数据

急性缺血性卒中再灌注治疗：血管内治疗操作规范 / 缪中荣，霍晓川主编. -- 北京：科学技术文献出版社，2025.6. -- ISBN 978-7-5235-2540-1

Ⅰ.R743.310.5

中国国家版本馆 CIP 数据核字第 2025YJ7090 号

急性缺血性卒中再灌注治疗：血管内治疗操作规范

策划编辑：蔡　蓉　责任编辑：栾璟煜　李昱龙　责任校对：彭　玉　责任出版：张志平

出 版 者	科学技术文献出版社
地　　　址	北京市复兴路15号　邮编 100038
编 务 部	（010）58882938，58882087（传真）
发 行 部	（010）58882868，58882870（传真）
邮 购 部	（010）58882873
官 方 网 址	www.stdp.com.cn
发 行 者	科学技术文献出版社发行　全国各地新华书店经销
印 刷 者	北京地大彩印有限公司
版　　　次	2025年6月第1版　2025年6月第1次印刷
开　　　本	787×1092　1/16
字　　　数	555千
印　　　张	27
书　　　号	ISBN 978-7-5235-2540-1
定　　　价	168.00元

版权所有　违法必究

购买本社图书，凡字迹不清、缺页、倒页、脱页者，本社发行部负责调换

编委会

主　编　缪中荣　霍晓川

编　委　（按姓名笔画排序）

马高亭	王守春	史怀璋	朱良付
乔宏宇	刘丽萍	刘建民	孙大鹏
李　迪	李天晓	李传辉	李晓青
吴川杰	佟　旭	张　猛	张雪蕾
陈文伙	陈康宁	易婷玉	罗　岗
赵文博	南光贤	贺雄军	袁正洲
贾白雪	高　鹏	高连波	资文杰
彭　亚	韩如泉	韩红星	韩建峰
温昌明	蔡艺灵	管　生	魏　铭

前　言

急性缺血性卒中是全球范围内致残和致死的主要疾病之一，其救治效率与质量直接关系到患者的生命安全和生存质量。近年来，血管内治疗技术，尤其是机械取栓技术的发展与普及，为急性缺血性卒中救治带来了突破性进展，开启了新的篇章。

急性缺血性卒中血管内治疗领域的快速发展不仅依赖于技术创新，更离不开临床实践中标准化操作流程的建立、多学科协作模式的优化，以及对并发症管理的深刻认识。然而，新技术的推广始终伴随着挑战：如何精准筛选患者、规范技术操作、完善围手术期管理，仍是当前急性缺血性卒中血管内治疗领域亟待解决的重要问题。

在此背景下，《急性缺血性卒中再灌注治疗：血管内治疗操作规范》一书应运而生。本书以"从理论到实践，从基础到精进"为脉络，系统梳理了急性缺血性卒中血管内治疗工作的全流程。全书共7章，内容涵盖急性缺血性卒中血管内治疗的基础理论、急诊流程管理建设、影像学评估、患者选择、具体操作技术、并发症管理及围手术期系统管理策略。

本书内容凝聚了国内神经介入领域众多知名专家的智慧与心血。诸位编者不仅是深耕该领域10余年的先行者，更是始终坚守临床一线的实践者。他们在繁忙的临床工作之余，秉持严谨的学术态度，将宝贵的实践经验凝练成文，确保了本书内容的实用性、科学性和先进性。此外，编写专家们还倾情贡献了源自临床实践的珍贵案例，辅以丰富的影像图片和详细的操作说明，为读者提供了直观、实用的临床示范。

2015年，神经介入领域迎来了历史性突破：5项大型随机对照试验的公布，终结了"血管内治疗仅具理论价值"的长期争议，为缺血性卒中血管内治疗提供了坚实的临床实证，正式拉开了这一治疗新纪元的帷幕。

2015—2025年的10年间，缺血性卒中血管内治疗经历了飞速发展。理论的突破、材料的革新、研究的深入，最终通过治疗理念的更新和临床操作技术的推广，成功转化为惠及广大患者的临床实践。这10年，我国学者在该领域贡献卓著。一方面，我们主导的临床研究和技术创新，为该领域贡献了众多高级别循证医学证据；另一方面，我们持续将研究进展凝练为临床诊疗规范并积极推广应用。这种高效的科研成果向临床转化的模式，不仅使我国缺血性卒中血管内治疗技术的应用得以星火燎原般覆盖全国，更确保了其操作的规范性。

医学技术的进步永无止境！我们坚信，唯有将创新成果转化为可复制、可推广的规范化体系，才能真正惠及每一位患者。期待本书能成为神经介入科医师案头常备的"技术地图"，更希望读者在实践过程中持续反馈宝贵意见，与我们一起推动卒中救治事业的精进。

目 录

第一章 急性缺血性卒中血管内治疗的基础

第一节 急性缺血性卒中血管内治疗技术和研究进展 ········· 1
一、急性缺血性卒中血管内治疗技术发展历程 ········· 1
 (一) 血管内治疗的早期探索和概念形成 ········· 1
 (二) 血管内治疗技术的兴起 ········· 1
二、急性缺血性卒中血管内治疗热点方向研究进展 ········· 4
 (一) 静脉溶栓桥接血管内治疗研究进展 ········· 4
 (二) 大梗死核心血管内治疗研究进展 ········· 6
 (三) 后循环缺血性卒中血管内治疗研究进展 ········· 9
 (四) 急性缺血性卒中反向桥接治疗研究进展 ········· 10
 (五) 中小血管闭塞血管内治疗研究进展 ········· 12
 (六) 其他正在进行的热点临床研究 ········· 12

第二节 血管内治疗临床指南 ········· 15
一、血管内治疗相关临床指南制订的背景 ········· 15
二、我国缺血性卒中血管内治疗最新指南及推荐意见 ········· 16
 (一)《急性缺血性卒中血管内治疗中国指南2023》中的血管内治疗推荐意见 ········· 16
 (二)《中国卒中学会急性缺血性卒中再灌注治疗指南2024》中血管内治疗的相关推荐意见 ········· 18
 (三)《始发表现为轻型卒中的急性大血管闭塞的血管内治疗中国专家共识2023》中的血管内治疗推荐意见 ········· 19
 (四)《急性缺血性卒中中等血管闭塞管理中国专家共识2024》中的血管内治疗推荐意见 ········· 19

第三节 急性缺血性卒中血管内治疗材料进展 ········· 21
一、取栓支架 ········· 21
 (一) 早期取栓装置 ········· 21

　　　　（二）第1代取栓装置：Merci取栓装置 …………………………………………………… 22
　　　　（三）第2代取栓装置：Penumbra吸栓装置 …………………………………………… 22
　　　　（四）第3代取栓装置：可回收取栓支架 ………………………………………………… 22
　　　　（五）取栓装置发展概览 ………………………………………………………………… 43
　　二、抽吸导管和中间导管 …………………………………………………………………… 44
　　　　（一）抽吸导管及中间导管的材料学特点 ……………………………………………… 44
　　　　（二）抽吸导管和中间导管的力学特征 ………………………………………………… 46
　　　　（三）抽吸取栓技术 ……………………………………………………………………… 47
　　　　（四）抽吸取栓技术要点与并发症 ……………………………………………………… 48
　　　　（五）抽吸取栓技术的发展趋势 ………………………………………………………… 48
　　三、球囊导引导管和长鞘 …………………………………………………………………… 49
　　　　（一）球囊导引导管 ……………………………………………………………………… 49
　　　　（二）长鞘 ………………………………………………………………………………… 58

第四节　急性缺血性卒中血管内治疗解剖及病理生理基础 ………………………………… 65
　　一、缺血性卒中的病因分型 ………………………………………………………………… 65
　　　　（一）TOAST分型 ………………………………………………………………………… 65
　　　　（二）中国缺血性卒中分型 ……………………………………………………………… 65
　　二、缺血性卒中的病理生理变化 …………………………………………………………… 65
　　　　（一）正常脑血流调节机制 ……………………………………………………………… 65
　　　　（二）缺血性卒中后的脑组织变化 ……………………………………………………… 67
　　　　（三）缺血半暗带的界定与治疗意义 …………………………………………………… 67
　　三、基于不同亚型缺血性卒中的病理生理变化特点制订血管内治疗策略 …………… 68
　　　　（一）大动脉粥样硬化型缺血性卒中的血管内治疗方式 …………………………… 68
　　　　（二）心源性栓塞型缺血性卒中的血管内治疗方式 ………………………………… 68
　　　　（三）小动脉闭塞型缺血性卒中的血管内治疗方式 ………………………………… 69
　　　　（四）其他明确病因型和不明原因型缺血性卒中的血管内治疗方式 ……………… 69

第二章　急性缺血性卒中血管内治疗流程管理建设

第一节　急性缺血性卒中血管内治疗流程质量控制指标建设 …………………………… 70
第二节　院前及院内急性缺血性卒中血管内治疗流程建设 ……………………………… 72
　　一、卒中院前急救 …………………………………………………………………………… 72
　　　　（一）卒中院前教育 ……………………………………………………………………… 72

（二）卒中急救评估 ……………………………………………………………… 72
　　　（三）卒中急救现场处置 …………………………………………………………… 75
　　　（四）疑似大血管闭塞性缺血性卒中患者的转运模式 …………………………… 76
　　　（五）卒中急救院前团队与院内团队的衔接 ……………………………………… 77
　二、院内血管内治疗流程 ……………………………………………………………… 78
　　　（一）建立院内卒中团队 …………………………………………………………… 78
　　　（二）急诊初步处置 ………………………………………………………………… 79
　　　（三）血管内治疗影像学评估 ……………………………………………………… 79
　　　（四）血管内治疗的患者选择 ……………………………………………………… 80
　　　（五）手术操作及围手术期管理 …………………………………………………… 81
第三节　急性缺血性卒中血管内治疗院内团队建设 ……………………………………… 85

第三章　急性缺血性卒中血管内治疗影像学评估

第一节　病变血管的评估 …………………………………………………………………… 88
　一、颅内大血管闭塞院前识别 ………………………………………………………… 88
　　　（一）颅内大血管闭塞院前识别量表 ……………………………………………… 88
　　　（二）颅内大血管闭塞院前识别量表综合评估 …………………………………… 93
　二、院内影像识别—院内血管评估系统 ……………………………………………… 94
　　　（一）平扫计算机断层扫描 ………………………………………………………… 95
　　　（二）计算机断层扫描血管成像 …………………………………………………… 95
　　　（三）磁共振血管成像 ……………………………………………………………… 95
　　　（四）全脑数字减影血管造影检查 ………………………………………………… 96
　　　（五）人工智能辅助识别大血管闭塞 ……………………………………………… 96
　三、血栓负荷评分 ……………………………………………………………………… 98
　　　（一）前循环血栓负荷评分 ………………………………………………………… 98
　　　（二）后循环血栓负荷评分 ………………………………………………………… 98
第二节　梗死核心的影像学评估 …………………………………………………………… 102
　一、梗死核心的研究历史 ……………………………………………………………… 102
　二、脑梗死和梗死核心的定义 ………………………………………………………… 102
　三、梗死核心的影像学判定 …………………………………………………………… 103
　　　（一）NCCT判定梗死核心 ………………………………………………………… 103
　　　（二）灌注成像判定梗死核心 ……………………………………………………… 103

（三）弥散加权成像判定梗死核心 ･･･ 103

　四、梗死进展速度 ･･･ 104

　五、未来方向 ･･･ 104

第三节　缺血半暗带的影像学评估 ･･ 106

　一、缺血半暗带的定义及意义 ･･ 106

　二、缺血半暗带的评估方法 ･･･ 106

　　（一）缺血低灌注–梗死核心体积错配 ･･･ 106

　　（二）临床症状–影像学错配 ･･ 107

　三、缺血半暗带研究进展 ･･･ 107

第四节　脑侧支循环评估 ･･ 110

　一、脑侧支循环的定义及意义 ･･ 110

　二、脑侧支循环的评估方法 ･･･ 110

　　（一）ASITN/SIR侧支循环评分 ･･ 111

　　（二）基于多时相CTA的侧支循环评分 ･･･ 111

　　（三）Tan评分（大脑中动脉区域侧支循环评分）･･ 113

　　（四）外侧裂、脑凸面侧支循环评分 ･･ 113

　　（五）Miteff侧支循环评分 ･･･ 114

　　（六）区域软脑膜侧支循环评分 ･･ 114

　三、脑侧支循环评估的进展 ･･･ 115

第五节　病因分析 ･･･ 117

　一、心源性栓塞性卒中 ･･･ 117

　　（一）心源性栓塞性卒中的诊断 ･･ 117

　　（二）心源性栓塞性卒中的急性期再灌注治疗 ･･･ 118

　二、颅内大动脉粥样硬化性卒中 ･･ 119

　　（一）ICAS性卒中的发病机制 ･･ 119

　　（二）ICAS性卒中的药物治疗 ･･ 120

　　（三）ICAS相关大血管闭塞 ･･ 121

第四章　急性缺血性卒中血管内治疗患者选择

第一节　急性缺血性卒中血管内治疗时间窗选择 ･･･ 126

　一、血管内治疗时间窗的由来 ･･ 126

　二、血管内治疗时间窗的临床意义和演变 ･･･ 129

三、	针对血管内治疗时间窗的研究探索	131
四、	拓展时间窗的研究探索	137

第二节　急性缺血性卒中临床症状评估　　140

一、常用的卒中评估量表　　140

　　（一）院前卒中评估量表　　140

　　（二）院内卒中评估量表　　140

二、常用卒中评估量表的特点　　142

第三节　急性前循环缺血性卒中血管内治疗患者选择　　144

一、前循环缺血性卒中血管内治疗临床研究　　144

　　（一）早期血管内治疗临床研究　　144

　　（二）急性前循环大血管闭塞血管内治疗的临床研究　　145

　　（三）错配指导扩大血管内治疗时间窗研究　　146

　　（四）侧支循环指导血管内治疗患者选择研究　　147

二、前循环缺血性卒中血管内治疗的影像学评估　　148

　　（一）识别大血管闭塞　　148

　　（二）评估梗死核心体积　　150

　　（三）评估缺血半暗带体积　　150

三、不同时间窗前循环缺血性卒中血管内治疗的筛选标准　　151

第四节　急性后循环缺血性卒中血管内治疗患者选择　　154

一、后循环缺血性卒中血管内治疗临床研究　　154

　　（一）观察性研究和队列研究　　154

　　（二）随机对照试验　　155

二、后循环缺血性卒中血管内治疗的影像学评估　　158

　　（一）计算机断层扫描成像评估　　158

　　（二）磁共振成像评估　　160

三、后循环缺血性卒中血管内治疗的患者筛选建议　　161

　　（一）临床严重程度　　161

　　（二）年龄　　162

　　（三）梗死核心体积　　162

　　（四）治疗时间窗　　162

　　（五）发病前功能状态　　163

第五章 急性缺血性卒中血管内治疗操作流程

第一节 急性缺血性卒中桥接治疗 … 165
- 一、阿替普酶静脉溶栓桥接血管内治疗的临床研究 … 166
- 二、替奈普酶静脉溶栓桥接血管内治疗的临床研究 … 169
- 三、反向桥接治疗 … 170

第二节 急性缺血性卒中血管内治疗的麻醉方法与管理 … 173
- 一、不同麻醉方法在急性缺血性卒中血管内治疗中的应用 … 173
  - （一）局部麻醉/清醒镇静 … 173
  - （二）全身麻醉 … 173
  - （三）不同麻醉方法对患者预后的影响 … 174
  - （四）麻醉管理对患者预后的影响 … 175
- 二、急性缺血性卒中血管内治疗中麻醉方案的实施 … 178
  - （一）术前评估及检查 … 178
  - （二）麻醉选择 … 179
  - （三）麻醉实施 … 180
- 三、急性缺血性卒中血管内治疗术中麻醉管理典型病例 … 183

第三节 急性缺血性卒中血管内治疗血管入路及造影评估 … 190
- 一、血管入路的选择及特点 … 190
  - （一）股动脉入路 … 191
  - （二）桡动脉入路 … 192
  - （三）颈动脉入路 … 193
- 二、脑血管造影评估 … 193

第四节 急性缺血性卒中血管内治疗技术 … 198
- 一、动脉溶栓技术 … 198
  - （一）动脉溶栓的兴起 … 198
  - （二）动脉溶栓的经典研究 … 198
  - （三）静脉-动脉联合溶栓的研究 … 200
  - （四）机械取栓联合动脉溶栓的研究 … 203
  - （五）大血管闭塞所致轻型卒中的动脉溶栓研究 … 205
  - （六）总结 … 205
- 二、抽吸取栓技术 … 205
  - （一）抽吸取栓技术发展历史 … 205

	（二）抽吸取栓技术原理及操作流程	207
	（三）抽吸取栓技术的优点和缺点	208
	（四）抽吸取栓技术成功的影响因素	208
	（五）抽吸取栓技术变式	209
	（六）抽吸取栓技术展望	209
	（七）抽吸取栓技术应用的典型病例	210
三、	联合取栓技术	212
	（一）联合取栓技术的操作步骤及注意事项	212
	（二）器械后撤取栓	216
	（三）联合取栓技术应用的典型病例	218

第五节 脑动脉串联病变的血管内治疗 ... 227

- 一、脑动脉串联病变的定义 ... 227
- 二、脑动脉串联病变研究进展 ... 227
  - （一）串联病变的病因和发病机制 ... 227
  - （二）串联病变血管内治疗的循证证据 ... 228
  - （三）前循环串联病变血管内治疗研究进展 ... 228
  - （四）后循环串联病变血管内治疗研究进展 ... 231
- 三、脑动脉串联病变的血管内治疗技术 ... 231
  - （一）串联病变血管内治疗前的血管评估 ... 231
  - （二）前循环串联病变血管内治疗技术策略 ... 232
  - （三）后循环串联病变血管内治疗技术策略 ... 250
- 四、脑动脉串联病变血管内治疗围手术期管理 ... 253
  - （一）围手术期一般管理 ... 253
  - （二）围手术期血压管理 ... 254
  - （三）抗栓治疗策略 ... 254
  - （四）二期颈动脉支架植入/颈动脉内膜切除术 ... 255
- 五、脑动脉串联病变血管内治疗小结 ... 255

第六节 颅内动脉粥样硬化性狭窄的血管内治疗 ... 260

- 一、ICAS所致急性缺血性卒中的临床表现和机制 ... 260
- 二、ICAS所致急性缺血性卒中的症状学及影像学诊断 ... 260
  - （一）症状学诊断 ... 260
  - （二）影像学鉴别 ... 261
- 三、ICAS所致急性缺血性卒中血管内治疗策略 ... 265

　　　　（一）ICAS性血管闭塞的病理分型 …… 265
　　　　（二）血管内治疗策略 …… 265
　　　　（三）ICAS所致急性缺血性卒中急诊血管内治疗的一线策略 …… 266
　　四、ICAS所致急性缺血性卒中血管内治疗特殊情况处理 …… 272
　　　　（一）伪血栓斑块 …… 272
　　　　（二）特殊类型低灌注——豆纹动脉低灌注 …… 275
　　　　（三）ICAS病变特殊技术——BASIS和球囊穿梭技术 …… 277

第七节　大梗死核心患者的血管内治疗 …… 284
　　一、大梗死核心血管内治疗的背景 …… 284
　　二、大梗死核心血管内治疗的探索 …… 285
　　三、大梗死核心血管内治疗的突破 …… 286
　　四、大梗死核心血管内治疗的实践与未来 …… 287

第八节　低NIHSS评分大血管闭塞患者的血管内治疗 …… 289
　　一、低NIHSS评分缺血性卒中的定义 …… 289
　　二、低NIHSS评分大血管闭塞的流行病学 …… 289
　　三、低NIHSS评分大血管闭塞患者的临床预后 …… 290
　　四、低NIHSS评分大血管闭塞患者的血管内治疗 …… 290
　　五、低NIHSS评分大血管闭塞患者血管内治疗的典型病例 …… 292

第九节　中等血管闭塞患者的血管内治疗 …… 299
　　一、中等血管闭塞血管内治疗的循证证据 …… 299
　　　　（一）中等血管闭塞的定义和分类 …… 299
　　　　（二）中等血管闭塞血管内治疗的研究背景 …… 299
　　　　（三）中等血管闭塞血管内治疗研究和技术的进展 …… 299
　　　　（四）中等血管闭塞血管内治疗的策略和技术 …… 302
　　二、中等血管闭塞血管内治疗的典型病例 …… 303

第十节　脑动脉夹层病变的血管内治疗 …… 310
　　一、脑动脉夹层的概念和分类 …… 310
　　二、脑动脉夹层的发病机制和影像学表现 …… 310
　　三、脑动脉夹层所致急性缺血性卒中的再灌注治疗策略 …… 311
　　　　（一）自发性颅外颈部动脉夹层所致急性缺血性卒中的血管内治疗推荐 …… 312
　　　　（二）自发性颅内动脉夹层所致急性缺血性卒中的血管内治疗推荐 …… 312
　　　　（三）血管内治疗术中医源性脑动脉夹层的治疗推荐 …… 312
　　四、脑动脉夹层所致急性缺血性卒中的治疗措施 …… 312

　　　　（一）一般处理原则 ·· 312
　　　　（二）血管内治疗技术要点 ·· 313
　　　　（三）并发症分析 ··· 314
　　五、总结 ··· 314
　　六、脑动脉夹层病变血管内治疗的典型病例 ··· 314

第六章　急性缺血性卒中血管内治疗并发症

　　一、血管穿孔或破裂 ··· 319
　　二、新发部位栓塞 ·· 321
　　三、血管痉挛 ·· 323
　　四、动脉夹层 ·· 324
　　五、血管再闭塞 ·· 326
　　六、出血转化 ·· 328
　　七、脑水肿和高灌注综合征 ·· 330
　　八、入路操作部位并发症 ·· 333
　　　　（一）股动脉假性动脉瘤 ··· 333
　　　　（二）腹膜后血肿 ··· 334
　　九、对比剂脑病 ·· 336

第七章　急性缺血性卒中血管内治疗围手术期管理

第一节　血管内治疗围手术期抗栓策略 ··· 339
　　一、血管内治疗围手术期抗血小板治疗 ·· 339
　　　　（一）背景介绍 ·· 339
　　　　（二）抗血小板药物分类和作用机制 ··· 340
　　　　（三）血管内治疗围手术期抗血小板治疗的机制基础 ··································· 341
　　　　（四）血管内治疗围手术期抗血小板治疗策略 ··· 341
　　　　（五）抗血小板药物的常见不良反应与应对策略 ·· 343
　　　　（六）抗血小板治疗反应异质性的精准化管理 ··· 348
　　　　（七）血管内治疗围手术期抗血小板治疗相关临床指南和研究 ···················· 349
　　　　（八）未来研究方向与展望 ·· 351
　　二、血管内治疗围手术期抗凝治疗 ·· 352

- (一) 抗凝药物发展历程及其分类 ········· 352
- (二) 血管内治疗围手术期抗凝治疗策略 ········· 353
- (三) 抗凝治疗与微循环功能障碍 ········· 357
- (四) 抗凝药物的不良反应及其处理 ········· 358

第二节 血管内治疗围手术期血压管理 ········· 364
- 一、术前血压管理 ········· 364
  - (一) 术前血压对预后的影响 ········· 364
  - (二) 静脉溶栓桥接血管内治疗患者的术前血压管理 ········· 365
  - (三) 直接血管内治疗患者的术前血压管理 ········· 366
- 二、术中血压管理 ········· 366
- 三、术后血压管理 ········· 367
  - (一) 术后血压对预后的影响 ········· 367
  - (二) 成功血管再通患者的术后血压管理 ········· 368
  - (三) 未成功血管再通患者的术后血压管理 ········· 369
- 四、血压变异性的控制 ········· 370
- 五、基于血流动力学评估的精准血压管理 ········· 370

第三节 血管内治疗围手术期脑保护治疗 ········· 375
- 一、脑保护药物 ········· 375
  - (一) 抑制兴奋性毒性: nerinetide ········· 376
  - (二) 清除氧自由基: 依达拉奉和NXY-059 ········· 377
  - (三) 清除氧自由基和抗炎: 依达拉奉右莰醇 ········· 377
  - (四) 免疫调节和抗炎: ApTOLL ········· 378
  - (五) 抗炎: RNS60和米诺环素 ········· 379
  - (六) 阻断NMDA受体和清除氧自由基: nelonemdaz ········· 380
  - (七) 机制未明: 丁苯酞 ········· 380
- 二、亚低温脑保护 ········· 380
  - (一) 亚低温治疗方式 ········· 381
  - (二) 亚低温治疗急性缺血性卒中 ········· 382
  - (三) 亚低温治疗在血管内治疗中的应用 ········· 384
- 三、缺血适应 ········· 388
  - (一) 远隔缺血适应 ········· 388
  - (二) 原位缺血适应及其在血管内治疗中的应用 ········· 392

第四节　去骨瓣减压术	397
一、去骨瓣减压术治疗的作用机制	397
二、幕上大脑大面积梗死的去骨瓣减压术治疗	397
（一）适应证与禁忌证	397
（二）手术时机	398
（三）手术方法	399
（四）预后评估	399
三、幕下小脑大面积梗死的去骨瓣减压术治疗	400
（一）适应证和时机	400
（二）手术方法	400
（三）预后评估	401
四、去骨瓣减压术典型病例	401

附录

缩略语对照表	404
研究缩写对照表	408
单位换算关系	413

第一章
急性缺血性卒中血管内治疗的基础

第一节　急性缺血性卒中血管内治疗技术和研究进展

一、急性缺血性卒中血管内治疗技术发展历程

急性缺血性卒中血管内治疗技术的历史可以追溯到20世纪中叶。随着卒中病理生理机制研究的深入，尤其是缺血半暗带概念的提出，研究者们开始探索恢复脑血流的治疗方法。

（一）血管内治疗的早期探索和概念形成

20世纪50年代至70年代，急性缺血性卒中血管内治疗的概念开始形成。20世纪50年代，随着脑血管造影技术的出现，临床医师首次直接观察到脑血管的狭窄和闭塞情况。这一技术也促进了对闭塞的脑血管进行血管内干预理念的形成。然而，当时的手术技术和设备限制了这种干预的实际应用。20世纪60年代，神经外科医师开始尝试通过开颅手术直接清除脑血管内的血栓，但这种手术的风险较高，且手术本身可能造成进一步的脑损伤。因此，这种方法并未在临床推广使用。20世纪70年代，随着神经影像技术（如MRI）的进步，神经介入医师对颅内血管的解剖结构有了更全面的认识，逐渐开展了脊髓血管畸形栓塞、颈内动脉海绵窦瘘球囊闭塞等手术操作，神经介入材料也随之得到了迅速发展。

（二）血管内治疗技术的兴起

20世纪80年代后，随着介入技术的发展，如Seldinger技术的普及，经皮血管穿刺和导管操作

更加安全和便捷。这一技术进步为急性缺血性卒中的血管内治疗提供了可能。在这一时期，研究者们开始尝试使用导丝和导管进行脑血栓清除。这些早期的尝试通常使用设计用于心血管血栓清除的Fogarty取栓导管。由于设备限制和手术技术的不成熟，这些早期在脑血管内取栓的尝试成功率并不高。

进入21世纪后，随着医学影像学技术，尤其是MRI和CT的发展，临床医师能够更准确地评估卒中的范围和严重程度。这为急性缺血性卒中的治疗提供了更精确的指导，研究者们也开始探索血管内治疗对缺血性卒中的有效性和安全性。2005年发表的几项早期研究，如MERCI和PROACT研究，评估了血管内治疗清除脑血栓的安全性和有效性。这些研究的结果虽然提示血管内治疗对缺血性卒中具有潜在获益，如采用Merci取栓装置治疗的患者血管再通率高于历史对照患者（46% *vs.* 18%，$P<0.001$），但同时也发现了该技术的局限性，如血栓清除的成功率较低和手术风险较高。

2010年开始，血管内治疗迎来了重大的技术突破。新一代可回收取栓装置，如Solitaire支架、Trevo支架、Penumbra抽吸系统，显著提高了脑血栓清除的成功率和安全性。新一代装置的设计更加精细，可更有效地捕捉和移除血栓。Solitaire支架在2012年被美国FDA批准上市，在SWIFT研究发表后迅速成为了神经介入治疗的首选器械。SWIFT研究中，使用Solitaire支架取栓的缺血性卒中患者成功血管再通率可达60.7%，而使用Merci装置的患者成功血管再通率仅为24.1%。另外，Solitaire支架可带来更高的预后良好率（58.2% *vs.* 33.6%）和更低的死亡率（17.2% *vs.* 38.2%）。2012年，TREVO 2研究证实Trevo支架的取栓效果优于Merci装置，两种装置的血管再通率分别为86%和60%，差异有统计学意义。随后，Trevo支架也被美国FDA批准用于缺血性卒中的血管内治疗。

2013年，连续3项随机对照试验（IMS-Ⅲ、MR RESCUE和SYNTHESIS Expansion研究）结果的发表为急性缺血性卒中的血管内治疗带来了阴影。这3项研究均提示，对于急性缺血性卒中患者，血管内治疗的效果并不优于单纯药物治疗。IMS-Ⅲ研究显示，与单纯静脉溶栓相比，虽然血管内治疗（包括动脉溶栓和机械取栓）的血管再通率较高，但并未有效提高患者的90 d预后良好率（40.8% *vs.* 38.7%）。MR RESCUE研究旨在探索影像检查能否筛选出最可能从血管内治疗中获益的人群，以及血管内治疗是否优于标准药物治疗。这项研究也未获得阳性结果：血管内治疗组和标准药物治疗组的平均90 d mRS评分均为3.9分，差异无统计学意义。另外，在不同的影像特点亚组中，血管内治疗均未显示出疗效优势：有利半暗带（小梗死核心和大缺血半暗带）亚组中，血管内治疗组和标准药物治疗组的90 d mRS评分分别为3.9分和3.4分（$P=0.23$）；不利半暗带（大梗死核心和小缺血半暗带）亚组中，血管内治疗组和标准药物治疗组的90 d mRS评分分别为4.0分和4.4分（$P=0.32$）。SYNTHESIS Expansion研究共纳入了362例发病4.5 h内的缺血性卒中患者，其中血管内治疗组和静脉溶栓组各181例。研究结果显示，血管内治疗组的90 d预后良好率为30.4%，静脉溶栓组为34.8%，差异无统计学意义。与静脉溶栓相比，血管内治疗并没有显示出更优越的疗效。

上述3项研究均存在明显的局限性。例如，主要采用第一代Merci取栓装置，成功血管再通率低（仅27%~40%）；缺乏有效的快速影像学评估方法，血管再通时间延迟明显，导致部分患者错过了最佳救治时间窗。研究者分析可能是上述问题导致了血管内治疗的获益不明显。

总结既往研究的失败教训，在后续的临床实践中，神经介入医师着重优化卒中救治流程，以缩短卒中发病至再灌注治疗的时间。另外，随着快速影像学评估技术和软件的进步，取栓器械的迭代更新，以及术者使用新器械经验的丰富，血管内治疗技术迎来了飞速发展，手术成功率逐渐提高。2015年，MR CLEAN、EXTEND-IA、ESCAPE、SWIFT PRIME和REVASCAT这5项重磅临床研究的发表，对急性缺血性卒中的血管内治疗产生了深远的影响。

MR CLEAN研究是在荷兰进行的一项多中心随机对照试验。研究结果显示，对于前循环大血管闭塞性缺血性卒中患者，在静脉溶栓的基础上进行血管内治疗，可以显著改善其临床结局。该研究中，血管内治疗组的预后良好率为32.6%，而标准药物治疗组的预后良好率仅为19.1%。此外，两组的死亡率和sICH发生率差异没有统计学意义。EXTEND-IA研究因期中分析结果良好被提前终止，该研究的血管内治疗组均使用Solitaire FR可回收支架。研究结果显示，血管内治疗的预后良好率高于标准药物治疗组（71% vs. 40%，$P=0.01$）。ESCAPE研究的结果显示，血管内治疗组患者在90 d达到mRS评分0~2分的比例为53%，而标准药物治疗组中这个比例仅为29.3%，两组的差异有统计学意义（$P<0.001$）；两组的sICH发生率差异无统计学意义（3.6% vs. 2.7%，$P=0.74$）。SWIFT PRIME研究结果表明，在前循环大血管闭塞性缺血性卒中患者发病6 h内，与单独静脉溶栓相比，静脉溶栓联合血管内治疗可显著提高患者的预后良好率（60% vs. 35%，$P=0.001$），且不增加sICH的发生率（0 vs. 3%，$P=0.12$）。REVASCAT研究将血管内治疗的时间窗设置为发病后8 h内。其研究结果进一步证明了缺血性卒中血管内治疗的安全性和有效性：血管内治疗组术后90 d达到mRS评分0~2分的患者比例高于标准治疗组（43.7% vs. 28.2%），两组的sICH发生率均为1.9%。此外，被提前终止的THERAPY和THRACE研究的期中分析结果也提示，急性缺血性卒中血管内治疗的疗效明显优于药物治疗。此后，各国相关指南均推荐对于发病6 h内，NIHSS评分≥6分，ASPECTS评分≥6分的急性前循环大血管闭塞性缺血性卒中患者进行急诊血管内治疗（I类推荐，A级证据）。

2015年的5大研究将血管内治疗的时间窗界定在缺血性卒中发病6 h内，但发病时间超过6 h的患者能否从血管内治疗中获益，以及如何筛选合适的患者，当时均没有定论。随着脑组织灌注影像学的发展，对缺血性卒中缺血半暗带的评估越来越精准，这使得通过高级影像学检查辅助筛选可能从血管内治疗中获益的患者成为可能。

2018年发表的DAWN研究在急性缺血性卒中发病后24 h内，通过MRI和CT评估患者的脑缺血特征，以判断其是否适合接受血管内治疗。该研究的目的是确定那些错过了传统6 h治疗时间窗，但影像学评估仍存在可挽救脑组织的缺血性卒中患者，能否从延长血管内治疗时间窗（至24 h）中获益。研究结果也证实了这一研究假设：血管内治疗组的90 d预后良好率高于标准药物治疗组（49% vs. 13%），差异有统计学意义，且两组的死亡率（19% vs. 18%）和sICH发生率（6% vs. 3%）差异无统计学意义。DEFUSE 3研究是一项多中心、开放标签的随机对照试验，旨在评估在急性缺血性卒中发病6～16 h内，对那些仍有可挽救脑组织的患者进行血管内治疗的效果。该研究结果表明，与仅接受标准药物治疗的患者相比，接受血管内治疗的患者具有更好的90 d预后（mRS评分0～2分的患者比例：44.6% vs. 16.7%），且死亡率更低（14% vs. 26%），两组的sICH发生率差异无统计学意义（6.5% vs. 4.4%）。

从2015年的5大研究，到2018年的DAWN和DEFUSE 3研究，这一系列重磅研究的发表，为急性缺血性卒中的血管内治疗提供了坚实的循证证据，开启了急性前循环大血管闭塞性缺血性卒中的血管内治疗时代，也推动了缺血性卒中救治理念从"时间窗"到"组织窗"的转变。同时，这些研究也为后续研究提出了热点问题。例如，缺血性卒中的血管内治疗是否与心血管介入治疗一样，可以略过静脉溶栓，直接进行取栓治疗？大梗死核心患者能否从血管内治疗中获益？后循环大血管闭塞患者是否同样可以从血管内治疗中获益？后循环缺血性卒中的血管内治疗该如何决策？静脉溶栓桥接血管内治疗或反向桥接治疗是否对患者有益？

二、急性缺血性卒中血管内治疗热点方向研究进展

（一）静脉溶栓桥接血管内治疗研究进展

针对缺血性卒中能否与急性心血管疾病一样，可以略过静脉溶栓，直接进行血管内治疗这个临床问题，国内外有6项随机对照试验进行了探索（表1-1-1）。

DIRECT-MT研究由中国海军军医大学附属第一医院（上海长海医院）刘建民教授主导，全国41家医学中心参与，共纳入了656例发病4.5 h内的缺血性卒中患者，入组患者被随机分配至直接取栓组或静脉溶栓后桥接取栓组。数据分析显示，直接取栓组的90 d预后不劣于桥接取栓组。但需要注意的是，桥接取栓组取栓前的血管再通率（7.0% vs. 2.4%）和总体再通率（84.5% vs. 79.4%）均高于直接取栓组，表明静脉溶栓可以提高血管内治疗前的血管再通率及总再通率。两组的死亡率差异无统计学意义（17.7% vs. 18.8%）。

DEVT研究是陆军军医大学第二附属医院（新桥医院）杨清武教授主导的多中心随机对照试验，原计划在国内33家医学中心入组970例发病4.5 h内的前循环大血管闭塞性缺血性卒中患者，因期中分析结果达到了非劣效界值，研究被提前终止。最终该研究入组了234例患者，其中直接取栓组116例，静脉溶栓后桥接取栓组118例。数据分析显示，直接取栓组的90 d预后良好率高于桥接取栓组（54.3% vs. 46.6%），sICH发生率（6.1% vs. 6.8%）和死亡率（17.2% vs. 17.8%）与桥接取栓组的差异无统计学意义。

表1-1-1 急性缺血性卒中静脉溶栓桥接取栓治疗研究汇总

项目	DIRECT-MT	DEVT	SKIP	MR CLEAN-NO IV	DIRECT-SAFE	SWIFT DIRECT
国家	中国	中国	日本	荷兰、法国、比利时	中国、越南、新西兰、澳大利亚	瑞士
样本量/例	656	234	204	539	295	408
dMT组	327	116	101	273	148	201
BT组	329	118	103	266	147	207
年龄/岁						
dMT组	69	70	74	72	70	73
BT组	69	70	76	69	69	72
高血压/例						
dMT组	193	69	61	121	—	121
BT组	201	74	61	139	—	118
心房颤动/例						
dMT组	152	62	57	86	—	17
BT组	149	62	64	63	—	22
糖尿病/例						
dMT组	59	25	16	40	—	—
BT组	65	20	17	50	—	—
闭塞部位/例						
ICA (dMT组/BT组)	112/114	18/17	41/36	64/50	33/31	57/60
MCA M1段 (dMT组/BT组)	161/178	95/99	44/35	156/174	80/83	133/136
MCA M2段 (dMT组/BT组)	42/33	3/2	10/20	45/40	21/23	11/11
基线 NIHSS 评分/分						
dMT组	17	16	19	16	15	17
BT组	17	16	17	16	15	17
ASPECTS 评分/分						
dMT组	9	8	7	9	10	8
BT组	9	8	8	9	10	8
入门至穿刺时间/min						
dMT组	84.0	101	—	63	87	75
BT组	85.5	105	—	64	101	80
BT组给药至穿刺时间/min	26.5	44	8	28	37	24

注：dMT——直接取栓；BT——桥接治疗；ICA——颈内动脉；MCA——大脑中动脉。

SKIP研究是日本开展的一项多中心临床研究,参与研究的23家中心共纳入了204例前循环大血管闭塞性缺血性卒中患者。该研究比较了直接取栓和阿替普酶静脉溶栓后桥接取栓的有效性和安全性。研究的主要有效性终点分析显示,直接取栓组的90 d预后良好率为59.4%,桥接取栓组的预后良好率为57.3%,但数据分析未能证明直接取栓治疗的非劣效性;安全性终点分析显示,两组的任何颅内出血(33.7% $vs.$ 50.5%)和sICH(5.9% $vs.$ 7.7%)发生率差异均无统计学意义。

MR CLEAN-NO IV研究是荷兰开展的一项随机对照试验,共纳入了539例前循环大血管闭塞性缺血性卒中患者。研究结果显示,直接取栓组与静脉溶栓桥接血管内治疗组的90 d预后(mRS评分)差异无统计学意义(OR 0.84, 95%CI 0.62~1.15, $P=0.28$),死亡率(20.5% $vs.$ 15.8%)和sICH发生率(5.9% $vs.$ 5.3%)差异也没有统计学意义。

DIRECT-SAFE研究在中国、澳大利亚等国家和地区的25家医疗中心开展,共纳入了295例颅内大血管闭塞性缺血性卒中患者,其中直接取栓组148例,静脉溶栓桥接取栓组147例。研究结果显示,直接取栓组在主要终点(90 d预后良好:55% $vs.$ 61%)方面的有效性未达到预设的非劣效界值;两组的死亡率、sICH发生率等安全性终点差异无统计学意义。

SWIFT DIRECT研究纳入了408例前循环大血管闭塞性缺血性卒中患者,其中201例接受了直接取栓治疗,207例接受了静脉溶栓桥接取栓治疗。研究结果显示,直接取栓组和桥接取栓组的90 d预后良好率分别为57%和65%,直接取栓的治疗效果不劣于桥接治疗。另外,直接取栓组和桥接取栓组的sICH发生率分别为2%和3%,差异没有统计学意义。

对上述6项对比直接取栓与桥接取栓有效性和安全性研究的meta分析显示,略过静脉溶栓直接进行血管内治疗并未给大血管闭塞性缺血性卒中患者带来临床获益,相反,静脉溶栓可以提高血管内治疗前的血管再通率。

(二)大梗死核心血管内治疗研究进展

既往对病例的荟萃分析提示,大梗死核心的缺血性卒中患者也可能从血管内治疗中获益,但如何筛选合适的患者,目前尚无定论。目前全球已经发表了6项针对此类患者血管内治疗的随机对照试验。

RESCUE-Japan LIMIT纳入了203例大梗死核心(基于NCCT或MRI DWI序列的ASPECTS评分3~5分)的缺血性卒中患者,随机给予血管内治疗或标准药物治疗。研究结果显示,血管内治疗组的预后良好(mRS评分0~3分)率高于标准药物治疗组(31% $vs.$ 12.7%, OR 2.43, 95%CI 1.35~4.37, $P=0.002$),但sICH的发生率也高于标准药物治疗组(58.0% $vs.$ 31.4%),差异有统计学意义($P<0.001$)。

ANGEL-ASPECT研究由首都医科大学附属北京天坛医院缪中荣教授团队发起,是一项多中心、前瞻性、盲法终点评估的随机对照试验。研究对象是发病24 h内、具有大梗死核心、前循环大血管闭塞性缺血性卒中患者；研究目的是探索血管内治疗联合标准药物治疗是否优于单纯标准药物治疗；研究中大梗死核心的定义为基于NCCT的ASPECTS评分3~5分，或ASPECTS评分<3分且梗死核心体积为70~100 mL，或ASPECTS评分>5分、发病在6~24 h且梗死核心体积为70~100 mL。研究结果显示，对于发病24 h内的大梗死核心患者，血管内治疗联合标准药物治疗可较单纯标准药物治疗获得更高的90 d预后良好（mRS评分0~2分）率（30% vs. 11.6%，OR 2.62，95%CI 1.69~4.06）。

SELECT 2研究纳入了352例大梗死核心（ASPECTS评分3~5分或梗死核心体积≥50 mL）的缺血性卒中患者。数据分析显示，接受了血管内治疗的患者，90 d功能独立性（mRS评分0~2分）优于单纯药物治疗患者（20.3% vs. 7.0%，RR 2.97，95%CI 1.60~5.57）。

TENSION研究纳入了253例ASPECTS评分3~5分的前循环大血管闭塞性缺血性卒中患者。研究结果证明，血管内治疗较单纯标准药物治疗可以更好地改善患者的90 d预后（aOR 2.58，95%CI 1.60~4.15，P=0.0001），且血管内治疗的死亡率低于单纯标准药物治疗（40% vs. 51%，HR 0.67，95%CI 0.46~0.98，P=0.038）。

TESLA研究纳入了300例ASPECTS评分2~5分的前循环大血管闭塞性缺血性卒中患者，采用平均效用加权mRS评分作为主要结局。研究结果显示，血管内治疗较单纯标准药物治疗有获益的趋势，但差异无统计学意义；两组的死亡率（35.3% vs. 33.3%）和sICH发生率（4.0% vs. 1.3%）差异也没有统计学意义。

LASTE研究纳入了333例ASPECTS评分≤5分（其中84%的患者采用MRI评估）的前循环大血管闭塞性缺血性卒中患者，采用90 d mRS评分为主要结局指标。研究结果显示，血管内治疗组90 d mRS评分显著优于标准药物治疗组（4分 vs. 6分），90 d全因死亡率低于标准药物治疗组（36.1% vs. 55.5%），差异有统计学意义。

从上述大梗死核心缺血性卒中血管内治疗研究可以看出，ASPECTS评分3~5分，梗死核心体积70~100 mL的患者可以通过血管内治疗获益，但对于梗死核心体积>100 mL、ASPECTS评分0~2分的患者，需要谨慎考虑血管内治疗，应根据患者的一般情况、疾病特点、本中心重症管理水平来综合考虑是否进行血管内治疗（表1-1-2）。

表1-1-2 大梗死核心血管内治疗研究汇总

项目	RESCUE-Japan LIMIT	ANGEL-ASPECTS	SELECT 2	TENSION	TESLA	LASTE
国家/地区	日本	中国	美国、加拿大、欧洲	加拿大、欧洲	美国	法国、西班牙
样本量/例	203	456	352	253	300	324
EVT组	101	231	178	125	152	159
MM组	102	225	174	128	148	165
NIHSS评分/分	≥6	6~30	≥6	<26	≥6	≥6
年龄/岁	≥18	18~80	18~85	≥18	18~85	≥18
影像评估标准	ASPECTS评分3~5分	ASPECTS评分3~5分，或ASPECTS评分>5分，但发病在6~24 h且梗死核心体积在70~100 mL，或ASPECTS评分<3分但梗死核心体积在70~100 mL	ASPECTS评分3~5分或死核心体积≥50 mL	ASPECTS评分3~5分	ASPECTS评分2~5分	ASPECTS评分0~5分
静脉溶栓率及用药物	27%（阿替普酶）	28%（阿替普酶），1例尿激酶	19%（阿替普酶或替奈普酶）	36%（阿替普酶）	20.3%（阿替普酶）	EVT vs. MM 34.6% vs. 35.2%
发病时间	从最后正常计24 h内，多数在4.5 h内	0~24 h，多数从最后正常计6~12 h内	0~24 h，平均从最后正常计9 h内	0~12 h，平均发病至穿刺时间4.2 h	24 h内	发病至随机6.5 h内
有效性终点	90 d mRS评分0~3分：EVT vs. MM: 31.0% vs. 12.7% (RR 2.43, 95%CI 1.35~4.37)	90 d mRS评分0~2分：EVT vs. MM: 30.0% vs. 11.6% (RR 2.62, 95%CI 1.60~4.06)	90 d mRS评分0~2分：EVT vs. MM: 20.3% vs. 7.0% (RR 2.97, 95%CI 1.60~5.57)	① 90 d中位mRS评分：EVT vs. MM: 4分 vs. 6分 (aOR 2.58, 95%CI 1.60~4.15) ② 90 d mRS评分0~2分：EVT vs. MM: 17% vs. 2% (OR 7.16, 95%CI 2.12~24.21)	90 d加权mRS评分：EVT vs. MM: 2.93 vs. 2.27 (OR 0.62, 95%CI −0.09~1.34)	90 d mRS评分：EVT vs. MM: 4 (3~6)分 vs. 6 (4~6)分 (OR 1.63, 95%CI 1.29~2.06)
安全性终点	① 48 h内所有颅内出血：EVT vs. MM: 58.0% vs. 31.4% (RR 1.85, 95%CI 1.33~2.58) ② sICH：EVT vs. MM: 9.0% vs. 4.9% (RR 1.84, P=0.25) ③ 90 d死亡：EVT vs. MM: 18.0% vs. 23.5% (OR 0.77, 95%CI 0.44~1.32)	① 0~24 h所有颅内出血：EVT vs. MM: 49.1% vs. 17.3% (RR 2.71, 95%CI 1.91~3.84) ② sICH：EVT vs. MM: 6.1% vs. 2.7% (RR 2.07, P=0.12) ③ 90 d死亡：EVT vs. MM: 21.7% vs. 20% (OR 1.00, 95%CI 0.65~1.54)	① 24 h内sICH：EVT vs. MM: 0.6% vs. 1.1% (RR 0.49, 95%CI 0.04~5.36) ② 90 d死亡：EVT vs. MM: 38.4% vs. 41.5% (OR 0.91, 95%CI 0.71~1.18)	① sICH：EVT vs. MM: 5% vs. 5% ② 90 d死亡：EVT vs. MM: 40% vs. 51% (OR 0.67, 95%CI 0.46~0.98)	① 24 h内sICH：EVT vs. MM: 3.9% vs. 1.3% (RR 2.96, 95%CI 0.6~14.4) ② 90 d死亡：EVT vs. MM: 35.3% vs. 33.3% (OR 1.06, 95%CI 0.8~1.5)	① sICH：EVT vs. MM: 9.6% vs. 5.7% (RR 1.73, 95%CI 0.78~4.68) ② 90 d死亡：EVT vs. MM: 36.1% vs. 55.5% (OR 0.65, 95%CI 0.50~0.84)

注：EVT——血管内治疗；MM——药物治疗。

(三) 后循环缺血性卒中血管内治疗研究进展

后循环缺血性卒中的临床预后差,尤其是存在椎基底动脉闭塞时。BEST研究和BASICS是早期针对后循环大血管闭塞性缺血性卒中进行血管内治疗的研究。其中BEST研究因为跨组较多,未能获得阳性结果;BASICS中的血管内治疗成功再通率低(仅72%),但结果提示血管内治疗组患者有获益趋势。

首都医科大学吉训明教授发起的BAOCHE是一项多中心随机对照试验,评估了基底动脉闭塞性缺血性卒中患者进行血管内治疗的有效性和安全性。该研究纳入了217例发病6～24 h、基底动脉闭塞的缺血性卒中患者,主要有效性终点为90 d mRS评分0～3分。研究结果显示,在主要有效性终点方面,血管内治疗组优于标准药物治疗组(46% *vs.* 24%, *aRR* 1.81, 95%*CI* 1.26～2.60, *P*<0.001);在安全性终点方面,血管内治疗组的sICH发生率高于标准药物治疗组(6% *vs.* 1%, *aRR* 5.18, 95%*CI* 0.64～42.18),两组的死亡率差异无统计学意义(31% *vs.* 42%, *aRR* 0.75, 95%*CI* 0.54～1.04)。

ATTENTION研究是一项由中国科学技术大学附属第一医院(安徽省立医院)胡伟教授牵头,评估发病12 h内、基底动脉闭塞性缺血性卒中患者血管内治疗安全性和有效性的随机对照试验。该研究共有36家医疗中心参与,筛选了507例患者,其中340例意向治疗的患者按照2:1的比例被随机分入血管内治疗组(226例)和标准药物治疗组(114例)。研究结果显示,血管内治疗组的90 d预后良好(mRS评分0～3分)率高于标准药物治疗组(46% *vs.* 23%, *aRR* 2.06, 95%*CI* 1.46～2.91, *P*<0.001);90 d死亡率低于标准药物治疗组(37% *vs.* 55%, *aRR* 0.66, 95%*CI* 0.52～0.82);sICH发生率高于标准药物治疗组(5% *vs.* 0)。研究进一步证实,对于基底动脉闭塞性缺血性卒中患者,血管内治疗可以改善患者的临床预后,降低死亡率。

BASICS、BEST、ATTENTION和BAOCHE这4项后循环大血管闭塞性缺血性卒中血管内治疗的研究结果提示,对于发病12 h内、NIHSS评分≥10分、pc-ASPECTS评分≥6分的基底动脉闭塞的缺血性卒中患者,可以积极进行血管内治疗;对于发病12～24 h、NIHSS评分≥6分、pc-ASPECTS评分≥6分且桥脑—中脑指数≤2的基底动脉闭塞患者,血管内治疗可能是有益的(表1-1-3)。

表1-1-3 后循环缺血性卒中血管内治疗研究汇总

项目	BASICS	BEST	BAOCHE	ATTENTION
样本量/例	300	131	217	340
介入治疗方式/%	支架取栓:50.8 抽吸取栓:49.0 球囊成形:21.7 支架补救:16.8 动脉内溶栓:5.0	支架取栓:83 球囊成形:4 支架补救:26 动脉内溶栓:5	支架取栓:93.6 直接抽吸:2.7 颅内球囊/支架成形:54.5 颅外球囊/支架成形:5.5 静脉替罗非班:53.6	支架取栓:4.9 抽吸取栓:34.8 联合取栓:49.7 颅内球囊/支架成形:39.8 颅外球囊/支架成形:8.1 动脉内溶栓:5.4 静脉替罗非班:40.3
发病至随机时间/h	6	8	6～24	12

续表

项目	BASICS	BEST	BAOCHE	ATTENTION
基线mRS评分标准	0~2分	0~2分	0~1分	≤80岁：0~2分 >80岁：0分
NIHSS评分标准	最初限定为>10分，入组91例后修改为无限定	无限定	≥6分（最初限定为≥10分，入组61例后调整为≥6分）	≥10分
影像筛选标准（CT/CTA/MRI）	排除出血、占位效应、双侧脑干梗死	排除出血、占位效应、双侧脑干梗死	排除出血	排除出血
pc-ASPECTS评分标准	—	—	≥6分，且桥脑-中脑指数≤2分	≤80岁：≥6分 >80岁：≥8分
年龄/岁				
EVT组	67	62	64	66
MM组	67	68	64	67
NIHSS评分/分				
EVT组	21	32	20	24
MM组	22	26	19	24
静脉溶栓率	EVT vs. MM：79.1% vs. 79.5%	EVT vs. MM：27% vs. 32%	EVT vs. MM：14.0% vs. 21.5%	整体：EVT vs. MM：30.5% vs. 34.2%；应用阿替普酶的患者：EVT vs. MM：26.5% vs. 30.7%；应用尿激酶的患者：EVT vs. MM：4.0% vs. 3.5%
pc-ASCEPTS/分	10 (8~10)	8 (7~9)	8 (7~10)	9 (8~10)
成功血管再通[①]/%	72	71	88.1	93.3
有效性终点（90 d达到mRS评分0~3分）	EVT vs. MM：44.2% vs. 37.7% (aRR 1.18, 95%CI 0.92~1.50)	EVT vs. MM：42% vs. 32% (aOR 1.74, 95%CI 0.81~3.74)	EVT vs. MM：46% vs. 24% (aRR 1.81, 95%CI 1.26~2.60)	EVT vs. MM：46% vs. 23% (aRR 2.06, 95%CI 1.46~2.91)
安全性终点	① sICH发生率：EVT vs. MM：4.5% vs. 0.7% (aRR 6.9, 95%CI 0.9~53.0) ② 90 d死亡率：EVT vs. MM：38.3% vs. 43.2% (aRR 0.87, 95%CI 0.68~1.12)	① sICH发生率：EVT vs. MM：8% vs. 0 (P=0.06) ② 90 d死亡率：EVT vs. MM：33% vs. 38% (aOR 0.80, 95%CI 0.37~1.64)	① sICH发生率：EVT vs. MM：6% vs. 1% (aRR 5.18, 95%CI 0.64~42.18)，P=0.12 ② 90 d死亡率：EVT vs. MM：31% vs. 42% (aRR 0.75, 95%CI 0.54~1.04)	① sICH发生率：EVT vs. MM：5% vs. 0 (P=0.001) ② 90 d死亡率：EVT vs. MM：37% vs. 55% (aRR 0.66, 95%CI 0.52~0.82)

注：① mTICI 分级2b~3级。EVT——血管内治疗；MM——标准药物治疗。

（四）急性缺血性卒中反向桥接治疗研究进展

CHOICE研究是一项临床Ⅱb期随机、双盲、安慰剂对照试验，旨在评估血管内治疗后获得成功血管再通的大血管闭塞性缺血性卒中患者，后续辅助动脉内阿替普酶治疗（反向桥接治疗）与安慰剂相比的有效性和安全性。该研究在西班牙的7家卒中中心进行，共纳入了121例发病24 h内接受血管内治疗的缺血性卒中患者，血管内治疗后eTICI分级为2b50～3级。患者随机接受动脉内阿替普酶（0.225 mg/kg，最大剂量22.5 mg，持续15～30 min）或安慰剂输注治疗。主要有效性终点是90 d达到mRS评分0～1分，安全性终点包括sICH和死亡。研究结果显示，阿替普酶组90 d mRS评分0～1分的患者比例为59.0%，安慰剂组为40.4%，差异有统计学意义；阿替普酶组24 h内发生sICH的患者比例（0 vs. 3.8%）和90 d死亡率（8% vs. 15%）也低于安慰剂组。CHOICE研究初步证实，在接受血管内治疗并成功血管再通的大血管闭塞性缺血性卒中患者中，与安慰剂相比，进行动脉内阿替普酶治疗可改善90 d预后。

2025年发表的中国科学技术大学附属第一医院胡伟教授主持的ATTENTION-IA研究，在后循环缺血性卒中患者中探索了阿替普酶动脉溶栓反向桥接治疗的安全性和有效性。该研究共纳入了208例椎动脉V4段或基底动脉闭塞患者，均进行了血管内治疗，其中反向桥接组患者在取栓成功后接受替奈普酶（0.0625 mg/kg，最大剂量6.25 mg）动脉内输注，对照组患者进行常规治疗，主要终点为90 d预后良好（mRS评分0～1分）。研究结果显示，反向桥接组和对照组达到主要终点的比例分别为34.6%和26.0%，差异无统计学意义（aRR 1.36, 95%CI 0.92～2.02）；在安全性终点方面，反向桥接组和对照组的sICH发生率差异无统计学意义（8.3% vs. 3.1%, RR 3.09, 95%CI 0.78～12.20）。

陆军军医大学第二附属医院资文杰教授主持的POST-TNK研究纳入发病24 h内、颈动脉或大脑中动脉闭塞且在血管内治疗后达到成功血管再通（eTICI分级2c～3级）的缺血性卒中患者，随机给予替奈普酶（0.0625 mg/kg）动脉内输注（反向桥接组）或常规治疗（对照组）。共539例入组患者完成了试验，其中反向桥接组269例，对照组270例，90 d随访发现，两组的预后良好率差异无统计学意义（49.1% vs. 44.1%, aRR 1.15, 95%CI 0.97～1.36），sICH发生率差异也无统计学意义（6.3% vs. 4.4%, P=0.35）。

陆军军医大学第二附属医院杨清武教授主持的POST-UK研究，纳入了535例颈动脉或大脑中动脉闭塞，血管内治疗后获得成功血管再通的缺血性卒中患者，随机给予尿激酶（10万IU）动脉注射（反向桥接组）或常规治疗（对照组）。研究结果显示，两组在90 d预后良好（mRS评分0～1分）方面的差异没有统计学意义（反向桥接组45.1% vs. 对照组40.2%, aRR 1.13, 95%CI 0.94～1.36），两组的sICH发生率均为4.1%（P=0.91）。

目前全球还有几项正在进行的缺血性卒中反向桥接治疗临床研究：首都医科大学附属北京天坛医院缪中荣教授团队针对前循环大血管闭塞性缺血性卒中替奈普酶反向桥接治疗的ANGEL-TNK研究（NCT05624190）；中山大学孙逸仙纪念医院唐亚梅教授与南方医科大学深圳医院刘亚杰教授共同发起的针对前循环大血管闭塞性缺血性卒中阿替普酶反向桥接治疗的PEARL研究（NCT05856851）；西班牙的前循环大血管闭塞性缺血性卒中阿替普酶反向桥接治疗

的CHOICE 2研究（NCT05797792）；巴西的缺血性卒中发病4.5 h内直接取栓与取栓联合替奈普酶溶栓的DIRECT-TNK研究（NCT05199194）。期待这些研究的成果能为急性缺血性卒中反向桥接治疗提供更坚实的证据。

（五）中小血管闭塞血管内治疗研究进展

对于中小血管闭塞所致缺血性卒中患者，血管内治疗的获益尚不明确，目前国际上针对这个领域的研究也较少。已发表的DISTAL研究在11个国家和地区的55家卒中中心联合开展，共纳入了543例NIHSS评分>4分的中小血管闭塞所致急性缺血性卒中患者，并将其随机分配至血管内治疗联合标准药物治疗组或单独标准药物治疗组，比较两种治疗的有效性和安全性。研究结果发现，两组的mRS评分分布差异没有统计学意义（OR 0.90，95%CI 0.67~1.22，P=0.50），全因死亡率（15.5% $vs.$ 14.0%）和sICH发生率（5.9% $vs.$ 2.6%）差异也没有统计学意义。

另外，该领域内还有3项研究正在进行中，结果尚未发表。①美国的ESCAPE-MeVO研究（NCT05151172）：针对发病12 h内、NIHSS评分>3分的中小血管闭塞性缺血性卒中患者；患者随机接受血管内治疗或标准药物治疗；共入组543例患者，其中血管内治疗组271例，标准药物治疗组272例。②美国的DUSK研究（NCT05983757）：针对发病12 h内、NIHSS评分>3分、T_{max}>6 s、错配体积>10 mL、错配比>1.4的中小血管闭塞性缺血性卒中患者；患者随机接受血管内治疗或标准药物治疗；计划入组564例患者。③法国的DISCOUNT研究（NCT05030142）：针对发病6 h内、NIHSS评分≥5分的中小血管闭塞性缺血性卒中患者；患者随机接受血管内治疗或标准药物治疗；计划入组488例。

（六）其他正在进行的热点临床研究

1.表现为轻型卒中的急性大血管闭塞血管内治疗研究。

①RESCUE END-LOW研究（NCT06155032）：由中国科学技术大学附属第一医院胡伟教授发起；针对发病>24 h的轻症缺血性卒中（NIHSS评分<6分）；患者随机接受血管内治疗或标准药物治疗。②MILD-MT研究（NCT06179017）：由福建漳州市医院陈文伙教授发起；针对发病24 h内、NIHSS评分<6分、前循环大血管闭塞性缺血性卒中患者；患者随机接受血管内治疗或标准药物治疗。

2.发病超24 h缺血性卒中的血管内治疗研究。

①LATE-MT（NCT05326932）：由海军军医大学第一附属医院刘建民教授发起；针对发病>24 h的前循环大血管闭塞性缺血性卒中患者；患者随机接受血管内治疗或标准药物治疗。②NO-SELECT研究（NCT05230914）：由陆军军医大学第二附属医院发起；针对发病24 h内大血管闭塞性缺血性卒中患者；通过简化的影像学方法筛选血管内治疗患者。

3.后循环缺血性卒中血管内治疗研究。

①法国的pc-ASTER研究（NCT05320263），②由首都医科大学附属北京天坛医院高峰教授发

起的ANGEL-BAO研究（NCT06101667），③由中国科学技术大学附属第一医院刘新峰教授发起的急性基底动脉闭塞经桡动脉或经股动脉血管内治疗研究（NCT05903560），④由中国科学技术大学附属第一医院胡伟教授发起的发病4.5~24 h基底动脉闭塞溶栓联合取栓研究（NCT05701956），⑤发病4.5 h内基底动脉闭塞桥接与直接取栓研究（NCT05827042），⑥由首都医科大学吉训明教授发起的BAOCHE 2（NCT06560203）。

参考文献

[1] SMITH W S, SUNG G, STARKMAN S, et al. Safety and efficacy of mechanical embolectomy in acute ischemic stroke：results of the MERCI trial[J]. Stroke, 2005, 36 (7)：1142-1438.

[2] SAVER J L, JAHAN R, LEVY E I, et al. Solitaire flow restoration device versus the merci retriever in patients with acute ischemic stroke (SWIFT)：a randomized, parallel-group, non-inferiority trial[J]. Lancet, 2012, 380 (9849)：1241-1249.

[3] NOGUEIRA R G, LUTSEP H L, GUPTA R, et al. Trevo versus Merci retrievers for thrombectomy revascularization of large vessel occlusion in acute ischemic stroke (TREVO 2)：a randomized trial[J]. Lancet, 2012, 380 (9849)：1231-1240.

[4] BRODERICK J P, PALESCH Y Y, DEMCHUK A M, et al. Endovascular therapy after intravenous t-PA versus t-PA alone for stroke[J]. N Engl J Med, 2013, 368 (10)：893-903.

[5] KIDWELL C S, JAHAN R, GORNBEIN J, et al. A trial of imaging selection and endovascular treatment for ischemic stroke[J]. N Engl J Med, 2013, 368 (10)：914-923.

[6] CICCONE A, VALVASSORI L, NICHELATTI M, et al. Endovascular treatment for acute ischemic stroke[J]. N Engl J Med, 2013, 368 (10)：904-913.

[7] BERKHEMER O A, FRANSEN P S S, BEUMER D, et al. A randomized trial of intraarterial treatment for acute ischemic stroke[J]. N Engl J Med, 2015, 372 (1)：11-20.

[8] CAMPBELL B C V, MITCHELL P J, KLEINIG T J, et al. Endovascular therapy for ischemic stroke with perfusion-imaging selection[J]. N Engl J Med, 2015, 372 (11)：1009-1018.

[9] GOYAL M, DEMCHUK A M, MENON B K, et al. Randomized assessment of rapid endovascular treatment of ischemic stroke[J]. N Engl J Med, 2015, 372 (11)：1019-1030.

[10] SAVER J L, GOYAL M, BONAFE A, et al. Stent-retriever thrombectomy after intravenous t-PA *vs.* t-PA alone in stroke[J]. N Engl J Med, 2015, 372 (24)：2285-2295.

[11] JOVIN T G, CHAMORRO A, COBO E, et al. Thrombectomy within 8 hours after symptom onset in ischemic stroke[J]. N Engl J Med, 2015, 372 (24)：2296-2306.

[12] NOGUEIRA R G, JADHAV A P, HAUSSEN D C, et al. Thrombectomy 6 to 24 hours after stroke with a mismatch between deficit and infarct[J]. N Engl J Med, 2018, 378 (1)：11-21.

[13] ALBERS G W, MARKS M P, KEMP S, et al. Thrombectomy for stroke at 6 to 16 hours with selection by perfusion imaging[J]. N Engl J Med, 2018, 378 (8)：708-718.

[14] YANG P F, ZHANG Y W, ZHANG L, et al. Endovascular thrombectomy with or without intravenous alteplase in acute stroke[J]. N Engl J Med, 2020, 382 (21)：1981-1993.

[15] ZI W Z, QIU Z M, LI F L, et al. Effect of endovascular treatment alone *vs.* intravenous alteplase plus endovascular treatment on functional independence in patients with acute ischemic stroke：the DEVT randomized clinical trial[J]. JAMA, 2021, 325 (3)：234-243.

[16] SUZUKI K, MATSUMARU Y, TAKEUCHI M, et al. Effect of mechanical thrombectomy without *vs.* with intravenous thrombolysis on functional outcome among patients with acute ischemic stroke：the SKIP randomized clinical trial[J]. JAMA, 2021, 325 (3)：244-253.

[17] LECOUFFE N E, KAPPELHOF M, TREURNIET K M, et al. A randomized trial of intravenous alteplase before endovascular treatment for stroke[J]. N Engl J Med, 2021, 385 (20)：1833-1844.

[18] FISCHER U, KAESMACHER J, STRBIAN D, et al. Thrombectomy alone versus intravenous alteplase plus thrombectomy

in patients with stroke: an open-label, blinded-outcome, randomised non-inferiority trial[J]. Lancet, 2022, 400 (10346): 104-115.

[19] MITCHELL P J, YAN B, CHURILOV L, et al. Endovascular thrombectomy versus standard bridging thrombolytic with endovascular thrombectomy within 4.5 h of stroke onset: an open-label, blinded endpoint, randomised non-inferiority trial[J]. Lancet, 2022, 400 (10346): 116-125.

[20] CUADRA-CAMPOS M D C, VÁZQUEZ-TIRADO G A, BRAVO-SOTERO M D C. Direct mechanical thrombectomy versus bridging therapy in acute ischemic stroke: a systematic review and meta-analysis of randomized clinical trials[J]. World Neurosurg X, 2023, 21: 100250.

[21] YOSHIMURA S, SAKAI N, YAMAGAMI H, et al. Endovascular therapy for acute stroke with a large ischemic region[J]. N Engl J Med, 2022, 386 (14): 1303-1313.

[22] HUO X C, MA G T, TONG X, et al. Trial of endovascular therapy for acute ischemic stroke with large infarct[J]. N Engl J Med, 2023, 388 (14): 1272-1283.

[23] SARRAJ A, HASSAN A E, ABRAHAM M G, et al. Trial of endovascular thrombectomy for large ischemic strokes[J]. N Engl J Med, 2023, 388 (14): 1259-1271.

[24] BENDSZUS M, FIEHLER J, SUBTIL F, et al. Endovascular thrombectomy for acute ischaemic stroke with established large infarct: multicentre, open-label, randomised trial[J]. Lancet, 2023, 402 (10414): 1753-1763.

[25] LANGEZAAL L C M, VAN DER HOEVEN E J R J, MONT' ALVERNE F J A, et al. Endovascular therapy for stroke due to basilar-artery occlusion[J]. N Engl J Med, 2021, 384 (20): 1910-1920.

[26] LIU X F, DAI Q L, YE R D, et al. Endovascular treatment versus standard medical treatment for vertebrobasilar artery occlusion (BEST): an open-label, randomised controlled trial[J]. Lancet Neurol, 2020, 19 (2): 115-122.

[27] JOVIN T G, LI C H, WU L F, et al. Trial of thrombectomy 6 to 24 hours after stroke due to basilar-artery occlusion[J]. N Engl J Med, 2022, 387 (15): 1373-1384.

[28] TAO C R, NOGUEIRA R G, ZHU Y Y, et al. Trial of endovascular treatment of acute basilar-artery occlusion[J]. N Engl J Med, 2022, 387 (15): 1361-1372.

[29] RENÚ A, MILLÁN M, SAN ROMÁN L, et al. Effect of intra-arterial alteplase *vs.* placebo following successful thrombectomy on functional outcomes in patients with large vessel occlusion acute ischemic stroke: the CHOICE randomized clinical trial[J]. JAMA, 2022, 327 (9): 826-835.

[30] HU W, TAO C R, WANG L, et al. Intra-arterial tenecteplase after successful endovascular in patients with acute posterior circulation arterial occlusion (ATTENTION-IA): multicentre randomised controlled trial[J]. BMJ, 2025, 388: e080489.

[31] HUANG J C, YANG J, LIU C, et al. Intra-arterial tenecteplase following endovascular reperfusion for large vessel occlusion acute ischemic stroke the POST-TNK randomized clinical trial[J]. JAMA, 2025, 333 (7): 579-588.

[32] LIU C, GUO C W, LI F L, et al. Intra-arterial urokinase after endovascular reperfusion for acute ischemic stroke: the POST-UK randomized clinical trial[J]. JAMA, 2025, 333 (7): 589-598.

[33] PSYCHOGIOS M, BREHM A, RIBO A, et al. Endovascular treatment for stroke due to occlusion of medium or distal vessels[J]. N Engl J Med, 2025, 392 (14): 1374-1384.

（贺雄军）

第二节　血管内治疗临床指南

一、血管内治疗相关临床指南制订的背景

2015年，随着多项针对大血管闭塞性缺血性卒中血管内治疗的大样本、前瞻性、随机对照试验的发表，急性缺血性卒中血管内治疗获得了相关临床指南最高证据级别的推荐。2015年至今的10年间，血管内治疗技术在脑血管病领域得到了巨大的发展。规范的流程培训、广泛的技术推广、严格的质量控制、全面的循证研究使得血管内治疗的适应证不断拓展，评估方案不断优化，手术材料不断进步，围术期的管理也越来越精细化。在获得循证证据支持后的这10年，血管内治疗带动卒中救治步入了一个新时代。这个时代的到来是循证医学力量的体现，也是临床研究结果向真实世界高效转化的结果。

2015年至今，急性缺血性卒中血管内治疗相关指南不断更新，新的循证证据不断拓展适宜取栓的人群。早期血管内治疗相关指南中未予推荐或仅给予低等级推荐的人群，通过临床研究的验证，部分已被证实可从血管内治疗中获益。

2015年，5项获得阳性结果的研究奠定了血管内治疗在缺血性卒中诊疗中的地位，国内外随之掀起了血管内治疗缺血性卒中的热潮。2016年，我国开始进行血管内治疗技术的培训和推广，行业内专家通过巡讲等形式，对关键技术进行推广，使血管内治疗逐渐获得了临床的认可。2017年，我国具备血管内治疗能力的卒中中心数量快速增长，取栓器械和材料也不断进步，多种新技术逐渐应用于临床。2018年，更多的循证医学研究将缺血性卒中血管内治疗的时间窗从6 h拓展到24 h，取栓技术进入快速发展阶段。2019年，抽吸取栓技术获得相关指南的推荐，取栓技术持续迭代，取栓成功率不断提升。2020年，中国发起的急性缺血性卒中临床研究登上国际舞台，开始引领血管内治疗循证医学的发展。2021年，血管内治疗成为卒中诊疗领域的核心研究方向，由中国学者主导的相关临床研究蓬勃开展，技术推广的覆盖范围也进一步扩大。2022年，临床研究为后循环缺血性卒中的血管内治疗增添了循证证据，同时，针对进一步提高血管内治疗患者预后这一临床问题，围术期用药及管理成为了研究的热点。2023年，大梗死核心患者的血管内治疗获得了循证证据支持，血管内治疗的适应证进一步拓展。2024年，取栓研究热度持续上升，众多研究者从不同方向深入探索适应证人群的拓展，以及围手术期综合管理等改善患者预后的方法。2025年，针对中等血管闭塞、低NIHSS评分患者的血管内治疗获益、反向桥接治疗的有效性验证，以及治疗时间窗的持续拓展等方面的研究不断深入，持续完善着缺血性卒中血管内治疗的循证证据。

在血管内治疗临床实践和临床研究飞速发展的背景下，中国卒中学会针对研究的最新进展，陆

续发布了《急性缺血性卒中血管内治疗中国指南2023》《中国卒中学会急性缺血性卒中再灌注治疗指南2024》《始发表现为轻型卒中的急性大血管闭塞的血管内治疗中国专家共识2023》《急性缺血性卒中中等血管闭塞管理中国专家共识2024》等指南和共识，从多个方面为血管内治疗制定了标准的推荐意见，为临床规范化选择患者和操作提供了指导。

二、我国缺血性卒中血管内治疗最新指南及推荐意见

（一）《急性缺血性卒中血管内治疗中国指南 2023》中的血管内治疗推荐意见

1.血管内治疗的患者选择

①发病24 h内的急性前、后循环大血管闭塞患者，经过临床及影像筛选后，如符合现有循证依据，均推荐进行血管内治疗（Ⅰ类推荐，A级证据）。

②发病6 h内的前循环大血管闭塞患者，符合以下标准时，建议进行血管内取栓治疗：卒中前mRS评分0～1分；缺血性卒中由颈内动脉或大脑中动脉M1段闭塞引起；NIHSS评分≥6分；ASPECTS评分≥6分（Ⅰ类推荐，A级证据）。

③有急诊血管内治疗指征的患者应尽快实施治疗，当符合静脉阿替普酶溶栓标准时，应接受静脉溶栓治疗，但不应等待静脉溶栓效果，应同时桥接血管内治疗（Ⅰ类推荐，A级证据）。

④发病6 h内适合血管内治疗的前循环大血管闭塞患者，在无静脉溶栓禁忌时，可以考虑选择替奈普酶（而非阿替普酶）静脉溶栓（静脉团注0.25 mg/kg，最高25 mg），但仍需进一步的随机试验证据证实（Ⅱb类推荐，B级证据）。

⑤距患者最后看起来正常时间在6～16 h的前循环大血管闭塞患者，当符合DAWN或DEFUSE 3研究入组标准时，推荐进行血管内治疗（Ⅰ类推荐，A级证据）。

⑥距患者最后看起来正常时间16～24 h的前循环大血管闭塞患者，当符合DAWN研究入组标准时，推荐进行血管内治疗（Ⅱa类推荐，B级证据）。

⑦发病0～12 h的急性基底动脉闭塞患者，如符合ATTENTION或BAOCHE入组标准，推荐进行血管内治疗（Ⅰ类推荐，A级证据）。

⑧发病12～24 h的急性基底动脉闭塞患者，如符合BAOCHE入组标准，推荐进行血管内治疗（Ⅱa类推荐，B级证据）。

⑨发病24 h内，伴有大梗死核心的急性前循环大血管闭塞患者，如符合ANGEL-ASPECT、RESCUE-Japan LIMIT或SELECT 2研究的入组标准，推荐进行血管内治疗（Ⅰ类推荐，A级证据）。

⑩在急诊血管内治疗过程中，经筛选的串联病变（颅外和颅内血管同时急性闭塞）患者，可以考虑进行血管内治疗（Ⅱa类推荐，B级证据）。

⑪急性中等血管闭塞患者进行急诊血管内治疗的获益尚不明确，经过筛选及评估风险获益比后，可慎重选择急诊血管内治疗，但仍需要进一步的随机试验证据证实（Ⅱb类推荐，B级证据）。

⑫ 卒中前mRS评分>1分，ASPECTS评分<3分或NIHSS评分<6分的颈内动脉或大脑中动脉M1段闭塞的患者，在谨慎评估风险获益比后，可以考虑在发病6 h内（至股动脉穿刺时间）进行血管内治疗，需要进一步随机试验证据证实（Ⅱb类推荐，B级证据）。

⑬ 急性缺血性卒中患者考虑血管内治疗时，推荐根据患者危险因素、操作技术特点和其他临床特征个体化选择麻醉方案，尽可能避免血管内治疗延误（Ⅱa类推荐，B级证据）。

⑭ 发病24 h以上的大血管闭塞患者进行血管内治疗的获益性尚不明确，应结合中心实际情况，在谨慎筛选下，考虑是否进行急诊血管内治疗（Ⅱb类推荐，B级证据）。

2.手术操作及围手术期管理推荐

① 缩短发病到再灌注时间与临床预后密切相关，在治疗时间窗内应尽早开通血管，以早期恢复血流再灌注（eTICI分级2b50~3级）（Ⅰ类推荐，B级证据）。

② 在急诊血管内治疗过程中，建议达到eTICI分级2b50~3级的血流再灌注，以提高临床预后良好率（Ⅰ类推荐，A级证据）。

③ 对于适合机械取栓的患者，经过仔细筛选后，首选直接抽吸取栓不劣于首选直接支架取栓（Ⅰ类推荐，B级证据）。

④ 在血管内治疗过程中，推荐结合患者情况慎重筛选后，应用球囊导引导管或中间导管等材料以提高血管开通率（Ⅱa类推荐，C级证据）。

⑤ 急诊血管内治疗后，再通血管存在显著狭窄时，建议密切观察，如狭窄>70%或影响远端血流（eTICI分级<2b50级）或导致再闭塞时，可以考虑血管成形术[球囊扩张和（或）支架植入]（Ⅱb类推荐，B级证据）。

⑥ 急诊血管内治疗时可以考虑应用血管成形、支架植入等补救措施，以使再灌注血流达到eTICI分级2b50~3级（Ⅱb类推荐，B级证据）。

⑦ 急诊血管内治疗时，在静脉溶栓基础上，谨慎评估风险获益比后，可以考虑对部分合适的患者进行动脉溶栓，当患者不适合静脉溶栓或静脉溶栓无效且无法实施血管内治疗时，经过严格筛选后，可慎重选择动脉溶栓治疗（Ⅱa类推荐，B级证据）。

⑧ 急诊血管内治疗成功开通血管后（eTICI分级2b50~3级），对部分合适的患者，在评估风险获益比后，可考虑慎重选择动脉内阿替普酶溶栓治疗（0.225 mg/kg），但仍需要随机试验进一步证实（Ⅱb类推荐，B级证据）。

⑨ 经血管内治疗血管恢复再灌注后，在谨慎评估风险获益比后，可以考虑将收缩压控制在140~180 mmHg，避免强化降压至120 mmHg以下（Ⅱb类推荐，B级证据）。

⑩ 急诊血管内治疗前给予静脉血小板糖蛋白Ⅱb/Ⅲa受体拮抗剂的获益仍不明确，在考虑病因为大动脉粥样硬化型前循环急性大血管闭塞患者中，经谨慎筛选后，术前静脉使用替罗非班可能是安全的（Ⅱb类推荐，B级证据）。

⑪ 急诊血管内治疗术中进行了球囊扩张或支架成形术的患者，经谨慎筛选后，在术中给予血小板糖蛋白Ⅱb/Ⅲa受体拮抗剂可能是安全的（Ⅱb类推荐，B级证据）。

⑫ 对于急诊血管内治疗患者，在术中给予静脉注射肝素或阿司匹林可能会增加风险，不建议在术中无选择地给药；对少数特殊患者，可在谨慎评估风险获益比后慎重选择（Ⅲ类推荐，B级证据）。

⑬ 对于心房颤动导致的急性缺血性卒中患者，急诊血管内治疗后，经谨慎评估，可以考虑在发病后早期启动抗凝治疗（Ⅱa类推荐，B级证据）。

⑭ 经急诊血管内治疗开通血管后，不推荐扩容、扩血管治疗（Ⅲ类推荐，B级证据），血管内治疗后脑灌注不足者，可以考虑在密切监测下行扩容治疗（Ⅱb类推荐，B级证据）。

⑮ 患者血糖高于10 mmol/L时可以考虑给予胰岛素治疗，血糖低于3.3 mmol/L时可以考虑给予10%~20%葡萄糖口服或注射治疗（Ⅱb类推荐，C级证据）。

⑯ 血脂异常（过高或过低）均与不良预后相关，急性缺血性卒中后应积极评估血脂以指导降脂治疗及二级预防治疗（Ⅱa类推荐，B级证据）。

（二）《中国卒中学会急性缺血性卒中再灌注治疗指南2024》中血管内治疗的相关推荐意见

① 对于发病时间在24 h内，CT或MRI提示ASPECTS评分≥3分，且NIHSS评分≥6分的急性颈内动脉或大脑中动脉近端闭塞患者，推荐进行机械取栓治疗（Ⅰ类推荐，A级证据）。

② 符合机械取栓适应证的患者应尽快接受机械取栓治疗。如果患者符合阿替普酶静脉溶栓治疗适应证，应首先进行阿替普酶静脉溶栓，同时考虑桥接机械取栓治疗（Ⅰ类推荐，A级证据）。

③ 符合机械取栓适应证的患者应尽快接受机械取栓治疗。如果患者符合替奈普酶静脉溶栓治疗适应证，可以首先进行替奈普酶静脉溶栓，同时考虑桥接机械取栓治疗（Ⅱa类推荐，B级证据）。

④ 对于发病时间在12 h内、符合BAOCHE和ATTENTION研究纳入标准的急性基底动脉闭塞患者，建议进行机械取栓治疗（Ⅰ类推荐，A级证据）。

⑤ 对于发病时间在12~24 h，符合BAOCHE和ATTENTION研究纳入标准的急性基底动脉闭塞患者，可以进行机械取栓治疗（Ⅱa类推荐，B级证据）。

《中国卒中学会急性缺血性卒中再灌注治疗指南2024》还对缺血性卒中患者急诊血管内治疗的流程进行了推荐，具体见图1-2-1。

第一章 急性缺血性卒中血管内治疗的基础

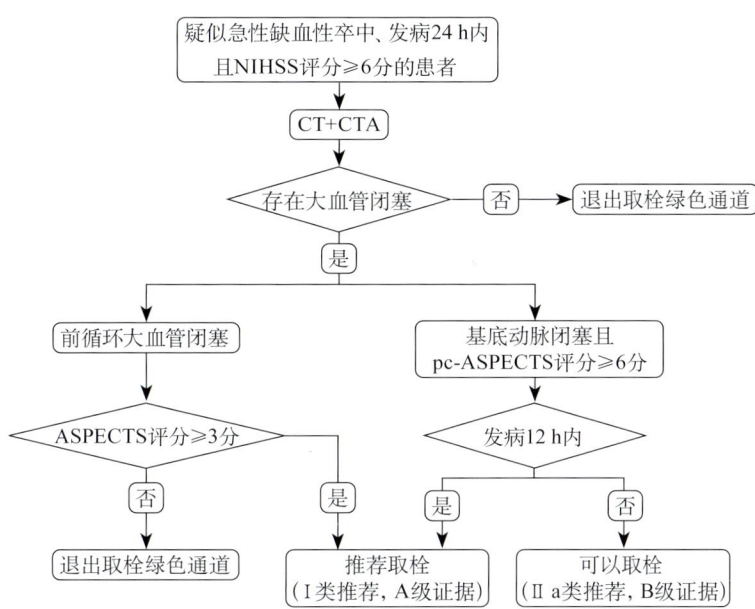

图1-2-1 急性缺血性卒中急诊血管内治疗绿色通道流程

（三）《始发表现为轻型卒中的急性大血管闭塞的血管内治疗中国专家共识2023》中的血管内治疗推荐意见

①对于始发表现为轻型卒中的急性大血管闭塞患者，积极的内科药物治疗是基础（Ⅰ级推荐，B级证据）。

②在高容量卒中中心，急诊进行血管内治疗的安全性得到保证的前提下，对于合并较差的侧支代偿、颈内动脉或大脑中动脉M1段闭塞、串联病变、心房颤动的致残性轻型卒中患者，尤其是伴有短期内神经功能恶化、NIHSS评分24 h内提高≥4分的患者，发病6 h内进行桥接血管内治疗或者单纯血管内治疗是安全、有效的（Ⅱa级推荐，B级证据）；对于发病6～24 h的患者，如高级影像学检查提示有影像错配，积极进行血管内治疗是安全、有效的（Ⅱa级推荐，C级证据）。

③对于非致残性轻型卒中，以及考虑为动脉粥样硬化所致大血管闭塞的轻型卒中，其侧支代偿往往较好，而手术开通过程更为复杂，不建议进行积极的血管内治疗（Ⅱb级推荐，C级证据）。

（四）《急性缺血性卒中中等血管闭塞管理中国专家共识2024》中的血管内治疗推荐意见

①中等血管闭塞的血管内治疗有良好的安全性和有效性，在有经验的中心，对符合以下条件的中等血管闭塞所致非轻型急性缺血性卒中患者可以采用血管内治疗，具体方法包括单纯抽吸、支架取栓、支架联合抽吸等（Ⅱ级推荐）。

中等血管闭塞所致非轻型急性缺血性卒中定义：

a.解剖节段：大脑中动脉M2～M4段，大脑前动脉A1～A4段，大脑后动脉P1～P4段，小脑前下动脉，小脑后下动脉和小脑上动脉。

b.血管直径：0.75~2 mm。

c.临床症状：NIHSS评分>5分，或NIHSS评分3~5分并伴有严重失语、偏盲或偏瘫/单肢功能丧失等致残性临床症状。

②中等血管闭塞的血管内治疗应根据靶血管的解剖特征（如路径、血管的直径等）采用治疗中心擅长的技术方法，尽量选择与靶血管解剖特征匹配的专门用于远端血管的材料和血管内治疗器械（Ⅰ级推荐）。

③中等血管闭塞血管内治疗的麻醉策略：在保证手术安全的基础上，建议采用全身麻醉方式（Ⅱ级推荐）。

参考文献

[1] 中国卒中学会, 中国卒中学会神经介入分会, 中华预防医学会卒中预防与控制专业委员会介入学组. 急性缺血性卒中血管内治疗中国指南2023[J]. 中国卒中杂志, 2023, 18 (6)：684-711.

[2] 中国卒中学会,《中国卒中学会急性缺血性卒中再灌注治疗指南》编写组. 中国卒中学会急性缺血性卒中再灌注治疗指南2024[J]. 中国卒中杂志, 2024, 19 (12)：1460-1478.

[3] 中国卒中学会神经介入分会. 始发表现为轻型卒中的急性大血管闭塞的血管内治疗中国专家共识2023[J]. 中国卒中杂志, 2023, 18 (12)：1429-1449.

[4] 中国卒中学会神经介入分会. 急性缺血性卒中中等血管闭塞管理中国专家共识2024[J]. 中国卒中杂志, 2024, 19 (11)：1333-1358.

（霍晓川，郭宗培）

第三节　急性缺血性卒中血管内治疗材料进展

一、取栓支架

从1998年的动脉溶栓开始，急性缺血性卒中血管内治疗领域经过近30年的发展，历经多代介入装置和材料的推陈出新，才有了当前百花齐放、百家争鸣的繁荣局面。其间，取栓装置也经历了从第1代Merci取栓装置，到第2代Penumbra吸栓导管，再到第3代以Solitaire和Trevo为代表的取栓支架的迭代更新（图1-3-1）。

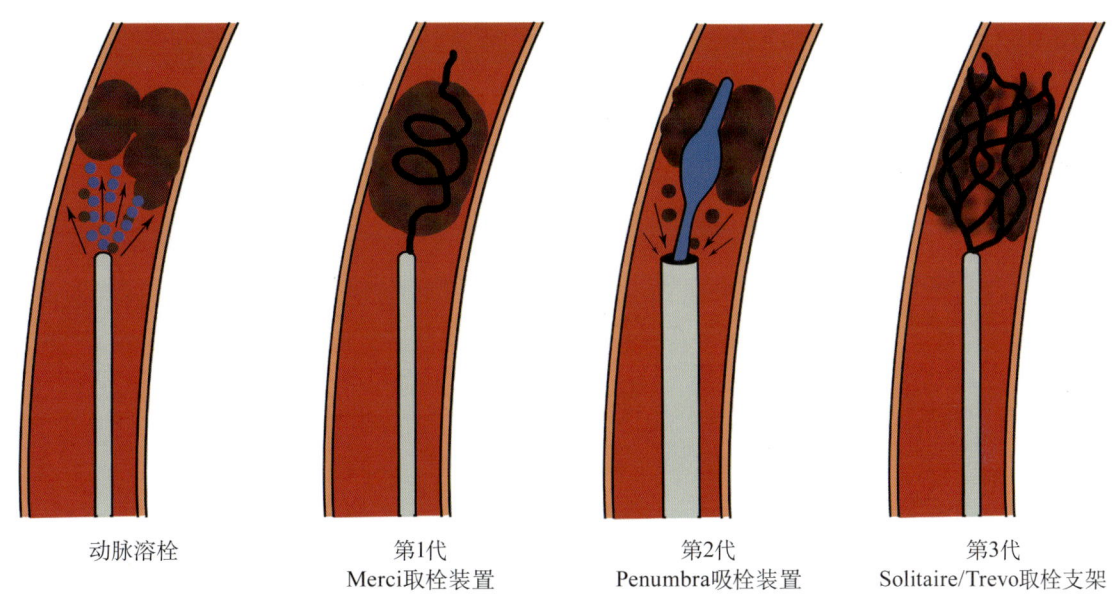

动脉溶栓　　　　第1代　　　　　　第2代　　　　　　第3代
　　　　　　　Merci取栓装置　　Penumbra吸栓装置　Solitaire/Trevo取栓支架

图1-3-1　缺血性卒中血管内治疗装置的发展

（一）早期取栓装置

Merci取栓装置出现之前，也有一些其他取栓装置，如Neuronet（Guidant, Temecula, USA）、Amplatz Goose-Neck MicroSnare（Microvena, White Bear Lake, USA）、InTime和EnSnare等已经应用于临床。但这些装置多用于介入手术中弹簧圈意外脱落至体内的情况，而非急性缺血性卒中的取栓治疗。随着新型取栓装置的出现，如Merci取栓装置等，上述装置逐渐淡出了神经介入领域。另外，AngioJet（Possis Medical, Minneapolis, USA）、Oasis（Boston Scientific, Natick, USA）和NeuroJet（Possis Medical, Minneapolis, USA）等吸栓装置也曾经用于急性缺血性卒中的取栓治疗。但上述吸栓装置存在管径大、质地硬，难以通过颅内迂曲血管等缺点。随着新型吸栓导管，如Penumbra System抽吸导管等的出现，这些装置也逐渐淡出了神经介入领域。

（二）第1代取栓装置：Merci 取栓装置

Merci取栓装置的雏形为一种螺旋形设计的取栓器，是美国的Pierre Gobin在1995年设计的一种清除血块、降低出血风险的装置。1996年，研究者完成了该装置的动物试验。1999年，Pierre Gobin与Concentric公司合作，并在2001年启动了针对该装置的临床研究。2004年8月，Merci取栓装置成为了首个被FDA批准用于治疗急性缺血性卒中的机械取栓装置，成为了急性缺血性卒中机械取栓治疗器械研发的里程碑。

（三）第2代取栓装置：Penumbra 吸栓装置

第2代取栓装置Penumbra吸栓装置在2008年通过了FDA的批准，开始用于缺血性卒中的血管内治疗。该装置的作用方式是将导管输送至血栓处进行抽吸取栓（最大直径5 F）。Penumbra装置由抽吸导管和分离器组成。其抽吸导管材质为高润滑性聚合物，材质柔软，可直接进入Willis环。取栓时将抽吸导管放置在栓塞处近端，利用分离器梭形头端将血栓捣碎，然后使用抽吸导管抽吸小块栓子。Penumbra系列装置均配有抽吸泵辅助抽吸血栓。

（四）第3代取栓装置：可回收取栓支架

2013年，MR RESCUE、IMS-Ⅲ和SYNTHESIS-Expansion等研究的结果均为阴性，未能证明血管内治疗在缺血性卒中的治疗中优于静脉溶栓。上述研究未能获得阳性结果的重要原因之一，是其中大多数患者接受治疗时采用的是老一代取栓装置和治疗技术，血管再通率较低（<60%）。以Solitaire和Trevo可回收取栓支架为代表的第3代取栓装置克服了传统取栓装置的不足，实现了即刻复流与快速取栓的优势结合，因此也被称为支架型复流取栓装置。

2016年，一项单中心回顾性研究纳入了166例缺血性卒中患者，其中99例经非支架（Merci取栓装置和Penumbra System抽吸导管）取栓，67例采用支架（Solitaire或Trevo取栓支架）取栓。研究结果显示，支架取栓组术后即刻成功血管再通（mTICI分级2b/3级）率（97% vs. 80%）和90 d预后良好（mRS评分0~2分）率（61.7% vs. 22.5%）均高于非支架取栓组，且sICH发生率低于非支架取栓组（1.5% vs. 7.0%）。该研究证明，第3代取栓装置——可回收取栓支架的安全性和有效性均优于前两代取栓装置。

1. Solitaire取栓支架

（1）Solitaire AB取栓支架　2003年，德国、英国和奥地利的研究团队联合研发了一款用于辅助栓塞动脉瘤的颅内支架，这一装置即Solitaire取栓支架的雏形。随后，该研究团队进一步将其改进为Solitaire取栓支架的原型，用于辅助栓塞宽颈动脉瘤，以及移除血栓或异物等。其设计特点为：兼容微导管释放、自膨式、开放卷曲、柔顺性高、可完全回收，必要时可解脱等（图1-3-2）。2007年，Solitaire AB取栓支架在欧盟获得CE认证，并开始在欧盟国家正式投入临床使用。

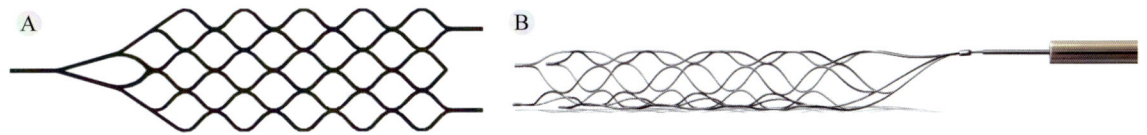

A为Solitaire取栓支架模式图,B为Solitaire取栓支架,远端有显影标记点。

图1-3-2　早期Solitaire取栓支架结构

Solitaire AB取栓支架由支架和附于其上的镍推送导丝组成。其支架部分由激光雕刻的镍钛合金制成,设计为开环、卷轴式、可回收,头端开放,具有径向支撑力强、顺应性佳等优势,其卷轴式重叠设计可维持支架网孔的结构和大小。Solitaire AB取栓支架的直径有4 mm(长度15 mm和20 mm)和6 mm(长度20 mm和30 mm)两种,输送回收的微导管直径分别为0.021 in和0.027 in。使用方法为先使支架经穿越血栓的微导管到达血栓远端,再回撤微导管使支架自行释放。支架释放后,多数闭塞血管可即刻获开通复流,数分钟(通常3~5 min)后血栓可逐渐被压到支架壁和(或)支架内,并可随微导管和支架的撤出被一同取出。

2009年,西班牙的Castano等在*Interv Neuroradiol*上发表了首个Solitaire AB取栓支架用于缺血性卒中血管内治疗的病例报告。2010年,Castano等在*Stroke*上发表了20例前循环大血管闭塞性缺血性卒中血管内治疗效果的报告:采用Solitaire AB取栓支架进行血管内治疗后,患者术后达到TICI分级2b/3级的比例为90%,sICH发生率为10%,90 d死亡率为20%,90 d功能独立率为45%。

2009年,Solitaire AB取栓支架获得了国家药品监督管理局的批准,在我国正式投入临床使用。首都医科大学宣武医院早在2010年就开始开展Solitaire AB取栓支架针对急性缺血性卒中的取栓工作(图1-3-3)。2011—2012年,多国学者陆续发表了采用Solitaire AB取栓支架的早期、小样本、单中心研究结果(表1-3-1)。这些Solitaire AB取栓支架取栓案例的成功,证明了该装置在缺血性卒中治疗中的有效性,也推动了下一代Solitaire取栓支架——Solitaire FR的问世。

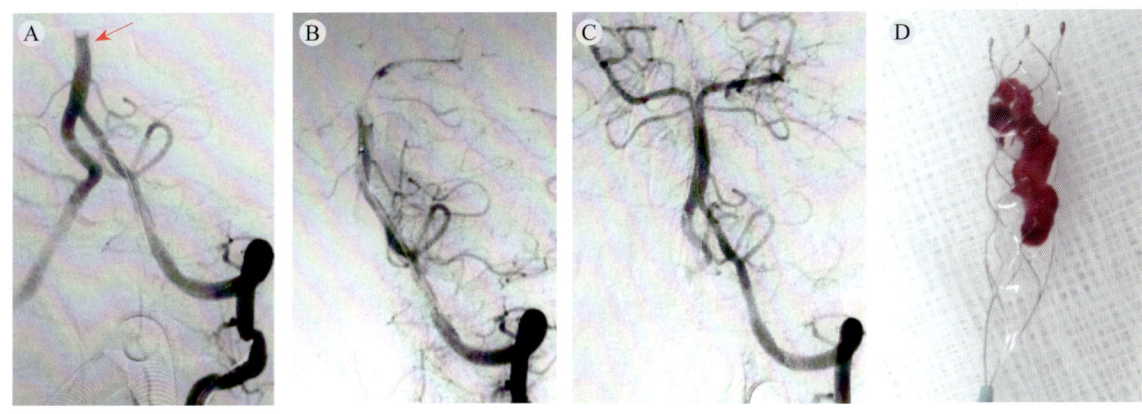

患者男性,64岁,因"突发意识障碍3 h"入院。A~C图为血管内治疗术中造影,A图显示基底动脉中上段闭塞(箭头所示),B图显示血管内治疗中微导管超选到位,C图显示支架取栓成功恢复血流,D图为Solitaire AB取栓支架(4 mm×20 mm)取出的血栓。

图1-3-3　采用Solitaire AB取栓支架治疗缺血性卒中病例图像

表1-3-1　Solitaire AB取栓支架早期研究汇总

第1作者	国家	发表时间	研究设计	样本量/例	NIHSS评分/分	血管再通率/%	血管再通定义	sICH发生率/%	并发症发生率/%	死亡率/%	mRS评分≤2分/%
Castano	西班牙	2010年	前瞻性	20	19	90	TICI分级2b/3级	10	0	20	45
Wehrschuetz	奥地利	2011年	回顾性	11	16	100	TICI分级2a~3级	0	9	9	30
Miteff	澳大利亚	2011年	回顾性	16	22	——	TIMI分级2~3级	0	6	0	44
Nayak	英国	2011年	回顾性	7	20	100	TIMI分级2~3级	14	14	0	57
Cohen	以色列	2011年	前瞻性	17	22	100	TIMI分级3级	12	24	6	88
Stampfl	德国	2011年	回顾性	18	21	89	TICI分级2a~3级	17	0	28	33
Kim	韩国	2012年	回顾性	10	19.5	70	TICI分级2a~3级	20	0	30	40

(2) Solitaire FR取栓支架　2009年以后，伴随着Solitaire AB取栓支架的成功，Solitaire FR取栓支架也同步在欧盟获得CE认证，并在欧盟国家正式投入临床使用。Solitaire FR取栓支架与前一代Solitaire AB取栓支架的结构相同，设计上并无大的改动，但注册使用范围不同：Solitaire AB取栓支架主要应用于颅内动脉瘤栓塞的辅助治疗，可解脱；而Solitaire FR取栓支架应用于血管内治疗，不可解脱。

2012年，SWIFT研究结果证明，在急性缺血性卒中的血管内治疗中，与Merci装置相比，使用Solitaire FR取栓支架可获得更高的血管再通率和预后良好率，以及更低的死亡率。同年，Solitaire FR取栓支架获得FDA批准用于血管内治疗，成为美国FDA批准的首款机械取栓支架。2013年，Solitaire FR取栓支架获得了国家药品监督管理局批准，开始在中国上市应用。

(3) Solitaire Platinum和Solitaire X取栓支架　近20年来，Solitaire系列取栓支架更迭了4代：Solitaire AB、Solitaire FR、Solitaire Platinum和Solitaire X。

第3代Solitaire Platinum取栓支架的直径仍保持与前两代支架一致（4 mm和6 mm），但最大长度增大到40 mm，分为4 mm（长度15 mm和40 mm）和6 mm（长度20 mm、24 mm和40 mm）两种类型。Solitaire Platinum取栓支架增加了铂金定位显影，使其在血管内治疗中全程可视。2017年，Solitaire Platinum取栓支架通过了美国FDA批准；2019年获得国家药品监督管理局批准，开始在中国临床应用。

2021年，新一代取栓支架——Solitaire X取栓支架（直径4 mm和6 mm）获批进入中国临床；2022年8月，Solitaire X取栓支架中更适合中等直径血管操作的型号（直径3 mm）也获批进入中国，其最小适宜血管直径达到2 mm。目前，Solitaire X取栓支架共有6种不同尺寸的型号（3 mm×20 mm，4 mm×20 mm，4 mm×40 mm，6 mm×20 mm，6 mm×24 mm和6 mm×40 mm），实现了血管尺寸全覆盖。

2. Trevo取栓支架

（1）Trevo取栓支架的设计　美国Concentric公司在Merci取栓装置的基础上，研发了Trevo取栓支架（图1-3-4），后被美国Stryker公司（Stryker Neurovascular, Fremont, USA）收购。2010年，Trevo取栓支架通过了CE认证，在欧盟获批上市；2012年，Trevo取栓支架在美国获批上市，成为继Solitaire FR取栓支架后，美国FDA批准的第2款取栓支架。TREVO和TREVO-2研究证实了Trevo取栓支架在缺血性卒中血管内治疗中的安全性和有效性。第1代Trevo取栓支架为直径4 mm、长度20 mm的镍钛合金闭环设计，头尾各以10 mm长的半支架形成锥形过渡，以适应更远端血管（最小目标血管直径为1.5 mm）。

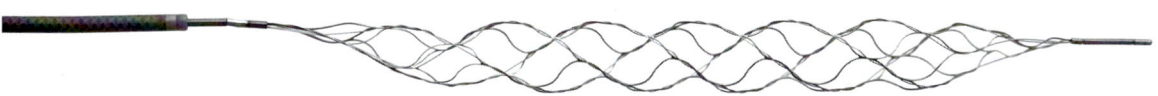

图1-3-4　Trevo取栓支架结构

（2）Trevo支架的迭代发展　2012年起，美国Concentric公司开始研发第2代Trevo取栓支架——Trevo Pro（4.5 mm×20 mm）和Trevo ProVue（4 mm×20 mm）。Trevo Pro取栓支架采用不显影设计；Trevo ProVue取栓支架具有以下特点：全程可视，可实时显示支架位置，便于打开和回收；垂直小梁设计，更容易嵌合血栓；大网孔设计，可促进血栓最大程度嵌合；金属覆盖率低，远端柔软（图1-3-5）。

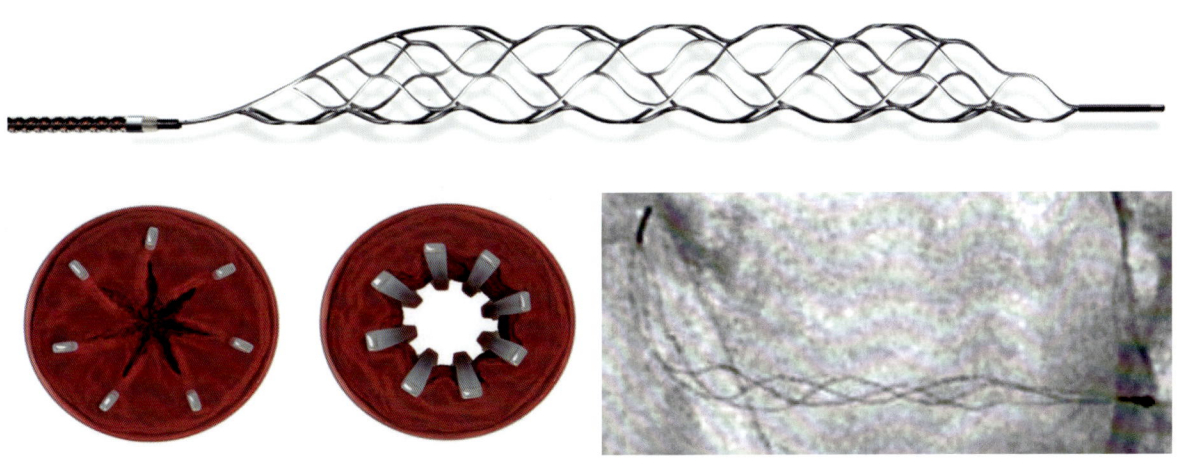

图1-3-5　Trevo ProVue取栓支架结构

2014年，美国Stryker公司开始研发第3代Trevo取栓支架——Trevo XP ProVue。经过TRACK和TREVO-2000 Registry等一系列研究的验证和支持（表1-3-2），2016年9月，美国FDA批准Trevo XP ProVue取栓支架用于急性缺血性卒中的血管内治疗。Trevo XP ProVue取栓支架具有以下优势。①更多可选尺寸：3 mm×20 mm、4 mm×20 mm、4 mm×30 mm和

6 mm×25 mm；②术中更易操作：该支架采用优化铂金丝排列、螺旋状网眼结构、缩短头端支架等设计，使其在血管内治疗术中更容易推送；③安全性：支架两端的显影标记设计、钝形防损伤头端和更短的前端着陆区，使其可以更加安全地释放；④支架头端有显影点，增强了支架的可视性。目前Trevo XP ProVue取栓支架 (4 mm×20 mm)已在中国获批上市，并开始投入临床应用。Trevo XP ProVue取栓支架中3 mm×20 mm尺寸的型号(Baby Trevo)更适合中等直径血管的取栓治疗。

表1-3-2 Trevo取栓支架早期研究汇总

第1作者	国家	发表时间	研究设计	样本量/例	NIHSS评分/分	血管再通时间/min	血管再通率/%	血管再通定义	sICH发生率/%	并发症发生率/%	死亡率/%	mRS评分≤2分/%
San Roman	西班牙	2012年	前瞻性	60	18	80	73	TICI分级2a~3级	12	0	28	45
Jansen (TREVO研究)	欧洲7家中心	2013年	前瞻性	60	18	87	92	TICI分级2a~3级	5	8.3	20	55
Nogueira (TREVO-2研究)	美国	2012年	前瞻性	88	19	47.8	86	TICI分级2a~3级	7	9	33	40
Mendoca	葡萄牙	2014年	前瞻性	13	19	95	77	TICI分级2a~3级	0	0	30	38

继Trevo XP ProVue取栓支架后，美国Stryker公司又研发了Trevo取栓支架的第4代产品——Trevo NXT ProVue取栓支架。2020年2月，Trevo NXT ProVue取栓支架被美国FDA批准用于急性缺血性卒中血管内治疗。目前Trevo NXT ProVue取栓支架已获得了ASSIST Registry、日本Trevo注册等多项研究对其安全性和有效性的支持。Trevo NXT ProVue取栓支架是Trevo XP ProVue取栓支架的升级与改良产品，具有以下优势。①输送快捷：采用TriGlide推送导丝技术，降低了取栓装置与输送微导管间的摩擦力，提升了操控体验；②回撤顺滑：支架远端101 cm采用亲水涂层结合聚合物护套设计，提高了中间导管的匹配性，降低了对血管的牵拉效应；③长度增加：Trevo NXT ProVue装置的整体长度统一为200 cm；支架尺寸有4种，分别是3 mm×32 mm，4 mm×28 mm，4 mm×41 mm和6 mm×37 mm。Trevo NXT ProVue支架在2023年6月获得了国家药品监督管理局的批准，并在2024年8月被批准用于发病6~24 h缺血性卒中患者的血管内治疗。

3. Catch和Catch Plus取栓支架

(1) Catch取栓支架　Catch取栓支架由推送导丝固定的镍钛合金自膨式网篮构成，最大处直径为4 mm，可置于血栓远端抓取血栓。2011年，法国的一项单中心研究回顾性分析了采用Catch取栓支架进行血管内治疗的效果。该研究纳入了40例缺血性卒中患者，其中前循环大血管闭塞25例，后循环大血管闭塞15例；患者平均发病至穿刺时间为440 min，术后即刻血管再通率为65% (TIMI分级2~3级)，sICH发生率为18%，围手术期并发症发生率为15% (其中10%为血栓碎裂、5%为血管痉挛)；90 d死亡率为41%，90 d功能独立率为39%。

(2) Catch Plus取栓支架　Catch Plus取栓支架为Catch取栓支架的改良版本，其设计为闭环的激光雕刻镍钛取栓支架。Catch Plus取栓支架可以像Solitaire取栓支架一样完全展开，其内置的纵凹槽使支架即使在血管迂曲处也可以较好地与血栓结合。展开Catch Plus可见其远端有3个标记，近端有1个标记。该支架有Catch Plus Mini（直径3 mm）、Catch Plus（直径4 mm）和Catch Plus Maxi（直径6 mm）3种规格，分别适配直径0.017 in、0.021 in和0.024 in的微导管。2017年，土耳其的一项单中心回顾性研究报道了在38例前循环大血管闭塞性缺血性卒中患者中应用Catch Plus取栓支架的经验。该研究中，患者的平均发病至穿刺时间为226.7 min，血管再通（TICI分级2b/3级）率为71.1%，sICH发生率为7.9%，90 d功能独立率为43.2%，死亡率为18.9%。

4. Tigertriever取栓支架

Tigertriever取栓支架是以色列研发的一款利用手柄调节直径和长度的取栓支架。该取栓支架可使术者对取栓网篮的径向直径和径向力进行更精细的调控，从而使支架网孔更好地贴合闭塞血管，提高其嵌合血栓的能力，最终使血栓更易取出并减少下游栓塞的发生。Tigertriever取栓支架于2018年5月在欧盟获得CE认证，于2021年3月在美国获得FDA批准，目前已在欧盟、美国、加拿大、南美洲等多个国家和地区被应用于临床。

早期Tigertriever取栓支架有3个规格：Tigertriever、Tigertriever 17和Tigertriever 13，分别适用于直径1.5~6.0 mm、0.5~3.0 mm和0.5~2.5 mm的血管；其长度分别为32.0 mm、23.0 mm和20.5 mm，均可兼容直径为0.021 in的微导管（图1-3-6），且Tigertriever 17和Tigertriever 13取栓支架可分别向下兼容直径为0.017 in和0.016/0.013 in的微导管。Tigertriever取栓支架设计有"J"形头端，术中完全可视，便于支架定位。该支架取栓时有两种方式：一种是标准回撤微导管释放（图1-3-7），另外一种为反复推拉取栓。

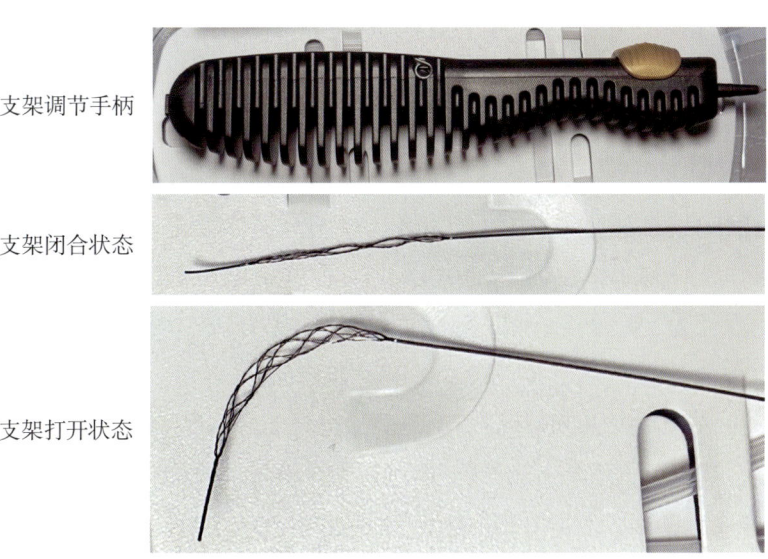

图1-3-6　Tigertriever取栓支架结构

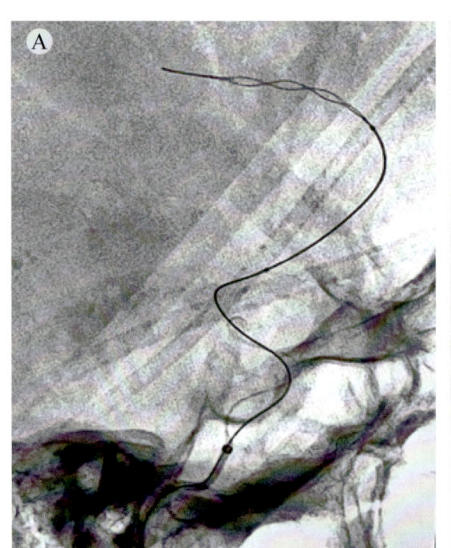 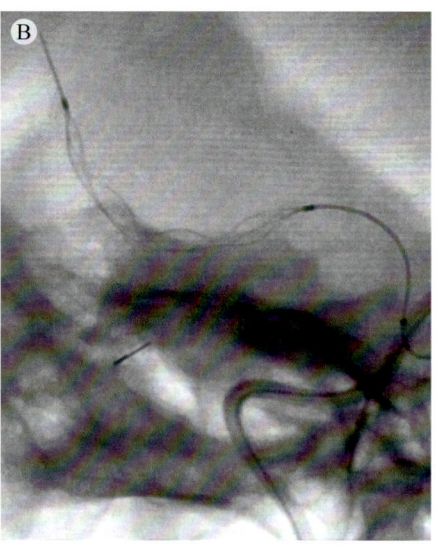

图1-3-7 Tigertriever标准释放技术取栓

2017年，土耳其报道了首例Tigertriever取栓支架在血管内治疗中的应用。2019年，土耳其报道了将病例数扩大至61例的观察性研究结果：术后即刻血管再通（mTICI分级2b/3级）率为75.4%，首次操作血管再通率为37.7%，但患者的90 d功能独立（mRS评分0~2分）率不理想，只有27.9%。

目前Tigertriever取栓支架在原有3个型号的基础上，增加了Tigertriever XL。该型号同样适配直径为0.021 in的微导管，适用于直径1.5~9.0 mm的血管，其工作长度延长到53 mm，实现了血管尺寸全覆盖。

5. Mindframe Capture LP取栓支架

Mindframe Capture LP取栓支架由1个镍钛合金激光雕刻支架和1个镍钛推送导丝构成，共有3个（近端1个、远端2个）铂-铱标记不透视标记。Mindframe Capture LP取栓支架有4种尺寸规格：3 mm×20 mm、3 mm×30 mm，4 mm×20 mm，4 mm×30 mm；长度20 mm和30 mm支架的有效使用长度分别是15 mm和23 mm。可兼容直径为0.017 in的微导管。Mindframe Capture LP取栓支架于2012年在欧盟通过CE认证，可用于急性大血管闭塞的远端小动脉取栓治疗。2015年9月，美国FDA批准Mindframe Capture LP取栓支架应用于发病8 h内、急性大血管闭塞的远端小动脉取栓。Mindframe Capture LP取栓支架可兼容直径最小为0.0165 in的微导管，推荐靶血管的直径为2.0~3.5 mm。该装置的最小尺寸为3 mm×15 mm，因此更适用于远端血管取栓。

2016年，美国的一项单中心回顾性研究报告了Mindframe Capture LP取栓支架在缺血性卒中血管内治疗中的应用经验。报告的9例患者中，有6例为大脑中动脉M2段闭塞，2例为M1段远端闭塞，1例为基底动脉远端闭塞，血栓闭塞位置的平均血管直径为1.7 mm；平均穿刺至血管再通时间为35 min，血管再通（TICI分级2b/3级）率为89%；无sICH和围手术期并发症发生。需要注意的是，

Mindframe Capture LP取栓支架于2018年5月18日因术中出现产品断裂问题,被美国FDA紧急召回。

6. ReVive SE取栓支架

ReVive SE取栓支架为自膨式闭环镍钛合金支架,其最大的特点为支架末端含一个闭合式的网篮,取栓时可将血栓限制在网篮内,避免血栓碎片逃逸。另外,该支架具有由近及远、由大渐小的网格设计,在置入及回收过程中可最大限度地将支架置于血管管腔中心。ReVive SE取栓支架适用于直径1.5~4.5 mm的血管,工作长度为22~28 mm,两端无效段长度均为4 mm,可兼容直径为0.021 in和0.027 in、长度为150 cm的微导管(图1-3-8)。

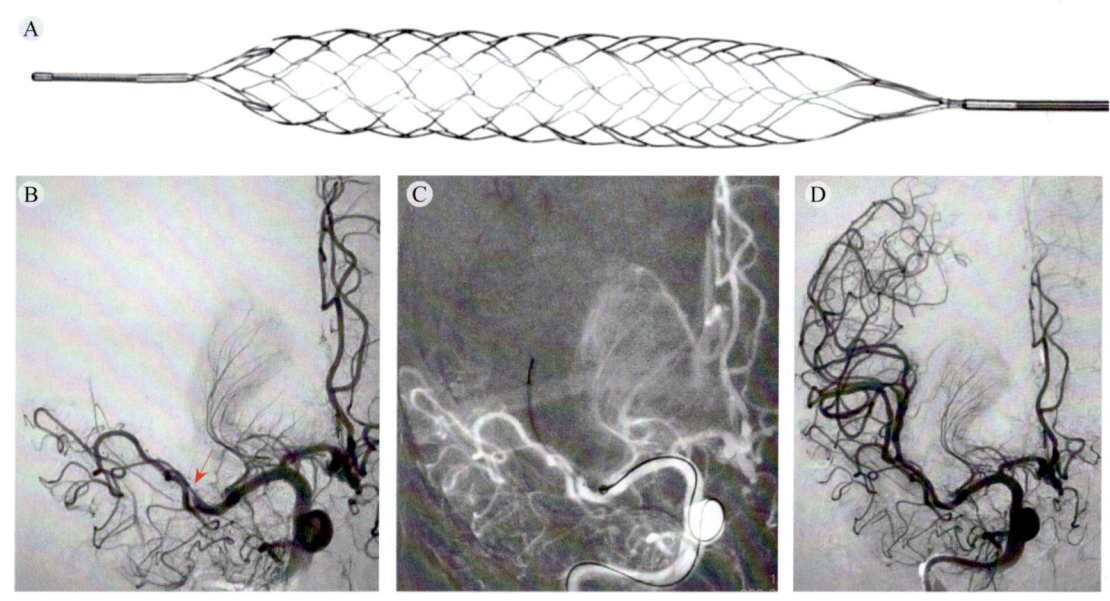

A图显示Revive取栓支架外观;B~D图为首都医科大学宣武医院使用Revive取栓支架治疗右侧大脑中动脉急性闭塞的过程,其中B图显示术前大脑中动脉闭塞(箭头所示),C图为ReVive支架打开取栓,D图显示取栓后血流通畅。

图1-3-8 ReVive SE取栓支架结构及取栓过程

2011年,德国的一项单中心研究回顾了10例采用ReVive SE支架取栓的患者资料,其中术后即刻血管再通(TICI分级2b/3级)率为100%,sICH发生率为20%,无手术并发症发生,90 d功能独立率为60%,死亡率为30%。2019年开展的RAPID研究为前瞻性、多中心登记研究。中国的9家医学中心共纳入了100例采用ReVive SE支架取栓的患者,术后即刻血管再通(TICI分级2b/3级)率为92%;其中,单用ReVive SE支架的血管再通率为69%。该研究中,血管内治疗术中栓塞率为10%,sICH发生率为2%,患者90 d功能独立率为48%。

7. Aperio取栓支架

Aperio取栓支架是一种新型的不可解脱、自膨式、激光雕刻的镍钛合金取栓支架,具有独特的闭环-开环交替复合网眼设计。该支架中闭环设计的小网眼(直径1.7 mm)能提高血管贴壁性,固定血栓,防止栓子逃逸;开环设计的大网眼(直径3.7 mm)能够在迂曲的血管内完整地嵌合血栓,提高血管再通率(图1-3-9)。Aperio支架共有4个尺寸:3.5 mm×28.0 mm、4.5 mm×30.0 mm、4.5 mm×40.0 mm和6.0 mm×40.0 mm,适用于直径为1.5~5.5 mm的血管。该支架具有独特的两段式显影导丝,可使释放支架时的定位更加精确。该支架可兼容直径为0.0165~0.0270 in的微导管。

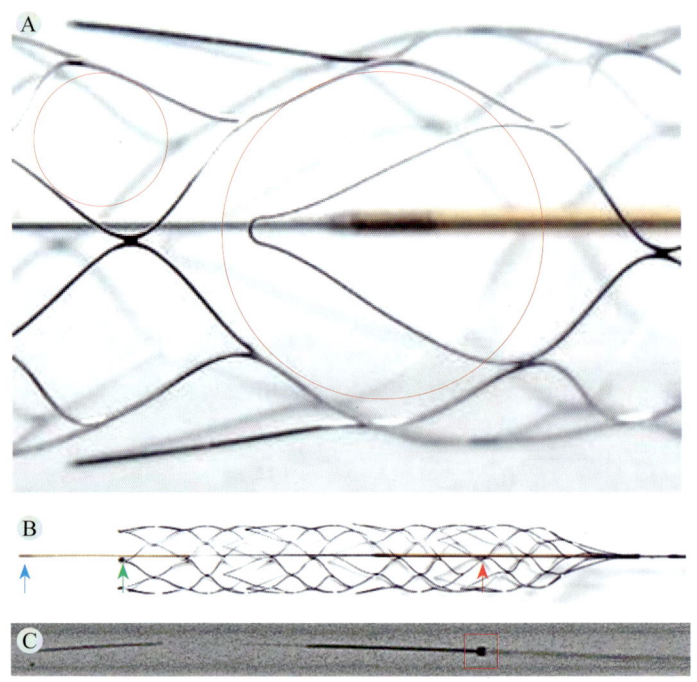

A图显示Aperio取栓支架的闭环(直径1.7 mm)和开环(直径3.7 mm)交替设计,B图显示Aperio取栓支架展开后的结构,可见3个不同标记:显影导丝的远端(蓝色箭头所示)和近端(红色箭头所示)2个标记,支架末端1个标记(绿色箭头所示);C图为血管内治疗术中透视状态下,可见Aperio的标记点,红框为微导管头端。

图1-3-9 Aperio取栓支架结构

2016年,德国的一项多中心登记研究纳入了119例采用Aperio取栓支架治疗的缺血性卒中患者。研究数据显示,患者的平均取栓长度为15 mm,平均支架植入至血管开通时间为30 min,术后血管再通(TICI分级2b/3级)率为71%,平均取栓次数为2次,围手术期并发症发生率为10%。2019年,德国另一项单中心、小样本、回顾性研究分析了采用Aperio取栓支架治疗的患者资料。该研究入组了82例缺血性卒中患者,血管内治疗术后即刻血管再通(eTICI分级≥2b级)率为85.3%,平均穿刺至血管再通时间为52.3 min,24 h内sICH发生率为7.3%,90 d功能独立率为41.2%,有1例患者发生了新发部位梗死。

Aperio Hybrid 17和Aperio Hybrid是新一代的Aperio取栓支架,两者均延续了上一代支架的交替性开闭环设计,但功能节段从原来的2个增加到3个。其中,Aperio Hybrid 17取栓支架的尺寸包括2.5 mm×16.0 mm、2.5 mm×28.0 mm、3.5 mm×28.0 mm和4.5 mm×30.0 mm,均可兼容直径为0.017 in的微导管；Aperio Hybrid取栓支架的尺寸有3.5 mm×28 mm、4.5 mm×30 mm、4.5 mm×50 mm、6 mm×40 mm和6 mm×50 mm。新一代Aperio取栓支架的最大尺寸为6.0 mm×50.0 mm，是目前可用取栓支架中最长的，该型号支架可兼容直径为0.021~0.027 in的微导管，其余型号取栓支架可向下兼容直径为0.021 in的微导管。

8. pREset取栓支架

pREset取栓支架是一款激光雕刻、自膨式、闭环、镍钛合金支架。支架的近端采用闭环设计，具有恒定的径向支撑力，可保持支架开放。支架一侧固定于180 cm长的推送导丝上，近端和远端各有1个和2个标记点。pREset取栓支架的设计为螺旋走向、敞开型支架，在不改变网眼大小的前提下，可适应不同直径的血管。传统的pREset取栓支架共有2大类、5个型号：pREset 4 mm×20 mm、pREset 5 mm×40 mm和pREset 6 mm×30 mm；pREset Lite 3 mm×20 mm和pREset Lite 4 mm×20 mm。其中，pREset系列适用于颈内动脉"T"分叉或大脑中动脉M1段近端取栓，兼容直径为0.021 in的微导管；pREset Lite系列适用于大脑中动脉M1段远端小血管取栓，兼容直径为0.0165 in的微导管（表1-3-3）。此外，pREset家族新成员——pREset LUX取栓支架只有4 mm×20 mm的规格，可兼容直径为0.021 in的微导管。该支架具有贵金属合金涂层，血管内治疗过程中完全可视。

pREset支架于2011年8月通过了CE认证，并在欧盟应用于临床。2017年发表的ARTESp研究是目前针对pREset支架最大规模的登记研究。该研究于2013年2月—2015年2月在德国的4家医学中心进行，连续纳入了100例采用pREset支架取栓的缺血性卒中患者。研究结果显示，患者的血管再通率（TICI分级2b/3级，84.4%）与既往研究持平，但有效性优于既往研究。患者平均取栓1.7次，脑出血发生率为14.0%，其中sICH发生率为2.0%，90 d功能独立率为62.5%，死亡率为7.3%。

表1-3-3 pREset取栓支架尺寸

型号规格	支架直径/mm	工作长度/mm	兼容微导管直径/in	适合血管直径/mm
pREset 4 mm×20 mm	4	20	0.021	>2.0
pREset 5 mm×40 mm	5	40	0.021	>2.0
pREset 6 mm×30 mm	6	30	0.021	>3.0
pREset Lite 3 mm×20 mm	3	20	0.0165	>1.5
pREset Lite 4 mm×20 mm	4	20	0.0165	>1.5
pREset LUX 4 mm×20 mm	4	20	0.021	>2.0

9. Separator 3D Revascularization取栓支架

Separator 3D Revascularization取栓支架采用三维自膨式支架设计，释放后可轴向压碎血栓；腔内置有4个3D小梁结构固定血栓，既有助于提高取栓效率，又可降低支架与血管壁的接触面积，减少血管损伤和远端栓塞事件。Separator 3D Revascularization取栓支架常与Penumbra

System抽吸导管结合使用，在实际血管内治疗操作中，该装置既可碎栓又可协助导管吸栓。Separator 3D Revascularization取栓支架可兼容直径为0.025 in的微导管，实际操作中，可使用PX400或Velocity微导管释放支架。

德国的一项前瞻性、单中心研究结果显示，使用Separator 3D Revascularization取栓支架联合Penumbra 5Max抽吸导管取栓的20例患者中，血管再通（TICI分级2b/3级）率为85%，90 d功能独立率为50%，无围手术期并发症和sICH发生。2018年，Penumbra Separator 3D研究采用前瞻性、多中心、非劣性、随机对照设计，比较了Separator 3D Revascularization取栓支架联合Penumbra System抽吸导管治疗（联合治疗组）与单独抽吸治疗（单独抽吸组）的有效性和安全性。该研究于2012年5月—2015年11月在北美25家医学中心纳入了198例发病8 h内的缺血性卒中患者，按照1∶1的比例将其随机分配到联合治疗组（98例）和单独抽吸组（100例）。研究结果显示，两组的血管再通（TICI分级2b/3级）率差异无统计学意义（87.2% vs. 82.3%），90 d功能独立率的差异也没有统计学意义（45.3% vs. 45.8%），两组的操作相关严重并发症差异也没有统计学意义（10.2% vs. 14.0%）。研究结果提示，Separator 3D Revascularization取栓支架联合Penumbra System抽吸导管治疗缺血性卒中，效果与直接抽吸治疗相当。

10. ERIC取栓支架

ERIC取栓支架由3～5个固定在推送杆上的镍钛合金网笼串联构成，通过微导管释放，可回收。该装置的网笼直径有3种尺寸：3 mm、4 mm和6 mm，工作长度为20～44 mm。根据网笼直径和数量不同，ERIC共分5个型号（表1-3-4）。从横断面来看，ERIC取栓支架的网笼像一朵有5个花瓣的花朵。设计上，ERIC取栓支架网笼的小梁平行于血管长轴，可减少与血管的接触面积，降低回撤阻力，减轻对血管内皮的损伤；多网笼滤过性设计可防止远端栓塞事件的发生，从而缩短取栓操作的时间，提高取栓效率。ERIC取栓支架可配合Sofia或Sofia Plus抽吸导管使用，以提高取栓成功率。

表1-3-4　ERIC取栓支架尺寸

支架规格（直径×长度）/mm	网笼直径/mm	网笼数/个	工作长度/mm	头端长度/mm	推送杆长度/cm	兼容微导管直径/in	适合血管
3×20	3	4	20	5	203	0.017	大脑中动脉M2段和M3段远端
4×24	4	4	24	5	203	0.017	大脑中动脉M1/M2段
4×30	4	5	30	5	203	0.017	大脑中动脉M1/M2段
6×35	6	4	35	5	203	0.017	大脑中动脉M1近端和颈内动脉
6×44	6	5	44	5	203	0.017	大脑中动脉M1近端和颈内动脉

2016年，瑞士的一项单中心登记研究回顾性分析了2013年9月—2014年12月采用ERIC取栓支架治疗的缺血性卒中患者资料。该研究纳入了36例发病4.5 h内的缺血性卒中或醒后卒中患者，

其中28例单独使用了ERIC取栓支架，另外8例采用了补救措施。该研究中患者的血管再通（TICI分级2b/3级）率为83.3%，其中TICI分级3级再通的比例为52.8%，TICI分级2b级再通的比例为30.5%，平均手术时间为90 min；无术中并发症，sICH发生率为8.3%，90 d功能独立率为33.3%。

2019年发表的ERASER研究是一项研究者发起的前瞻性、多中心登记研究，该研究于2015年4月—2017年4月，在德国和瑞士的10家医学中心纳入了81例进行了血管内治疗的缺血性卒中患者，术中使用ERIC取栓支架，同时辅以Sofia或Sofia Plus抽吸导管治疗。研究结果显示，术后即刻血管再通（TICI分级2b/3级）率为95%，90 d功能独立率为70%。该研究中血管内治疗的安全性和有效性均优于既往相关研究。

11. Embotrap系列取栓支架

（1）Embotrap Ⅰ取栓支架　Embotrap Ⅰ取栓支架为双通道（层）镍钛合金支架，内层和外层支架的直径分别为1.25 mm和5.00 mm。内层支架径向支撑力大，支架释放后可撑开血栓，向远端缺血半暗带区域快速建立再灌注血流通道；外层支架径向支撑力小，设计为花瓣形网格结构，可将血栓嵌合在支架网眼内，从而提高血栓取出率（图1-3-10）。另外，支架远端增加了滤网样结构，能够有效防止血栓逃逸。Embotrap Ⅰ取栓支架可兼容直径为0.021 in的微导管。2013年底，Embotrap Ⅰ取栓支架在欧盟通过了CE认证。

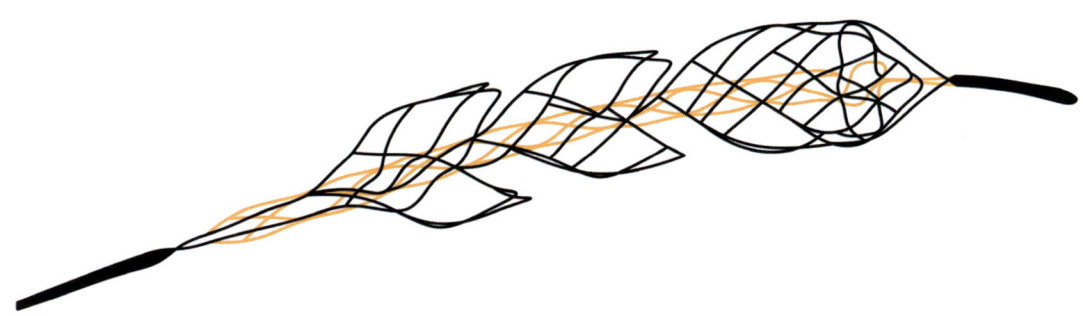

图1-3-10　Embotrap Ⅰ取栓支架结构

2016年，一项由德国发起的多中心回顾性研究在德国、瑞典、丹麦、爱尔兰、瑞士的5家医学中心共纳入了40例采用Embotrap Ⅰ取栓支架的缺血性卒中患者。该研究中，患者的术后即刻血管再通（TICI分级2b/3级）率为95%，平均取栓次数为1.8次，平均穿刺至再通时间为54 min，sICH发生率为2.5%，围手术期并发症（如颈动脉夹层等）发生率为5%，无器械相关并发症，患者的90 d功能独立率为35%。

2018年，法国和德国的4家医学中心联合总结了80例采用Embotrap Ⅰ取栓支架治疗的缺血性卒中患者资料，发现术后即刻血管再通（TICI分级2b/3级）率为95%；平均穿刺至血管再通时间为35 min，术后新发部位梗死发生率为5%。血管痉挛发生率为4%，sICH发生率为6%，患者的90 d功能独立率为77.1%。

(2) Embotrap Ⅱ取栓支架 Embotrap Ⅱ取栓支架为Embotrap Ⅰ取栓支架的改良版，其外层直径为5 mm，长度为21～33 mm（图1-3-11）。Embotrap Ⅱ取栓支架尺寸有以下2种：5 mm×21 mm和5 mm×33 mm。2014—2015年，两项探索Embotrap Ⅱ取栓支架安全性和有效性的临床研究——ARISE Ⅰ和ARISE Ⅱ研究先后在欧洲和北美进行。

ARISE Ⅰ研究旨在验证Embotrap Ⅱ取栓支架在欧盟获批上市后治疗缺血性卒中的有效性，其设计为前瞻性、多中心、单臂登记研究。该研究从2014年11月开始，在法国、德国、爱尔兰、西班牙和瑞典的6家医学中心纳入患者，于2016年5月因ARISE Ⅱ研究获得了阳性结果而被提前终止。ARISE Ⅰ研究最终纳入了40例采用Embotrap Ⅰ支架取栓的缺血性卒中患者，术后即刻血管再通（TICI分级2b/3级）率为75%，90 d功能独立率为64%。

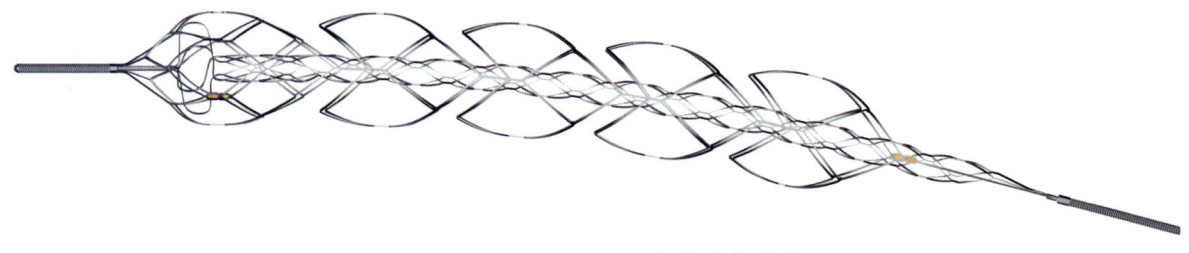

图1-3-11　Embotrap Ⅱ取栓支架结构

ARISE Ⅱ研究是Embotrap Ⅱ取栓支架在美国上市前的研究，与ARISE Ⅰ研究一致，其采用前瞻性、多中心、单臂登记设计，于2015年10月—2017年2月，在19家医学中心（美国11家，欧洲8家）纳入了227例患者。ARISE Ⅱ研究启动晚于ARISE Ⅰ研究，但纳入的样本量更大，临床有效性更佳。ARISE Ⅱ研究结果显示，在缺血性卒中患者的血管内治疗中采用Embotrap Ⅱ取栓支架，血管再通（TICI分级2b/3级）率为80.2%，其中达到TICI分级2c/3级再通的比例为65.0%；采用其他装置补救治疗后，最终血管再通（TICI分级2b/3级）率为92.5%，达到TICI分级2c/3级再通的比例为76.0%（图1-3-12）。术中首次操作血管再通率为51.5%。sICH或严重不良事件发生率为5.3%，90 d功能独立率为67%，死亡率为9%。ARISE Ⅱ研究结果提示，在缺血性卒中的血管内治疗中，Embotrap Ⅱ取栓支架的血管再通率高，患者预后良好。

(3) Embotrap Ⅲ取栓支架 Embotrap Ⅲ取栓支架为Embotrap Ⅱ支架的升级产品，有3种尺寸：5 mm×22 mm、5 mm×37 mm和6.5 mm×45 mm。Embotrap Ⅲ取栓支架较Embotrap Ⅱ取栓支架有以下优势：①每个节段新增4个铂铱合金标记点，实现全程显影，可清晰识别支架在血管中的形态、与血栓的相互作用关系，以及血管内结构。②新增6.5 mm×45 mm大尺寸，将最大适应血管直径提高至6.5 mm；进栓口面积（5 mm×37 mm）较Embotrap Ⅱ取栓支架提升了108%，为血栓负荷大的颈内动脉闭塞治疗提供了新的选择；该取栓支架的外架网眼面积（5 mm×22 mm）也较上一代取栓支架大，进一步提升了血栓捕获能力。③内通道网眼升级为3片式设计，确保其在通过血管迂曲处柔韧抗折，与外架联合在血栓内外侧形成相互作用力，可以更好地稳固血栓；外架连接支柱升级为锥形,降低外架对血管壁的垂直作用力,使回撤更顺滑;④闭合末端网孔数量从6个增加至12个,网孔更加致密,从而降低了血栓的逃逸风险。

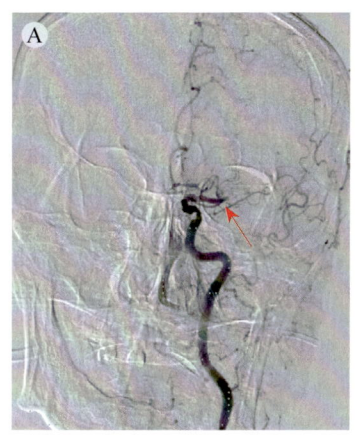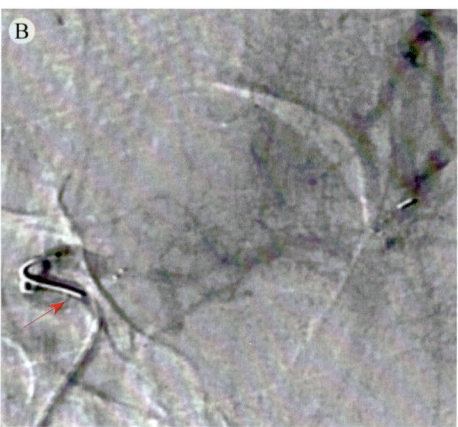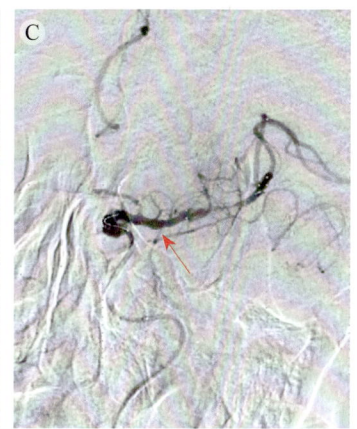

A图为支架取栓前DSA,显示左侧大脑中动脉M2段闭塞(箭头所示);B图显示Embotrap Ⅱ取栓支架打开后,内层支架通道开放(箭头所示),远端血流部分恢复;C图显示取栓治疗后血流完全再通(箭头所示)。

图1-3-12 Embotrap Ⅱ取栓支架案例

图片来源: https://pmc.ncbi.nlm.nih.gov/articles/PMC6547206/。

12. Versi取栓支架

Versi取栓支架采用镍钛合金支撑,具有3段式结构,可增加支架的稳定性,使其在迂曲血管内释放时不易变形(图1-3-13)。Vers取栓支架兼容直径为0.021 in的微导管。

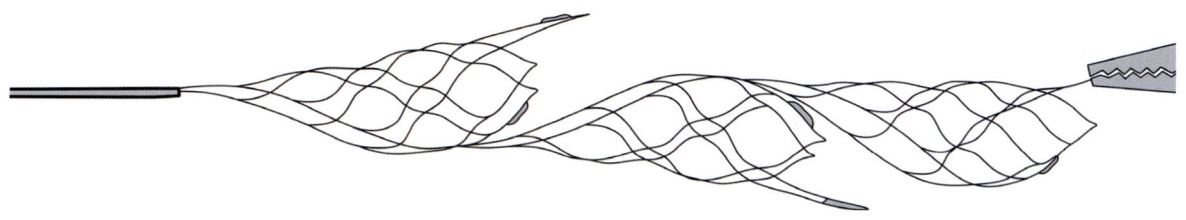

图1-3-13 Versi取栓支架结构

2018年,日本的一项单中心回顾性研究报告了11例Versi取栓支架用于缺血性卒中血管内治疗的经验。该组病例中的术后血管再通(TICI分级2b/3级)率为100%,其中达到TICI 3级再通的比例为63.6%,平均取栓次数为2次,患者的90 d功能独立率为72.7%,无sICH和操作相关并发症发生。该研究中的血管开通效果和有效性均高于TRACK研究(使用Trevo取栓支架)和NASA研究(使用Solitaire取栓支架)。

13. NeVa取栓支架

NeVa取栓支架是一种新型取栓装置,结构上包括3个不同的功能区(图1-3-14)。近端1/3的功能类似于传统取栓支架,其柱形结构具有较好的径向支撑力,不仅可卡压住嵌合血栓,还能开通血流。中部1/3的金属覆盖率最低,由多个着陆区构成,各个着陆区彼此成90°角,从而更好地嵌合血栓。不同型号的NeVa取栓支架着陆区大小不同：NeVa M1和NeVa T取栓支架有2个着陆区,而NeVa $M1^3$和NeVa T^3有3个着陆区;NeVa M1和NeVa $M1^3$的着陆区总面积为43 mm^2,NeVa T和NeVa T^3的着陆区总面积为56 mm^2。另外,着陆区两侧有显影标记,可指导支架的最佳释放位点,实时显示支架与血栓的相互作用,为术者提供良好的视觉和力学反馈。支架后1/3为封闭式网篮样结构,能捕获脱落的血栓碎片。NeVa支架的设计可更好地处理以下临床难题：顽固性、难取性血栓的取栓问题,以及血栓碎裂导致远端栓塞的问题。

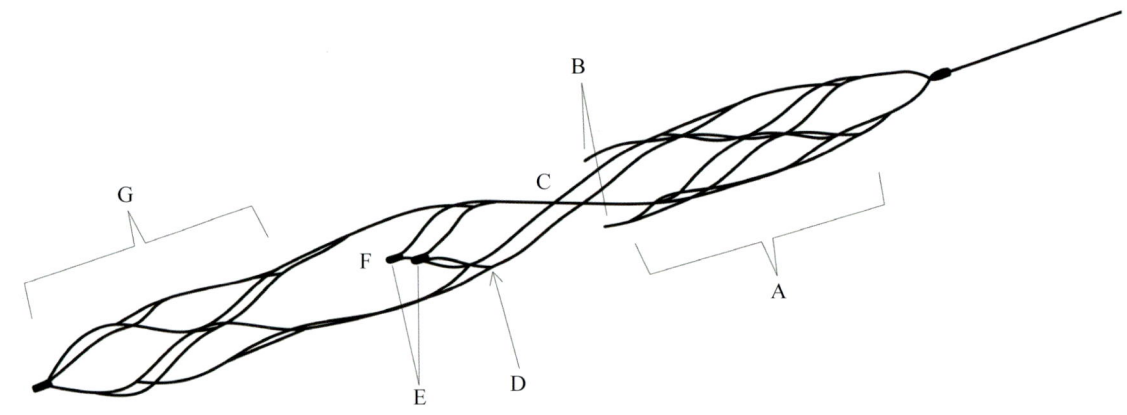

A——复流区,类似传统取栓支架；B——着陆区的显影标记；C——第1着陆区；D——着陆区间；E——第2着陆区显影标记；F——第2着陆区(与第1着陆区有90°成角)；G——远端网篮区。

图1-3-14 NeVa取栓装置

2018年,美国的Ulm等利用猪颈总动脉栓塞模型,评估了NeVa取栓支架的安全性和有效性。该试验中,研究者在35根血管中建立了3种栓塞模型：自体全血血栓(红血栓)、血浆血栓(白血栓)和Onyx$^®$液体栓塞剂栓塞模型。NeVa取栓支架模拟取栓的术后总血管再通(mTICI分级2b/3级)率为90.4%(34/35),平均取栓次数为1.20次。红血栓模型的血栓长度为10~40 mm,平均取栓1.05次,首次操作达mTICI分级3级再通率为84.2%(16/19),最终血管再通率为100%；白血栓模型的血管再通率为100%,平均取栓次数为1.00次；Onyx液体栓塞剂模型的血管再通率为90.9%,平均取栓次数为1.60次。该试验还对NeVa取栓支架进行了6次安全性测试,测试中未发生破裂、穿破等血管损伤并发症；血管痉挛程度随着时间逐渐缓解,且组织病理学检查未见血管明显肿胀、迂曲。体外生物力学测评提示,NeVa径向支撑力大于Solitaire和Trevo取栓支架。例如,直径3.5 mm的NeVa T取栓支架的径向支撑力相当于直径2 mm、直径6 mm的Solitaire取栓支架或直径4 mm的Trevo取栓支架的径向支撑力；直径2 mm的NeVa T取栓支架的径向支撑力,较Solitaire 6 mm×30 mm和Trevo 4 mm×20 mm型号支架高40%。该试验在动物模型中验证了Neva取栓支架的安全性和有效性。

2019年，瑞士的Machi等完成了NeVa取栓支架的临床前研究。体外仿体模型测试初步证明了Neva取栓支架的安全性和有效性。随后，NeVa取栓支架在欧盟获得CE批准。2020年，西班牙的Ribo等发表了1项针对NeVa取栓支架的临床多中心、前瞻性登记研究。该研究于2017年12月—2018年5月在西班牙和法国连续纳入了30例采用NeVa取栓支架治疗的缺血性卒中患者。研究结果显示，1次取栓的血管再通（TICI分级2b/3级）率为63%，1~2次取栓后血管再通率为83%，1~3次取栓后血管再通率增加到90%，研究的最终血管再通率为93%，其中达到TICI分级2c/3级再通的比例为63%。该研究中未出现器械相关严重并发症及sICH，血栓部分或完全嵌合入NeVa取栓支架的比例为70%，患者90 d功能独立率为53%，全因死亡率为17%。研究结果提示，在缺血性卒中的血管内治疗中，采用NeVa取栓支架可获得较高的血管再通率和较好的临床预后。

14. 国产取栓支架

近10年来，为进一步丰富急性缺血性卒中血管内治疗领域的国内产品布局，响应国家医疗器械国产化政策，我国取栓装置的研发也进入了高速发展阶段。目前已经涌现出了较多针对脑血管病血管内治疗的国产取栓支架，经过验证，这些产品的有效性和安全性不劣于国外同类产品。

(1) Reco取栓支架　Reco取栓支架是第1款获得国家药品监督管理局批准的国产取栓支架，于2018年上市。Reco取栓支架具有以下特点：闭环、开放卷曲、一体化连接、推送丝与取栓网不可解脱，以及平衡优化设计。设计目的：提供适宜的径向支撑力，实现高效抓栓能力，以达到快速血管再通的目的。Reco取栓支架适用血管直径为2.0~5.5 mm，产品规格齐全（表1-3-5）。作为我国首款本土化研发的取栓支架，Reco取栓支架的安全性和有效性已获得临床验证。

表1-3-5　Reco取栓支架的规格

型号规格	有效长度/mm	支架总长度/mm	装置总长度/mm	显影标记数量/个 远端	显影标记数量/个 近端	兼容微导管直径/in	适合血管直径/mm	适合血栓长度/mm
RVV-I-3-10	11	21	1850	3	1	0.021	2.0~3.0	10
RVV-I-3-20	19	29	1850	3	1	0.021	2.0~3.0	20
RVV-I-4-15	15	26	1850	3	1	0.021	2.0~4.0	15
RVV-I-4-20	20	31	1850	3	1	0.021	2.0~4.0	20
RVV-I-5-20	19	31	1850	4	1	0.027	3.0~5.0	20
RVV-I-5-30	29	41	1850	4	1	0.027	3.0~5.0	30
RVV-I-6-20	20	31	1850	4	1	0.027	3.0~5.5	20
RVV-I-6-30	30	41	1850	4	1	0.027	3.0~5.5	30

(2) Captor取栓支架　Captor®取栓支架，是首款国产的多段显影取栓支架，于2020年8月20日在国内成功获批上市，并于2023年在欧盟获得了医疗器械CE认证。

Captor®取栓支架具有以下特点：①全程多阶段显影设计,便于术中观察。②有效段更长,适用于负荷量较大的血栓及长血栓取栓,可降低血栓逃逸的风险。③显影点螺旋缠绕工艺,可减少血管壁损伤;开放卷轴设计,支架可更稳定地嵌合、捕获血栓。④闭环设计,可提供更强的径向支撑力,更高效地嵌入血栓。Captor®取栓支架的产品规格较齐全,具体参数见表1-3-6。

表1-3-6　Captor取栓支架规格

型号规格	取栓支架尺寸/mm			系统总长度/mm	显影标记数量/个			兼容微导管直径/in	适合血管直径/mm
	支架标称直径	有效长度	支架总长度		远端	中段	近端		
HC*TDE-3015	3	15	25	1865	3	3	1	0.021	1.5~3.0
HC*TDE-3020	3	20	32	1870	3	6	1	0.021	1.5~3.0
HC*TDE-4020	4	20	31	1850	3	6	1	0.021	2.0~4.0
HC*TDE-4040	4	40	51	1870	3	9	1	0.021	2.0~4.0
HC*TDE-5030	5	30	41	1880	4	6	1	0.027	2.5~5.0
HC*TDE-5040	5	40	50	1890	4	9	1	0.027	2.5~5.0
HC*TDE-6020	6	20	32	1850	4	6	1	0.027	3.0~5.5
HC*TDE-6030	6	30	42	1860	4	6	1	0.027	3.0~5.5
HC*TDE-6040	6	40	52	1890	4	9	1	0.027	3.0~5.5

(3) Syphonet取栓支架　Syphonet取栓支架于2020年9月9日获得了国家药品监督管理局的批准,进入临床应用。Syphonet取栓支架具有以下特点:①支架通体显影,在手术过程中便于观察;②支架头端有"网兜"设计,降低了血管内治疗术中栓子逃逸的风险;③全部产品均兼容直径为0.017 in的微导管,在一定程度上降低了手术操作的难度和并发症的发生风险。基于Syphonet取栓支架的独特设计提出的BASIS取栓技术,可同时解决合并血管狭窄与栓塞的颅内动脉粥样硬化性狭窄性病变的取栓问题(表1-3-7)。

表1-3-7　Syphonet取栓支架规格

型号规格	支架直径/mm	支架工作长度/mm	支架总长度/mm	输送导丝长度/mm	输送导丝直径/mm	头端长度/mm	兼容微导管直径/in	适合血管直径/mm
FG10300325	3	25	30	184	0.39	6	0.017	2.0~3.0
FG10300430	4	30	35	184	0.39	6	0.017	3.0~4.0
FG10300535	5	35	43	184	0.39	6	0.017	4.0~5.0

(4) Jrecan取栓支架　Jrecan取栓支架于2021年7月7日获得国家药品监督管理局批准上市。Jrecan取栓支架具有以下5个特点。①易于嵌入:交叉螺旋大网格设计,可使支架多角度嵌入血栓从而捕获各种类型的血栓;②合适的支架梁宽厚比:支架梁的宽厚比适中,能有效穿透血栓,降低切割效应,同时保证支架贴壁良好;③夹持更稳:"S形"支架梁设计可增加血栓接触面积,从而增强血管夹持力,提高取栓效率;④精准定位:支架两端及轮廓全程可视,方便操作中观察并保障操作安全;⑤头端柔软且显影:在保障头端良好显影的同时降低了导丝头端的重量,具有更好的安全性(表1-3-8)。

表1-3-8　Jrecan取栓支架规格

型号规格	总长度/mm	支架直径/mm	支架长度/mm	兼容微导管直径/in	微导管有效长度/mm	适合血管直径/mm
68251500	220	2.5	15	0.017	150	1.5~2.5
68251501					170	
68401500		4.0	15	0.021	150	2.0~4.0
68401501					170	
68402000			20		150	
68402001					170	
68402500			25		150	
68402501					170	
68403000			30		150	
68403001					170	
68601500		6.0	15	0.027	150	3.0~5.5
68601501					170	
68602000			20		150	
68602001					170	
68602500			25		150	
68602501					170	
68603000			30		150	
68251500					170	

（5）蛟龙取栓支架　蛟龙取栓支架于2022年4月获得国家药品监督管理局批准上市。蛟龙取栓支架具有以下特点：①采用循证证据充分的经典卷曲式支架结构设计，可高效抓取血栓，且操作简便；②"S"形侧边螺旋上升的开放结构，可使内嵌血栓夹持力强，降低支架回撤过程中血栓脱落的风险；③是目前规格最全的取栓支架之一，其中直径为3 mm的小规格支架适用于远端血管取栓，而4 mm×30 mm的取栓支架可更好地接触包裹血栓（表1-3-9）。

表1-3-9　蛟龙取栓支架规格

取栓支架系列	型号规格	支架直径/mm	工作长度/mm	支架长度/mm	取栓支架总长度/mm	近端显影标记/个	远端显影标记/个	兼容微导管直径/in	适合血管直径/mm 最小	最大
3 mm系列	CRD-3-15	3	15	27	1900	1	3	0.021	1.5	3.0
	CRD-3-20	3	20	32	1900	1	3	0.021	1.5	3.0
	CRD-3-25	3	25	37	1900	1	3	0.021	1.5	3.0
	CRD-3-30	3	30	42	1900	1	3	0.021	1.5	3.0
4 mm系列	CRD-4-15	4	15	27	1900	1	3	0.021	2.0	4.0
	CRD-4-20	4	20	32	1900	1	3	0.021	2.0	4.0
	CRD-4-25	4	25	37	1900	1	3	0.021	2.0	4.0
	CRD-4-30	4	30	42	1900	1	3	0.021	2.0	4.0

续表

取栓支架系列	型号规格	支架直径/mm	工作长度/mm	支架长度/mm	取栓支架总长度/mm	近端显影标记/个	远端显影标记/个	兼容微导管直径/in	适合血管直径/mm 最小	适合血管直径/mm 最大
5 mm系列	CRD-5-15	5	15	27	1900	1	4	0.027	2.5	5.0
	CRD-5-20	5	20	32	1900	1	4	0.027	2.5	5.0
	CRD-5-25	5	25	37	1900	1	4	0.027	2.5	5.0
	CRD-5-30	5	30	42	1900	1	4	0.027	2.5	5.0
6 mm系列	CRL-6-15	6	15	27	1900	1	4	0.027	3.0	5.5
	CRD-6-20	6	20	32	1900	1	4	0.027	3.0	5.5
	CRD-6-25	6	25	37	1900	1	4	0.027	3.0	5.5
	CRD-6-30	6	30	42	1900	1	4	0.027	3.0	5.5

(6) 中天天弋取栓支架　中天天弋取栓支架于2023年1月获得国家药品监督管理局批准上市。为了获得更高、更稳的血栓抓取效率，以及更轻微的血管损伤，中天天弋取栓支架采用了阻力不对称设计，使取栓支架在回拉的过程中产生自旋转。

中天天弋取栓支架具有以下特点：①支架全长显影，释放可控性好，增加操作安全性；②首创全螺旋结构、非对称双波形设计，利用阻力不对称原理，实现回拉时支架自旋转；③支架的回拉自旋转设计使其可在回拉过程中缠绕包裹血栓，利用小梁切线运动实现持续主动抓栓，从而提高取栓效率；④支架自旋转将血栓缠绕包裹在支架上，可降低血栓脱落或逃逸的风险；⑤闭环激光切割管状镍钛合金具有较好的径向力，可为血管远端闭塞部位提供初始血管通路；⑥支架本身的形态（顺应/变形）及支架大网孔设计可加速其与血栓的嵌合，缩短等待时间，减少与血管接触的金属覆盖面积，可降低血管内膜损伤的风险。中天天弋取栓支架的规格有3种，具体见表1-3-10。

表1-3-10　中天天弋取栓支架规格

型号规格	支架直径/mm	支架工作长度/mm	支架总长度/mm	产品总长度/cm	推送导丝直径/mm
301003530	3.5	30	38	189	0.39
301004030	4.0	30	38	189	0.39
301006040	6.0	40	50	190	0.39

(7) Ghunter取栓支架　Ghunter取栓支架于2023年4月18日获得国家药品监督管理局批准上市。该取栓支架具有以下特点：①规格较多，可适配不同直径血管的取栓需求，能有效抓捕不同长度的血栓（表1-3-11）；②通体显影，增强了支架的可视效果，有利于精准定位、判断支架的释放程度及其与血栓的嵌合情况；③复合网孔设计可嵌合不同类型的血栓，提高支架的嵌栓能力；④具有钳合卷曲结构，有利于提高支架的贴壁性和嵌栓能力，从而防止血栓逃逸。

表1-3-11　Ghunter取栓支架规格

型号规格	有效直径/mm	有效长度/mm	总长度/mm	显影标记数量/个			兼容微导管直径/in	适用血管直径/mm
				近端	中段	远端		
ISR 3-20	3	20	200	1	通体	3	≥0.017	1.5~3.0
ISR 3-25	3	25	200	1	通体	3	≥0.017	1.5~3.0
ISR 3-30	3	30	200	1	通体	3	≥0.017	1.5~3.0
ISR 4-20	4	20	200	1	通体	3	≥0.021	2.0~4.0
ISR 4-30	4	30	200	1	通体	3	≥0.021	2.0~4.0
ISR 4-40	4	40	200	1	通体	3	≥0.021	2.0~4.0
ISR 6-20	6	20	200	1	通体	4	≥0.027	3.0~5.5
ISR 6-30	6	30	200	1	通体	4	≥0.027	3.0~5.5
ISR 6-40	6	40	200	1	通体	4	≥0.027	3.0~5.5

(8) FlexTake取栓支架　FlexTake取栓支架于2023年6月获得国家药品监督管理局批准上市。该支架由自扩张支架、推送丝和导入鞘组成，支架近端、远端和主体带有铂铱合金显影标记。FlexTake取栓支架具有以下特点：①通过性、显影性及血栓抓取性良好；②显影标记清晰，利于判断支架与血栓的相对位置，便于定位。FlexTake取栓支架的规格见表1-3-12。

表1-3-12　FlexTake取栓支架规格

型号规格	支架尺寸/mm	支架标称直径/mm	支架有效长度/mm	产品总长度/mm	显影标记数量/个			兼容微导管直径/in	适合血管直径/mm
					近端	中间	远端		
PARD-3-10	3×10	3	10	1850	1	2	2	0.021	2.0~3.0
PARD-3-20	3×20	3	20	1850	1	2	2	0.021	2.0~3.0
PARD-4-20	4×20	4	20	1850	1	3	3	0.021	2.5~4.0
PARD-4-40	4×40	4	40	1850	1	3	3	0.021	2.5~4.0
PARD-5-20	5×20	5	20	1850	1	3	4	0.027	3.5~4.5
PARD-5-30	5×30	5	30	1850	1	3	4	0.027	3.5~4.5
PARD-6-20	6×20	6	20	1850	1	3	4	0.027	4.0~5.5
PARD-6-30	6×30	6	30	1850	1	3	4	0.027	4.0~5.5

(9) Swebus取栓支架　Swebus取栓支架于2023年9月27日获得国家药品监督管理局批准上市。Swebus取栓支架是一款采用镍钛管激光雕刻的自膨式取栓支架。该支架具有以下特点：①开环卷曲结构，易于输送，降低对血管内壁的刺激；②采用多点显影设计，方便精准定位，具有较好的安全性；③大小网孔布局合理，大网孔可保证支架最大程度地嵌合血栓，远端采用单排小网孔设计，在提高远端抓栓能力的同时还可有效避免栓子逃逸；④支架形态采用"S+直形"结合：增强支架与血栓的交互作用，有效提高捕获血栓的效率；⑤支架卷曲时张力较高，便于快速膨胀与血栓相嵌合，而支架舒展后张力减小，避免拉栓时损伤血管；⑥多达30种规格，可适应血管直径1.5~5.5 mm，充分满足临床需求。Swebus取栓支架规格齐全，其中3 mm直径支架可满

足远端血管取栓的需求，长规格支架长度为45 mm，可满足临床大负荷血栓及长血栓的取栓需求（表1-3-13）。

表1-3-13　Swebus取栓支架规格

型号规格	支架直径/mm	支架有效长度/mm	兼容微导管直径/in	适合血管直径/mm
TJTR-3.0-10	3.0	10.0	0.021	1.5~3.0
TJTR-3.0-20	3.0	20.0	0.021	1.5~3.0
TJTR-3.0-25	3.0	25.0	0.021	1.5~3.0
TJTR-3.0-30	3.0	30.0	0.021	1.5~3.0
TJTR-3.5-15	3.5	15.0	0.021	2.0~3.5
TJTR-3.5-20	3.5	20.0	0.021	2.0~3.5
TJTR-3.5-25	3.5	25.0	0.021	2.0~3.5
TJTR-3.5-30	3.5	30.0	0.021	2.0~3.5
TJTR-3.5-35	3.5	35.0	0.021	2.0~3.5
TJTR-3.5-40	3.5	40.0	0.021	2.0~3.5
TJTR-4.0-15	4.0	15.0	0.021	2.0~4.0
TJTR-4.0-20	4.0	20.0	0.021	2.0~4.0
TJTR-4.0-30	4.0	30.0	0.021	2.0~4.0
TJTR-4.0-40	4.0	40.0	0.021	2.0~4.0
TJTR-4.0-45	4.0	45.0	0.021	2.0~4.0
TJTR-4.5-15	4.0	15.0	0.027	2.5~4.5
TJTR-4.5-25	4.5	25.0	0.027	2.5~4.5
TJTR-4.5-30	4.5	30.0	0.027	2.5~4.5
TJTR-4.5-35	4.5	35.0	0.027	2.5~4.5
TJTR-4.5-40	4.5	40.0	0.027	2.5~4.5
TJTR-4.5-45	4.5	45.0	0.027	2.5~4.5
TJTR-5.0-20	5.0	20.0	0.027	3.0~5.0
TJTR-5.0-30	5.0	30.0	0.027	3.0~5.0
TJTR-5.0-40	5.0	40.0	0.027	3.0~5.0
TJTR-5.0-45	5.0	45.0	0.027	3.0~5.0
TJTR-6.0-20	6.0	20.0	0.027	3.5~5.5
TJTR-6.0-30	6.0	30.0	0.027	3.5~5.5
TJTR-6.0-35	6.0	35.0	0.027	3.5~5.5
TJTR-6.0-40	6.0	40.0	0.027	3.5~5.5
TJTR-6.0-45	6.0	45.0	0.027	3.5~5.5

(10) SkyFlow X取栓支架　SkyFlow X取栓支架于2023年11月获得国家药品监督管理局批准上市。SkyFlow X取栓支架是SkyFlow取栓支架的升级产品，较SkyFlow取栓支架具有更多显影、更强兼容、更全规格等优势。

SkyFlow X取栓支架具有以下特点。①双螺旋闭合结构设计：通过上下网孔的收缩与伸展，可达到更好的支架贴壁性,特别是在迂曲血管中表现优异。②多显影点设计:支架体多点(最多可达16个)显影设计,尤其是中部显影点增加,有助于术中判断支架与血栓的嵌合程度,以及判断颅内动脉粥样硬化性狭窄的支架有效取栓段(通过近端和远端的显影点判断),简化支架定位操作;推送杆长达220 mm长段显影,增加术中可视性,使手术更加安全。③多规格设计:拥有3 mm、4 mm、5 mm和6 mm不同直径支架类型,可满足不同直径血管的取栓需求。其中3 mm直径的支架最短为15 mm,可保证远端血管取栓的安全性;4 mm、5 mm和6 mm直径的支架最长为40 mm,可有效提高长血栓和大负荷血栓的首次操作血管再通率(表1-3-14)。

表1-3-14 SkyFlow X取栓支架规格

型号规格	支架直径/mm	支架有效长度/mm	适合血管直径/mm	兼容微导管直径/in	推送杆长度/mm	显影设计
TDP-315	3.0	15	1.5~3.0	0.017		
TDP-320	3.0	20				
TDP-330	3.0	30				
TDP-420	4.0	20	2.0~4.0			
TDP-430	4.0	30				
TDP-440	4.0	40		0.021	185	多点显影
TDP-520	5.0	20	2.5~5.0			
TDP-530	5.0	30				
TDP-540	5.0	40				
TDP-620	6.0	20	3.0~5.5	0.027		
TDP-630	6.0	30				
TDP-640	6.0	40				

(五)取栓装置发展概览

目前取栓装置的分类方式较多:按照时间发展顺序,可以分为第1代Merci取栓装置、第2代Penumbra抽吸导管和分离器、第3代取栓支架。按照形状和功能实现形式,可以分为螺旋型(如Merci取栓装置)、筛网型(如Catch取栓支架)、抽吸型(如Penumbra System抽吸导管)和支架型(如Solitaire和Trevo取栓支架)等。

目前,支架型取栓装置的应用最为广泛。Samaniego等将取栓支架分为4代。第1代取栓支架:以Merci取栓装置为代表,目前已经逐渐退出临床应用;第2代取栓支架:以Solitaire和Trevo取栓支架为代表;第3代取栓支架:复合设计的新型取栓支架,较第2代取栓支架更强调对血栓的抓捕与嵌合能力,可更有效地防止血栓逃逸,如Catch Plus、Tigertriever、Mindframe Capture LP、Revive SE、Aperio、pREset等取栓支架,特别是Separator 3D、ERIC、Embotrap Ⅲ和Versi支架采用分段设计,是第3代支架的代表;第4代取栓支架以NeVa为代表,目前已经在国外进入临床使用。截至目前,我国的主流取栓支架以第3代取栓支架为主,国内与国外的支架代差已不明显。

二、抽吸导管和中间导管

抽吸取栓是大血管闭塞性缺血性卒中血管内治疗的重要技术之一。抽吸取栓技术的应用可以追溯到20世纪60年代。1963年，Fogarty开创性地使用球囊导管进行了动脉血栓清除，这一方法至今仍在使用。1968年，有研究者在动物模型中进行了负压抽吸肺栓塞的尝试，该研究中采用的抽吸装置被视为现代血栓抽吸系统的雏形。1985年，Starck等发表文章介绍了使用定制的导管装置对患者下肢动脉血栓进行清除的经皮血栓抽吸术。2002年，Chapot等首次提出了颅内血管血栓抽吸的概念，他们通过使用注射器和导管对基底动脉闭塞的患者进行血栓抽吸，并实现了血管的完全再通。

Penumbra System是较早用于颅内血管抽吸取栓的装置，是现代抽吸导管系统的代表之一。Penumbra System抽吸导管的设计目标是清除急性缺血性卒中患者血管内的血栓，从而降低目标血管的血栓负担。2008年，Penumbra System抽吸导管在临床研究中取得了良好结果，同年被FDA批准用于血管内取栓治疗。

本部分对急性缺血性卒中血管内治疗中抽吸导管和中间导管的材料学、力学特点及临床应用进行介绍，旨在为神经介入医师提供操作规范和技术参考。

（一）抽吸导管及中间导管的材料学特点

在缺血性卒中的血管内治疗中，抽吸导管和中间导管的材料直接影响手术的成功率和患者的安全，因此选择合适的材料至关重要。下面分别介绍导管不同部位和结构的主要材料构成。

(1) 导管外层（超软头端）材料及特点　材料：聚氨基甲酸酯。特性：聚氨基甲酸酯是一种高分子材料，具有良好的抗拉强度、抗撕裂强度、耐冲击性、耐磨性、耐候性、耐水解性和耐油性等综合特性。聚氨基甲酸酯是热塑性材料，能够在一定温度范围内塑形。熔点：400 ℃以上，工作温度在120 ℃以内。作用：保证导管远端的机械强度和柔软度。

(2) 导管远端材料及特点　材料：聚氨基甲酸酯/聚醚嵌段酰胺。特性：聚醚嵌段酰胺具备热塑性弹性体的性能，包括良好的弹性恢复、抗疲劳性和低温下稳定一致等。熔点：248～343 ℃。作用：保证导管具有良好的抗疲劳性、机械支撑力和弹性恢复性。

(3) 导管中段材料及特点　材料：聚醚嵌段酰胺/尼龙。特性：尼龙是一种具有高机械强度和韧性的材料，具有优异的抗拉强度、抗压强度、回弹性、抗疲劳性，以及较高的热稳定性。熔点：220～260 ℃。作用：保证导管的支撑强度。

(4) 导管中间层材料及特点　材料：镍钛合金丝/不锈钢丝。特性：镍钛合金是一种形状记忆合金，具有形状记忆和超弹性的特性，能够在特定温度下自动恢复其原始形状。同时还具有较高的耐腐蚀性和较长的疲劳寿命。熔点：900～1600 ℃。作用：保证导管的可塑性和稳定的内部管腔支撑。抽吸导管的中间层与中间导管中间层材料相似，但头端柔软段的编织方式有差异。

(5) 亲水涂层材料及特点　材料：底涂层为2-羟基-4'-（2-羟乙氧基）-2-甲基苯丙酮，表涂层为聚乙烯吡咯烷酮。特性：底涂层用于固化亲水涂层，提高附着力；表涂层具有水溶性和生理惰性，对人体无刺激性。熔点：底涂层为88~90℃；表涂层为130℃。作用：底涂层起到交联固化作用，可附着/固化亲水涂层。表涂层具有水溶性高分子化合物的特性，与人体的生物相容性好，可以减少组织刺激和炎症反应。

(6) 其他涂层材料及特点　导管内层：聚四氟乙烯。特性：聚四氟乙烯具有良好的耐老化、耐酸碱、耐溶剂、耐高温及自润滑等特性。熔点：327℃。作用：保证导管内层的耐磨、耐老化和自润滑性能。

(7) 导管的典型结构及材料　内管Liner常用的材料有聚四氟乙烯、聚全氟乙丙烯、聚乙烯等摩擦系数小的材料；加强层材料是不锈钢和镍钛丝，可以采用编织或缠绕工艺；外层材料是硬度不同的聚合物材料，主要有热塑性聚氨酯弹性体橡胶、聚醚嵌段酰胺、尼龙等（图1-3-15）；应力扩散管结构见图1-3-16。

通过以上材料的综合运用，保证抽吸导管和中间导管具有优异的机械性能和生物相容性，从而保障缺血性卒中血管内治疗手术操作安全且有效。

抽吸导管和中间导管材料重要的技术特征包括到位能力、导管内径、管腔稳定性及与介入耗材的匹配性等。研究发现，较大直径的导管具有更强的抽吸效果，可以缩短缺血性卒中血管内治疗的手术时间，并实现更高的血管再通率。因此，除了优化材料性能外，增大导管的直径也是导管设计中的一个重要要求。但直径的增大会导致导管到位能力下降，这也不利于血栓的清除。因此，抽吸导管和中间导管的直径选择需综合考虑抽吸能力和导管到位能力。

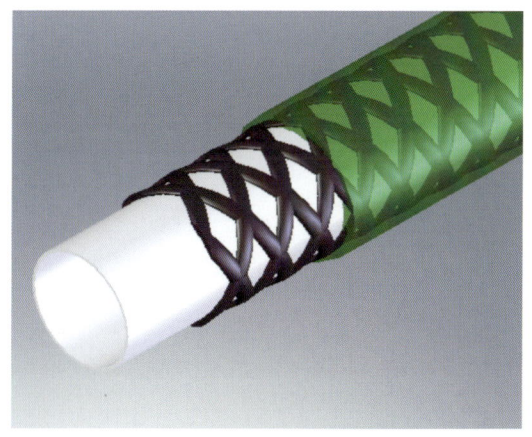

图1-3-15　导引导管的内管、加强层、外层

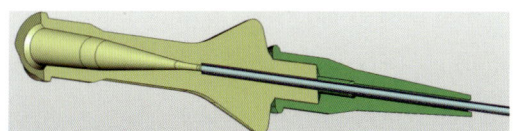

图1-3-16　应力扩散管剖面

在内部结构方面，部分导管内部采用弹簧圈与编织丝缠绕的双层结构设计，目的是使导管更加稳固、不易变形。随着镍钛合金管材加工工艺的不断进步，金属加强结构的壁厚将进一步减小，这使得大口径、强操控的导管制作成为可能。

在规格和兼容性方面，目前有115 cm、125 cm、131 cm、140 cm等不同长度的多种规格导管以适合不同的手术类型，同时能在复杂的血管条件下，满足球囊血管成形术的需要。

（二）抽吸导管和中间导管的力学特征

在急性缺血性卒中血管内治疗术中，抽吸导管和中间导管的力学性能至关重要。导管需要具有足够的硬度和强度，以在血管内部准确导向和推进，同时又要具有足够的柔软度，以适应血管的迂曲和变化。此外，导管的弹性和稳定性也是影响治疗效果的重要因素。因此，导管的设计和制造需要兼顾这些力学性能要求，以确保手术操作能达到最佳效果。

1.抽吸导管的力学特征

抽吸导管是通过负压吸引将血栓从闭塞的血管中移除的装置。抽吸导管的力学特性主要包括以下几个方面。①导管直径与吸力：抽吸导管的直径直接影响其吸力和血栓移除效率。直径较大的导管能够提供更强的负压吸力，从而更有效地移除较大和较硬的血栓。不过，需要注意，导管直径过大会增加血管壁损伤的风险。常见的抽吸导管直径为5 F~6 F。②材料与柔韧性：聚氨酯和聚四氟乙烯是常用的导管材料，这两种材料兼具柔韧性和强度，能够在提供足够吸力的同时，减少对血管的损伤。导管的柔韧性使其能够顺利通过迂曲的血管，同时，导管还需要有良好的形状记忆性能，以便在复杂的血管环境中导航。③壁厚与耐压性：抽吸导管的壁厚决定了其耐压性和防破裂能力。较厚的管壁可以承受更高的负压，防止导管壁在抽吸过程中塌陷。优化壁厚与直径的比例可以提高导管的力学性能，同时使其保持适当的柔韧性。更薄的壁厚可以在同等外径下获得更大的导管内腔，有利于颈动脉支架等需要较大通路材料内径产品的输送，但管壁过薄会导致导管的抗疲劳性和支撑性能的下降。

2.中间导管的力学特性

中间导管的主要作用是辅助导管系统，为导管提供额外的支撑和稳定性，增强抽吸导管和导丝的导航能力。中间导管的力学特性包括以下几个方面。①推送力与扭转力：中间导管的推送力和扭转力是其关键力学性能。推送力强的导管能够在复杂的血管路径中更好地传递力，保障导管到达目标位置。而良好的扭转力可使导管在旋转时更好地传递操作力，避免其在曲折路径中打结或偏移。②径向支撑力：中间导管的径向支撑力帮助维持血管的开口状态，防止血管塌陷。这对于导管在狭窄或高度弯曲的血管内导航非常重要。研究表明，采用多层编织技术的导管可在具有高径向支撑力的同时，保持良好的柔韧性和可操控性。③回弹性与抗疲劳性：中间导管需要在多次弯曲和伸直过程中保持其力学性能的稳定。高质量的材料和优化的结构设计能够为导管提供优秀的回弹性和抗疲劳性，确保导管在长时间操作中不变形、不断裂。常用的高分子材料如聚醚嵌段酰胺和镍钛合金，均具良好的回弹性和抗疲劳性。

（三）抽吸取栓技术

据不完全统计，目前正式报道的用于缺血性卒中血管内治疗的取栓技术已超过20种。这些技术大致可分为4类：①单纯支架取栓，②支架取栓与抽吸导管/中间导管相结合的抽拉结合取栓（简称为支架取栓联合抽吸或抽拉结合技术），③单纯抽吸取栓，④取栓支架、抽吸导管/中间导管、球囊导管/导引导管/长鞘等多种器械组合操作技术。不同的取栓技术各具优劣，不同的脑血管病变有不同的优势技术选择。例如，在后循环栓塞性病变中，抽吸取栓的优势比较明显；在动脉粥样硬化性血管狭窄或闭塞病变中，抽拉结合取栓可能更具优势。

1.支架取栓联合抽吸技术

2013年，Lee等使用Solitaire取栓支架和Penumbra System抽吸装置联合对急性颈动脉末端闭塞的患者进行取栓治疗，发现使用这两种取栓装置的支架取栓联合抽吸技术可提高血管再通率。这种联合技术被称为Solumbra技术。此外，还有多种不同类型的中间导管/抽吸导管与不同取栓支架结合的支架取栓联合抽吸技术，这些技术都在临床缺血性卒中的血管内治疗中显示出了较高的再灌注率和首次操作血管再通率，以及较少的取栓次数和较低的血栓逃逸率。

2.单纯抽吸取栓技术

随着血栓抽吸系统的改良和创新，单纯抽吸取栓技术也随之飞速发展。2011年，Kang等首次应用强制动脉抽吸取栓技术进行取栓治疗。2014年，Turk等提出了ADAPT技术，并证明其是一种简单有效且经济的取栓方法。2017年，有研究者综合分析了16项在急性缺血性卒中血管内治疗中应用ADAPT技术的回顾性研究，发现采用ADAPT技术进行血管内治疗，可获得89.3%的血管再通率。2019年发表的COMPASS研究结果显示，采用ADAPT技术治疗大血管闭塞性缺血性卒中，效果不劣于支架取栓。基于COMPASS等研究提供的循证证据，抽吸取栓技术在血管内治疗中的地位得到了进一步提升，多个国家在卒中诊疗相关指南中将其与支架取栓列为同等推荐级别。

3.抽吸取栓方式的选择

2002年，Chapot等首次报告了使用注射器和导管抽吸取栓的MAT技术。2017年，Gross等通过体外实验对比了60 mL注射器与Penumbra System抽吸泵的抽吸血栓效果。结果表明，注射器产生的真空压力与抽吸泵相当，且手术时间更短，治疗费用更低。不过注射器手动抽吸存在不能提供连续抽吸力的缺点。电动抽吸泵有持续提供负压和收集血液的装置，避免了注射器手动抽吸的上述缺点。在国内临床实践中，多数卒中中心使用50 mL注射器自制负压抽吸系统，操作快捷且经济，但缺点是每次抽吸都需要重新组装抽吸系统。目前国内临床中有一种带有卡口的60 mL注射器，通过三通阀连接2个60 mL注射器，可快速组装负压抽吸系统并启动抽吸。这种装置在临床应用中的反馈较好。

(四) 抽吸取栓技术要点与并发症

在进行缺血性卒中血管内治疗前，应选择合适的抽吸导管和中间导管，确保导管与血管直径相匹配，以减少血管损伤和再灌注损伤；在操作过程中，应保持导管位置稳定，避免导管在血管内移动过大而导致血管壁损伤。根据患者的具体情况选择合适的取栓技术；在使用抽吸取栓系统时，注意控制抽吸时间和负压大小，避免过度抽吸导致血管壁塌陷或破裂，或者在负压状态下后撤抽吸导管引起血管明显牵拉移位。另外，在抽吸取栓操作过程中应密切观察患者的病情变化和生命体征、造影时的血管形态、造影剂渗漏等情况，关注出血、栓塞、动脉夹层等手术并发症情况，如有异常应及时处理。

1. 出血并发症

出血是缺血性卒中血管内治疗中最常见的并发症之一。血管内治疗术中需密切观察患者的血液流动情况，以便及时发现血管破裂所致的脑出血等严重出血并发症。一旦出现脑出血，应及时采取止血措施，如局部球囊压迫、弹簧圈栓塞或中和肝素治疗等。

2. 栓塞并发症

血管内治疗术中血栓形成或栓子逃逸可能导致大中血管闭塞，增加血管内治疗的操作时间和手术风险。血管内治疗术中应采取预防血管内栓塞形成的措施。例如，使用恰当的抗栓药物，选择合适尺寸的抽吸导管和中间导管，注意导引导管与颈内动脉C1段空隙的维持，及时发现和处理颈内动脉血管痉挛等。

3. 动脉夹层并发症

抽吸导管和中间导管到达靶血管过程中的操作可能造成血管损伤，甚至发生动脉夹层。特别是采用无导丝技术，"裸奔"推送抽吸/中间导管时，颈内动脉眼动脉段和大脑中动脉段容易发生动脉夹层。进行抽吸取栓操作时，应及时评估动脉夹层的发生风险，并采取合适的措施修复血管损伤，必要时可进行介入手术修补动脉夹层。

4. 抽吸导管或中间导管变形

在通路导管输送过程中，颅内血管迂曲及导引导管弯曲的头端与抽吸导管或中间导管头端柔软部分摩擦，可能导致抽吸导管或中间导管变形，并造成其到位能力和抽吸能力下降。因此，对于路径迂曲的患者，在进行抽吸导管材料选择时，除了要考虑导管的到位能力，还应重点考虑导管的抗打折能力。

(五) 抽吸取栓技术的发展趋势

未来可采用更先进的材料和设计，以提高抽吸导管和中间导管的柔韧性、可导性和耐用性。新型材料的应用将降低导管与血管壁的摩擦力，减少血管损伤的风险，提高导管的可视性和操作性。

导管直径增大：研究显示大直径导管具有更好的抽吸效果和更高的血管再通率，未来需要进一步增大导管的直径，以实现导管快速高到位，从而提高抽吸取栓的效率。结构和材料创新：未来可继续改进导管的内腔材料,如采用全程聚四氟乙烯涂层和双层结构设计,提高导管的稳定性和抽吸效果。兼容性和适应性改进:未来可进一步提高导管的兼容性,使其能适应复杂的手术类型和不同解剖结构的血管。

未来也可能出现智能化导管,例如,集成传感器、成像技术和智能控制相结合的系统可实现导管内部环境的实时监测和自动调节。智能化导管将提供更准确的定位和导航功能,帮助医师更精准地进行缺血性卒中的血管内治疗。未来的导管也可能实现远程监测和远程控制功能,医师可通过远程平台实时监测导管位置和患者病情,并进行远程指导和操作,从而扩大血管内治疗的覆盖范围和提高治疗效率。

三、球囊导引导管和长鞘

快速、安全地建立手术通路是神经介入手术的重要保障,导引导管是缺血性卒中血管内治疗术中建立手术通路最常用的器械之一。作为手术通路建立"力量塔"的重要组成部分,导引导管在血管内治疗中具有重要的作用。随着材料的革新和技术的进步,导引导管在通过性和支撑性方面不断优化,同时部分导引导管还具有血流控制的作用。这些创新和优化极大地推动了缺血性卒中血管内治疗技术的发展。目前临床常用的导引导管包括球囊导引导管、长鞘和常规导引导管。

(一)球囊导引导管

1.球囊导引导管的发展历程

在颈动脉支架成形术中,近端和远端栓塞保护装置的应用有效降低了围手术期卒中的发生率。球囊导引导管是目前最常用的近端栓塞保护装置,其设计初衷是为了实现颈动脉的逆向血流,减少颈动脉开通或高危颈动脉支架治疗中的栓塞风险。

Ohki等早在2001年就开始探索近端阻断导管在预防颈动脉支架成形术中发生栓塞事件的作用。他们发现,由于甲状腺动脉—颈外动脉逆向血流的存在,单纯应用Parodi抗栓塞导管阻断颈总动脉,并不能有效预防颈动脉支架成形术中的栓塞事件,而近端阻断联合动静脉分流可作为预防术中栓塞的可靠手段(图1-3-17)。

2002年,另一种近端保护装置——Mo.Ma首先在欧洲进行了临床应用。Mo.Ma系统的设计理念来源于颈动脉内膜切除术的脑血流完全阻断方式,即通过两个球囊同时阻断颈总动脉和颈外动脉。相较于Parodi抗栓塞导管装置,Mo.Ma系统的血流阻断效果更确切。Mo.Ma系统适用于新鲜血栓病变、软性溃疡斑块、不稳定和易碎斑块、血管重度狭窄(狭窄率>90%)、颈内动脉长节段病变等情况。PRIAMUS研究纳入了412例颈动脉支架成形术中应用Mo.Ma系统进行近端保护的患者,研究结果显示,手术的技术成功率为99.03%,术后卒中发生率为4.56%。该研究中的术后卒中发生率与SAPPHIRE(4.5%)、ARCHeR(6.6%)研究等应用远端保护装置的前瞻性多中心随机对照试验结果相似。

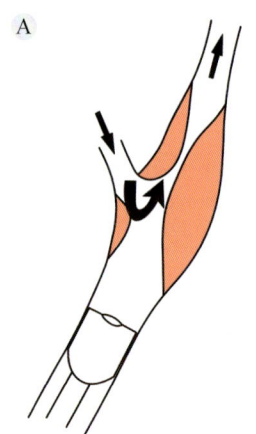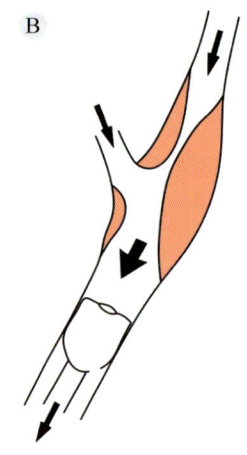

A图显示颈总动脉近端闭塞时的血流方向。由于在大多数情况下，颈外动脉压力高于颈内动脉，因此即使阻断颈总动脉，颈内动脉仍有正向血流。B图显示由于股静脉压力显著低于颈内动脉和颈外动脉压力，通过动静脉分流可以实现双侧颈动脉血流的逆转。

图1-3-17　颈总动脉近端闭塞及动静脉分流后的血流动力学

随着血管内治疗技术的普及与发展，球囊导引导管技术也获得了越来越广泛的应用。从第1代以Merci为代表的球囊导引导管，到FlowGate、FULLBLOCK、Fluxcap等新一代球囊导引导管，出现了众多与球囊导引导管相关的取栓技术，同时出现了越来越多的相关循证证据。

2.球囊导引导管的设计和结构

球囊导引导管由内杆、外鞘、球囊和尾部4部分组成（图1-3-18）。以Merci球囊导引导管为例，其内杆为不锈钢材质，该材质的优势为具有良好的远端柔顺性和近端支撑性。内杆实际最远端与透视下显影标记带间存在一定距离，这个距离在8 F Merci球囊导引导管中为3 mm，在9 F Merci球囊导引导管中为4 mm。因此术中透视下显影标记带应与血管壁保持一定距离，以避免内杆刺激管壁引起血管痉挛或动脉夹层。内杆与外鞘同轴管腔的设计，便于在血管迂曲处快速充盈和排空。外鞘通过尾部Y阀连接注射器来快速充盈或者抽瘪球囊。球囊采用具有气体弥散功能的顺应性球囊皮材质，最大充盈量为0.6 mL，最大充盈时球囊直径为10 mm。该顺应性球囊可充分适应血管壁形态，完全阻断血流，发挥近端血流控制功能。尾部为双管腔结构，包括导引导管管腔和球囊充盈管腔。

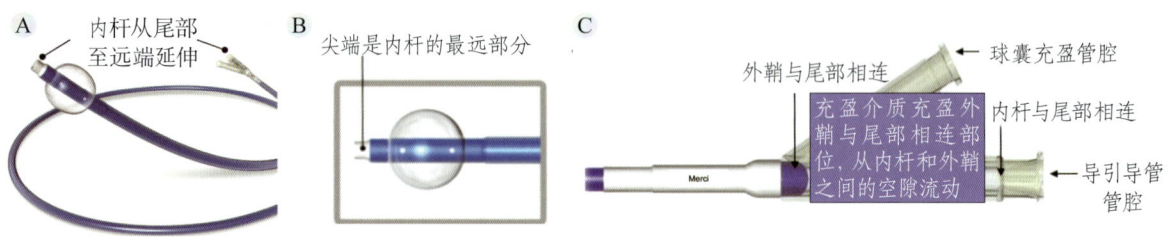

A图为Merci球囊导引导管外观，B图为球囊导引导管尖端与球囊，C图显示尾部双腔结构。

图1-3-18　Merci球囊导引导管

3.球囊导引导管操作准备

(1) 球囊排气　采用三通阀连接至球囊充盈管腔,将造影剂和生理盐水混合液(比例为1∶1)注入20 mL注射器。将20 mL注射器连接至三通阀的一端,三通阀另一端连接1 mL注射器。关闭通向1 mL注射器的端口,将20 mL注射器头端向下,回拉注射器推杆,抽吸球囊充盈管腔保持负压,直至注射器内再无气泡。松开注射器推杆,使造影剂进入球囊腔内。重复上述操作1次(图1-3-19)。

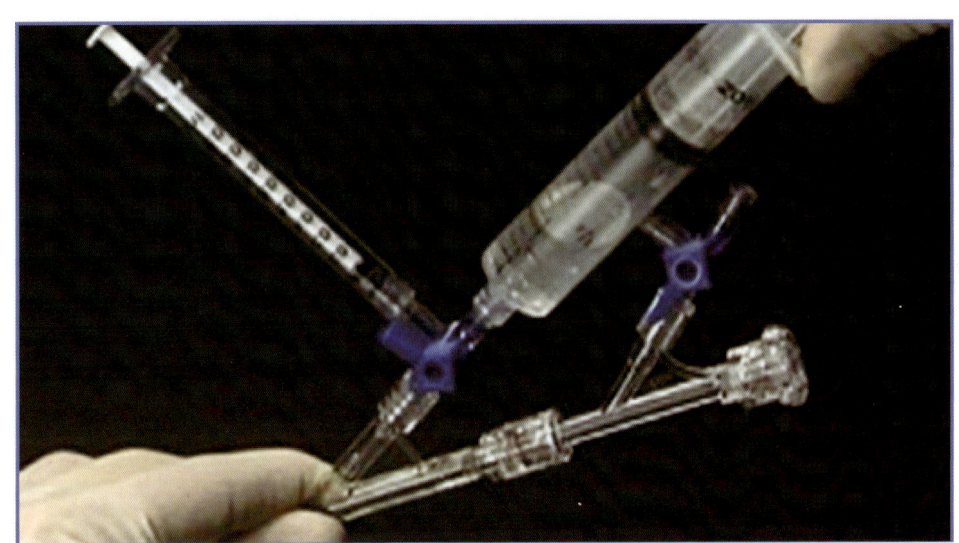

图1-3-19　球囊导引导管尾部双腔结构连接

(2) 充盈球囊　关闭三通阀通向20 mL注射器的端口,用0.6 mL的球囊充盈溶液充盈球囊。

(3) 气体弥散　同时关闭三通阀通向1 mL注射器和20 mL注射器的端口,保持球囊充盈,检查球囊是否漏气,同时使得气泡在球囊内弥散。片刻后打开通向20 mL注射器的端口,回抽20 mL注射器,彻底排空球囊,备用。

4.球囊导引导管应用现状

2019年的一项研究显示,只有1/4的术者在血管内治疗术中常规使用球囊导引导管,特别是血管内治疗经验不丰富的术者,更是极少应用球囊导引导管。拒绝使用球囊导引导管的术者主要有以下担心:①球囊导引导管柔韧性差,在迂曲血管中到位困难;②与其他导引导管相比,球囊导引导管需要更大的股动脉鞘,增加穿刺点并发症风险;③球囊导引导管可能导致血管痉挛和动脉夹层等并发症;④球囊阻断血流过程中,可能导致新发梗死;⑤与大直径抽吸导管不兼容;⑥对于大脑中动脉M1段及以远闭塞,中间导管负压抽吸即可达到血流逆转、防止血栓逃逸的效果,并且Willis环顺行血流削弱了球囊导引导管的血流控制效果;⑦球囊导引导管价格较昂贵。

材料学、工程学的发展不断促进球囊导引导管的创新,经过改良的球囊导引导管相继上市。新一代球囊导引导管的优势有:采用节段式的管体加强层设计,在兼顾近端支撑性的前提下,加强了远端的柔韧性,使导管更易到位;同样8 F的外径下,内径更大,可适配8 F股动脉鞘和6 F中间导管;

头端不显影段更短,减少了视觉盲区,降低了动脉痉挛、动脉夹层的风险。随着球囊导引导管的不断迭代更新,其在血管内治疗术中防止栓子逃逸、提高首次操作血管再通率、缩短手术时间等方面的优势愈发受到关注。

5.球囊导引导管应用于血管内治疗的理论基础

(1)近端血流控制,防止血栓逃逸 取栓过程中,血栓受到跨血栓压力梯度、与血管壁的摩擦力、取栓装置牵拉力的综合作用。无论是采用支架取栓、单纯抽吸取栓还是两者结合的取栓方式,血栓均可能发生破碎,并在无血流控制的情况下向远端逃逸。另外,大负荷量血栓在被支架牵拉进中间导管过程中会发生血栓切割,也存在血栓逃逸风险(图1-3-20)。球囊导引导管通过球囊充盈,实现近端血流控制,配合负压抽吸实现血流逆转,可减少栓子破碎、血栓切割造成的血栓逃逸。在一项体外实验中观察到:采用球囊导引导管阻断近端血流的取栓过程中,大脑中动脉大负荷血栓在被支架抓取牵拉过程中破碎,进入球囊导引导管时被切割,残留在球囊导引导管头端,并未向远端逃逸(图1-3-21)。

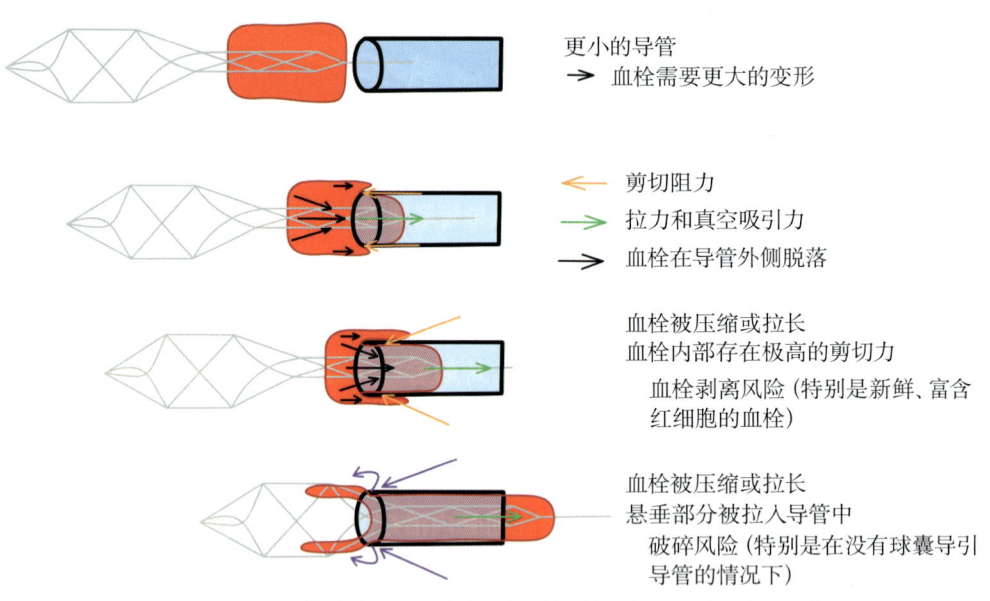

图1-3-20 取栓支架抓取血栓进入抽吸导管时血栓逃逸风险

(2)降低跨血栓压力梯度,增加首次操作血管再通成功率 血栓在血管中受到跨血栓压力梯度和血栓与血管壁间的黏附力、摩擦力的共同作用。正向血流冲击和侧支循环逆向血流构成了跨血栓压力梯度,因此,当存在良好侧支循环时,跨血栓压力梯度较低,血栓更易取出。球囊导引导管通过阻断正向血流,完全消除或减弱了正向血流的冲击力,取栓支架或抽吸导管需要提供的拉力更小,一次成功血管开通率更高(图1-3-22)。

(3)以球囊导引导管为基础的血管再通技术 ①BADDASS技术:是近端球囊导引导管封堵并抽吸、大腔远端通路导管(抽吸导管或中间导管)抽吸,以及远端标准取栓支架取栓联合操作技术。BADDASS技术在球囊导引导管阻断近端血流的基础上，球囊导引导管和大口径远端通路导管双抽吸，结合取栓完成血管再通，能同时发挥大口径抽吸导管和取栓支架的作用（图1-3-23）。

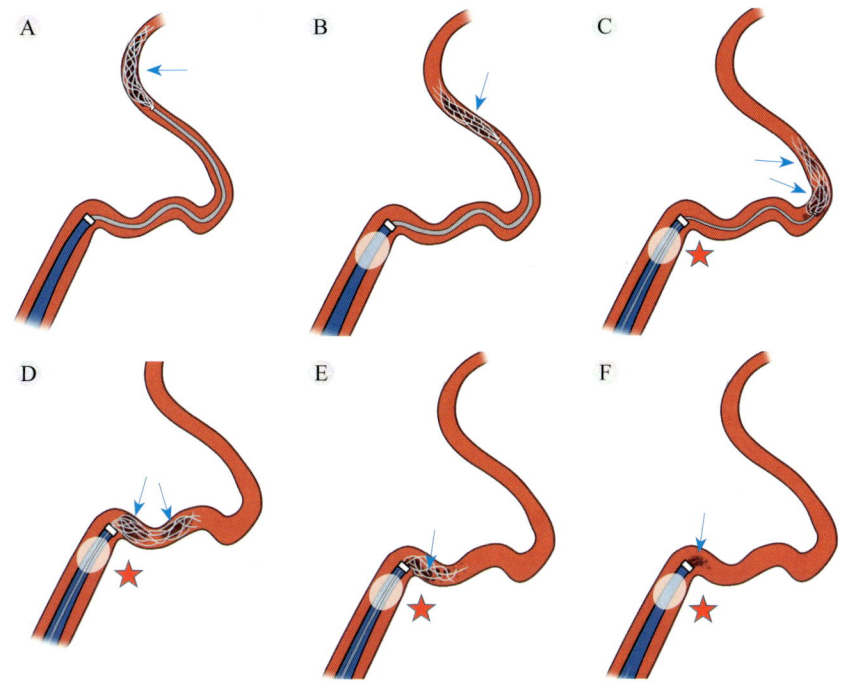

取栓支架在大脑中捕获血栓（A图，蓝色箭头）；充盈球囊导引导管球囊（B~F图，红色五角星）；支架拉取血栓（C图，蓝色箭头）；血栓破碎，取栓支架拉入球囊导引导管（D~E图）；血栓被球囊导引导管切割，残留在球囊导引导管头端（F图，蓝色箭头）。

图1-3-21　应用球囊导引导管进行近端血流控制取栓过程体外实验

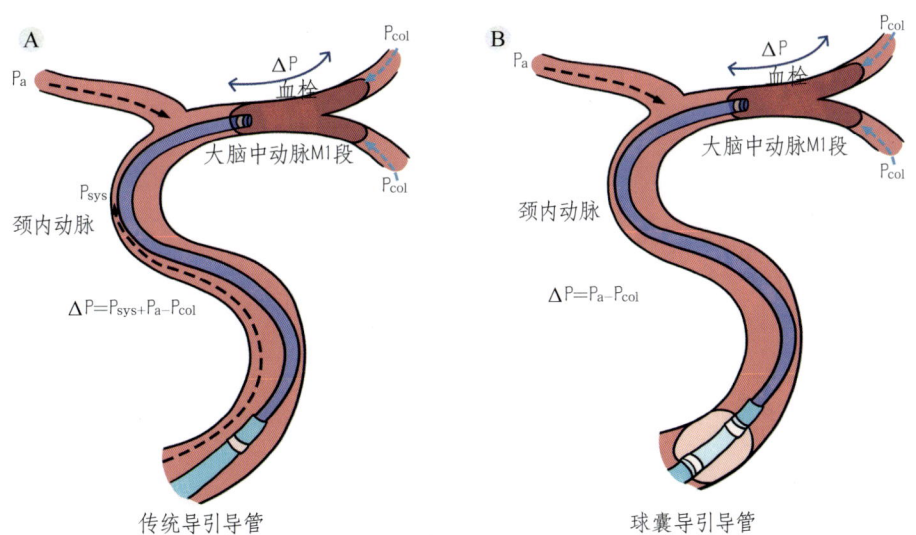

A图显示应用传统导引导管取栓时的跨血栓压力梯度；B图显示应用球囊导引导管取栓时的跨血栓压力梯度。P_a——前交通动脉血压；P_{sys}——收缩压（作用于血栓近端）；ΔP——跨血栓压力的梯度；P_{col}——侧支循环压力（作用于血栓远端）。

图1-3-22　传统导引导管和球囊导引导管对跨血栓压力梯度的影响

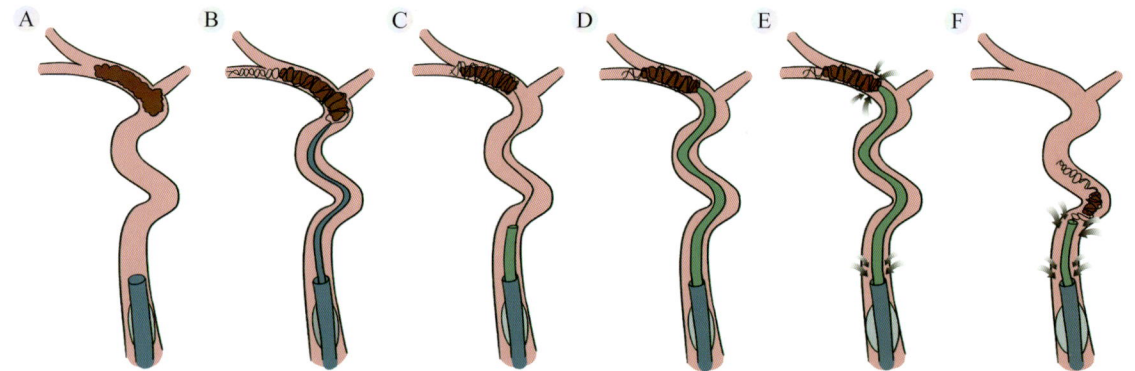

球囊导引导管送至颈内动脉远端(A图);选择相对长的取栓支架,远端2/3超越血栓段,保证支架远端长度储备(B图);支架释放完成后即可推送中间导管抵达血栓近端(C图);中间导管到位后,释放导丝张力,放松并轻推支架导丝,释放张力,确保支架导丝和远端通路导管平行(D图);充盈球囊导引导管阻断血流,后撤取栓时从球囊导引导管和中间导管加双重抽吸(手动或抽吸泵抽吸),减少血栓逃逸(E图);双重抽吸下将支架-血栓-中间导管整体经球囊导引导管撤回(F图)。

图1-3-23 BADDASS技术操作过程

②球囊接力技术:通过交替充盈球囊导引导管和颈动脉扩张球囊实现血流阻断,充分体现了球囊导引导管在取栓中的独特优势。STRATIS研究结果表明,球囊导引导管的"球囊接力技术"与常规导引导管或中间导管相比,可更有效地改善脑组织的远端灌注(图1-3-24)。

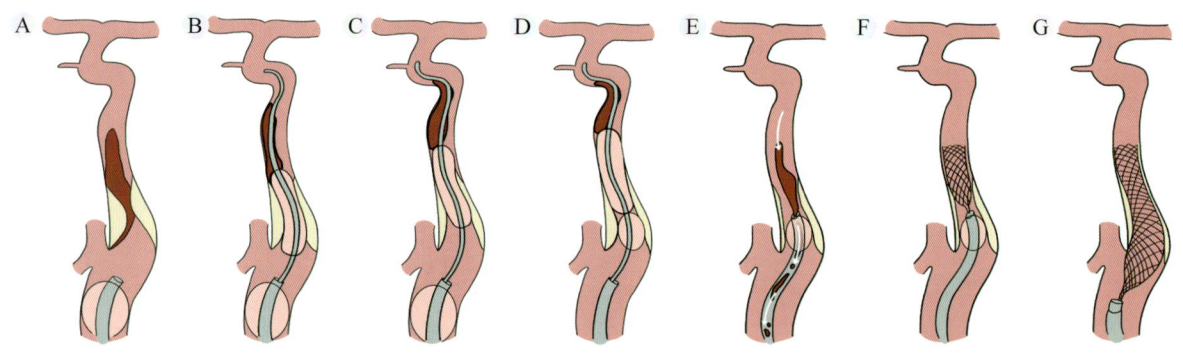

典型的近端颈内动脉闭塞,将球囊导引导管放置在颈总动脉末端,充盈球囊导引导管阻断颈总动脉(A图);球囊扩张病变部位(B图);将球囊部分放气并向远端推进以确保球囊导引导管的着陆区(C图);将球囊导引导管推进至颈内动脉闭塞段,充盈球囊导引导管阻断颈内动脉血流(D图);扩张球囊泄气,负压抽吸下撤出体外,球囊导引导管持续阻断直至回血通畅(E图);释放颈动脉支架(F图);在将支架的远端1/3释放后,球囊导引导管球囊泄气,释放颈动脉支架(G图)。

图1-3-24 球囊接力技术

③TSAT技术:该技术为双重导管抽吸技术,使用双抽吸导管Penumbra 3MAX和Penumbra 5MAX ACE导管进行抽吸,并联合使用球囊导引导管进行近端血流阻断(图1-3-25)。

④RETS技术:该技术涵盖再灌注、球囊扩张成形、机械取栓和支架成形技术,充分发挥了球囊导引导管的作用,提高了一次性远端取栓成功率,同时减少了远端栓塞事件。当取栓支架远端释放后,对于有Willis环代偿的患者,可第一时间恢复远端血供,缩短缺血时间,改善临床预后(图1-3-26)。

⑤TRAP技术：该技术以Trevo取栓支架为基础，通过球囊导引导管和中间导管负压抽吸实现近端血流控制。TRAP技术的核心为以下3个要素：推拉技术释放Trevo取栓支架、远端通路导管进一步抽吸和锚定近端血栓、球囊导引导管进行近端血流控制。

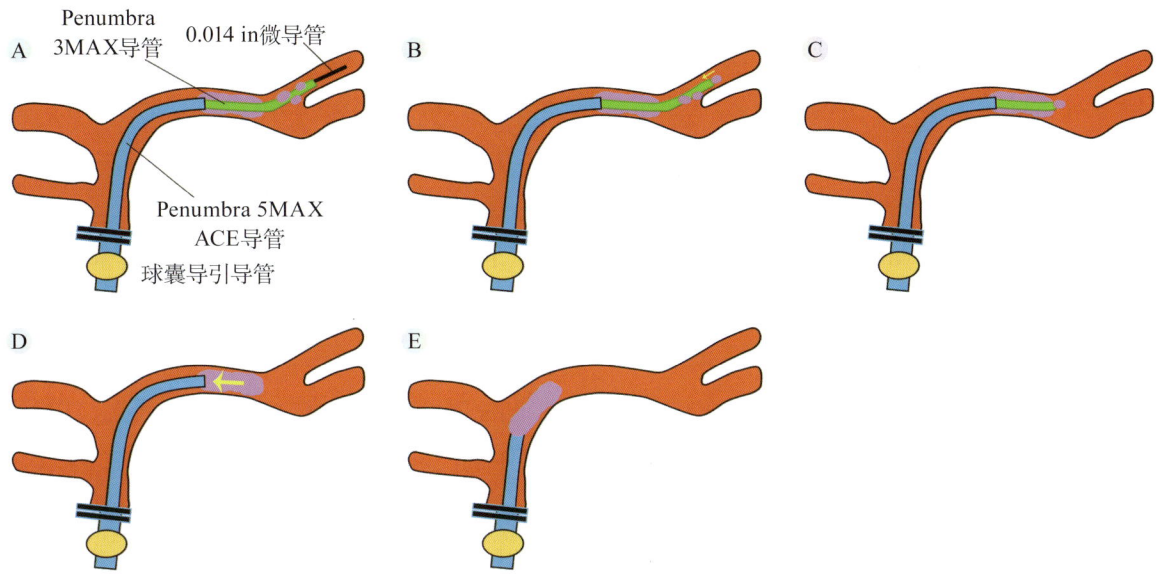

球囊导引导管在颈内动脉阻断血流，微导丝引导Penumbra 3MAX、Penumbra 5MAX ACE导管到位（A图）；撤出导丝，持续负压抽吸下撤出Penumbra 3MAX导管（B图）；Penumbra 3MAX导管回撤入Penumbra 5MAC ACE导管中（C图）；负压抽吸下回撤Penumbra 5MAX ACE抽吸导管（D图）；血栓被Penumbra 5MAX ACE导管抽吸出体外（E图）。

图1-3-25 TSAT技术

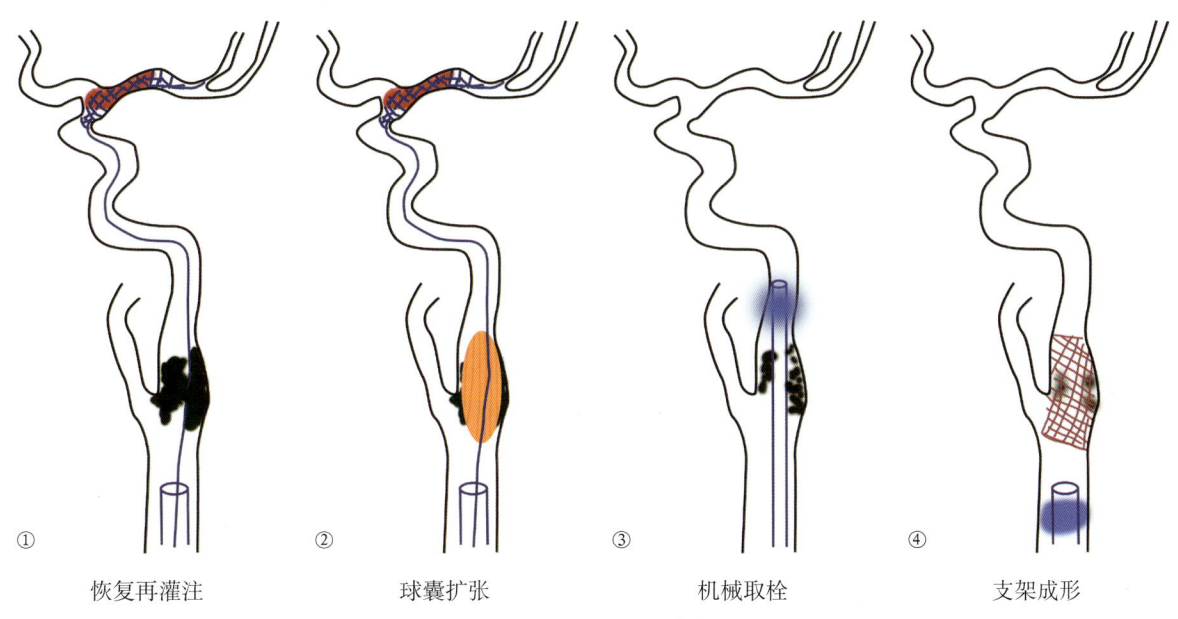

图1-3-26 RETS技术

图片由韩红星教授团队绘制。

6. 球囊导引导管的循证证据

NASA和TRACK登记研究是目前最大的真实世界卒中血管内治疗登记数据库。这两项登记研究旨在评价Solitaire和Trevo两种取栓支架在获得FDA批准上市后，在实际临床中的应用效果。NASA研究在北美24家中心纳入了354例患者，其中338例报告了球囊导引导管数据，其中149例（44%）应用了球囊导引导管。研究结果显示，与没有应用球囊导引导管的患者相比，应用球囊导引导管患者的手术时间较短[（120.0±28.5）min $vs.$ （161.0±35.6）min，$P=0.02$]，补救性治疗比例较低（20.0% $vs.$ 28.6%，$P=0.05$），术后血流达到TICI分级3级的患者比例较高（53.7% $vs.$ 32.5%，$P<0.001$），患者出院时NIHSS评分较低[（12.0±14.5）分 $vs.$ （17.5±16.0）分，$P=0.002$]，3个月时的功能独立率（51.6% $vs.$ 35.8%，$P=0.02$）较高。两组间的远端栓塞和新发梗死发生率差异没有统计学意义。多因素分析显示，使用球囊导引导管是缺血性卒中患者预后良好的独立预测因素（OR 2.5，95%CI 1.2~4.9）。

TRACK登记研究是迄今为止最大的、由制造商发起的Trevo取栓支架上市后登记研究，评价了Trevo取栓支架在23家中心、634例急性缺血性卒中患者中的实际应用效果。TRACK队列中球囊导引导管的使用率达到了47%。研究结果显示，在再灌注时间、首次操作血管再通率、取栓次数及补救治疗方面，使用球囊导引导管组和未使用球囊导引导管组的差异没有统计学意义。球囊导引导管组患者的90 d预后良好率更高（57% $vs.$ 40%，$P=0.0004$），死亡率更低（13% $vs.$ 23%，$P=0.008$）。在单因素分析中，患者预后良好（mRS评分0~2分）的主要预测因素是成功血管再通、球囊导引导管的使用和首次操作血管再通；预后不良（mRS评分3~6分）的预测因素有年龄、基线NIHSS评分、高血压、高脂血症、糖尿病、手术时间和sICH。在校正混杂因素后，发现年龄、基线NIHSS评分、球囊导引导管、sICH和首次操作血管再通是急性缺血性卒中血管内治疗后临床结局的独立预测因素。

STRATIS研究是迄今针对球囊导引导管最大的一项前瞻性、多中心、观察性登记研究，在美国55家医学中心纳入了1000例大血管闭塞性缺血性卒中患者。研究结果发现，球囊导引导管组首次操作血管再通率（48%，212/443）高于传统导引导管组（26%，16/62，$P=0.001$）和远端通路导管组（35%，83/235，$P=0.002$），功能独立率（61%，253/415）也高于传统导引导管组（42%，23/55，$P=0.007$）和远端通路导管组（52%，113/218，$P=0.027$）。STRATIS研究证实，在缺血性卒中的血管内治疗中，常规使用球囊导引导管可提高早期血运重建成功率（图1-3-27），改善患者的预后。

一项纳入了5项非随机对照试验、共2022例进行了血管内治疗的缺血性卒中患者（1083例球囊导引导管组和939例非球囊导引导管组）的meta分析显示，与非球囊导引导管组相比，球囊导引导管组有更高的首次操作血管再通率（63.1% $vs.$ 45.2%）和功能独立率（59.7% $vs.$ 43.8%），更低的死亡率（13.7% $vs.$ 24.8%）。球囊导引导管组患者达到TICI分级3级（57.9% $vs.$ 38.2%）和达到TICI分级2b~3级（78.9% $vs.$ 67.0%）的患者比例均高于非球囊导引导管组，且球囊导引导管组的平均取栓次数更少（1.7次 $vs.$ 2.0次）。

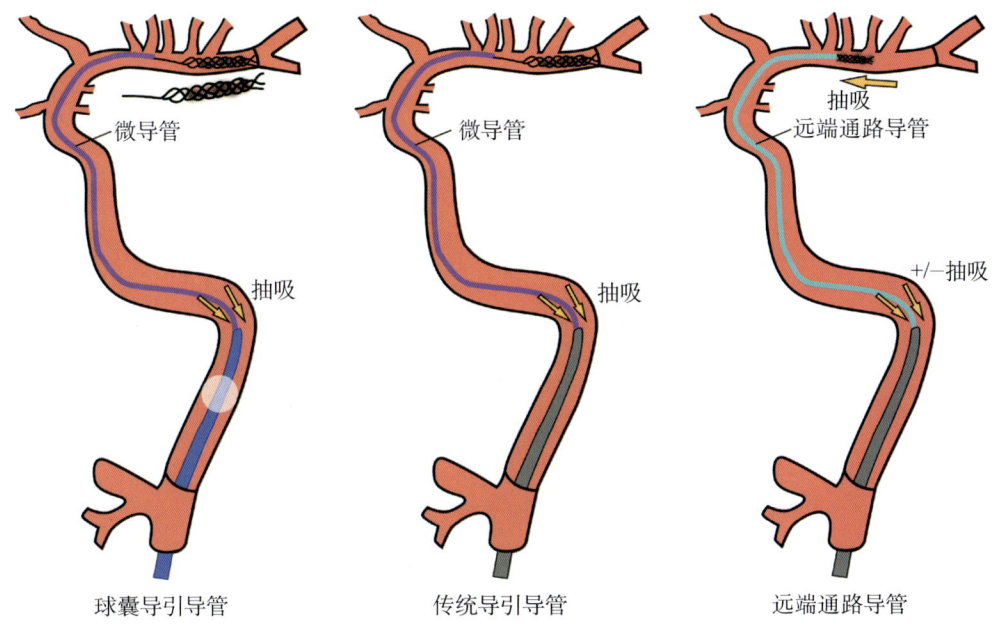

图1-3-27 STRATIS登记研究中的辅助技术

一些小样本的研究也证实了球囊导引导管辅助缺血性卒中血管内治疗，在降低远端栓塞发生风险、增加首次操作血管再通率、改善预后等方面具有优势。Eesa等的研究发现，应用球囊导引导管进行近端血流阻断，结合抽吸技术可有效减少颈内动脉末端L型或T型大负荷量血栓，提高血管再通率。在一项纳入了183例前循环大血管闭塞性缺血性卒中患者的回顾性研究中，应用球囊导引导管患者的成功血管再通率、首次操作血管再通率更高，且手术时间更短。Kammerer等对201例进行了血管内治疗的急性缺血性卒中患者进行回顾性研究，结果发现，球囊导引导管结合取栓支架治疗，首次操作血管再通率达到65%，成功再通率达到91%。Lee等的研究发现，在缺血性卒中的血管内治疗中，应用球囊导引导管可显著降低远端栓塞的发生风险，提高成功血管再通率。

球囊导引导管在临床应用中受限的主要原因之一是，临床医师对球囊导引导管应用引起的穿刺点并发症的担忧。为匹配8 F或9 F球囊导引导管，通常需选择8 F或9 F股动脉鞘。Shah等对单中心的472例患者（均使用8 F或更大尺寸球囊导引导管进行血管内治疗）资料进行了回顾性分析，发现与使用大尺寸鞘管相关的具有临床意义的腹股沟穿刺并发症其实非常少（发生率为0.4%~0.8%），对大尺寸鞘管相关腹股沟并发症的担忧不应成为拒绝使用球囊导引导管的原因。

随着球囊导引导管在急性缺血性卒中血管内治疗中的循证证据越来越充分，2019年，美国AHA/ASA在急性缺血性卒中早期管理指南中推荐：应用球囊导引导管或大尺寸远端通路导管联合支架取栓，可能比传统导引导管的获益更高（Ⅱa级推荐）。2023年，ESO的微创神经治疗指南推荐：血管内取栓操作均应在近端球囊导引导管保护下进行。中国《急性缺血性卒中血管内治疗中国指南2023》中也对球囊导引导管的应用进行了推荐（Ⅱa类推荐，C级证据）。

（二）长鞘

为给神经介入装置提供强有力的支撑，以保障其通过迂曲的血管路径进入颅内血管，以同轴的方式组装不同直径的导管，被称为力量塔技术（图1-3-28，图1-3-29）。力量塔技术可以使用不同的组合，包括多功能导管、6 F或8 F导引导管、6 F或8 F长鞘。配合颅内支撑导管使用的三轴系统力量塔技术可以辅助导管通过严重迂曲的颈动脉，使其安全到达颅内血管。具体操作时，将长鞘尖端置于重度迂曲的血管近心端，沿长鞘导入6 F或5 F颅内支撑导管，在直径为0.035 in的导丝导引下将导管导入颈内动脉海绵窦段。

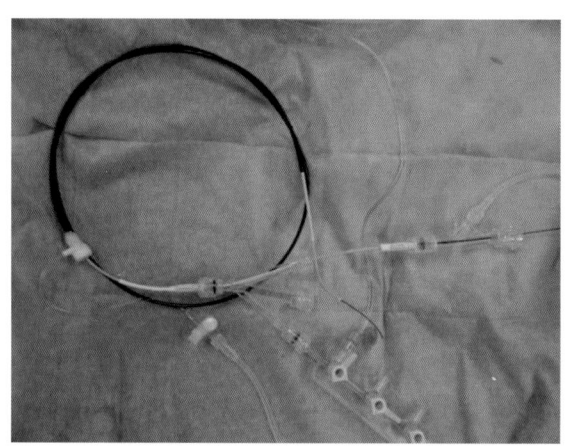

图1-3-28　三轴力量塔技术（长鞘＋导引导管＋多功能导管）

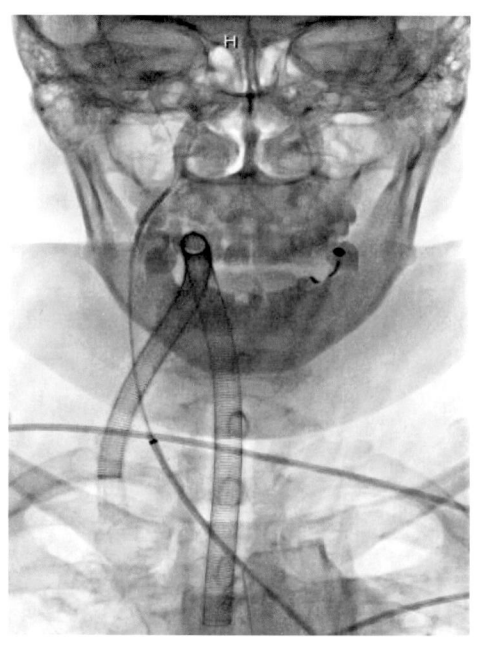

多功能125 cm造影导管＋Envoy导引导管＋cook 90 cm长鞘。

图1-3-29　三轴力量塔在取栓中的应用

Flexor Shuttle长鞘是最早被研发的三轴系统导管之一，最初设计目的是用于颈动脉支架植入术。Flexor Shuttle长鞘是结合了近端轴向支撑和较长柔软头段的"二合一"装置。与传统导引导管相比，Flexor Shuttle长鞘采用了加强杆的结构，具有更好的抗扭曲性能。但其鞘管头端较硬，且鞘管本身的柔性低于大多数导引导管，通过迂曲血管或超选椎动脉时可能导致血管痉挛、动脉夹层等并发症，因此，Flexor Shuttle长鞘在血管迂曲患者中的应用受限。自早期应用以来，Flexor Shuttle长鞘的性能和安全性得到了众多研究的证实。2002年，Ohki等报告了在31例颈动脉支架植入患者中使用Flexor Shuttle长鞘的初步经验。该组病例中，手术技术成功率达97%，仅1例（3.33%）患者发生了与导管无关的新发卒中。2015年，Brinjikji等报告了应用Shuttle长鞘对793例患者进行血管内治疗的结果，验证了Flexor Shuttle长鞘的安全性。Jankowitz等的研究纳入了采用Flexor Shuttle长鞘或Neuron MAX长鞘进行血管内治疗取栓操作的112例患者，研究结果显示，患者的功能独立率达46%，但有4例出现了长鞘位置过高导致的颈内动脉夹层。

新一代高性能长鞘包括Neuron Max、AXS Infinity和Ballast等。不同于导引导管，长鞘的产品标注直径是指其内径。与初代Flexor Shuttle长鞘相比，新一代长鞘对导管的设计进行了改良，包括采用了不锈钢编织轴加强、更大的内腔、多个过渡区及弧形尖端设计等。Neuron Max长鞘采用全程不锈钢丝编织加固，有80 cm、90 cm和100 cm 3种长度，内径为6 F，有4 cm超软头端和7 cm近端过渡段。这种设计使得Neuron Max长鞘在兼顾近端支撑性的同时，还具有较好的远端柔韧度，转弯半径更小。AXS Infinity长鞘有混圈卷簧、编织两种不同结构，有较强的近端支撑力，有70 cm、80 cm和90 cm 3种长度，内径为6 F；Ballasr长鞘为卷簧+编织结构，具有同类产品中最细的远近端外径组合，配合更长的亲水涂层和多段柔软渐变设计，在高到位的同时具有良好的弓部支撑与抗折、抗椭圆能力。Ballasr长鞘有3种长度，分别为80 cm、90 cm和100 cm，内径为6 F (0.088 in)。新一代高性能长鞘具有硬度逐级过渡+超软头端的特点，使得支撑性和通过性均得到了明显提升，极大地促进了血管内治疗技术的发展。

2014年，Turk等报告了应用Neuron Max 088长鞘进行的ADAPT取栓技术（图1-3-30）。该长鞘具有优秀的到位性能，能够高到位提供近端支撑，同时有更大的内腔，能够容纳大口径的抽吸导管进行远端抽吸，从而简化操作过程，缩短血管开通时间。Lin等报告了使用AXS Infinity长鞘进行血管内治疗的经验，95例患者中仅有1例出现无症状医源性动脉夹层和1例出现腹股沟血肿。2021年，Hassan等报告了应用Ballast长鞘对68例患者进行血管内治疗的结果：患者全部实现了成功到位，无长鞘相关并发症。上述研究验证了新一代高性能长鞘在当前血管内治疗手术三轴系统中的安全性和实用性。

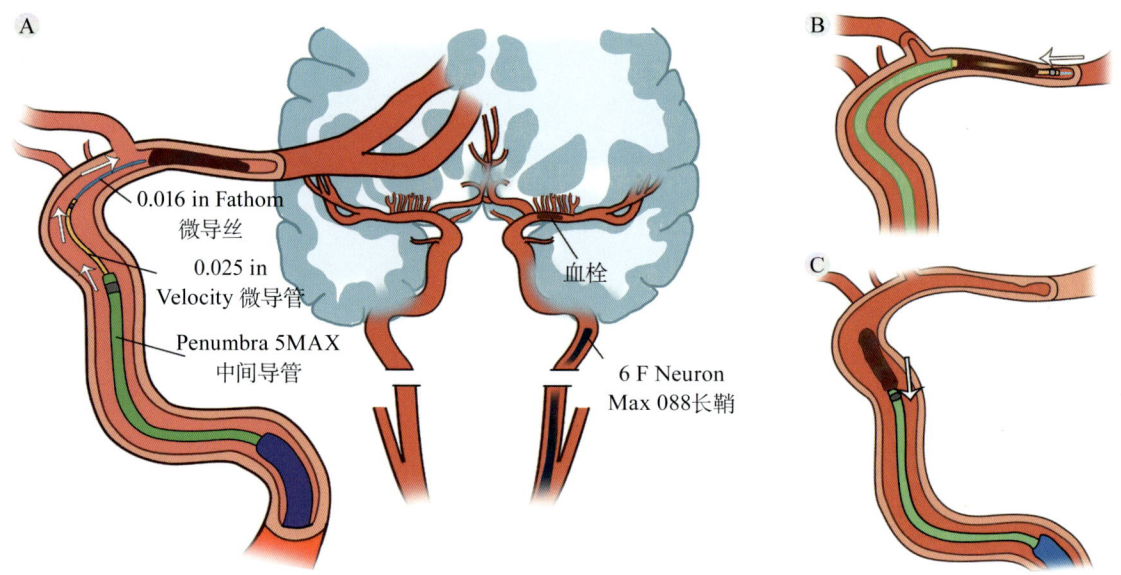

Neuron Max 088长鞘高到位,Penumbra 5Max中间导管、微导丝、微导管同轴技术跟进(A图);微导丝、微导管通过闭塞段,为Penumbra 5Max中间导管跟进提供稳定支撑(B图);Penumbra 5Max中间导管抽吸取栓(C图)。

图1-3-30 左侧大脑中动脉闭塞ADAPT技术取栓示意

参考文献

[1] ASADI H, DOWLING R, YAN B, et al. Advances in endovascular treatment of acute ischaemic stroke[J]. Intern Med J, 2015, 45 (8): 798-805.

[2] BELLON R J, PUTMAN C M, BUDZIK R F, et al. Rheolytic thrombectomy of the occluded internal carotid artery in the setting of acute ischemic stroke[J]. AJNR Am J Neuroradiol, 2001, 22 (3): 526-530.

[3] BINNING M J, BARTOLINI B, BAXTER B, et al. Trevo 2000: results of a large real-world registry for stent retriever for acute ischemic stroke[J]. J Am Heart Assoc, 2018, 7 (24): e010867.

[4] BOURCIER R, ABED D, PIOTIN M, et al. Multicenter initial experience with the Embotrap device in acute anterior ischemic stroke[J]. J Neuroradiol, 2018, 45 (4): 230-235.

[5] BRINJIKJI W, LANZINO G, CLOFT H J, et al. Risk factors for hemorrhagic complications following pipeline embolization device treatment of intracranial aneurysms: results from the international retrospective study of the pipeline embolization device[J]. AJNR Am J Neuroradiol, 2015, 36 (12): 2308-2313.

[6] BRINJIKJI W, STARKE R M, MURAD M H, et al. Impact of balloon guide catheter on technical and clinical outcomes: a systematic review and meta-analysis[J]. J Neurointerv Surg, 2018, 10 (4): 335-339.

[7] BRODERICK J P, PALESCH Y Y, DEMCHUK A M, et al. Endovascular therapy after intravenous t-PA versus t-PA alone for stroke[J]. N Engl J Med, 2013, 368 (10): 893-903.

[8] CASTAÑO C, DORADO L, GUERRERO C, et al. Mechanical thrombectomy with the Solitaire AB device in large artery occlusions of the anterior circulation: a pilot study[J]. Stroke, 2010, 41 (8): 1836-1840.

[9] CASTAÑO C, SERENA J, DÁVALOS A. Use of the new Solitaire (TM) AB device for mechanical thrombectomy when Merci clot retriever has failed to remove the clot[J]. Interv Neuroradiol, 2009, 15 (2): 209-214.

[10] CEREJO R, JOHN S, BAUER A, et al. Emergent mechanical thrombectomy for acute stroke using the Mindframe Capture LP system: initial single-center experience[J]. J Neurointerv Surg, 2016, 8 (11): 1178-1180.

[11] CHARTRAIN A G, AWAD A J, MASCITELLI J R, et al. Novel and emerging technologies for endovascular thrombectomy[J]. Neurosurg Focus, 2017, 42 (4): E12.

[12] CHUEH J Y, KANG D H, KIM B M, et al. Role of balloon guide catheter in modern endovascular thrombectomy[J]. J

Korean Neurosurg Soc, 2020, 63 (1): 14-25.

[13] CICCONE A, VALVASSORI L, NICHELATTI M, et al. Endovascular treatment for acute ischemic stroke[J]. N Engl J Med, 2013, 368 (10): 904-913.

[14] COHEN J E, GOMORI J M, LEKER R R, et al. Preliminary experience with the use of self-expanding stent as a thrombectomy device in ischemic stroke[J]. Neurol Res, 2011, 33 (2): 214-219.

[15] COPPI G, MORATTO R, SILINGARDI R, et al. PRIAMUS—proximal flow blockage cerebral protection during carotid stenting: results from a multicenter Italian registry[J]. J Cardiovasc Surg (Torino), 2005, 46 (3): 219-227.

[16] EESA M, ALMEKHLAFI M A, MITHA A P, et al. Manual aspiration thrombectomy through balloon-tipped guide catheter for rapid clot burden reduction in endovascular therapy for ICA L/T occlusion[J]. Neuroradiology, 2012, 54 (11): 1261-1265.

[17] FIEHLER J, THOMALLA G, BERNHARDT M, et al. ERASER: a thrombectomy study with predictive analytics end point[J]. Stroke, 2019, 50 (5): 1275-1278.

[18] GOYAL M, KAPPELHOF M, OSPEL J M, et al. Balloon guide catheters: use, reject, or randomize? [J]. Neuroradiology, 2021, 63 (8): 1179-1183.

[19] HASSAN A E, BURKE E M, MONAYAO M, et al. Utilization of the ballast long guiding sheath for neuroendovascular procedures: institutional experience in 68 cases[J]. Front Neurol, 2021, 12: 578446.

[20] HENKES H, FLESSER A, BREW S, et al. A novel microcatheter-delivered, highly-flexible and fully-retrievable stent, specifically designed for intracranial use[J]. Interv Neuroradiol, 2003, 9 (4): 391-393.

[21] HENTSCHEL K A, DAOU B, CHALOUHI N, et al. Comparison of non-stent retriever and stent retriever mechanical thrombectomy devices for the endovascular treatment of acute ischemic stroke[J]. J Neurosurg, 2017, 126 (4): 1123-1130.

[22] JANKOWITZ B, GRANDHI R, HOREV A, et al. Primary manual aspiration thrombectomy (MAT) for acute ischemic stroke: safety, feasibility and outcomes in 112 consecutive patients[J]. J Neurointerv Surg, 2015, 7 (1): 27-31.

[23] JANSEN O, MACHO J M, KILLER-OBERPFALZER M, et al. Neurothrombectomy for the treatment of acute ischemic stroke: results from the TREVO study[J]. Cerebrovasc Dis, 2013, 36 (3): 218-225.

[24] KABBASCH C, MPOTSARIS A, CHANG D H, et al. Mechanical thrombectomy with the Trevo ProVue device in ischemic stroke patients: does improved visibility translate into a clinical benefit? [J]. J Neurointerv Surg, 2016, 8 (8): 778-782.

[25] KABBASCH C, MPOTSARIS A, LIEBIG T, et al. First-in-man procedural experience with the novel EmboTrap® revascularization device for the treatment of ischemic stroke—a European multicenter series[J]. Clin Neuroradiol, 2016, 26 (2): 221-228.

[26] KAHLES T, GARCIA-ESPERON C, ZELLER S, et al. Mechanical thrombectomy using the new ERIC retrieval device is feasible, efficient, and safe in acute ischemic stroke: a Swiss stroke center experience[J]. AJNR Am J Neuroradiol, 2016, 37 (1): 114-119.

[27] KALIA J S, ZAI O O. Using a distal access catheter in acute stroke intervention with penumbra, merci and gateway[J]. Interv Neuroradiol, 2009, 15 (4): 421-424.

[28] KALLENBERG K, SOLYMOSI L, TASCHNER C A, et al. Endovascular stroke therapy with the Aperio thrombectomy device[J]. J Neurointerv Surg, 2016, 8 (8): 834-839.

[29] KAMMERER S, DU MESNIL DE ROCHEMONT R, WAGNER M, et al. Efficacy of mechanical thrombectomy using stent retriever and balloon-guiding catheter[J]. Cardiovasc Intervent Radiol, 2018, 41 (5): 699-705.

[30] KANG D H, PARK J. Endovascular stroke therapy focused on stent retriever thrombectomy and direct clot aspiration: historical review and modern application[J]. J Korean Neurosurg Soc, 2017, 60 (3): 335-347.

[31] KARA B, SELCUK H H, ERBAHCECI SALIK A, et al. Single-center experience with the Tigertriever device for the recanalization of large vessel occlusions in acute ischemic stroke[J]. J Neurointerv Surg, 2019, 11 (5): 455-459.

[32] KARA B, SELCUK H H, YILDIZ O, et al. Revascularization of acute basilar artery occlusion using the Tigertriever adjustable clot retriever[J]. Clin Neuroradiol, 2017, 27 (2): 241-243.

[33] KASCHNER M G, WEISS D, RUBBERT C, et al. One-year single-center experience with the Aperio thrombectomy device in large vessel occlusion in the anterior circulation: safety, efficacy, and clinical outcome[J]. Neurol Sci, 2019, 40 (7): 1443-1451.

[34] KIDWELL C S, JAHAN R, GORNBEIN J, et al. A trial of imaging selection and endovascular treatment for ischemic stroke[J]. N Engl J Med, 2013, 368 (10): 914-923.

[35] KIM J E, KIM A R, PAEK Y M, et al. Safety and efficacy of mechanical thrombectomy with the Solitaire device in large

artery occlusion[J]. Neurol India, 2012, 60 (4)：400-405.

[36] KURRE W, AGUILAR-PÉREZ M, SCHMID E, et al. Clinical experience with the pREset stent retriever for the treatment of acute ischemic stroke—a review of 271 consecutive cases[J]. Neuroradiology, 2014, 56 (5)：397-403.

[37] LEE D H, SUNG J H, KIM S U, et al. Effective use of balloon guide catheters in reducing incidence of mechanical thrombectomy-related distal embolization[J]. Acta Neurochir (Wien), 2017, 159 (9)：1671-1677.

[38] LEE S H, LEE D G, KWON S U, et al. Relay-balloon technique for recanalization of acute symptomatic proximal internal carotid artery occlusion with short balloon-tipped guiding catheter landing zone[J]. J Neurointerv Surg, 2018, 10 (1)：39-43.

[39] LIN L M, BENDER M T, COLBY G P, et al. Use of a next-generation multi-durometer long guide sheath for triaxial access in flow diversion：experience in 95 consecutive cases[J]. J Neurointerv Surg, 2018, 10 (2)：137-142.

[40] MACHI P, ULM A J, BERNAVA G, et al. Experimental evaluation of the NeVa^{TM} thrombectomy device：a novel stent retriever conceived to improve efficacy of organized clot removal[J]. J Neuroradiol, 2019, 46 (3)：163-167.

[41] MATSUMOTO H, NISHIYAMA H, TETSUO Y, et al. Initial clinical experience using the two-stage aspiration technique (TSAT) with proximal flow arrest by a balloon guiding catheter for acute ischemic stroke of the anterior circulation[J]. J Neurointerv Surg, 2017, 9 (12)：1160-1165.

[42] MATTLE H P, SCARROTT C, CLAFFEY M, et al. Analysis of revascularisation in ischaemic stroke with EmboTrap (ARISE Ⅰ study) and meta-analysis of thrombectomy[J]. Interv Neuroradiol, 2019, 25 (3)：261-270.

[43] MEHTA T, MALE S, QUINN C, et al. Institutional and provider variations for mechanical thrombectomy in the treatment of acute ischemic stroke：a survey analysis[J]. J Neurointerv Surg, 2019, 11 (9)：884-890.

[44] MENDONÇA N, FLORES A, PAGOLA J, et al. Trevo versus solitaire a head-to-head comparison between two heavy weights of clot retrieval[J]. J Neuroimaging, 2014, 24 (2)：167-170.

[45] MITEFF F, FAULDER K C, GOH A C, et al. Mechanical thrombectomy with a self-expanding retrievable intracranial stent (Solitaire AB)：experience in 26 patients with acute cerebral artery occlusion[J]. AJNR Am J Neuroradiol, 2011, 32 (6)：1078-1081.

[46] MORDASINI P, BREKENFELD C, BYRNE J V, et al. Experimental evaluation of immediate recanalization effect and recanalization efficacy of a new thrombus retriever for acute stroke treatment *in vivo*[J]. AJNR Am J Neuroradiol, 2013, 34 (1)：153-158.

[47] MOREU M, PÉREZ-GARCÍA C, GÓMEZ-ESCALONILLA C, et al. Dual SAVE technique for mechanical thrombectomy rescue on MCA bifurcation clots[J]. J Neurointerv Surg, 2020, 12 (10)：1034.

[48] MOURAND I, BRUNEL H, COSTALAT V, et al. Mechanical thrombectomy in acute ischemic stroke：catch device[J]. AJNR Am J Neuroradiol, 2011, 32 (8)：1381-1385.

[49] MPOTSARIS A, BUSSMEYER M, WEBER W. Mechanical thrombectomy with the penumbra 3D separator and lesional aspiration：technical feasibility and clinical outcome[J]. Clin Neuroradiol, 2014, 24 (3)：245-250.

[50] NAYAK S. Intervention in stroke. The future ahead[J]. Neuroradiol J, 2011, 24 (2)：273-288.

[51] NEGIDA A, GHAITH H S, GABRA M D, et al. Should the direct aspiration first pass technique be advocated over the stent-retriever technique for acute ischemic stroke? A systematic review and meta-analysis of 7692 patients[J]. Surg Neurol Int, 2021, 12：597.

[52] NESBIT G M, LUH G, TIEN R, et al. New and future endovascular treatment strategies for acute ischemic stroke[J]. J Vasc Interv Radiol, 2004, 15 (1 Pt 2)：S103-S110.

[53] NOGUEIRA R G, FREI D, KIRMANI J F, et al. Safety and efficacy of a 3-dimensional stent retriever with aspiration-based thrombectomy *vs.* aspiration-based thrombectomy alone in acute ischemic stroke intervention：a randomized clinical trial[J]. JAMA Neurol, 2018, 75 (3)：304-311.

[54] NOGUEIRA R G, HAUSSEN D C, CASTONGUAY A, et al. Site experience and outcomes in the Trevo acute ischemic stroke (TRACK) multicenter registry[J]. Stroke, 2019, 50 (9)：2455-2460.

[55] NOGUEIRA R G, LUTSEP H L, GUPTA R, et al. Trevo versus Merci retrievers for thrombectomy revascularisation of large vessel occlusions in acute ischaemic stroke (TREVO 2)：a randomised trial[J]. Lancet, 2012, 380 (9849)：1231-1240.

[56] OHKI T, PARODI J, VEITH F J, et al. Efficacy of a proximal occlusion catheter with reversal of flow in the prevention of embolic events during carotid artery stenting：an experimental analysis[J]. J Vasc Surg, 2001, 33 (3)：504-509.

[57] OHKI T, VEITH F J, GRENELL S, et al. Initial experience with cerebral protection devices to prevent embolization during carotid artery stenting[J]. J Vasc Surg, 2002, 36 (6): 1175-1185.

[58] OSPEL J M, VOLNY O, JAYARAMAN M, et al. Optimizing fast first pass complete reperfusion in acute ischemic stroke—the BADDASS approach (balloon guide with large bore distal access catheter with dual aspiration with stent-retriever as standard approach) [J]. Expert Rev Med Devices, 2019, 16 (11): 955-963.

[59] PEKER A, ARSAVA E M, TOPÇUOĞLU M A, et al. Catch Plus thrombectomy device in acute stroke: initial evaluation[J]. J Neurointerv Surg, 2017, 9 (12): 1214-1218.

[60] PIEROT L, GAUVRIT J Y, COSTALAT V, et al. Endovascular treatment of acute ischemic stroke with ERIC device[J]. J Neuroradiol, 2017, 44 (6): 367-370.

[61] POWERS W J, RABINSTEIN A A, ACKERSON T, et al. Guidelines for the early management of patients with acute ischemic stroke: 2019 update to the 2018 guidelines for the early management of acute ischemic stroke: a guideline for healthcare professionals from the American Heart Association/American Stroke Association[J]. Stroke, 2019, 50 (12): e344-e418.

[62] PRINCE H C, SALIBA A J, WHEELER J, et al. Development of the Trevo ProVue retriever for intracranial clot removal in acute ischemic stroke[J]. Ann N Y Acad Sci, 2014, 1329 (1): 107-115.

[63] PROTHMANN S, SCHWAIGER B J, GERSING A S, et al. Acute recanalization of thrombo-embolic ischemic stroke with pREset (ARTESp): the impact of occlusion time on clinical outcome of directly admitted and transferred patients[J]. J Neurointerv Surg, 2017, 9 (9): 817-822.

[64] RAOULT H, REDJEM H, BOURCIER R, et al. Mechanical thrombectomy with the ERIC retrieval device: initial experience[J]. J Neurointerv Surg, 2017, 9 (6): 574-577.

[65] RIBO M, REQUENA M, MACHO J, et al. Mechanical thrombectomy with a novel stent retriever with multifunctional zones: initial clinical experience with the NeVa™ thrombectomy device[J]. J Neuroradiol, 2020, 47 (4): 301-305.

[66] ROHDE S, HAEHNEL S, HERWEH C, et al. Mechanical thrombectomy in acute embolic stroke: preliminary results with the revive device[J]. Stroke, 2011, 42 (10): 2954-2956.

[67] ROTH C, JUNK D, PAPANAGIOTOU P, et al. A comparison of 2 stroke devices: the new Aperio clot-removal device and the solitaire AB/FR[J]. AJNR Am J Neuroradiol, 2012, 33 (7): 1317-1320.

[68] SAKAI N, IMAMURA H, ADACHI H, et al. First-in-man experience of the Versi retriever in acute ischemic stroke[J]. J Neurointerv Surg, 2019, 11 (3): 296-299.

[69] SAMANIEGO E A, ROA J A, LIMAYE K, et al. Mechanical thrombectomy: emerging technologies and techniques[J]. J Stroke Cerebrovasc Dis, 2018, 27 (10): 2555-2571.

[70] SAN ROMÁN L, OBACH V, BLASCO J, et al. Single-center experience of cerebral artery thrombectomy using the TREVO device in 60 patients with acute ischemic stroke[J]. Stroke, 2012, 43 (6): 1657-1659.

[71] SAVER J L, JAHAN R, LEVY E I, et al. Solitaire flow restoration device versus the Merci retriever in patients with acute ischaemic stroke (SWIFT): a randomised, parallel-group, non-inferiority trial[J]. Lancet, 2012, 380 (9849): 1241-1249.

[72] SCHRAMM P, NAVIA P, PAPA R, et al. ADAPT technique with ACE68 and ACE64 reperfusion catheters in ischemic stroke treatment: results from the PROMISE study[J]. J Neurointerv Surg, 2019, 3 (3): 226-231.

[73] SHAH V A, MARTIN C O, HAWKINS A M, et al. Groin complications in endovascular mechanical thrombectomy for acute ischemic stroke: a 10-year single center experience[J]. J Neurointerv Surg, 2016, 8 (6): 568-570.

[74] SIEMONSEN S, FORKERT N D, BERNHARDT M, et al. Eric acute stroke recanalization: a study using predictive analytics to assess a new device for mechanical thrombectomy[J]. Int J Stroke, 2017, 12 (6): 659-666.

[75] SPIOTTA A M, CHAUDRY M I, HUI F K, et al. Evolution of thrombectomy approaches and devices for acute stroke: a technical review[J]. J Neurointerv Surg, 2015, 7 (1): 2-7.

[76] STAMPFL S, HARTMANN M, RINGLEB P A, et al. Stent placement for flow restoration in acute ischemic stroke: a single-center experience with the Solitaire stent system[J]. AJNR Am J Neuroradiol, 2011, 32 (7): 1245-1248.

[77] TURC G, BHOGAL P, FISCHER U, et al. European Stroke Organisation (ESO) - European Society for Minimally Invasive Neurological Therapy (ESMINT) guidelines on mechanical thrombectomy in acute ischemic stroke[J]. J Neurointerv Surg, 2023, 15 (8): e8.

[78] TURK A S, III, SIDDIQUI A, FIFI J T, et al. Aspiration thrombectomy versus stent retriever thrombectomy as first-line

approach for large vessel occlusion (COMPASS): a multicentre, randomised, open label, blinded outcome, non-inferiority trial[J]. Lancet, 2019, 393 (10175): 998-1008.

[79] ULM A J, KHACHATRYAN T, GRIGORIAN A, et al. Preclinical evaluation of the NeVa™ stent retriever: safety and efficacy in the swine thrombectomy model[J]. Interv Neurol, 2018, 7 (5): 205-217.

[80] VALENTE I, NAPPINI S, RENIERI L, et al. Initial experience with the novel EmboTrap Ⅱ clot-retrieving device for the treatment of ischaemic stroke[J]. Interv Neuroradiol, 2019, 25 (3): 271-276.

[81] VELASCO A, BUERKE B, STRACKE C P, et al. Comparison of a balloon guide catheter and a non-balloon guide catheter for mechanical thrombectomy[J]. Radiology, 2016, 280 (1): 169-176.

[82] WALCOTT B P, BOEHM K M, STAPLETON C J, et al. Retrievable stent thrombectomy in the treatment of acute ischemic stroke: analysis of a revolutionizing treatment technique[J]. J Clin Neurosci, 2013, 20 (10): 1346-1349.

[83] WEHRSCHUETZ M, WEHRSCHUETZ E, AUGUSTIN M, et al. Early single center experience with the solitaire thrombectomy device for the treatment of acute ischemic stroke[J]. Interv Neuroradiol, 2011, 17 (2): 235-240.

[84] WHITE J B, LAYTON K F, KALLMES D F, et al. Balloon-assisted coiling through a 5-French system[J]. Neuroradiology, 2007, 49 (2): 157-159.

[85] YOO A J, ANDERSSON T. Thrombectomy in acute ischemic stroke: challenges to procedural success[J]. J Stroke, 2017, 19 (2): 121-130.

[86] ZAIDAT O O, BOZORGCHAMI H, RIBÓ M, et al. Primary results of the multicenter ARISE Ⅱ study (analysis of revascularization in ischemic stroke with EmboTrap)[J]. Stroke, 2018, 49 (5): 1107-1115.

[87] ZAIDAT O O, CASTONGUAY A C, GUPTA R, et al. North American Solitaire stent retriever acute stroke registry: post-marketing revascularization and clinical outcome results[J]. J Neurointerv Surg, 2018, 10 (Suppl 1): i45-i49.

[88] ZAIDAT O O, CASTONGUAY A C, NOGUEIRA R G, et al. TREVO stent-retriever mechanical thrombectomy for acute ischemic stroke secondary to large vessel occlusion registry[J]. J Neurointerv Surg, 2018, 10 (6): 516-524.

[89] ZAIDAT O O, MUELLER-KRONAST N H, HASSAN A E, et al. Impact of balloon guide catheter use on clinical and angiographic outcomes in the STRATIS stroke thrombectomy registry[J]. Stroke, 2019, 50 (3): 697-704.

[90] ZHANG Y X, WEN W L, CHEN C C, et al. Effectiveness of revive SE in the RAPID registry: revive acute ischemic stroke patients immediately (RAPID) prospective multicenter trial[J]. Clin Neuroradiol, 2020, 30 (3): 495-502.

[91] 中国卒中学会, 中国卒中学会神经介入分会, 中华预防医学会卒中预防与控制专业委员会介入学组. 急性缺血性卒中血管内治疗中国指南2023[J]. 中国卒中杂志, 2023, 18 (6): 684-711.

[92] FOGARTY T J, CRANLEY J J, KRAUSE R J, et al. Surgical management of phlegmasia cerulea dolens[J]. Arch Surg, 1963, 86: 256-263.

[93] STARCK E E, MCDERMOTT J C, CRUMMY A B, et al. Percutaneous aspiration thromboembolectomy[J]. Radiology, 1985, 156 (1): 61-66.

[94] CHAPOT R, HOUDART E, ROGOPOULOS A, et al. Thromboaspiration in the basilar artery: report of two cases[J]. AJNR Am J Neuroradiol, 2002, 23 (2): 282-284.

[95] KANG D H, HWANG Y H, KIM Y S, et al. Direct thrombus retrieval using the reperfusion catheter of the Penumbra system: forced-suction thrombectomy in acute ischemic stroke[J]. AJNR Am J Neuroradiol, 2011, 32 (2): 283-287.

[96] TURK A S, TURNER R, SPIOTTA A, et al. Comparison of endovascular treatment approaches for acute ischemic stroke: cost effectiveness, technical success, and clinical outcomes[J]. J Neurointerv Surg, 2015, 7 (9): 666-670.

[97] LEE J S, HONG J M, LEE S J, et al. The combined use of mechanical thrombectomy devices is feasible for treating acute carotid terminus occlusion[J]. Acta Neurochir (Wien), 2013, 155 (4): 635-641.

[98] GREENFIELD L J, PEARCE H J, NICHOLS R T. et al. Recovery of respiratory function and lung mechanics following experimental pulmonary embolectomy[J]. J Thorac Cardiovasc Surg, 1968, 55 (2): 160-168.

[99] GROSS B A, JADHAV A P, JOVIN T G, et al. Dump the pump: manual aspiration thrombectomy (MAT) with a syringe is technically effective, expeditious, and cost-efficient[J]. J Neurointerv Surg, 2018, 10 (4): 354-357.

(高鹏，袁正洲，魏铭，罗雷雷，冯雪冰)

第四节　急性缺血性卒中血管内治疗解剖及病理生理基础

一、缺血性卒中的病因分型

缺血性卒中可由多种病因导致，不同病因导致的缺血性卒中有不同的临床特点和影像学特征，对应的药物治疗和预防方案也有所不同。因此，准确地判断缺血性卒中的病因、分型及其病理生理变化，对临床治疗策略的制订具有重要的指导意义。目前临床实践和相关研究常用的缺血性卒中分型有TOAST分型和CISS。

（一）TOAST 分型

TOAST分型是国际公认且最常应用的缺血性卒中病因学分类标准，由Adams在1993年提出。该分型系统将缺血性卒中的病因分为以下5种类型。①大动脉粥样硬化型：血管影像学检查可发现与神经功能缺损相对应的颅内或颅外大动脉狭窄（血管狭窄率≥50%）或闭塞，并且有≥1个动脉粥样硬化危险因素，如高血压、糖尿病、高脂血症、吸烟、酗酒等；②心源性栓塞型：来自心脏和主动脉弓的栓子通过体循环进入脑血管，导致脑动脉栓塞，并引起相应的神经功能障碍；③小动脉闭塞型：小动脉闭塞所致的缺血性卒中；④其他明确病因型：上述病因以外的其他明确原因所致的缺血性卒中；⑤不明原因型：缺血性卒中原因无法明确。

（二）中国缺血性卒中分型

CISS是我国高山教授等提出的一种用于诊断和区分缺血性卒中病因亚型的分类系统（表1-4-1）。CISS的优点在于，其将大动脉粥样硬化所致缺血性卒中的病因和发病机制区分开来，分为主动脉弓粥样硬化和颅内或颅外大动脉粥样硬化亚型，更符合疾病发生发展的病理生理过程（表1-4-2）。CISS的这种分类方法对缺血性卒中的二级预防，以及分类筛选患者开展临床研究具有较强的实用性和重要的指导意义。

二、缺血性卒中的病理生理变化

（一）正常脑血流调节机制

成年人的大脑约1350 g，其血流量约占大脑重量的2%。通常情况下，每100 g脑组织的CBF＞55 mL/min，整个大脑的CBF约为750 mL/min，占总心排血量的20%。大脑自身储存能量的能力较低，为大脑提供能量所需要的大部分葡萄糖必须由外界供应。大脑对血流非常敏感，如果CBF降至每100 g脑组织20 mL/min以下，脑电和突触活性就会降低；如果CBF降至每100 g脑组织10 mL/min以下，就会发生不可逆的神经损伤。

表1-4-1　CISS及分型标准

病因类型		诊断标准/依据
大动脉粥样硬化	主动脉弓粥样硬化	①急性多发性脑梗死，尤其是累及双侧前循环和（或）前后循环 ②没有颅内或颅外大动脉的动脉粥样硬化（易损斑块或动脉狭窄≥50%或闭塞）的证据 ③没有心源性卒中的潜在病因证据 ④没有证据证明存在可引起急性多发性脑梗死的其他病因，如血管炎、凝血障碍和肿瘤栓塞等 ⑤通过HR-MRI/MRA和（或）TEE检测到明确的主动脉弓动脉粥样硬化证据[主动脉斑块长度>4 mm和（或）主动脉血栓]
	颅内或颅外大动脉粥样硬化	①急性脑梗死（非穿支动脉病变所致孤立性梗死），且梗死区供血的责任颅内或颅外大动脉有动脉粥样硬化证据（易损斑块或动脉狭窄≥50%） ②对于孤立性穿支动脉区域梗死，合并以下情形应考虑为大动脉粥样硬化型：有动脉粥样硬化斑块（HR-MRI检查）或载体动脉任何程度狭窄（TCD、MRA、CTA或DSA等检查）的证据 ③没有潜在心源性栓塞的证据 ④排除其他原因
心源性栓塞		①急性多发性脑梗死，尤其是双侧前循环和（或）前后循环多发梗死 ②没有颅内或颅外大动脉粥样硬化证据（易损斑块或动脉狭窄≥50%或闭塞）的证据 ③有证据证明存在可引起急性多发性脑梗死的其他病因，如血管炎、凝血障碍和肿瘤栓塞等 ④有明确的潜在心源性栓塞的证据，如二尖瓣狭窄、人工心脏瓣膜、心肌梗死4周内合并左心室或左心房附壁血栓、持续性或阵发性心房颤动伴或不伴左心房血栓、病态窦房结综合征、扩张型心肌病、射血分数<35%、心内膜炎、心内赘生物、PFO伴原位血栓形成、PFO伴有或既往有栓塞事件
穿支动脉病变		①急性穿支动脉区域孤立性梗死，无论梗死大小 ②无动脉粥样硬化斑块（HR-MRI检查）或任何程度载体动脉狭窄（TCD、MRA、CTA或DSA等检查） ③有同侧颅内或颅外近端大动脉易损斑块或动脉狭窄≥50%，孤立性穿支动脉区域梗死归类为病因不明（多种病因） ④有可能导致栓塞的心脏疾病证据，孤立性穿支动脉区域梗死归类为病因不明（多种病因） ⑤排除其他可能病因
其他病因		其他特殊疾病的证据（如血管相关疾病、感染性疾病、遗传性疾病、血液系统疾病、血管炎等），且与卒中有关，可以通过血液检查、脑脊髓液检查或血管影像学检查来明确 排除大动脉粥样硬化型卒中或心源性卒中的可能
病因不明		没有证据表明任何特定的潜在病因与卒中具有临床相关性 多发性：有多种潜在病因的证据，但难以明确什么是卒中的相关原因 病因未知：没有确定的导致卒中的原因，除非进行更多检查 评估不足：未完成常规的颅内和颅外动脉或心脏检查，使得病因无法确定

注：TEE——经食道超声心动图；PFO——卵圆孔未闭。

表1-4-2　CISS不同卒中亚型的发病机制

病因类型	发病机制
大动脉粥样硬化	①动脉粥样硬化斑块形成→斑块破裂→局部血栓形成→血管闭塞 ②动脉粥样硬化斑块形成→斑块破裂→局部血栓形成→血管闭塞→部分血栓脱落→远端血管闭塞 ③动脉粥样硬化斑块形成→斑块破裂→斑块脱落→远端血管闭塞 ④动脉粥样硬化斑块形成→血管重度狭窄→低灌注性脑梗死
心源性栓塞	心脏疾病→心脏内血栓形成→血栓脱落→栓子进入脑动脉→血管闭塞
穿支动脉病变	穿支动脉病变→血管壁退化→血管机械性堵塞→血管闭塞
其他病因	特殊病因→血管病变或血栓形成→血管闭塞
病因不明	多种潜在病因→血管病变或血栓形成→血管闭塞

脑血流的调节主要通过以下几种机制实现。①自动调节机制：脑血流具有自动调节功能，能够在一定的血压范围内保持相对稳定的血流供应。当血压升高时，脑血管收缩以减少血流量；当血压降低时，脑血管扩张以增加血流量。②代谢调节机制：脑血流的调节还受到代谢产物的影响。当脑

组织代谢活动增加时,代谢产物(如二氧化碳、乳酸等)浓度升高,可导致脑血管扩张,以增加血流量来满足代谢需求。③神经调节机制:脑血流的调节还受到神经系统的控制。交感神经和副交感神经通过调节脑血管的舒缩状态,影响CBF。

(二)缺血性卒中后的脑组织变化

缺血性卒中发生后,脑组织会发生迅速且复杂的病理生理变化。卒中后,坏死脑组织周围存在"缺血半暗带"区域,该区域的血流量减少至仅可维持离子平衡的程度,不能维持正常的神经电活动。缺血半暗带的脑组织尚未发生坏死,如果及时恢复血流,其神经功能有可能恢复;如果血流量进一步降低,兴奋性毒性、扩散性抑制、氧化应激、炎症反应等病理变化对脑组织的损害会进一步加重,直至脑组织坏死。

缺血性卒中后脑组织的病理生理变化主要包括以下几个方面。①梗死核心与半暗带:梗死核心是指缺血性卒中发生后,CBF严重减少,神经细胞在短时间内发生不可逆坏死的区域。缺血半暗带是梗死核心周围的区域,该区域的血流量减少至临界水平,神经细胞功能受损但尚未坏死。②兴奋性毒性:缺血性卒中发生后,神经细胞内的谷氨酸等兴奋性神经递质大量释放,导致细胞内钙离子浓度升高,引发一系列细胞毒性反应,最终导致神经细胞死亡。③氧化应激:缺血性卒中发生后,脑组织内的氧自由基生成增加,导致脂质过氧化、蛋白质氧化和DNA损伤,进一步加剧神经细胞的损伤。④炎症反应:缺血性卒中发生后,脑组织内的炎症反应迅速启动。炎症细胞(如中性粒细胞、单核细胞等)浸润缺血区域,释放炎症介质,加剧神经细胞的损伤。⑤细胞凋亡:缺血性卒中发生后,神经细胞内的凋亡通路被激活,导致细胞发生程序性死亡。细胞凋亡是缺血性卒中后神经细胞死亡的重要机制之一。

(三)缺血半暗带的界定与治疗意义

缺血半暗带是缺血性卒中治疗的关键目标。目前,评估缺血半暗带的方法主要基于CTP、MRP和PET等影像学检查。通过这些影像学技术准确评估梗死核心和缺血半暗带的范围,可为临床治疗提供重要依据。①CTP:CTP是目前最常用的评估缺血半暗带的影像学技术。通过CTP可以测量CBF、CBV、MTT等参数,从而界定梗死核心和缺血半暗带的范围。②MRP:MRP通过测量CBF、CBV等参数,可以准确评估缺血半暗带的范围。MRP的优势在于其分辨率高,对软组织的显示能力强,因此能够更清晰地显示梗死核心和半暗带的界限。③PET:PET可以通过测量脑组织的代谢活动,准确评估缺血半暗带的范围。PET的优势在于其具有较高的敏感度和特异度,能够更早地发现缺血半暗带;缺点是成像所需显影剂制作及保存困难,难以满足临床急诊需求。

目前多认为rCBF<31%是确定梗死核心最可靠的阈值,但也有其他研究提示,相对于对侧半球的CBF,脑梗死核心最可靠的预测指标是CBF低于正常值的30%。CTP评估梗死核心的阈值为绝对CBF<12 mL/(100 g·min),CBF低于正常值的30%,绝对CBV<2 mL/100 g。

缺血半暗带是临界低灌注组织,缺血半暗带外围为良性低灌注区,低灌注程度较低。在PET检查中,缺血半暗带的CBF为12~25 mL/(100 g·min),为正常值的30%~50%。CTP检查中界定缺血半暗带的阈值为：①CBF<20 mL/(100 g·min)，T_{max}>6 s；②CBV>2 mL/100 g，MTT延长2.5~12.0 s。错配定义为：缺血半暗带（T_{max}>6 s）体积>梗死核心体积（CBF<正常值30%，绝对CBV<2 mL/100 g）。

三、基于不同亚型缺血性卒中的病理生理变化特点制订血管内治疗策略

缺血性卒中的病理生理及发病机制复杂多样，涉及血管壁病变、血液成分改变及血流动力学变化等多个环节。根据不同的卒中病因和发病机制，急诊取栓的治疗策略也有所不同。

（一）大动脉粥样硬化型缺血性卒中的血管内治疗方式

1. 病理生理机制

大动脉粥样硬化型缺血性卒中的主要病理生理机制是动脉粥样硬化性斑块破裂，导致局部血栓形成，进而引起血管闭塞。此类血栓多为红色血栓，富含纤维蛋白和红细胞，常见于颈动脉、大脑中动脉、椎动脉及基底动脉等大血管狭窄或闭塞的部位。

2. 血管内治疗方式

对于大动脉粥样硬化型缺血性卒中，血管内治疗不仅需要清除血栓，还需要处理原位或近端狭窄病变。常见的血管内治疗方式包括以下几种。

支架取栓：适用于大血管闭塞，尤其是颈内动脉、大脑中动脉M1段等部位。支架取栓能够快速恢复血流，但需注意大动脉粥样硬化性病变的血栓易碎，可能导致远端栓塞。

抽吸取栓：适用于血栓负荷较大的情况，尤其是颈动脉分叉部位或基底动脉近端的血栓。使用大口径抽吸导管能够有效清除血栓，减少远端栓塞的风险。

球囊扩张或支架成形术：对于颅外段或颅内段颈动脉狭窄基础上急性闭塞合并远端血管闭塞的患者，首选球囊扩张成形后辅助中间导管通过近端狭窄，先进行远端血管取栓，若发现原位狭窄严重，再进行补救性球囊扩张或支架成形术，以维持血管通畅。球囊辅助支架取栓技术是一种融合取栓与球囊扩张成形的技术，适用于近端狭窄合并远端血栓的大动脉粥样硬化型缺血性卒中的血管内治疗。

（二）心源性栓塞型缺血性卒中的血管内治疗方式

1. 病理生理机制

心源性栓塞型缺血性卒中的病理生理机制是心脏内血栓脱落，随血流进入脑动脉，导致血管闭塞。心源性血栓多为白色血栓，富含纤维蛋白，常见于颈动脉迂曲段（如C1、C4、C6段），分叉部位（如C7段、大脑中动脉M1段末端），以及基底动脉远端。

2. 血管内治疗方式

心源性栓塞型缺血性卒中的血栓负荷较大，且血栓韧性偏大，需选择能有效清除大负荷血栓的血管内治疗方式。

大口径抽吸导管取栓：大口径抽吸导管能够快速清除血栓，恢复血流，适用于心源性栓塞，尤其是位于颈动脉迂曲段或基底动脉远端的血栓。

支架取栓联合抽吸取栓：对于血栓负荷较大的患者，可采用支架取栓联合抽吸取栓的方式，以提高取栓效率，减少远端栓塞的风险。

双支架取栓：对于颈动脉末端或分叉部的硬质血栓，在以上两种方法不能有效开通血管时，可采取双支架取栓方式开通血管。

（三）小动脉闭塞型缺血性卒中的血管内治疗方式

1.病理生理机制

小动脉闭塞型缺血性卒中的病理生理机制是穿支动脉闭塞，通常由玻璃样变或血管壁退化引起。小动脉闭塞型缺血性卒中的血栓负荷较小，但可能导致深部脑组织缺血性损伤。

2.血管内治疗方式

由于小动脉闭塞型缺血性卒中的血栓负荷较小，且血管直径较小，血管内治疗的难度较大。常见的血管内治疗方式为药物溶栓：对不适合机械取栓的小动脉闭塞型缺血性卒中，可采用药物溶栓治疗，如动脉注射溶栓药物。

（四）其他明确病因型和不明原因型缺血性卒中的血管内治疗方式

1.病理生理机制

其他明确病因型缺血性卒中的病理生理机制多样，可能涉及血管炎、高凝状态、遗传性疾病等。不明原因型缺血性卒中的病因尚不明确，可能与多种因素有关。

2.血管内治疗方式

对于其他明确病因型和不明原因型缺血性卒中，需根据具体病因和影像学表现制订个体化的血管内治疗方案。

支架取栓或抽吸取栓：适用于大血管闭塞患者，尤其是颈动脉或大脑中动脉急性闭塞的患者。

动脉溶栓：对于不适合机械取栓的患者，可采用动脉内注射溶栓药物进行治疗。

缺血性卒中的病理生理及发病机制复杂多样，不同病因的缺血性卒中需采用不同的血管内治疗方式。大动脉粥样硬化型缺血性卒中需结合支架取栓、抽吸取栓及补救性球囊扩张成形术进行治疗；心源性栓塞型缺血性卒中首选大口径抽吸导管取栓或联合支架取栓治疗；小动脉闭塞型缺血性卒中可采用动脉内注射溶栓药物治疗；其他明确病因型及不明原因型缺血性卒中需根据具体病因制订个体化的血管内治疗方案。本书后续章节将详细介绍各种血管内治疗技术的操作步骤、适应证及注意事项，以帮助读者更好地掌握不同病因缺血性卒中的血管内治疗策略。

参考文献

[1] ADAMS H P, BENDIXEN B H, KAPPELLE L J, et al. Classification of subtype of acute ischemic stroke. Definitions for use in a multicenter clinical trial. TOAST. Trial of Org 10172 in acute stroke treatment[J]. Stroke, 1993, 24 (1)：35-41.

[2] GAO S, WANG Y J, XU A D, et al. Chinese ischemic stroke subclassification[J]. Front Neurol, 2011, 2：6.

（贺雄军）

第二章
急性缺血性卒中血管内治疗流程管理建设

第一节 急性缺血性卒中血管内治疗流程质量控制指标建设

　　为了进一步加强急性缺血性卒中血管内治疗质量管理，规范临床诊疗行为，促进医疗服务的标准化、同质化，国家卫生健康委员会组织制定了《神经系统疾病医疗质量控制指标（2020年版）》（国卫办医函〔2020〕13号）。各级各类医疗机构应充分利用相关质量控制指标开展神经系统疾病诊疗的质量管理工作，不断提升医疗质量管理的科学化和精细化水平。该文件中关于急性缺血性卒中血管内治疗流程的质量控制指标为：发病24 h内脑梗死患者行血管内治疗90 min内完成动脉穿刺率。

　　定义：单位时间内，发病24 h内脑梗死患者行血管内治疗者中，从入院到完成动脉穿刺时间在90 min内的患者所占比例。计算公式如下：

$$发病24\,h内脑梗死患者行血管内治疗90\,min内完成动脉穿刺率 = \frac{发病24\,h内脑梗死患者行血管内治疗从入院到完成动脉穿刺在90\,min内人数}{同期发病24\,h内脑梗死患者行血管内治疗人数} \times 100\%。$$

意义：反映医疗机构对发病24 h内脑梗死患者行血管内治疗的流程管理水平。

急性缺血性卒中再灌注治疗实施过程中，血管内治疗涉及科室多、人员构成复杂、治疗流程环节多等问题。在最短时间内完成再灌注治疗，是缺血性卒中患者获得最佳临床结局的先决条件。多项研究结果显示，治疗时间延误会导致血管内治疗良好结局的比例降低。从卒中发病到血管内治疗结束有多个环节，每一个环节都需要高效、快速地完成。大血管闭塞性缺血性卒中患者从入院到血管再通的血管内治疗过程中，从入院到完成动脉穿刺时间是延误最长的环节，这个环节时间反映医疗机构缺血性卒中血管内治疗流程管理的水平。在HERMES中，中位入院到完成动脉穿刺时间为104 (74~148) min。美国血管与介入神经病学协会推荐的入院到完成动脉穿刺时间为90 min，我国ANGEL-ACT研究中的中位入院到完成动脉穿刺时间为110 (72~155) min。2021年发布的《急性缺血性卒中再灌注治疗医疗质量评价与改进专家建议》推荐：对于需进行血管内治疗的患者，其入院到完成动脉穿刺时间，推荐基础目标值为<90 min，进阶目标值为<60 min；对于急性缺血性卒中患者行血管内治疗90 min内完成动脉穿刺率，推荐目标值为不低于75%。

我国国家医疗质量管理与控制信息网的全国医疗质量调查数据显示，2020—2022年我国开展急性缺血性卒中血管内治疗的医院，发病24 h内脑梗死患者行血管内治疗90 min内完成动脉穿刺率偏低（图2-1-1），这一结果凸显了急性缺血性卒中血管内治疗流程标准化建设的紧迫性。

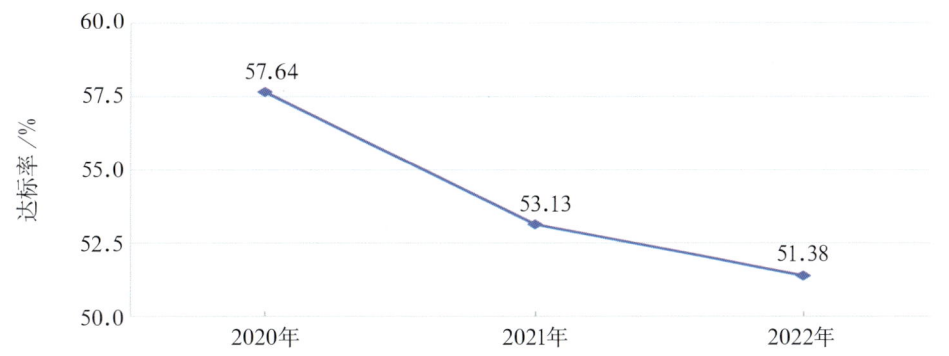

图2-1-1　2020—2022年我国发病24 h内脑梗死患者行血管内治疗90 min内完成动脉穿刺率

参考文献

[1] 国家卫生健康委员会医政医管局. 国家卫生健康委办公厅关于印发神经系统疾病和肾病专业医疗质量控制指标（2020年版）的通知：国卫办医函〔2020〕13号[S]. 北京：国家卫生健康委员会医政医管局, 2020-01-09.
[2] GOYAL M, MENON B K, VAN ZWAM W H, et al. Endovascular thrombectomy after large-vessel ischemic stroke: a meta-analysis of individual patient data from five randomised trials[J]. Lancet, 2016, 387 (10029)：1723-1731.
[3] JIA B X, REN Z G, MOKIN M, et al. Current status of endovascular treatment for acute large vessel occlusion in China: a real-world nationwide registry[J]. Stroke, 2021, 52 (4)：1203-1212.
[4] 国家神经系统疾病医疗质量控制中心, 中国卒中学会. 急性缺血性卒中再灌注治疗医疗质量评价与改进专家建议[J]. 中国卒中杂志, 2021, 16 (7)：705-715.

（李晓青）

第二节 院前及院内急性缺血性卒中血管内治疗流程建设

一、卒中院前急救

急性缺血性卒中治疗的关键在于尽早通过再灌注治疗开通闭塞的血管,以挽救缺血半暗带、减小脑梗死体积、减轻神经系统损伤。再灌注治疗的获益具有很强的时间依赖性,缩短从发病到再灌注的时间,是急性缺血性卒中血管内治疗流程建设的重中之重。院前急救是卒中急救生命链启动的第一个环节,在最佳卒中医疗救治流程中具有重要作用。院前急救延误可导致患者因从发病到入院时间过长而错过最佳治疗时机。因此,改善院前急救流程,提升院前急救效率,对增加急性缺血性卒中患者获得再灌注治疗的机会至关重要。

(一) 卒中院前教育

1.公众卒中教育

公共卫生领导应联合医学专家及相关人员,共同设计与实施公众卒中教育项目。公众卒中健康教育的主要内容包括:卒中的早期表现,发生疑似卒中应立即拨打急救电话,以及了解卒中早期再灌注治疗的重要性和紧迫性。2007年,美国提出的FAST院前卒中筛查量表可有效提高卒中患者的救治效率、降低死亡率,目前已被推广至较多国家和地区应用,但其在中国的适用性仍有待验证。2016年,我国学者提出了适合中国人群的卒中快速识别工具——"中风1-2-0",内容包括:1看——1张脸不对称,口角歪斜;2查——2只手臂,平行举起,单侧无力;0(聆)听——言语不清,表达困难。若发现患者有以上任何突发症状,需立刻拨打120急救电话。

2.急救人员卒中急救规范化培训

EMS救治能力是影响卒中患者预后的最重要的院前因素。提高急救人员专业素养是提升卒中院前急救质量和效率的基础。急救人员应熟练掌握卒中危险因素、临床表现及规范化急救流程等知识,提升院前快速识别卒中的能力,从而加速后续急救环节响应,优化现场处理与转运分流,减少再灌注时间延误,达到提高再灌注治疗实施率的目的。EMS调度系统作为急救链的首要环节,需通过标准化症状评估(如突发面瘫、肢体无力或言语障碍)及时辨识疑似卒中的病例,按最高优先级派遣专业救护资源,并在急救人员到达现场前远程指导患者的照护人员进行基础急救干预。

(二) 卒中急救评估

1.卒中评估工具

院前卒中评估工具可有效帮助EMS急救人员提高卒中识别效率,若院前急救人员对评估工具应用不熟练或不恰当则可能造成卒中识别错误。目前临床上常用于院前卒中筛查的工具有FAST、

CPSS（表2-2-1）、LAPSS（表2-2-2）等。研究显示，FAST识别卒中的敏感度为85%，特异度为68%；CPSS的敏感度为83%，特异度为69%；LAPSS较CPSS识别卒中的假阳性率低，其敏感度为44%，特异度为98%。这3个量表共同的局限性是不能很好地识别后循环卒中。目前AHA推荐院前使用CPSS或LAPSS识别卒中，而欧洲则常用FAST。FAST、CPSS和LAPSS也适用于我国院前卒中急救，不过由于我国卒中患者的年轻化趋势，建议使用LAPSS时去掉年龄＞45岁筛检项，以免漏诊年轻的卒中患者。

表2-2-1 CPSS

检查项目	指令	正常	异常
面瘫	令患者示齿或微笑	双侧面部运动对称	双侧面部运动不对称
上肢无力	令患者闭眼，双上肢平举10 s	双侧运动一致或双侧都不动	一侧不动或一侧肢体下坠
言语异常	令患者重复简单句子，如"吃葡萄不吐葡萄皮"	言语正确清楚	发音含糊、用词错误或不能言语

表2-2-2 LAPSS

项目	评估情况		
年龄＞45岁	□是	□不详	□否
无痫性发作或癫痫病史	□是	□不详	□否
症状持续时间＜24 h	□是	□不详	□否
发病前患者无卧床或依赖轮椅	□是	□不详	□否
血糖在60~400 mg/dL（3.3~22.2 mmol/L）之间	□是	□不详	□否
根据以下3项查体检查，患者有明显单侧力弱	□是	□不详	□否
	正常	右侧	左侧
面部表情	□	□面部下垂	□面部下垂
握力	□	□力弱 □不能抓握	□力弱 □不能抓握
臂力	□	□摇摆 □快速坠落	□摇摆 □快速坠落

注：全部筛检内容为是（或不详），则符合LAPSS卒中筛检标准，不符合LAPSS标准者仍有可能是卒中患者。

快速、精准地识别大血管闭塞性缺血性卒中患者，是顺利开展血管内治疗的关键。对于院前卒中急救而言，在缺乏影像学检查明确提示大血管闭塞的情况下，应通过临床表现初步判断患者大血管闭塞的可能性，并决定是否将其直接转运至就近有取栓能力的综合卒中中心。EMS急救人员可以通过下列量表评估卒中的严重性，预测大血管闭塞：FAST-ED量表（表2-2-3）、LAMS（表2-2-4）、RACE量表（表2-2-5）和NIHSS。研究显示，FAST-ED评分≥4分预测大血管闭塞的敏感度为60%，特异度为89%；LAMS评分≥4分预测大血管闭塞的敏感度为81%，特异度为89%；RACE评分≥5分预测大血管闭塞的敏感度为85%，特异度为68%。NIHSS是预测大血管闭塞最有效的评分工具之一，也是临床应用广泛的神经功能损伤程度评估工具之一。有研究显示，NIHSS评分≥10分时，可达到预测大血管闭塞最佳敏感度（73%）和特异度（74%）的平衡。需要注意的是，目前多数评估卒中严重程度的量表是针对前循环卒中设计的，对后循环大血管闭塞的评估作用有限。

表2-2-3 FAST-ED 量表

项目	评分/分
面瘫	
正常或轻微面瘫	0
部分或完全面瘫	1
上肢无力	
无落下	0
有落下，或抗部分重力	1
不能抗重力，或无活动	2
语言改变	
无语言改变	0
轻-中度语言障碍	1
严重，完全性失语，无声	2
眼球斜视	
无	0
部分	1
强迫斜视	2
失认/忽视	
无	0
双侧同时给予同一种感觉刺激，只能感受到一侧的刺激	1
不能识别自己的手或仅能感知一侧肢体	2

表2-2-4 LAMS

项目	表现	分值/分	对应NIHSS分项评分/分
面瘫	无	0	0
	轻微		1
	部分	1	2
	完全		3
上肢运动	无下落,平举上臂于坐位90°（或仰卧位45°），维持10 s	0	0
	能抬举但不能维持10 s,下落时不撞击床面或其他支持物		1
	试图抵抗重力,但不能维持坐位90°（或仰卧位45°）	1	2
	不能抵抗重力,快速下落		3
	无运动	2	4
手部运动	正常	0	0（肌力5级）
	抓握力量减弱	1	1~2（肌力2~4级）
	无抓握动作	2	2（肌力0~1级）
总分		0~5	

注：评分≥4分提示颅内大血管闭塞。

表2-2-5 RACE量表

项目	检查方法	结果	评分/分
面瘫	让患者示齿或微笑	无（对称运动）	0
		轻度（轻微偏瘫）	1
		中-重度（完全偏瘫）	2
上肢运动功能	抬起上肢 90°（坐位）/45°（卧位）	正常-轻度（抬起上肢≥10 s）	0
		中度（抬起上肢<10 s）	1
		重度（不能抗重力抬起上肢）	2

续表

项目	检查方法	结果	评分/分
下肢运动功能	抬起下肢30°（卧位）	正常-轻度（抬起下肢≥5 s）	0
		中度（抬起下肢<5 s）	1
		重度（不能抗重力抬起下肢）	2
头眼偏斜（凝视）	观察双眼和头部偏向一侧	无（眼球可向双侧运动且无头部偏斜）	0
		有（可观察到眼睛和头部偏向一侧）	1
失语（如右侧肢体瘫痪）	不能理解说出或写出的话 让患者做2个简单指令：闭眼、握拳	正常（正确执行2个指令）	0
		中度（正确执行1个指令）	1
		重度（2个指令均不能执行）	2
失认（如左侧肢体瘫痪）	不能辨别熟悉物体,问患者："这是谁的胳膊？" （同时指向受累上肢）"能活动这只胳膊吗？"	正常（能辨认上肢并试图移动上肢）	0
		中度（不能辨认上肢或没意识到上肢）	1
		重度（不能辨认上肢且没意识到上肢）	2

注：评分>5分提示颅内大血管闭塞。

2.卒中急救反应目标时间

应根据当地的人口地理特征、急救医疗资源布局和可及性，设定尽可能短的卒中急救反应目标时间，以减少卒中急救的院前延误，提高卒中患者接受早期治疗的比例。推荐下列快速反应目标时间：

- 派车时间（EMS接听呼叫电话到派出急救车组的时间）<2 min。
- 出车时间（急救车组接到派遣指令到救护车出发的时间）<2 min。
- 平均EMS反应时间（EMS接听呼叫电话到配备有合适装备和急救人员的救护车到达现场的时间）<20 min。
- 平均现场时间（急救人员转运患者之前在现场诊治患者的时间，不含解救、搬抬转运过程）<15 min。

对于无法达到上述反应目标时间的地区，建议多渠道加大对院前急救体系建设的投入，优化急救流程管理，以加快EMS的反应速度，尽可能减少卒中患者的院前延误。

（三）卒中急救现场处置

(1) 保持呼吸道通畅 及时清除呼吸道分泌物，如患者存在意识障碍、延髓麻痹影响呼吸功能或发生误吸，需建立人工气道辅助呼吸。推荐患者进入急救车后立即给予鼻导管吸氧，必要时改用面罩吸氧，维持血氧饱和度>94%。

(2) 血糖管理 低血糖会导致类卒中样发病，因此所有疑似卒中患者均应检测快速血糖。当血糖<60 mg/dL（3.3 mmol/L）时，推荐使用葡萄糖治疗。

(3) 心电监护 推荐在院前及发病24 h内进行心电监测，并完成心电图检查。

(4) 血压管理 对疑似卒中患者的血压升高应谨慎处理，推荐根据患者的卒中亚型及合并症情况做个体化血压管理，避免过度降低血压；对有低血压（血压显著低于病前状态或收缩压<120 mmHg）的疑似卒中患者，应取平卧位，并适当补充生理盐水。

(5) 颅内压管理 急性颅内压升高常合并头痛、呕吐及视乳头水肿等症状和体征。对于疑似有颅内压升高的患者,密切观察其意识状态、瞳孔、血压、呼吸、脉搏及体温的变化。伴有颅内高压的患者需进行降颅压处理,取头高20°~30°卧位,静脉滴注甘露醇,必要时也可使用甘油果糖或呋塞米等药物。保持呼吸道通畅,防止二氧化碳潴留,因高碳酸血症可引起脑血管扩张,加重颅内高压。

(6) 转运体位 卒中患者的最佳转运体位尚不确定,急救人员应根据患者的具体病情及耐受程度综合判断。推荐对可耐受平躺且无低氧血症的患者取仰卧位;有气道阻塞、误吸风险及怀疑颅内压升高的患者,建议头位抬高15°~30°。

(7) 输液和静脉通路 目前尚无证据支持卒中患者在转运途中需要补液治疗。但是对于低血压患者,如无补液禁忌证,可适量输注生理盐水以维持血压。考虑到后续可能进行多模式影像学检查或静脉溶栓治疗,在不妨碍转运的前提下可提前开通静脉,放置静脉留置针。

(8) 辅助检查 在有条件的救护车上,可以提前采集患者的血样,完善部分血液检查项目,如长期口服华法林患者的INR值。如救护车装备有车载CT,可以及时完成颅脑CT的检查,排除颅内出血。

(9) 统筹院前急救与转运安排 为避免因院前急救而延误转运,院前急救措施可在转运途中完成。

(四) 疑似大血管闭塞性缺血性卒中患者的转运模式

对于疑似大血管闭塞性缺血性卒中患者,血管内治疗相较于单纯静脉溶栓治疗具有更好的疗效。但目前可进行血管内治疗的卒中中心相对较少,故疑似大血管闭塞性缺血性卒中患者的院前转运模式对其后期救治方案具有重要影响。目前,针对疑似大血管闭塞性缺血性卒中患者的转运模式主要有以下5种:

• 直接转运模式:绕过初级卒中中心,直接将患者转运到能进行血管内治疗的卒中中心。

• 溶栓后二次转运模式/逐级转运模式:患者在初级卒中中心诊断大血管闭塞且已经接受静脉溶栓治疗,将其二次转运到能进行血管内治疗的卒中中心。

• 飞行团队转运模式:患者在初级卒中中心治疗,具有血管内治疗能力的卒中中心派医师团队到患者所在卒中中心进行血管内治疗。

• 使用卒中量表进行院前分诊模式:基于LAMS、RACE等量表的评估,决定是否将患者直接送至能进行血管内治疗的卒中中心。

• 移动卒中单元中基于影像学检查结果的分诊模式:移动卒中单元配备车载移动CT、实验室检查设备及信息化支持系统,并配置以卒中救治人员为主导的多学科救护团队。患者可在救护车上进行院前溶栓治疗,并根据车载影像学检查结果决定患者的转运模式。

疑似大血管闭塞性缺血性卒中患者的转运模式需考虑多种因素,包括症状出现的时间、大血管闭塞的可能性、静脉溶栓禁忌证、到医院的距离和医院容量等。在现实世界中,还需考虑经济因素等对转运模式选择的影响。

（五）卒中急救院前团队与院内团队的衔接

建议院前卒中急救团队与院内卒中诊疗团队通过多种途径建立联系，开通急性缺血性卒中急救绿色通道并建立预警机制，以进一步缩短转运衔接时间，将患者快速、准确地送达具备溶栓/血管内治疗能力的医院。

建立合理的院前卒中急救流程，有利于制订分级响应机制以对高危病例实施快速处置。结合智能评估工具精准规划转运路径，借助移动设备与信息共享工具缩短院前与院内衔接时间，减少院前延误，提高卒中救治质量。图2-2-1是2017年中国卒中学会急救医学分会发布的《脑卒中院前急救专家共识》中推荐的院前卒中急救建议流程。

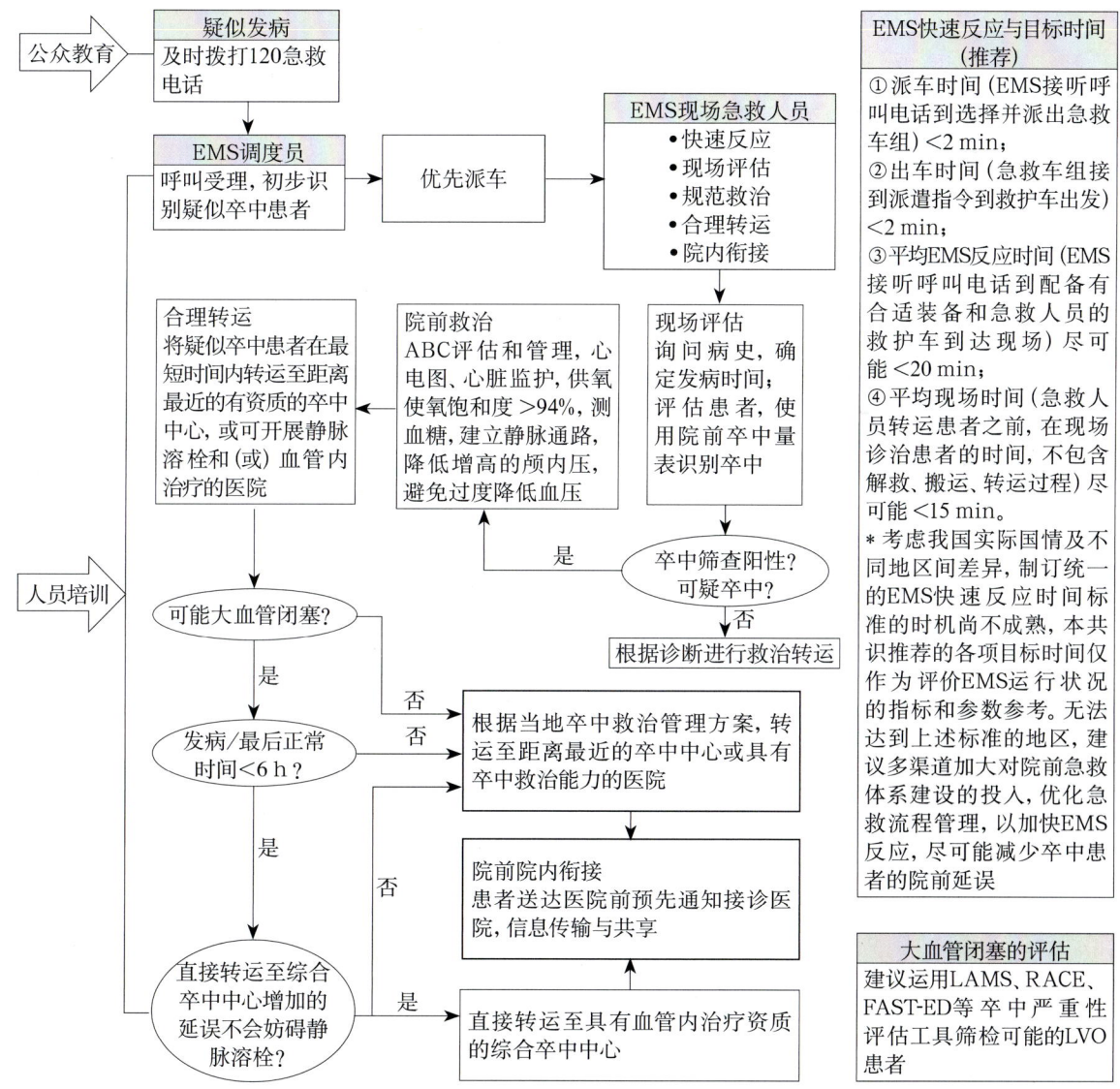

图2-2-1 《脑卒中院前急救专家共识》推荐的院前卒中急救流程

二、院内血管内治疗流程

(一) 建立院内卒中团队

1.院内卒中团队建设

①医院应建立卒中团队,包括医务部门、护理部门、神经内科、神经外科、急诊科、麻醉科、影像科、检验科、心内科、康复科、信息科等相关部门,开通卒中绿色通道,协同救治患者。②院内卒中团队与院前急救团队建立密切合作关系,24 h接收绿色通道预警信息,缩短转运和衔接时间。③硬件配置:场地配置包括急诊诊室、抢救室、急诊检验科、急诊药房、急诊导管室;检查设备包括可24 h运行的CT、CTA/CTP、急诊MRI等影像学检查设备。④实验室检查:检验科在收到标本后10 min内出具血常规检查报告,1 h内出具肝肾功能及电解质检查报告,2 h内出具凝血功能检查报告。⑤急诊楼内设置清晰醒目的绿色通道标志,急诊抢救室为卒中患者预留静脉溶栓专用床位。

2.卒中急诊流程建设

①根据医院具体情况建立适合自身的卒中绿色通道。②人员要求:急诊分诊护士具备快速、准确识别卒中的能力;卒中接诊医师应由高年资主治医师或以上职称人员担任;神经介入医师具有5例以上独立血管内治疗经历,在接到通知后20 min内到达导管室,负责制订手术策略、主导完成血管内治疗;神经介入专业护士由神经科高年资护士担任,接到通知后20 min内抵达导管室,负责核对患者信息、准备材料及术中辅助;介入技师应在接到通知后10 min内抵达导管室,负责患者到检、设备调试及故障处理;麻醉医师接到通知后10 min内抵达导管室,评估患者病情并参与制订麻醉方案。③基本流程:发病24 h内的疑似大血管闭塞的卒中患者应尽快进入急救绿色通道,由卒中团队评估病情(图2-2-2)。患者进入救治流程的指征为:临床症状/辅助检查考虑卒中;发病/最后正常至入院时间<24 h。

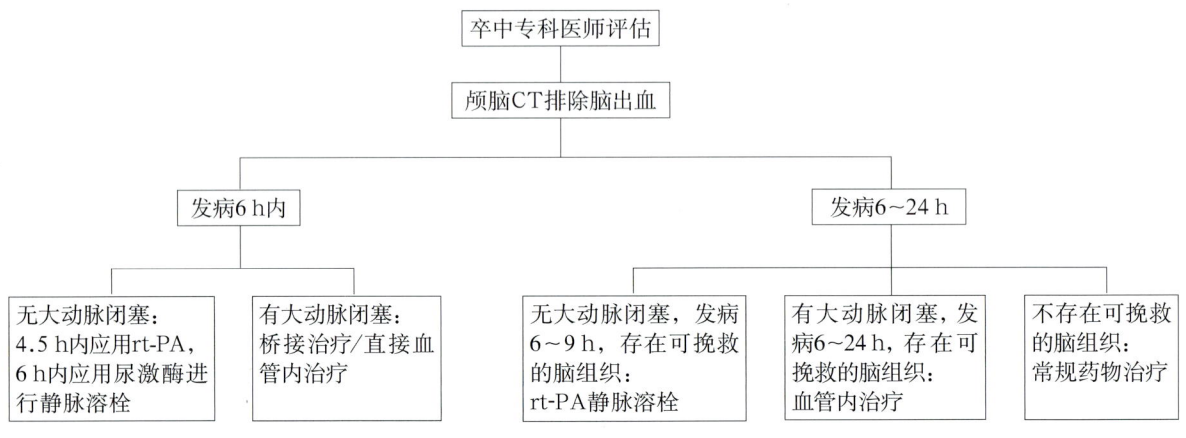

图2-2-2 疑似卒中患者的院内救治流程

3.卒中中心质量控制指标

- 进门至CT时间<15 min。
- 符合溶栓条件的患者，进门至静脉溶栓时间<60 min。
- 符合血管内治疗适应证的患者，进门至动脉穿刺时间<90 min。
- 符合血管内治疗适应证的患者，进门至再灌注时间<150 min。
- 至少90%符合血管内治疗适应证的患者接受血管内治疗。
- 需要进行灌注评估者，入院30 min内完成评估的比例>75%。
- 至少75%符合血管内治疗适应证的患者，影像学检查至穿刺时间<110 min。
- 至少70%的患者在60 min内完成血管内治疗的操作且mTICI分级达2b级或以上。
- 术后sICH发生率≤10%。
- 术后新发脑梗死率≤10%。

（二）急诊初步处置

①对疑似急性缺血性卒中的患者立即进行气道、呼吸和循环的初步评估。②神经系统症状评估：应快速完成神经系统查体以确定神经功能缺损情况，推荐使用卒中评定量表（如NIHSS）进行评估。初步评估还应考虑卒中症状发作的时间、排除卒中模拟病，并制订下一步管理计划及护理目标。③实验室检查：急性缺血性卒中患者入院后应立即进行血常规、血液生化及凝血功能等检查。应在血管内治疗前获得血糖检测结果，以排除低血糖反应。由于普通人群出现血小板减少或凝血功能异常的风险较低，血小板计数及凝血功能检查等仅在怀疑存在凝血功能障碍时才需等待结果，不可因等待实验室检查结果而延误再灌注治疗。④患者到达医院后需进行常规心电图检查，但不得因此延误治疗。⑤血压管理：纠正低血压及低血容量，以维持足够的全身灌注。对于血压升高且拟行静脉阿替普酶溶栓治疗的患者，静脉溶栓前应控制收缩压<185 mmHg，舒张压<110 mmHg。对于未接受静脉溶栓而计划进行血管内治疗的患者，术前控制血压≤185/110 mmHg是合理的。在急性缺血性卒中患者中，药物诱导高血压的获益尚不确定。⑥癫痫发作评估：癫痫发作并非缺血性卒中再灌注治疗的禁忌证。可使用短效抗癫痫药物（如静脉注射劳拉西泮）控制非自限性癫痫发作。

（三）血管内治疗影像学评估

所有新入院的疑似急性缺血性卒中患者，在接受再灌注治疗前，都应进行急诊影像学检查，以指导治疗决策（表2-2-6）。

- 实施血管内治疗前，推荐使用无创影像学检查以明确有无颅内大血管闭塞。
- 有条件的卒中中心，对适合血管内治疗的患者进行颅内血管影像学检查的同时，可以考虑行颅外颈动脉、椎动脉的影像学筛查，为制订血管内治疗策略提供依据。
- 对于发病6 h内、疑似前循环大血管闭塞的患者，推荐使用CTA或MRA检查以明确有无大血管闭塞，可不进行灌注成像检查；对于发病6~24 h的前循环大血管闭塞患者，推荐进行CTP、MRI DWI或PWI检查，以筛选适合血管内治疗的患者。

• 对于发病6~24 h的前循环大血管闭塞患者，经严格筛选后，根据脑侧支循环状态决定是否进行血管内治疗。

• 有条件的卒中中心，对于发病6 h内、考虑大血管急性闭塞的患者，在谨慎评估风险获益比后，可考虑省略急诊多模式影像学检查，直接转运至导管室，经平板CT扫描评估后进行血管内治疗。

表2-2-6　不同发病时间窗患者再灌注治疗筛选的影像方案

时间窗	影像学评估方案	标准
[0~6] h	CT：排除出血，计算ASPECTS评分 CTA/MRA/DSA：确定大血管闭塞情况，评估侧支循环状态 CTP/DWI：评估梗死核心、缺血半暗带（可选）	静脉溶栓时间窗内，符合6 h内血管内治疗标准，启动静脉溶栓后同步筛查大血管闭塞情况
(6~16] h	CT：排除出血，计算ASPECTS评分 CTA/MRA：确定大血管闭塞情况 CTP/PWI/DWI：评估梗死核心、缺血半暗带	符合DEFUSE 3研究标准或符合DAWN研究标准
(16~24] h	CT/MRI：排除出血，计算ASPECTS评分 CTA/MRA：确定大血管闭塞情况 CTP/DWI：评估梗死核心	符合DAWN研究标准
[0~24] h	CT/MRI：排除出血，计算ASPECTS评分 CTA/MRA：确定大血管闭塞情况 CTP/DWI：评估梗死核心	大梗死核心患者血管内治疗应符合ANGEL-ASPECT、RESCUE-Japan LIMIT或SELECT 2研究标准

（四）血管内治疗的患者选择

根据目前相关临床研究提供的循证证据，以及相关指南的推荐，对于发病24 h内的急性前、后循环大血管闭塞患者，经过临床及影像筛选后，当符合现有循证依据时，均推荐进行血管内治疗。不过，不同发病时间窗、不同血管闭塞部位的患者筛选标准不同。发病6 h内的前循环大血管闭塞患者，如卒中前mRS评分0~1分、颈内动脉或大脑中动脉M1段闭塞、NIHSS评分≥6分、ASPECTS评分≥6分，建议进行血管内治疗。发病6~16 h的前循环大血管闭塞患者，如符合DAWN或DEFUSE 3研究入组标准，以及发病16~24 h的前循环大血管闭塞患者，如符合DAWN研究入组标准，建议进行血管内治疗。发病0~12 h内的基底动脉闭塞患者，如符合ATTENTION研究或BAOCHE入组标准，以及发病12~24 h内的基底动脉闭塞患者，如符合BAOCHE入组标准，建议进行血管内治疗。对于具有其他临床特点的缺血性卒中患者，如大梗死核心、中等血管及以远闭塞、初始症状较轻的大血管闭塞、此次卒中前残疾、发病24 h以上等，目前临床指南对其进行血管内治疗的推荐级别不高。临床实践中应综合评估患者的病情，谨慎选择适合血管内治疗的患者。具体可进行血管内治疗的急性缺血性卒中患者的筛选标准和建议见本书第一章第二节。急性缺血性卒中患者的血管内治疗筛选流程及对应的治疗原则见图2-2-3。

(五)手术操作及围手术期管理

急性缺血性卒中患者的院内治疗需多学科协作,快速进行病情评估,结合影像学检查结果精准分层筛选患者,规范血管内治疗的手术操作与术后管理,通过全程质量控制管理优化救治流程,最大限度地实现血管再通并降低并发症风险。

- 缩短发病到再灌注时间与临床预后密切相关,推荐在治疗时间窗内尽早开通血管,以早期恢复血流再灌注(mTICI分级2b~3级)。
- 在急诊血管内治疗过程中,建议达到mTICI分级2b~3级的血流再灌注,以提高临床预后良好率。
- 对于适合机械取栓的患者,经过谨慎筛选后,首选抽吸取栓的效果不劣于首选支架取栓。
- 在血管内治疗过程中,推荐结合患者情况,在慎重筛选下应用球囊导引导管或中间导管等材料以提高血管开通率。
- 急诊血管内治疗后,再通血管存在显著狭窄时,建议密切观察,如狭窄>70%或影响远端血流(mTICI分级<2b级)或再闭塞时,可考虑血管成形术[球囊扩张和(或)支架植入]。
- 急诊血管内治疗时,可以考虑应用血管成形、支架植入等补救措施,以使再灌注血流达到mTICI分级2b~3级。
- 急诊血管内治疗时,在静脉溶栓基础上,谨慎评估风险获益比后,可以考虑对部分适合患者进行动脉溶栓;当患者不适合静脉溶栓或静脉溶栓无效且无法实施血管内治疗时,经过严格筛选后,可慎重选择动脉溶栓治疗。
- 急诊血管内治疗成功开通血管后(mTICI分级2b~3级),对适合的患者,在评估风险获益比后,可谨慎考虑选择动脉内阿替普酶溶栓治疗(0.225 mg/kg),但仍需随机对照试验证据进一步证实其疗效。
- 血管内治疗实现血管恢复再灌注后,谨慎评估风险获益比后,可以考虑将收缩压控制在140~180 mmHg,避免强化降压至120 mmHg以下。
- 急诊血管内治疗前给予静脉血小板糖蛋白Ⅱb/Ⅲa拮抗剂的获益仍不明确,在考虑病因为大动脉粥样硬化型前循环大血管闭塞的患者中,经谨慎筛选后,术前静脉使用替罗非班可能是安全的;对于急诊血管内治疗中进行了球囊扩张或支架成形术的患者,经谨慎筛选后,在术中给予血小板糖蛋白Ⅱb/Ⅲa拮抗剂可能是安全的。
- 进行急诊血管内治疗的患者,在术中给予静脉注射肝素或阿司匹林可能会增加出血风险,不建议在术中无选择地给药,对少数特殊患者,可在评估风险获益比后谨慎用药。
- 对于心房颤动导致的急性缺血性卒中,急诊血管内治疗后,经谨慎评估,可以考虑在发病后早期启动抗凝治疗。

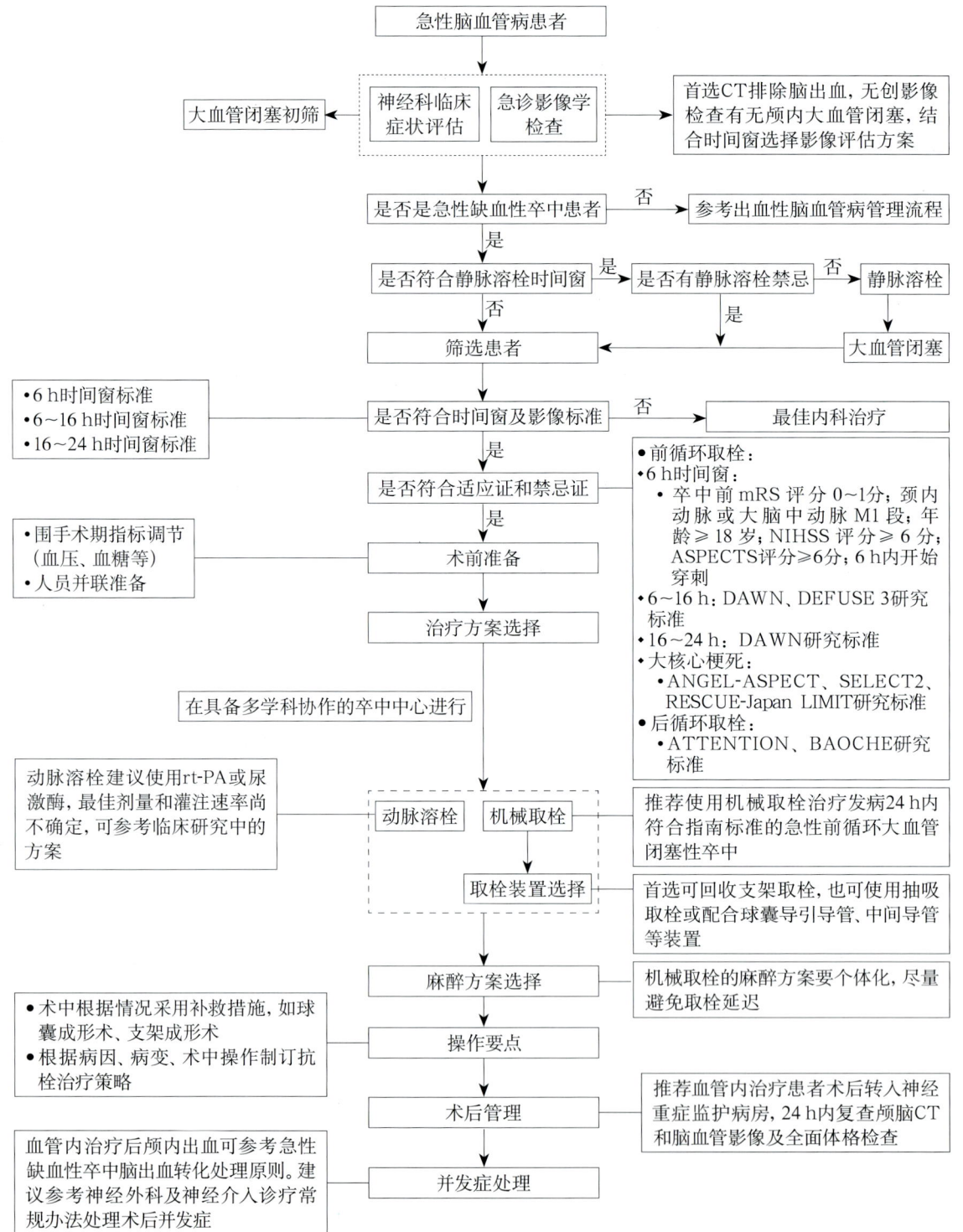

图2-2-3 《急性缺血性卒中血管内治疗中国指南2023》推荐的急性缺血性卒中血管内治疗院内筛选及救治流程

- 急诊血管内治疗开通血管后，不推荐进行扩容、扩血管治疗，对于血管内治疗后脑灌注不足的患者，可以考虑在密切监测下行扩容治疗。
- 血糖>10 mmol/L时可考虑给予胰岛素治疗，血糖<3.3 mmol/L时可考虑给予10%~20%葡萄糖口服或注射治疗。
- 血脂异常（过高或过低）均与不良预后相关，应积极评估缺血性卒中患者的血脂水平以指导降脂和二级预防治疗。
- 血管内治疗后，推荐将患者转入神经重症监护病房进行全面管理，密切观察神经系统及全身各脏器功能的变化，以降低因围手术期并发症导致的病情加重的风险。

参考文献

[1] 中国卒中学会, 中国卒中学会神经介入分会, 中华预防医学会卒中预防与控制专业委员会介入学组. 急性缺血性卒中血管内治疗中国指南2023[J]. 中国卒中杂志, 2023, 18 (6)：684-711.

[2] WARNER J J, HARRINGTON R A, SACCO R L, et al. Guidelines for the early management of patients with acute ischemic stroke：2019 update to the 2018 guidelines for the early management of acute ischemic stroke[J]. Stroke, 2019, 50 (12)：3331-3332.

[3] KLEINDORFER D O, MILLER R, MOOMAW C J, et al. Designing a message for public education regarding stroke：does FAST capture enough stroke? [J]. Stroke, 2007, 38 (10)：2864-2868.

[4] ZHAO J, LIU R Y. Stroke 1-2-0：a rapid response programme for stroke in China[J]. Lancet Neurol, 2017, 16 (1)：27-28.

[5] O'BRIEN W, CRIMMINS D, DONALDSON W, et al. FASTER (face, arm, speech, time, emergency response)：experience of Central Coast Stroke Services implementation of a pre-hospital notification system for expedient management of acute stroke[J]. Emerg Med J, 2012, 19 (2)：241-245.

[6] SONG S, SAVER J. Growth of regional acute stroke systems of care in the United States in the first decade of the 21st century[J]. Stroke, 2012, 43 (7)：1975-1978.

[7] PURRUCKER J C, HAMETNER C, ENGELBRECHT A, et al. Comparison of stroke recognition and stroke severity scores for stroke detection in a single cohort[J]. J Neurol Neurosurg Psychiatry, 2015, 86 (9)：1021-1028.

[8] 中国卒中学会急救医学分会. 脑卒中院前急救专家共识[J]. 中华急诊医学杂志, 2017, 26 (10)：1107-1114.

[9] NAZLIEL B, STARKMAN S, LIEBESKIND D S, et al. A brief prehospital stroke severity scale identifies ischemic stroke patients harboring persisting large arterial occlusions[J]. Stroke, 2008, 39 (8)：2264-2267.

[10] LIMA F O, SILVA G S, FURIE K L, et al. Field assessment stroke triage for emergency destination：a simple and accurate prehospital scale to detect large vessel occlusion strokes[J]. Stroke, 2016, 47 (8)：1997-2002.

[11] KIDWELL C S, JAHAN R, GORNBEIN J, et al. A trial of imaging selection and endovascular treatment for ischemic stroke[J]. N Engl J Med, 2013, 368 (10)：914-923.

[12] SACKS D, BAXTER B, CAMPBELL B C, et al. Multisociety consensus quality improvement revised consensus statement for endovascular therapy of acute ischemic stroke：from the American Association of Neurological Surgeons (AANS), American Society of Neuroradiology (ASNR), Cardiovascular and Interventional Radiology Society of Europe (CIRSE), Canadian Interventional Radiology Association (CIRA), Congress of Neurological Surgeons (CNS), European Society of Minimally Invasive Neurological Therapy (ESMINT), European Society of Neuroradiology (ESNR) [J]. J Vasc Interv Radiol, 2018, 29 (6)：441-453.

[13] 中华医学会神经病学分会, 中华医学会神经病学分会脑血管病学组, 中华医学会神经病学分会神经血管介入协作组. 中国急性缺血性卒中早期血管内介入诊疗指南2022[J]. 中华神经科杂志, 2022, 55 (6)：565-580.

[14] HERAN M, LINDSAY P, GUBITZ G, et al. Canadian stroke best practice recommendations：acute stroke management, 7th edition practice guidelines update, 2022[J]. Can J Neurol Sci, 2024, 51 (1)：1-31.

[15] MICHEL P. Prehospital scales for large vessel occlusion: closing in on a moving target[J]. Stroke, 2017, 48 (2) : 247-249.

[16] NOGUEIRA R G, JADHAV A P, HAUSSEN D C, et al. Thrombectomy 6 to 24 hours after stroke with a mismatch between deficit and infarct[J]. N Engl J Med, 2018, 378 (1) : 11-21.

[17] ALBERS G W, MARKS M P, KEMP S, et al. Thrombectomy for stroke at 6 to 16 hours with selection by perfusion imaging[J]. N Engl J Med, 2018, 378 (8) : 708-718.

[18] BERKHEMER O A, JANSEN I G H, BEUMER D, et al. Collateral status on baseline computed tomographic angiography and intra-arterial treatment effect in patients with proximal anterior circulation stroke[J]. Radiology, 2016, 47 (3) : 768-776.

[19] MENON B K, QAZI E, NAMBIAR V, et al. Differential effect of baseline computed tomographic angiography collaterals on clinical outcome in patients enrolled in the interventional management of stroke iii trial[J]. Circulation, 2015, 46 (5) : 1239-1244.

[20] SARRAJ A, KHOSHNEVIS A, HASSAN A E, et al. Association of endovascular thrombectomy vs medical management with functional and safety outcomes in patients treated beyond 24 hours of last known well: the SELECT late study[J]. JAMA Neurol, 2023, 80 (2) : 172-182.

[21] REQUENA M, OLIVÉ-GADEA M, MUCHADA M, et al. Direct to angiography suite without stopping for computed tomography imaging for patients with acute stroke: a randomized clinical trial[J]. JAMA Neurol, 2021, 78 (9) : 1099-1107.

[22] CAMPBELL B C V, MITCHELL P J, CHURILOV L, et al. Tenecteplase versus alteplase before thrombectomy for ischemic stroke[J]. N Engl J Med, 2018, 378 (17) : 1573-1582.

[23] TAO C, NOGUEIRA R G, ZHU Y Y, et al. Trial of endovascular treatment of acute basilar-artery occlusion[J]. N Engl J Med, 2022, 387 (15) : 1361-1372.

[24] JOVIN T G, LI C H, WU L F, et al. Trial of thrombectomy 6 to 24 hours after stroke due to basilar-artery occlusion[J]. N Engl J Med, 2022, 387 (15) : 1373-1384.

[25] YOSHIMURA S, SAKAI N, YAMAGAMI H, et al. Endovascular therapy for acute stroke with a large ischemic region[J]. N Engl J Med, 2022, 386 (14) : 1303-1313.

[26] HUO X C, MA G T, TONG X, et al. Trial of endovascular therapy for acute ischemic stroke with large infarct[J]. N Engl J Med, 2023, 388 (14) : 1272-1283.

[27] SARRAJ A, HASAN A E, ABRAHAM M G, et al. Trial of endovascular thrombectomy for large ischemic strokes[J]. N Engl J Med, 2023, 388 (14) : 1259-1271.

[28] TURK A S, SIDDIQUI A, FIFI J T, et al. Aspiration thrombectomy versus stent retriever thrombectomy as first-line approach for large vessel occlusion (COMPASS) : a multicentre, randomised, open label, blinded outcome, non-inferiority trial[J]. Lancet, 2019, 393 (10175) : 998-1008.

[29] YANG P F, SUN L L, ZHANG Y W, et al. Intensive blood pressure control after endovascular thrombectomy for acute ischaemic stroke (ENCHANTED2/MT) : a multicentre, open-label, blinded-endpoint, randomised controlled trial[J]. Lancet, 2022, 400 (10363) : 1585-1596.

[30] RESCUE BT Trial investigators. Effect of intravenous tirofiban vs placebo before endovascular thrombectomy on functional outcomes in large vessel occlusion stroke: the RESCUE BT randomized clinical trial[J]. JAMA, 2022, 328 (6) : 543-553.

[31] VAN DER STEEN W, VAN DE GRAAF R A, CHALOS V, et al. Safety and efficacy of aspirin, unfractionated heparin, both, or neither during endovascular stroke treatment (MR CLEAN-MED) : an open-label, multicentre, randomised controlled trial[J]. Lancet, 2022, 399 (10329) : 1059-1069.

（蔡艺灵，杜娟，林甜）

第三节　急性缺血性卒中血管内治疗院内团队建设

急性缺血性卒中的救治具有时效性强、难度大、决策复杂等特点。最大限度地缩短院前、院内救治时间是提高患者救治效率、降低患者致残率和死亡率的关键。对于大血管闭塞性缺血性卒中患者，缩短血运重建时间会增加其获得良好预后的机会。每减少15 min的治疗延误时间，患者出院时独立行走的机会就会增加1.14%。无论是静脉溶栓还是血管内治疗，成功开通闭塞的血管，挽救脑组织都是急诊缺血性卒中救治的关键。然而，这一环节的成功不仅取决于药物输注或手术本身，更需要急诊绿色通道的高效运转，以及多学科治疗团队规范、有序的协作。

急性缺血性卒中血管内治疗多学科治疗团队一般包括神经内科、神经介入科、影像科、麻醉科、神经外科多科室医师及护理人员（表2-3-1）。血管内治疗院内团队建设需要在多学科合作基础上，构建标准化救治流程和科学的流程管理策略，以达到缩短急性缺血性卒中的救治时间、提高血管再通率及改善患者预后的目的。

表2-3-1　急性缺血性卒中绿色通道救治团队岗位职责

岗位	职责
分诊护士/溶栓护士	初筛、分诊疑似卒中患者；启动绿色通道，通知一线医师；采集血样，留置套管针；记录患者的重要生命体征；开放静脉通道，遵医嘱配药用药
急诊一线医师/溶栓一线医师	接诊疑似卒中患者；溶栓前评估，开具绿色通道专属检验及检查单；溶栓决策，获得家属知情同意；开药；溶栓过程全程监测，需血管内治疗时通知神经介入团队
溶栓二线医师（按需设此岗位）	制订重症卒中或特殊患者治疗决策，并获得家属知情同意，协调患者收入卒中病房；指导溶栓一线医师及绿色通道助理工作
绿色通道助理（按需设此岗位）	协调患者血液样本快速送检和获取检验结果，协助家属缴费，陪同患者检查；协助记录患者数据，日常文件管理等
神经介入团队一线医师（有条件的医院）	同溶栓一线医师共同评估疑似大血管闭塞患者；协调CTA/CTP检查；获得血管内治疗知情同意；通知手术室/麻醉医师，协调术前准备
神经介入团队二线医师（有条件的医院）	血管内治疗决策及治疗，协调术后患者收入监护病房，指导一线医师及绿色通道助理工作

在急性缺血性卒中血管内治疗工作中，急诊的良好布局对提高救治效率尤为重要。神经科诊室、抢救室、急诊CT（可完成CTA及灌注评估）和MRI室、导管室均布局于急诊，能够最大限度地减少患者的移动。如果能进一步设置滑轨CT，与导管室形成一站式救治平台，将患者置于导管室平台，通过CT滑轨进入导管室，进行血管及灌注状态的影像学评估，并在导管室平台完成溶栓或血管内治疗操作，可最大程度减少对患者的搬动并显著降低再灌注治疗的院内延误。

急性缺血性卒中血管内治疗是一个以患者为中心、以神经介入医师为主导的多学科协作医疗过程，从患者到诊到最终血管内治疗结束，需要各环节快速反应、分工明确、协调有序、配合默契。在急性缺血性卒中绿色通道救治团队中，可设置专职的卒中救治协调员，建议由神经内科医师担任。卒中救治协调员岗位要求24 h在院，持有专用卒中救治电话。接到救治电话或信息后，协调员提前至急诊等待患者，在患者到院后快速完成院前-院内对接，进行病史采集和病情评估。另外，协调员全程陪诊，保障影像学检查、实验室检查等环节优先进行，并第一时间与患者及家属进行病情沟通。如患者符合静脉溶栓指征，则在急诊就地进行静脉溶栓；如患者符合血管内治疗指征，则通知神经介入团队到诊，并完善术前准备。神经介入团队在接到通知后应立即联系导管室和麻醉医师，进行血管内治疗操作。完成急诊快速救治流程后，卒中救治协调员需要进行患者信息记录、治疗时间节点记录及治疗过程质量评分等信息采集，录入电子信息库，作为后续改善流程的依据。

急性缺血性卒中血管内治疗前需要准确评估患者的梗死核心和缺血半暗带情况，对影像学评估要求较高，这就需要影像科快速检查并对影像结果进行快速后处理。但依赖影像科医师对结果进行后处理会带来时间的延误。将影像后处理平台授权给一线医师，可进一步缩短判断检查结果的时间。将影像后处理平台前置于急诊和导管室，能够在第一时间得到影像学评估结果，这需要神经介入团队与影像科医师的协作和配合。

急性缺血性卒中患者常有意识障碍、躁动、呕吐、气道保护性反射减弱或丧失等情况，此时患者多难以在局部麻醉情况下完成手术，需要麻醉科医师根据患者情况确定麻醉策略并全程监测麻醉过程，随时调整麻醉方案。麻醉科医师的响应速度也是影响急性缺血性卒中血管内治疗速度的重要因素。因此，需要为急性缺血性卒中血管内治疗设置专门的导管室麻醉轮值医师，保障麻醉医师可24 h快速到位以配合血管内治疗的麻醉工作。在血管内治疗过程中，可以根据患者的具体情况，选择全身麻醉或清醒镇静方式辅助治疗。

急性缺血性卒中血管内治疗相对安全，但一旦出现手术相关并发症往往是灾难性和致命性的。神经介入医师主导血管内治疗的决策和操作过程。基于脑血管疾病的复杂性及并发症的严重性，应严格执行和落实神经介入医师的系统化、规范化培训。一名合格的神经介入医师需掌握神经系统疾病基础和临床诊疗知识、影像学检查评估技能、血管内治疗操作技术、并发症处理措施等临床技能，还需要掌握与同行、患者及家属的沟通技巧，从而保障血管内治疗流程的通畅，缩短治疗延误。急性缺血性卒中血管内治疗领域的研究活跃，技术发展迅速，神经介入医师还需要关注相关学术研究进展，了解神经介入新技术的优点、不足和风险。

负责急性缺血性卒中血管内治疗的神经介入团队中应至少有3名接受过血管内治疗技术培训，并通过资格认证的介入医师，从而保障全时间段覆盖缺血性卒中血管内治疗的需求。团队成员应密切合作，积极进行经验、技术、知识和学术研究方面的交流，形成团队合力。神经介入医师在开展血管内治疗前，必须以第一术者身份完成100台以上DSA检查操作；参与150台以上神经介入手术（包括急性缺血性卒中血管内治疗、颅内外动脉狭窄支架植入术、动脉瘤栓塞术等）。另外，要求其血管内治疗手术的成功血管再通（mTICI分级2b~3级）率≥60%，新发区域栓塞发生率<15%，sICH发生率<10%。

近年来，急性缺血性卒中血管内治疗技术有了长足的进步，其在脑血管病治疗中的优势愈发显现，技术普及范围也越来越广泛。既往血管内治疗多在较大的卒中中心开展，目前越来越多的基层医院也开始开展这一治疗。不过，基层医院缺乏经验丰富的神经介入医师，存在取栓决策不够精准及对术中突发情况处理能力不足等问题。建设血管内治疗远程协作平台可能是解决这一问题的有效方式。通过远程协作平台，在不同的卒中中心之间构建可以实时通信的合作网络，甚至将通信设备直接连接至导管室，由血管内治疗经验丰富的综合卒中中心专家对基层医院医师进行手术指导。这种远程协作方式不仅能提高血管内治疗的成功率和安全性，还能提升基层神经介入医师的诊疗水平，实现疾病诊疗的同质化。

急性缺血性卒中患者血管内治疗的术后管理直接关系到患者的预后，需要建立专业的神经重症管理团队。患者的发病情况、术中操作情况、术后血流状态、病情变化及影像复查情况等均会影响后续治疗决策，因此血管内治疗院内团队应与术后管理团队密切沟通和合作，保障患者治疗的连续性和一致性。在急性缺血性卒中血管内治疗院内管理中，神经内科、神经介入科、神经重症监护病房等部门应该是一个有机整体，通过有序合作，实现对缺血性卒中患者的评估、治疗与管理一体化。

参考文献

[1] GOYAL M, MENON B Y, VAN ZWAM W H. et al. Endovascular thrombectomy after large-vessel ischaemic stroke：a meta-analysis of individual patient data from five randomised trials[J]. Lancet, 2016, 387 (10029)：1723-1731.
[2] BRINJIKJI W, PASTERNAK J, MURAD M H, et al. Anesthesia-related outcomes for endovascular stroke revascularization：a systematic review and meta-analysis[J]. Stroke, 2017, 48 (10)：2784-2791.
[3] CICCONE A, VALVASSORI L, NICHELATTI M, et al. Endovascular treatment for acute ischemic stroke[J]. N Engl J Med, 2013, 368 (10)：904-913.

（南光贤，毛颖，申光勋）

第三章
急性缺血性卒中血管内治疗影像学评估

第一节 病变血管的评估

一、颅内大血管闭塞院前识别

（一）颅内大血管闭塞院前识别量表

急诊取栓是大血管闭塞性急性缺血性卒中的标准治疗措施，具有高度的时间依赖性，因此，早期识别颅内大血管闭塞的患者尤为重要。院前识别急性缺血性卒中患者是否存在颅内大血管闭塞，对其转运决策及后续再灌注治疗至关重要。急救人员在转运患者途中可通过院前识别量表，初步判断患者是否合并大血管闭塞，并将怀疑颅内大血管闭塞的患者直接转诊至具有血管内治疗能力的综合卒中中心。这种精准识别和合理转运缺血性卒中患者的模式可在减少时间延误的同时，使更多适合血管内治疗的患者接受快捷有效的再灌注治疗。

院前颅内大血管闭塞识别工具需具备准确、简洁、实用、低廉、方便携带等特点。院前卒中评估量表同时具备以上特点，适用于从事急诊工作的非神经科专业医师。NIHSS是目前国际公认的院内神经功能检查量表，但因其专业性强、条目繁杂，在院前识别急性缺血性卒中合并颅内大血管闭塞中的应用受到限制。因此，研究者基于NIHSS，设计了多种更加简洁、实用的院前卒中评估量表。

1.动脉闭塞快速评估量表

RACE量表是de la Ossa等在2014年设计，用于预测前循环急性缺血性卒中患者大血管闭塞风险的院前评估量表,也是第1个被临床证实可在院前有效识别颅内大血管闭塞性缺血性卒中的量表。RACE量表选择了NIHSS中对大血管闭塞预测价值较高的5个项目,包括面瘫、上肢运动、下肢运动、头偏斜和凝视、失语和失认,总分为9分。研究显示,以RACE量表评分≥5分预测颅内大血管闭塞的敏感度为85%,特异度为68%,AUC为0.82。RACE量表具体项目和评分规则见本书第二章第二节表2-2-5。

2.细化辛辛那提院前卒中评分

CPSS因内容简洁、易于掌握,被广泛应用于急诊识别卒中患者,但其条目简单,不能评估卒中的严重程度,因此较少应用于识别急性缺血性卒中合并颅内大血管闭塞。有研究者在CPSS基础上,整合NIHSS部分条目,设计出了d-CPSS(表3-1-1)。与传统CPSS相比,d-CPSS对大血管闭塞性急性缺血性卒中有更好的预测价值。d-CPSS评分≥5分提示存在大血管闭塞。

表3-1-1 d-CPSS

项目	表现	分值/分
上肢	可抬起维持10 s,无下落	0
	可抬起,但不能维持,下落时不撞击床面或其他支持物	1
	可抬起,能部分对抗重力	2
	可抬起,不能对抗重力	3
	无运动	4
面瘫	正常	0
	轻度(微笑时鼻唇沟变平,不对称)	1
	部分(下面部完全或几乎完全瘫痪)	2
	完全(单侧或双侧瘫痪,上下面部均缺乏运动)	3
语言	正常	0
	轻中度失语或构音障碍(失语:语言流利程度或理解力下降,但表达无明显障碍;构音障碍:至少有发音不清,但能被理解)	1
	严重失语或构音障碍(失语:通过患者破碎的语言表达进行交流,听者需推理/询问/猜测,交流困难;构音障碍:言语不清,不能被理解)	2
	完全失语或构音障碍(失语:不能说话,无言语或无听理解能力;构音障碍:无法发音)	3
总分		0~10

注:评分≥5分提示颅内大血管闭塞。

3.辛辛那提院前卒中严重程度评分

CPSSS由美国辛辛那提大学的Katz教授等于2015年基于NINDS研究设计,并通过IMS Ⅲ研究进行了验证,用于预测急性缺血性卒中合并颅内大血管闭塞(表3-1-2)。CPSSS包括3项内容:凝视(0~2分)、意识水平(0~1分)和肢体运动(0~1分),总分为4分。CPSSS评分≥2分时,其预测大血管闭塞的敏感度为83%,特异度为40%,AUC为0.67。

表3-1-2 CPSSS

项目	表现	分值/分	对应NIHSS分项分值/分
双眼凝视	有	2	≥1
意识水平	不能正确回答以下任一问题 　年龄 　目前月份 不能完成以下任一指令 　闭眼 　伸开手掌和握拳	1	≥1
上肢运动	可抬起,但不能维持10 s不下落	1	≥2
总分		0~4	

注：评分≥2分提示颅内大血管闭塞。

4.凝视-面-臂-言语-时间量表

FAST量表是在全球范围内广泛应用的卒中院前识别量表。2017年,德国的Scheit教授在FAST量表中加入凝视评估项目,设计了G-FAST量表（表3-1-3）,并通过前瞻性登记研究数据库,评估了G-FAST量表与NIHSS的相关性,结果提示G-FAST量表评分≥3分与NIHSS评分≥6分预测前循环大血管闭塞性缺血性卒中的敏感度无显著差异,且G-FAST量表的特异度更高。同时,该研究分析了G-FAST量表对急性缺血性卒中合并后循环基底动脉闭塞的预测价值,结果提示G-FAST量表评分≥4分时提示基底动脉闭塞。虽然G-FAST量表对后循环缺血性卒中的预测敏感度低于预测前循环缺血性卒中,但也具有一定的院前识别价值。

表3-1-3 G-FAST量表

项目	表现	分值/分	对应NIHSS分项分值/分
双眼凝视	无	0	0
	部分或完全凝视麻痹	2	1~2
面瘫	无		0
	轻微		1
	部分	1	2
	完全		3
上肢运动	无下落,平举上臂于坐位90°（或仰卧位45°）,维持10 s	0	0
	能抬举但不能维持10 s,下落时不撞击床面或其他支持物		1
	试图抵抗重力,但不能维持坐位90°（或仰卧位45°）	1	2
	不能抵抗重力,快速下落		3
	无运动		4
语言	正常	0	0
	失语或构音障碍	1	失语项1~3；构音障碍项1~2
总分		0~5	

注：评分≥3分提示前循环颅内大血管闭塞,评分≥4分提示后循环基底动脉闭塞。

5.方便掌握的现场卒中分类量表

中国学者楼敏教授在2019年设计了CG-FAST量表,并通过前瞻性研究对量表的预测效能进行了分析。CG-FAST量表在G-FAST量表基础上增加了意识水平提问项目,总分为5分(表3-1-4)。CG-FAST量表评分≥4分时,其预测颅内大血管闭塞的敏感度为61.7%,特异度为81.0%。

表3-1-4 CG-FAST量表

项目	表现	分值/分	对应NIHSS分项分值/分
意识水平提问（月份、年龄）	正确	0	0
	1项不正确	1	1
	2项均不正确		2
双眼凝视	无	0	0
	部分或完全凝视麻痹	1	1~2
面瘫	无	0	0
	轻微		1
	部分	1	2
	完全		3
上肢运动	无下落,平举上臂于坐位90°（或仰卧位45°）,维持10 s	0	0
	能抬举但不能维持10 s,下落时不撞击床面或其他支持物		1
	试图抵抗重力,但不能维持坐位90°（或仰卧位45°）		2
	不能抵抗重力,快速下落	1	3
	无运动		4
语言	正常	0	0
	失语或构音障碍	1	失语项1~3;构音障碍项1~2
总分		0~5	

注:评分≥4分提示颅内大血管闭塞。

6.洛杉矶运动评分

LAMS设计源于LAPSS和NIHSS,主要用于判断急性缺血性卒中患者是否合并大血管闭塞,内容包括面瘫、上肢运动和手部运动,总分为5分。2008年,Nazliel等基于199例发病时间<12 h的前循环急性缺血性卒中患者的数据,对LAMS与NIHSS预测颅内大血管闭塞的能力进行了比较,发现两者均具有良好的效度,当LAMS评分≥4分时,其预测急性缺血性卒中合并颅内大血管闭塞的敏感度为81%,特异度为89%,总体准确度达85%。LAMS内容简单、操作方便,可在短时间内完成评估,方便临床应用。LAMS具体项目和评分规则见本书第二章第二节表2-2-4。

7.院前急性卒中严重程度评分

2016年,Hastrup等设计了PASS,该量表包括意识水平[年龄和(或)月份提问]、凝视、上肢活动3个项目,总分为3分(表3-1-5)。基于丹麦卒中登记数据库中3127例静脉溶栓的急性缺血性卒中患者资料分析发现,PASS评分≥2分时对急性缺血性卒中合并颅内大血管闭塞的预测敏感度为66%,特异度为83%,AUC为0.74。

表3-1-5 PASS

项目	是	否
能否准确回答月份和(或)年龄?①	☐	☐
是否存在凝视和(或)偏斜?①	☐	☐
是否有上肢无力?①	☐	☐
对应NIHSS意识水平项(年龄/月份提问)>0分		
对应NIHSS凝视项>0分		
对应NIHSS上肢运动功能项>0分		

注:①是,计1分;否,计0分;总分为3分。评分≥2分提示颅内大血管闭塞。

8.院前卒中分诊量表

2020年,首都医科大学附属北京天坛医院王拥军教授团队通过对1313例发病24 h内的急性缺血性卒中病例进行回顾性分析,在既往卒中院前评估量表的基础上,纳入了与大血管闭塞强相关的凝视检查项,排除了握力等诊断大血管闭塞特异度较低的运动相关项目,开发了PAST量表(表3-1-6)。该量表包括意识水平(0~1分)、凝视(0~1分)、面瘫(0~1分)、上肢运动情况(0~1分)、语言功能(通过命名和阅读进行测试0~1分),总分为5分。当PAST量表评分≥2分时,其预测颅内大血管闭塞的灵敏度为85.2%,特异度为76.3%,阳性预测值为76.4%,阴性预测值为85.2%,准确度为80.5%。

表3-1-6 PAST量表

项目	表现	分值/分	对应NIHSS分项评分/分
意识水平提问(睁、闭眼,伸手、握拳)	均正确	0	0
	1项正确	1	1
	2项均不正确		2
双眼凝视	无	0	0
	部分或完全凝视麻痹	1	1~2
面瘫	无	0	0
	轻微		1
	部分	1	2
	完全		3
上肢运动	无下落,平举上臂于坐位90°(或仰卧位45°),维持10 s	0	0
	能抬举但不能维持10 s,下落时不撞击床面或其他支持物		1
	试图抵抗重力,但不能维持坐位90°(或仰卧位45°)	1	2
	不能抵抗重力,快速下落		3
	无运动		4
语言	正常	0	0
	失语或构音障碍	1	失语项1~3;构音障碍项1~2
总分		0~5	

注:评分≥2分提示颅内大血管闭塞。

9.面-臂-语言-加强版量表

2018年,捷克的Václavík教授团队设计了FAST PLUS测试量表,用于卒中评估。该量表分为两部分:第1部分为FAST,包括面瘫、上肢及言语功能3项,有1项评估为"是"即考虑为卒中;第2部分为FAST PLUS,单纯评估肢体功能障碍的严重程度(对应的单侧肢体NIHSS评分3分以上)。FAST部分评定为阳性,结合FAST PLUS部分评定存在单侧肢体严重功能障碍时,认定为存在大血管闭塞(表3-1-7)。研究者通过前瞻性登记数据,对照分析患者入院时的影像学检查结果,证明FAST PLUS量表中2×是(两部分均有评定为"是"的项目),提示颅内大血管闭塞,其预测急性缺血性卒中合并颅内大血管闭塞的敏感度为94%,特异度为47%。

表3-1-7 FAST PLUS量表

项目	选项	
FAST部分		
言语困难	□是	□否
面瘫	□是	□否
上肢力弱	□是	□否
突发性	□是	□否
FAST PLUS部分(肢体功能障碍严重程度)		
上肢:仰卧位上抬至45°时不能抵抗重力,迅速下落		
左上肢	□是	□否
右上肢	□是	□否
下肢:卧位抬高至30°时不能抵抗重力,迅速下落		
左下肢	□是	□否
右下肢	□是	□否

注:两部分均有评定为"是"的项目,则提示颅内大血管闭塞。

(二)颅内大血管闭塞院前识别量表综合评估

新西兰的一项研究在8个医学中心前瞻性纳入了120例缺血性卒中患者,对8种院前卒中识别量表——RACE量表、LAMS、C-STAT量表、G-FAST量表、PASS、CPSS、CG-FAST量表、FAST PLUS量表等进行了验证。研究结果提示,上述8种量表预测颅内大血管闭塞的效能均在可接受范围内,其中RACE、G-FAST和CG-FAST量表与NIHSS具有更好的一致性(图3-1-1)。

2024年,新西兰莱顿大学医学中心基于两项前瞻性院前卒中登记研究——LPSS和PRESTO研究中的个体资料,对LAMS等8种院前卒中识别量表诊断颅内大血管闭塞的效能进行了验证,并分析了这些量表在不同性别人群中预测效能的差异。研究结果显示,各量表预测颅内大血管闭塞具有相似的效能,且这种预测效能没有显著的性别差异(表3-1-8)。值得注意的是,目前的院前颅内大血管闭塞识别量表很少涵盖后循环,因此,针对后循环大血管闭塞的院前识别工具还需要进一步的探索和开发。

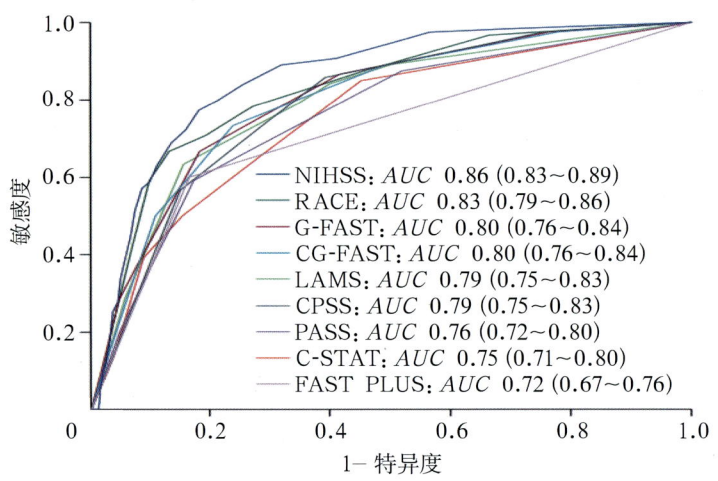

图3-1-1　院前卒中识别量表与NIHSS识别大血管闭塞效能的受试者工作曲线

表3-1-8　院前识别量表诊断颅内大血管闭塞的效能

量表	AUC (95%CI)	敏感度 (95%CI)	特异度 (95%CI)	阳性预测值 (95%CI)	阴性预测值 (95%CI)
女性（1114例）					
LAMS评分≥4分	0.77 (0.73~0.82)	0.76 (0.68~0.84)	0.79 (0.76~0.81)	0.26 (0.23~0.29)	0.97 (0.96~0.98)
RACE评分≥5分	0.76 (0.71~0.81)	0.68 (0.59~0.77)	0.84 (0.82~0.86)	0.29 (0.26~0.31)	0.98 (0.97~0.98)
C-STAT评分≥2分	0.71 (0.66~0.76)	0.63 (0.54~0.73)	0.80 (0.78~0.82)	0.23 (0.20~0.27)	0.96 (0.95~0.96)
CPSS评分≥3分	0.71 (0.66~0.76)	0.59 (0.49~0.69)	0.84 (0.82~0.86)	0.24 (0.22~0.27)	0.96 (0.95~0.97)
PASS评分≥2分	0.72 (0.67~0.77)	0.65 (0.56~0.74)	0.80 (0.77~0.82)	0.24 (0.21~0.30)	0.96 (0.94~0.97)
G-FAST评分≥3分	0.75 (0.70~0.79)	0.70 (0.61~0.79)	0.80 (0.77~0.82)	0.28 (0.22~0.34)	0.96 (0.95~0.97)
CG-FAST评分≥4分	0.70 (0.65~0.75)	0.53 (0.43~0.63)	0.87 (0.84~0.89)	0.28 (0.23~0.31)	0.95 (0.94~0.96)
FAST PLUS阳性	0.73 (0.68~0.78)	0.64 (0.55~0.73)	0.82 (0.79~0.84)	0.26 (0.22~0.30)	0.96 (0.95~0.96)
男性（1244例）					
LAMS评分≥4分	0.73 (0.68~0.77)	0.63 (0.55~0.73)	0.82 (0.79~0.84)	0.30 (0.26~0.33)	0.95 (0.94~0.96)
RACE评分≥5分	0.75 (0.71~0.79)	0.62 (0.55~0.71)	0.82 (0.79~0.84)	0.37 (0.32~0.43)	0.96 (0.94~0.97)
C-STAT评分≥2分	0.69 (0.64~0.73)	0.62 (0.53~0.70)	0.82 (0.80~0.84)	0.29 (0.24~0.33)	0.94 (0.93~0.95)
CPSS评分≥3分	0.69 (0.65~0.74)	0.51 (0.45~0.61)	0.88 (0.86~0.90)	0.32 (0.27~0.37)	0.94 (0.93~0.95)
PASS评分≥2分	0.71 (0.67~0.76)	0.59 (0.50~0.67)	0.84 (0.82~0.87)	0.30 (0.26~0.33)	0.95 (0.93~0.96)
G-FAST评分≥3分	0.73 (0.69~0.77)	0.63 (0.55~0.71)	0.83 (0.82~0.85)	0.30 (0.26~0.34)	0.95 (0.94~0.96)
CG-FAST评分≥4分	0.69 (0.65~0.74)	0.49 (0.40~0.57)	0.90 (0.88~0.91)	0.36 (0.30~0.42)	0.94 (0.93~0.95)
FAST PLUS阳性	0.70 (0.65~0.74)	0.54 (0.45~0.63)	0.86 (0.83~0.87)	0.30 (0.26~0.35)	0.94 (0.93~0.95)

二、院内影像识别—院内血管评估系统

影像学技术的进步为急性缺血性卒中患者血管内治疗术前筛选及术后评估提供了有力的支持。对于急性缺血性卒中患者，影像学检查的应用主要在以下4个方面：①排除出血等静脉溶栓禁忌证；②明确颅内大血管闭塞的部位；③评估梗死核心体积或即使开通闭塞血管也无法挽救的脑组

织；④评估通过再灌注治疗可挽救的缺血半暗带。在血管内治疗时代，急性缺血性卒中患者的血管成像是影像分诊的重要组成部分。根据当地的资源和医师的专业知识，CT、MRI或这两种检查手段结合均可用于辅助诊断颅内大血管闭塞。

（一）平扫计算机断层扫描

颅内大血管急性闭塞后，脑血流减慢、停滞，可在NCCT上表现为血管走行区域密度升高（77~89 HU），即动脉致密征（图3-1-2）。动脉致密征的HU值介于正常血管（35~60 HU）与钙化斑（114~321 HU）之间，是动脉闭塞的早期征象。NCCT中出现动脉致密征是提示颅内大血管闭塞的影像学特点之一，有研究显示，薄层CT扫描显示急性缺血性卒中颅内大血管闭塞动脉致密征具有较高的敏感度（67%）和特异度（82%）。

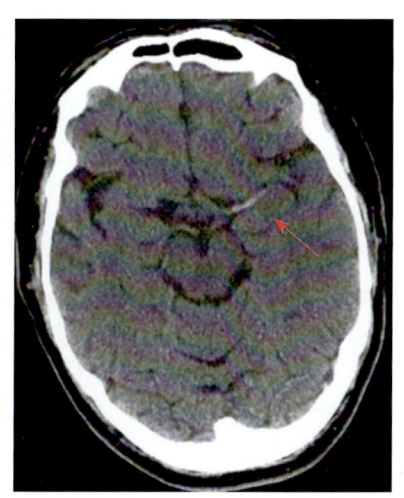

图3-1-2　NCCT检查显示动脉致密征（箭头所示）

（二）计算机断层扫描血管成像

CTA能够快速明确颅内大血管是否闭塞，并能评估患者的侧支循环代偿情况，特别是最大密度投影序列可提高其诊断颅内大血管闭塞的敏感度。头颈联合CTA检查除了能快速明确血管闭塞部位外，还能确定主动脉弓弓型、是否合并血管狭窄、钙化斑块及弓上血管的入路路径是否迂曲等情况，为后续血管内治疗选择适合的材料和技术方案提供参考。

（三）磁共振血管成像

常用的MRA成像方法包括TOF、相位对比和对比增强MRA。缺血性卒中超早期诊断多采用三维TOF成像法，该方法不需要造影剂即可清晰显示颅内大血管及其分支。与DSA和CTA相比，MRA无创、简便且更安全，可避免造影剂对肾脏的影响并减少电离辐射。MRA检查能清晰显示大脑Willis环及其邻近的颈动脉和主要分支，可判断缺血性卒中的责任血管，血管有无狭窄、闭塞及病变的程度。但MRA有时会过度评估血管的狭窄程度，易将次全闭塞诊断成完全闭塞。此外，因为检查设备的限制，部分患者（如幽闭恐惧、心律失常、有体内金属植入物的患者）无法进行MRA检查。同时MRA检查的准备和影像获取时间较长,可能造成缺血性卒中患者影像到穿刺时间的延误。此外,目前多数医疗机构的MRI检查尚不能24 h运行,限制了MRA检查的随时可及性。

近年来,我国自主研发的低场强磁共振扫描仪(图3-1-3)具有体积小,场强低,可使用220 V家用电源,移动方便,检查时无需取出随身携带或植入的金属物体等优势。该设备可在急诊快速识别急性缺血性卒中患者的脑梗死体积并明确其是否合并颅内大血管闭塞,大大缩短了适合血管内治疗患者的入院至穿刺时间。目前低场强磁共振扫描仪已经在我国近30家医院投入使用,并正在开展验证其临床应用价值的研究。

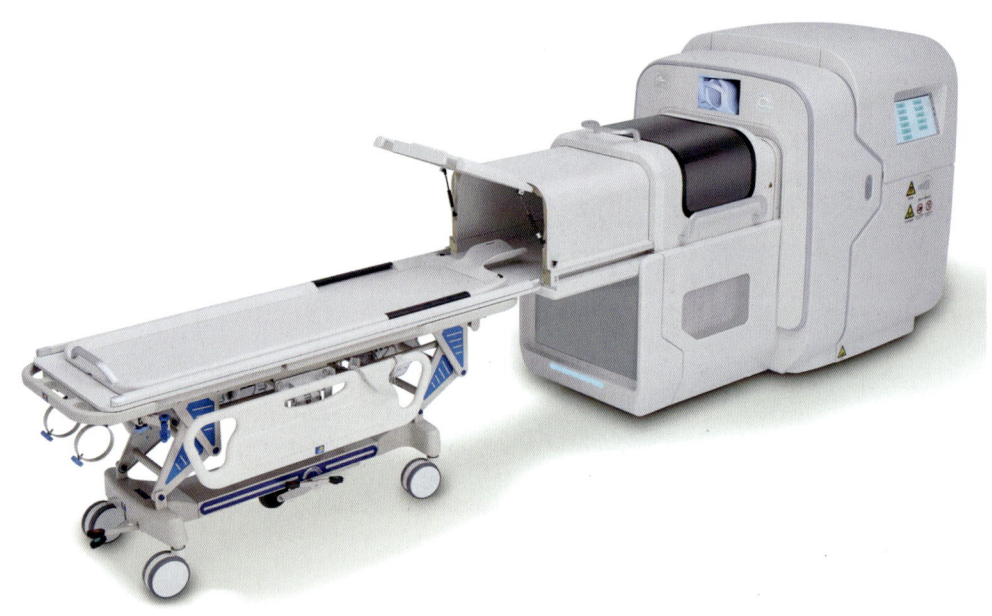

图3-1-3　低场强磁共振扫描仪

(四)全脑数字减影血管造影检查

全脑DSA检查是诊断脑血管病变的"金标准",能清晰、直观地进行颅内外血管动态成像,判断闭塞血管及侧支循环情况,指导血管内治疗的操作。但DSA为有创检查,有一定的风险,且部分患者存在检查禁忌情况,整体手术风险约为1%。当客观条件受限,无法快速实施无创血管影像学检查,而进行DSA检查较为迅速时,可在行NCCT排除颅内出血后,对怀疑颅内大血管病变的患者行DSA检查。有研究对已经进行了CT或其他无创血管影像学检查,符合血管内治疗标准的缺血性卒中患者进行了评估,结果显示,将此类预行血管内治疗的患者直接送往导管室行DSA检查可减少血管内治疗的院内延误。

(五)人工智能辅助识别大血管闭塞

急性缺血性卒中治疗的首要目标是尽快恢复缺血脑组织的血流,对于符合血管内治疗适应证的患者,快速识别闭塞血管可缩短影像至穿刺时间,减少再灌注治疗的院内延误。目前血管内治疗是大血管闭塞性急性缺血性卒中的标准治疗方案,而且随着介入材料、技术的进步,以及针对中等血管闭塞所致缺血性卒中研究的进展,血管内治疗也开始逐步延伸至中远端血管闭塞所致急性缺血性卒中的治疗。相较于大血管闭塞,中远端血管闭塞的诊断可能更具挑战性。

目前,人工智能软件已广泛应用于卒中后缺血半暗带的识别(图3-1-4)。近年来,研究者将人工智能软件(如RAPID AI、Viz.ai等)逐步应用于颅内大血管闭塞的识别。2024年,美国德克萨斯大学的Slater等在前瞻性研究中比较了人工智能软件和传统模式评估颅内大血管闭塞的效能。研究结果显示,在需要转诊急性颅内大血管闭塞患者的初级卒中中心,人工智能软件较传统模式,可明显缩短患者从入院至转出的时间(平均缩短106 min)。同年,澳大利亚莫纳什大学在真实世界研究中比较了专科医师与人工智能软件RAPID诊断颅内大血管及中远端血管闭塞的准确性,结果发现,虽然RAPID软件较专科医师的识别时间短,但经验丰富的专科医师对大血管和中等血管闭塞的识别准确性要高于人工智能软件。但需要注意的是,该研究中,专科医师和人工智能软件对中等血管闭塞的识别率均不理想。随着人工智能软件的不断学习和改进,其诊断血管闭塞的准确度和敏感度也会不断上升,未来会成为颅内血管闭塞诊断的有力辅助工具。

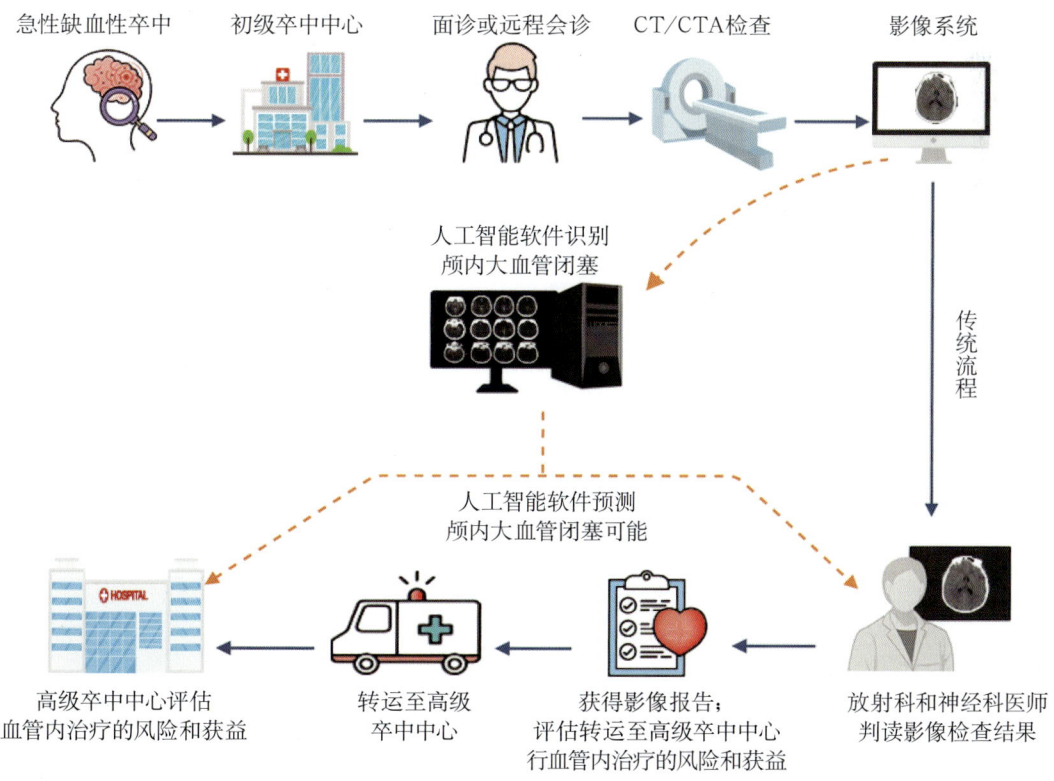

图3-1-4　颅内大血管闭塞性缺血性卒中传统评估模式与人工智能辅助评估模式

三、血栓负荷评分

(一)前循环血栓负荷评分

在合并颅内大血管闭塞的急性缺血性卒中患者中,评估血管闭塞段长度和闭塞部位对治疗决策非常重要。闭塞段血栓越短,血管再通率越高,患者的临床预后越好。对于长度>8 mm的血栓,静脉溶栓几乎无法获得血管再通。在血管闭塞部位方面,远端闭塞相较于颈内动脉近端闭塞的临床预后更好。

CBS评分最早由加拿大的Puetz等基于CTA成像提出,该评分系统旨在量化前循环大血管闭塞性急性缺血性卒中患者血管闭塞和血栓累及的范围。CBS总分为10分,采用减分制,血栓累及颈内动脉床突下段减1分,累及床突上段减2分,累及大脑前动脉A1段减1分,累及大脑中动脉M1近段减2分、远段减2分,累及大脑中动脉M2段上、下干各减1分(表3-1-9)。该评分系统中血栓越靠近近段且血栓越长,则评分越低,血栓负荷越大,血管内治疗后预后越差。有两项前瞻性登记性研究对CBS评分系统进行了外部验证,发现其分值与血管再通率和患者预后密切相关;对于接受了血管内治疗的前循环大血管闭塞性缺血性卒中患者,CBS评分>6分与≤6分相比,治疗后血管再通率和预后良好率均更高。

表3-1-9 CBS

血管部位	分值/分
颈内动脉床突下段	1
颈内动脉床突上段	2
大脑前动脉A1段	1
大脑中动脉M1近段	2
大脑中动脉M1远段	2
大脑中动脉M2段上干	1
大脑中动脉M2段下干	1
总分为10分,上述血管部位未显影则减去相应的分值	

(二)后循环血栓负荷评分

后循环大血管闭塞约占所有卒中的1%,若未经过规范治疗,80%以上患者可能遗留残疾甚至死亡。CTA是非侵入性诊断急性缺血性卒中合并基底动脉闭塞的标准检查方法,并可在评估大血管闭塞的同时分析侧支循环代偿的程度。后交通动脉是沟通前后循环的一级代偿血管,术前CTA后交通动脉显影是基底动脉闭塞患者接受血管内治疗后预后良好的预测因素。2016年,新西兰的

van der Hoeven等基于CTA提出了pc-CS评分,该评分总分10分:双侧小脑下后动脉显影各计1分;双侧小脑下前动脉显影各计1分;双侧小脑上动脉显影各计1分;直径<同侧大脑后动脉P1段直径的双侧后交通动脉显影各计1分;直径≥同侧大脑后动脉P1段直径的双侧后交通动脉显影各计2分(图3-1-5)。研究结果提示,pc-CS评分>6分(侧支循环代偿良好)的患者与pc-CS评分<3分(侧支循环代偿不良)的患者相比,预后更好。

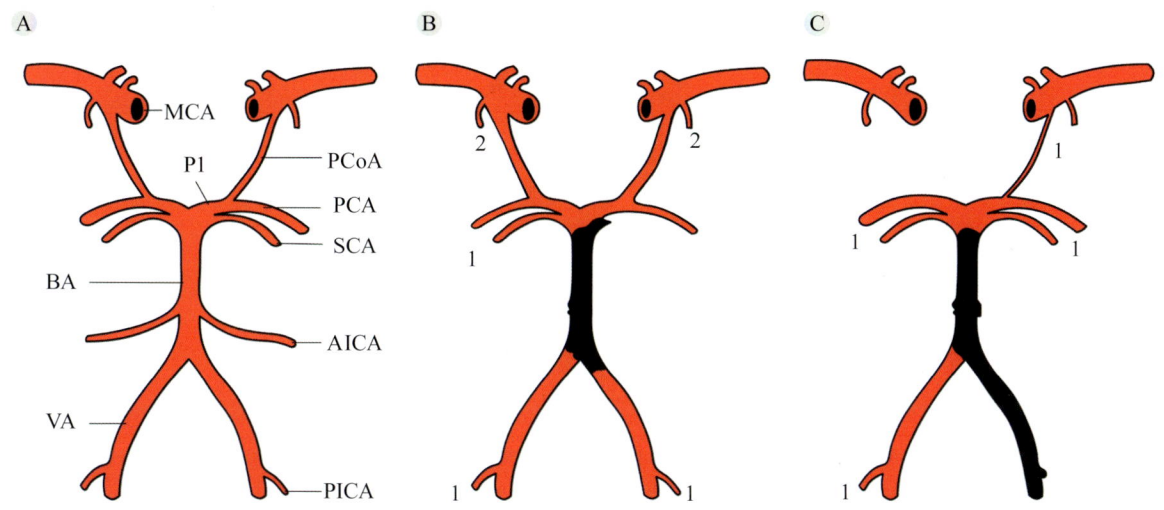

PcoA直径<PCA P1段直径时:左右侧PICA显影各计1分,左右侧AICA显影各计1分,左右侧SCA显影各计1分,左右侧PcoA显影各计1分,总分为8分;PCoA直径≥PCA P1段直径时:左右侧PICA显影各计1分,左右侧AICA显影各计1分,左右侧SCA显影各计1分,左右侧PcoA显影各计2分,总分为10分。MCA——大脑中动脉;PCoA——后交通动脉;P1——大脑后动脉P1段;PCA——大脑后动脉;SCA——小脑上动脉;BA——基底动脉;AICA——小脑下前动脉;VA——椎动脉;PICA——小脑下后动脉。

图3-1-5 pc-CS

基于血管闭塞部位及侧支循环代偿情况,澳大利亚的Alemseged等提出了基于CTA的基底动脉评分——BATMAN评分。该评分系统将不同椎基底动脉部位赋以不同分值,总分为10分:任一侧椎动脉显影计1分,基底动脉下段(椎基底动脉交界至小脑下前动脉)显影计1分,基底动脉中段(小脑下前动脉至小脑上动脉)显影计1分,基底动脉上段(小脑上动脉至大脑后动脉)显影计1分,双侧大脑后动脉P1段显影各计1分,双侧后交通动脉显影各计2分。BATMAN评分可半定量反映后循环血栓负荷和侧支循环状态,若后交通动脉发育不良,直径<1 mm,则计1分,胚胎型大脑后动脉计3分(将后交通动脉与大脑后动脉P1段合并评分)(图3-1-6)。研究者回顾性分析了该中心基底动脉闭塞性缺血性卒中患者的数据,发现虽然BATMAN评分<7分对血管内治疗的血管再通率无明显影响,但此类患者血管内治疗后的临床结局相对较差。

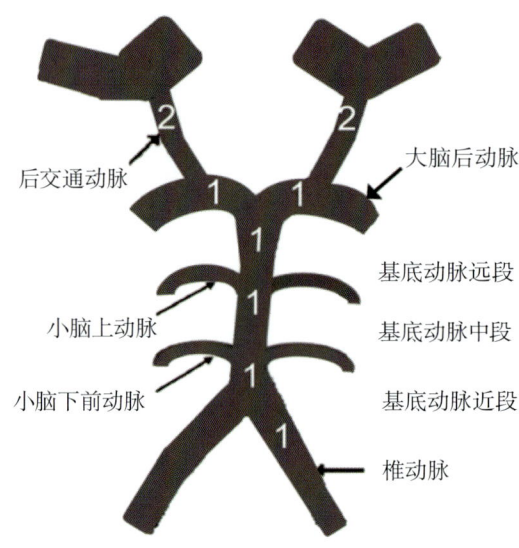

图3-1-6　BATMAN评分

参考文献

[1] SINGER O C, DVORAK F, DU MESNIL DE ROCHEMONT R, et al. A simple 3-item stroke scale：comparison with the National Institutes of Health stroke scale and prediction of middle cerebral artery occlusion[J]. Stroke, 2005, 36 (4)：773-776.

[2] NAZLIEL B, STARKMAN S, LIEBESKIND D S, et al. A brief prehospital stroke severity scale identifies ischemic stroke patients harboring persisting large arterial occlusions[J]. Stroke, 2008, 39 (8)：2264-2267.

[3] PÉREZ DE LA OSSA N, CARRERA D, GORCHS M, et al. Design and validation of a prehospital stroke scale to predict large arterial occlusion：the rapid arterial occlusion evaluation scale[J]. Stroke, 2014, 45 (1)：87-91.

[4] TARKANYI G, CSECSEI P, SZEGEDI I, et al. Detailed severity assessment of Cincinnati prehospital stroke scale to detect large vessel occlusion in acute ischemic stroke[J]. BMC Emerg Med, 2020, 20 (1)：64.

[5] KATZ B S, MCMULLAN J T, SUCHAREW H, et al. Design and validation of a prehospital scale to predict stroke severity：Cincinnati prehospital stroke severity scale[J]. Stroke, 2015, 46 (6)：1508-1512.

[6] SCHEITZ J F, ABDUL-RAHIM A H, MACISAAC R L, et al. Clinical selection strategies to identify ischemic stroke patients with large anterior vessel occlusion：results from SITS-ISTR (safe implementation of thrombolysis in stroke international stroke thrombolysis registry) [J]. Stroke, 2017, 48 (2)：290-297.

[7] HASTRUP S, DAMGAARD D, JOHNSEN S P, et al. Prehospital acute stroke severity scale to predict large artery occlusion：design and comparison with other scales[J]. Stroke, 2016, 47 (7)：1772-1776.

[8] LI S Y, WANG A X, ZHANG X L, et al. Design and validation of prehospital acute stroke triage (PAST) scale to predict large vessel occlusion[J]. Atherosclerosis, 2020, 306：1-5.

[9] VÁCLAVÍK D, BAR M, KLEČKA L, et al. Prehospital stroke scale (FAST PLUS test) predicts patients with intracranial large vessel occlusion[J]. Brain Behav, 2018, 8 (9)：e01087.

[10] ALI M, DEKKER L, DAEMS J D, et al. Sex differences in prehospital identification of large vessel occlusion in patients with suspected stroke[J]. Stroke, 2024, 55 (3)：548-554.

[11] LESLIE-MAZWI T M, LEV M H, SCHAEFER P W, et al. MR imaging selection of acute stroke patients with emergent large vessel occlusions for thrombectomy[J]. Neuroimaging Clin N Am, 2018, 28 (4)：573-584.

[12] KAMALIAN S, LEV M H. The adult patient with acute neurologic deficit：an update on imaging trends[J]. Neuroimaging Clin N Am, 2018, 28 (3)：319-334.

[13] LIM J, MAGARIK J A, FROEHLER M T, et al. The CT-defined hyperdense arterial sign as a marker for acute intracerebral large vessel occlusion[J]. J Neuroimaging, 2018, 28 (2)：212-216.

[14] LE N M, IYYANGAR A S, KIM Y, et al. Machine learning-enabled automated large vessel occlusion detection improves transfer times at primary stroke centers[J]. Stroke Vasc Interv Neurol, 2024, 4 (3)：e001119.

[15] SLATER L A, RAVINTHARAN N, GOERGEN S, et al. Rapid AI compared with human readers of acute stroke imaging for detection of intracranial vessel occlusion[J]. Stroke Vasc Interv Neurol, 2024, 4 (2)：e001145.

[16] SOIZE S, BATISTA A L, RODRIGUEZ REGENT C, et al. Susceptibility vessel sign on T2* magnetic resonance imaging and recanalization results of mechanical thrombectomy with stent retrievers: a multicentre cohort study[J]. Eur J Neurol, 2015, 22 (6)：967-972.

[17] KASCHKA I, KLOSKA S P, STRUFFERT T, et al. Clot burden and collaterals in anterior circulation stroke: differences between single-phase CTA and multi-phase 4D-CTA[J]. Clin Neuroradiol, 2016, 26 (3)：309-315.

[18] RIEDEL C H, ZIMMERMANN P, JENSEN-KONDERING U, et al. The importance of size: successful recanalization by intravenous thrombolysis in acute anterior stroke depends on thrombus length[J]. Stroke, 2011, 42 (6)：1775-1777.

[19] SENERS P, DELEPIERRE J, TURC G, et al. Thrombus length predicts lack of post-thrombolysis early recanalization in minor stroke with large vessel occlusion[J]. Stroke, 2019, 50 (3)：761-764.

[20] MENON B K, AL-AJLAN F S, NAJM M, et al. Association of clinical, imaging, and thrombus characteristics with recanalization of visible intracranial occlusion in patients with acute ischemic stroke[J]. JAMA, 2018, 320 (10)：1017-1026.

[21] PUETZ V, DZIALOWSKI I, HILL M D, et al. Intracranial thrombus extent predicts clinical outcome, final infarct size, and hemorrhagic transformation in ischemic stroke: the clot burden score[J]. Int J Stroke, 2008, 3 (4)：230-236.

[22] TAN I Y L, DEMCHUK A M, HOPYAN J, et al. CT angiography clot burden score and collateral score: correlation with clinical and radiologic outcomes in acute middle cerebral artery infarct[J]. AJNR Am J Neuroradiol, 2009, 30 (3)：525-531.

[23] SILLANPAA N, SAARINEN J T, RUSANEN H, et al. The clot burden score, the Boston acute stroke imaging scale, the cerebral blood volume ASPECTS, and two novel imaging parameters in the prediction of clinical outcome of ischemic stroke patients receiving intravenous thrombolytic therapy[J]. Neuroradiology, 2012, 54 (7)：663-672.

[24] GOYAL N, TSIVGOULIS G, NICKELE C, et al. Posterior circulation CT angiography collaterals predict outcome of endovascular acute ischemic stroke therapy for basilar artery occlusion[J]. J Neurointerv Surg, 2016, 8 (8)：783-786.

[25] VAN DER HOEVEN E J, MCVERRY F, VOS J A, et al. Collateral flow predicts outcome after basilar artery occlusion: the posterior circulation collateral score[J]. Int J Stroke, 2016, 11 (7)：768-775.

[26] ALEMSEGED F, SHAH D G, DIOMEDI M, et al. The basilar artery on computed tomography angiography prognostic score for basilar artery occlusion[J]. Stroke, 2017, 48 (3)：631-637.

（罗岗）

第二节　梗死核心的影像学评估

目前，血管内治疗已成为了颅内大血管闭塞性急性缺血性卒中的首选治疗策略，彻底改变了卒中治疗的模式。在筛选适合血管内治疗的人群时，基线影像学检查中的梗死核心的部位和范围是重要的参考依据之一。本节将针对梗死核心的研究历史、基本概念、判定方法及未来方向进行汇总解读。

一、梗死核心的研究历史

利用功能成像技术定义梗死核心阈值的思路可以追溯到20世纪50年代，当时基于一氧化二氮对CBF的评估方法，发现CBF下降到29 mL/（100 g·min）以下时，人体的神经功能就会受到影响。1966年，Jennet等报道了1例接受颈动脉内膜剥脱术治疗的病例，该患者CBF下降到基线值的30%以下时出现持续性偏瘫，这个30%的界值也是目前常用的区分急性缺血性卒中梗死核心和缺血半暗带的阈值。随后，Jones等利用恒河猴短暂性大脑中动脉闭塞模型探索脑梗死的时间和空间特征。试验结果表明，不可逆脑组织损伤的CBF阈值主要取决于血管闭塞的持续时间：当血管闭塞为永久性时，基于CBF<18 mL/（100 g·min）可以准确识别梗死核心，而如果脑组织缺血时间在30 min以内，即使CBF<5 mL/（100 g·min）也不会进展为梗死。此外，不同部位的脑组织对缺血的耐受性也存在差异。Marcoux等发现，灰质比白质更易受到缺血的影响，并首次提出了"神经元易损性差异"的概念。

从20世纪80年代开始，PET技术迅速发展，在脑血管病诊疗领域中的应用也越来越广泛。近年来，越来越多的无创性梗死核心成像技术，包括$^{15}O_2$-H_2O PET、SPECT和氙气增强CT等，被应用于精准评估缺血性卒中的梗死核心。不过，在临床实践中，急性缺血性卒中的诊断除了要求具有高准确性外，对时效性也有较高的要求。上述成像方式在急诊环境下几乎不具备推广条件，因此限制了其临床应用。MRI和CT的灌注成像作为替代成像技术，已在临床实践中广泛用于评估急性缺血性卒中梗死核心、预测预后和指导诊疗方案。

二、脑梗死和梗死核心的定义

在临床实践中，脑梗死和梗死核心的概念往往被混淆。脑梗死是指经组织学证实的坏死脑组织，这些坏死的脑组织在影像学检查中清晰可见（如颅脑CT上边界清晰的低密度灶，或MRI DWI序列中ADC值降低），因此在临床实践中，通常使用CT低密度灶或DWI高信号灶来简单评估脑梗死的部位和范围。梗死核心是指在急性缺血性卒中早期阶段，通过影像学检查发现的缺血区域，但不能确定该区域的脑组织是否会发展为组织坏死。因此，梗死核心是否以及在何种程度上会进展为脑梗死，只能回顾性地确定。目前的临床实践高度依赖半定量或定量判定梗死核心以指导再灌注治疗决策，因此，临床上通常将梗死核心定义为：①评估时已梗死的脑组织；②即使在评估时仍有存活的可能性,但无论治疗与否,都必然会发生梗死的脑组织。

研究发现,即使脑组织CBF降低至5~15 mL/(100 g·min),如果在30 min内能够恢复脑血流,神经功能仍然能够恢复。这意味着,要预测脑组织中的细胞死亡,需要在至少30 min内反复测量CBF。在快节奏的临床实践中,对再灌注治疗诊疗效率的高要求意味着几乎只允许对患者做一次基线影像学检查,但单次的基线影像学检查并不能明确目标脑组织是否还存在可挽救部分。因此,目前缺血性卒中发生后的早期CT或MRI上显示的梗死核心并非真正的梗死组织,而是对不能实现快速再灌注的情况下,可能进展为梗死的脑组织的估计。

三、梗死核心的影像学判定

(一) NCCT 判定梗死核心

应用NCCT判定梗死核心主要通过测量组织密度来实现。脑组织严重缺血时,会因离子性水肿导致细胞含水量增加,在NCCT上表现为低密度病灶。这种低密度病灶通常被视为梗死核心,是判断脑组织缺血的替代指标之一。值得注意的是,NCCT上的低密度区域有时是可逆的,尤其是在缺血性卒中早期。ASPECTS是基于NCCT研发的一种简单、快速、重复性高的早期脑缺血范围的评估方法,目前广泛用于血管内治疗适宜人群的筛选。ASPECTS将大脑中动脉供血区划分为10个区域,其中皮质和岛叶共占7个区域,皮质下结构占3个区域,每个区域受累均减去1分。一般来说,急性缺血性卒中患者的基线ASPECTS分值越低,血管内治疗后的出血风险越高、神经功能预后越差。然而,ASPECTS易受影像检查方法、评估者经验及患者个体特征等因素的影响。例如,对于老年患者来说,在急诊环境下快速、准确地进行ASPECTS评定是很困难的。为了解决ASPECTS准确性和一致性的问题,目前有研究者开发了基于人工智能的自动化ASPECTS方法,并在临床应用中获得了良好的效果。

(二) 灌注成像判定梗死核心

CTP或MRI PWI序列测量的是脑组织血流而非缺血组织,可通过CBV或相对CBF阈值等参数来识别严重脑缺血区。以CTP为例,在注射造影剂后,对8~16 cm范围的脑组织进行45~90 s的连续扫描,之后根据组织增强曲线计算CBV、CBF、T_{max}和平均通过时间,并采用彩色编码阈值图代替传统的目测方法来估计梗死核心体积。目前有多种判断梗死核心和缺血半暗带的阈值标准已被成功用于血管内治疗的临床实践和研究,作为筛选患者的影像学依据。尽管基于人工智能的自动化判读软件的成功开发有助于降低这些阈值在临床应用中的异质性,但使用不同的软件时,基于灌注影像判定的梗死核心体积差异较大,且往往与真实的梗死核心体积之间有偏差。虽然有研究表明,部分灌注阈值能够较准确地预测最终的脑梗死体积,但也有研究表明,基于灌注影像阈值的判断方法可能会高估梗死核心的体积,尤其是在缺血性卒中发病早期。这种误差可能导致原本适合血管内治疗的患者失去获得最佳治疗的机会。

(三) 弥散加权成像判定梗死核心

在脑缺血发生后数分钟内,MRI DWI序列上即可发现细胞毒性水肿,表现为DWI高信号。目前认为缺血性卒中早期DWI上呈现高信号是评估梗死核心的金标准。尽管应用DWI序列判定梗死核心比NCCT更敏感，但该方法仍无法精准地区分不可逆损伤的脑组织和可挽救的脑组织。根据再灌注治疗的速度和效果，受细胞毒性水肿影响的脑组织可能发展为完全梗死、部分梗死或恢复为正常脑组织。此外，由于DWI高信号区域的影像特征存在异质性，如斑片状混杂信号区域中可能存在脑梗死"豁免"，因此很难精准确定构成梗死核心的脑组织区域。

四、梗死进展速度

在临床实践中，急性缺血性卒中患者的基线影像几乎都是一次性测量，因此只能在影像采集的时间点进行缺血组织的评估。在评估基线影像学检查结果时，必须考虑从成像至再灌注的时间，即影像学检查至成功血管再通或手术结束的时间。在此期间，脑组织缺血可能持续进展直至发展为完全梗死。因此，再灌注治疗时的细胞死亡负担水平始终高于获取基线影像学数据时的负担水平，尤其是在再灌注治疗延迟和梗死快速进展的患者中表现更为明显。快速的梗死进展可能会抵消血管内治疗的疗效，甚至使患者面临治疗相关的医源性损害。而缓慢的梗死进展可能拓展血管内治疗的治疗时间窗，使患者有更多的机会通过血管内治疗获益。因此，未来借助更先进的预测方法或预测模型辅助识别梗死进展的速度对血管内治疗的临床决策非常重要。

五、未来方向

基于CT、CTP，以及MRI的DWI、PWI序列检查等影像学方法判定的梗死核心体积，均可作为血管内治疗的筛选标准，是再灌注治疗时间窗内（6 h内）和超时间窗（6~24 h）急性缺血性卒中血管内治疗的关键决策驱动因素。值得注意的是，仅测量梗死核心并不能反映可挽救脑组织（即缺血半暗带体积），梗死核心体积较大并不一定意味着没有可挽救脑组织。近期多项在不同国家或地区开展的大梗死核心随机对照试验也验证了这一观点。根据现行相关指南，血管内治疗适应证已从基线影像检查判定的小梗死核心缺血性卒中患者拓展至大梗死核心患者。

尽管基于影像学的梗死核心筛选策略简单易行，且推动了血管内治疗研究的发展和临床适应证的拓展，但仍存在以下问题：①由于脑组织易损性差异、选择性神经元丢失及缺乏可靠的评估金标准，CT和MRI等影像学检查模式并不能精确确定脑组织是否以及在多大程度上存在梗死（核心）；②制订急性缺血性卒中治疗决策需综合考虑多种因素的影响，因此，包括影像学因素在内的单一变量的相对重要性被降低；③梗死核心体积与临床功能预后之间的相关性尚存在争议。

未来应开发更加实用且易于实施的影像学检查技术，以便在急诊环境中对患者的脑组织活力进行更为可靠的评估，特别是预测不完全梗死的脑组织范围，从而更精准地筛选出能从血管内治疗中获益的人群。

参考文献

[1] FINNERTY F A, WITKIN L, FAZEKAS J F. Cerebral hemodynamics during cerebral ischemia induced by acute hypotension[J]. J Clin Invest, 1954, 33 (9)：1227-1232.

[2] JENNETT W B, HARPER A M, GILLESPIE F C. Measurement of regional cerebral blood-flow during carotid ligation[J]. Lancet, 1966, 2 (7474)：1162-1163.

[3] JONES T H, MORAWETZ R B, CROWELL R M, et al. Thresholds of focal cerebral ischemia in awake monkeys[J]. J Neurosurg, 1981, 54 (6)：773-782.

[4] MARCOUX F W, MORAWETZ R B, CROWELL R M, et al. Differential regional vulnerability in transient focal cerebral ischemia[J]. Stroke, 1982, 13 (3)：339-346.

[5] BARON J C, BOUSSER M G, COMAR D, et al. Noninvasive tomographic study of cerebral blood flow and oxygen metabolism in vivo. Potentials, limitations, and clinical applications in cerebral ischemic disorders[J]. Eur Neurol, 1981, 20 (3)：273-284.

[6] HEISS W D, HUBER M, FINK G R, et al. Progressive derangement of periinfarct viable tissue in ischemic stroke[J]. J Cereb Blood Flow Metab, 1992, 12 (2)：193-203.

[7] HEISS W D, ROSNER G. Functional recovery of cortical neurons as related to degree and duration of ischemia[J]. Ann Neurol, 1983, 14 (3)：294-301.

[8] VON KUMMER R, DZIALOWSKI I. Imaging of cerebral ischemic edema and neuronal death[J]. Neuroradiology, 2017, 59 (6)：545-553.

[9] BAL S, BHATIA R, MENON B K, et al. Time dependence of reliability of noncontrast computed tomography in comparison to computed tomography angiography source image in acute ischemic stroke[J]. Int J Stroke, 2015, 10 (1)：55-60.

[10] QIU W, KUANG H L, TELEG E, et al. Machine learning for detecting early infarction in acute stroke with non-contrast-enhanced CT[J]. Radiology, 2020, 294 (3)：638-644.

[11] SRINIVASAN A, GOYAL M, AI AZRI F, et al. State-of-the-art imaging of acute stroke[J]. Radiographics, 2006, 26 (Suppl 1)：S75-S95.

[12] ALBERS G W, MARKS M P, KEMP S, et al. Thrombectomy for stroke at 6 to 16 hours with selection by perfusion imaging[J]. N Engl J Med, 2018, 378 (8)：708-718.

[13] NOGUEIRA R G, JADHAV A P, HAUSSEN D C, et al. Thrombectomy 6 to 24 hours after stroke with a mismatch between deficit and infarct[J]. N Engl J Med, 2018, 378 (1)：11-21.

[14] CAMPBELL B C V, MITCHELL P J, KLEINIG T J, et al. Endovascular therapy for ischemic stroke with perfusion-imaging selection[J]. N Engl J Med, 2015, 372 (11)：1009-1018.

[15] MA H, CAMPBELL B C V, PARSONS M W, et al. Thrombolysis guided by perfusion imaging up to 9 hours after onset of stroke[J]. N Engl J Med, 2019, 380 (19)：1795-1803.

[16] SAVER J L, GOYAL M, DIENER H C. Stent-retriever thrombectomy for stroke[J]. N Engl J Med, 2015, 373 (11)：1077.

[17] AUSTEIN F, RIEDEL C, KERBY T, et al. Comparison of perfusion CT software to predict the final infarct volume after thrombectomy[J]. Stroke, 2016, 47 (9)：2311-2317.

[18] ALBERS G W, GOYAL M, JAHAN R, et al. Ischemic core and hypoperfusion volumes predict infarct size in SWIFT PRIME[J]. Ann Neurol, 2016, 79 (1)：76-89.

[19] HOVING J W, MARQUERING H A, MAJOIE C B L M, et al. Volumetric and spatial accuracy of computed tomography perfusion estimated ischemic core volume in patients with acute ischemic stroke[J]. Stroke, 2018, 49 (10)：2368-2375.

[20] MARTINS N, AIRES A, MENDEZ B, et al. Ghost infarct core and admission computed tomography perfusion：redefining the role of neuroimaging in acute ischemic stroke[J]. Interv Neurol, 2018, 7 (6)：513-521.

[21] LIN W L, LEE J M, LEE Y Z, et al. Temporal relationship between apparent diffusion coefficient and absolute measurements of cerebral blood flow in acute stroke patients[J]. Stroke, 2003, 34 (1)：64-70.

[22] GARCIA J H, LASSEN N A, WEILLER C, et al. Ischemic stroke and incomplete infarction[J]. Stroke, 1996, 27 (4)：761-765.

[23] KIDWELL C S, SAVER J L, MATTIELLO J, et al. Thrombolytic reversal of acute human cerebral ischemic injury shown by diffusion/perfusion magnetic resonance imaging[J]. Ann Neurol, 2000, 47 (4)：462-469.

[24] 中华医学会神经病学分会脑血管病学组. 急性缺血性卒中血管内治疗中国指南2023[J]. 中华神经科杂志, 2024, 57 (6)：523-559.

（马高亭）

第三节 缺血半暗带的影像学评估

一、缺血半暗带的定义及意义

20世纪70年代，研究人员在大脑中动脉闭塞动物模型中发现，当CBF较正常水平[40～50 mL/(100 g·min)]下降，但保持≥20 mL/(100 g·min)时，脑电活动仍可维持正常水平；当CBF在6～20 mL/(100 g·min)时，脑电活动虽然受损，但CBF改善后可以完全恢复；但当CBF降至6 mL/(100 g·min)以下时，即出现不可逆的脑损伤。1981年，Astrp等首先提出了缺血半暗带的概念：围绕在不可逆损伤区域外，电生理活动消失但能维持离子平衡的脑组织。缺血半暗带中的神经元活动虽然终止，但其结构保持完整并能存活一段时间。这种脑组织处在存活和死亡的中间状态，如血流及时恢复，神经功能可恢复正常。

基于上述定义和意义，缺血半暗带被认为是急性缺血性卒中再灌注治疗的主要靶点，早期快速识别缺血半暗带能甄别可从再灌注治疗中获益的人群，进而帮助临床医师进行治疗决策。

二、缺血半暗带的评估方法

PET目前被较多学者认为是量化缺血性卒中缺血半暗带的金标准，其中缺血半暗带脑组织局部CBF在12～22 mL/(100 g·min)之间。但PET成像速度慢、费用高，限制了其在缺血性卒中救治中的广泛应用。

颅脑CTP和MRI是目前常用的影像学检查方式，基于灌注影像自动处理软件评估的缺血低灌注-梗死核心体积错配或临床症状-影像错配可用来评估缺血半暗带。目前常用的影像自动处理软件有RAPID、MIStar、Olea和iStroke等。其中RAPID软件被美国ASA/AHA相关指南推荐用于晚时间窗颅内大血管闭塞患者进行血管内治疗的影像学筛选工具；而2024年6月发表在*NEJM*上，探索发病4.5～9 h大血管闭塞性缺血性卒中患者应用替奈普酶安全性和有效性的TRACE 3研究，则使用iStroke软件来评估缺血半暗带。

（一）缺血低灌注-梗死核心体积错配

1.颅脑自动CTP检查

颅脑自动CTP检查的主要参数有T_{max}或延迟时间、平均通过时间、CBF和CBV。其中$T_{max}>6$ s的脑组织被认为存在缺血低灌注。为了确定这一阈值，既往多项研究对此进行了探索。

Olivot等通过对发病3～6 h急性缺血性卒中患者基线梗死体积（MRI PWI序列显示的梗死体积）与最终梗死体积（发病30 d时MRI FLAIR序列显示的梗死体积）的比较，发现T_{max}识别早期临界低灌注脑组织的最佳阈值为4～6 s。Zaro-Weber等探索了不同T_{max}延迟时间测定的脑组织体积与PET测定的缺血半暗带体积的相关性，发现$T_{max}<5.5$ s是评估缺血半暗带的最佳截断

值。Wheeler等的研究发现，基线$T_{max}>6\ s$的脑组织体积与大血管闭塞性缺血性卒中患者血管再通失败后的最终梗死体积相关。随后的DEFUSE 3研究将$T_{max}>6\ s$定义为存在缺血低灌注，将缺血半暗带体积定义为$T_{max}>6\ s$的脑组织体积与rCBF<30%的脑组织体积的差值。既往有研究发现延迟时间≥3 s也可用于评估缺血低灌注脑组织。

2.颅脑多模式MRI检查

临床和研究中，多模式MRI检查也常用于急性缺血性卒中患者缺血半暗带的评估。DWI与PWI序列中$T_{max}>6\ s$的脑组织体积错配或FLAIR与DWI序列错配均可快速评估缺血半暗带的体积。既往有研究将MRI检查中ADC值$<620\times10^{-6}\ mm^2/s$的脑组织体积定义为梗死核心体积，并将PWI序列中$T_{max}>6\ s$的脑组织体积与梗死核心体积的差值定义为缺血半暗带体积。

FLAIR与DWI序列错配是指脑缺血早期DWI序列上呈高信号，而FLAIR序列上相应区域信号改变不明显。这是因为脑缺血发生数分钟后细胞毒性水肿即可在DWI上显示，而数小时后，神经血管源性水肿才在FLAIR序列上显示，因此FLAIR和DWI错配可用来推测发病时间不明或醒后卒中患者的发病时间。Thomalla等的研究发现，发病时间不明的缺血性卒中患者存在缺血半暗带时，MRI检查的FLAIR和DWI错配可用来识别发病4.5 h内的患者。RESCUE Japan LIMIT同样通过MRI检查筛查发病6~24 h的缺血性卒中患者，发现如果存在FLAIR和DWI错配，则表明梗死发生的时间较短。

ASL技术是一种不需要使用造影剂的脑灌注成像技术。ASL上CBF低于对侧40%以上的脑组织与PWI序列中$T_{max}>6\ s$的脑组织相符，因此缺血半暗带体积也可通过ASL上CBF低于对侧40%以上的脑组织体积与DWI梗死核心体积的差值来计算。

(二) 临床症状−影像学错配

临床症状−影像学错配同样可以用来评估缺血性卒中患者缺血半暗带的情况，但是其最佳阈值目前尚不明确和统一。既往有研究发现，NIHSS评分≥8分合并DWI序列梗死核心体积≤25 mL的患者有较高的梗死增长和早期神经功能恶化的风险，可以帮助识别有梗死进展，进而需要进行溶栓或脑保护治疗的高危人群。DAWN研究同样通过临床症状与梗死体积错配来筛选适合血管内治疗的缺血性卒中患者，标准为：①梗死体积<21 mL且NIHSS评分≥10分（年龄≥80岁）；②梗死体积<31 mL且NIHSS评分≥10分（年龄<80岁）；③梗死体积31~51 mL且NIHSS评分≥20分（年龄<80岁）。

三、缺血半暗带研究进展

目前，已有多项对比血管内治疗与最佳内科治疗大血管闭塞性缺血性卒中有效性和安全性的随机对照试验，采用缺血半暗带体积及低灌注与梗死核心体积错配比作为影像纳入标准，并获得了阳性结果。EXTEND-IA研究的影像纳入标准为梗死核心体积<70 mL，缺血半暗带体积≥10 mL且错配比≥1.2。SWIFT PRIME研究中有超过80%的患者的缺血半暗带体积≥15 mL且错配

比≥1.8。DEFUSE 3研究和RESILIENT研究也将缺血半暗带体积≥15 mL且错配比≥1.8作为影像纳入标准。在大梗死核心缺血性卒中血管内治疗研究领域，SELECT 2和ANGEL-ASPECT研究均未发现缺血半暗带体积≥15 mL且错配比≥1.8或缺血半暗带体积≥10 mL且错配比≥1.2可影响血管内治疗的效果。但这两项研究中符合上述影像学标准的患者数量较少，未来仍需要基于个体数据的meta分析和大样本量的研究来进一步探索。

参考文献

[1] ASTRUP J, SYMON L, BRANSTON N M, et al. Cortical evoked potential and extracellular K^+ and H^+ at critical levels of brain ischemia[J]. Stroke, 1977, 8 (1)：51-57.

[2] BRANSTON N M, SYMON L, CROCKARD H A, et al. Relationship between the cortical evoked potential and local cortical blood flow following acute middle cerebral artery occlusion in the baboon[J]. Exp Neurol, 1974, 45 (2)：195-208.

[3] ASTRUP J, SIESJÖ B K, SYMON L. Thresholds in cerebral ischemia - the ischemic penumbra[J]. Stroke, 1981, 12 (6)：723-725.

[4] POWERS W J, RABINSTEIN A A, ACKERSON T, et al. 2018 guidelines for the early management of patients with acute ischemic stroke：a guideline for healthcare professionals from the American Heart Association/American Stroke Association[J]. Stroke, 2018, 49 (3)：e46-e110.

[5] XIONG Y Y, CAMPBELL B C V, SCHWAMM L H, et al. Tenecteplase for ischemic stroke at 4.5 to 24 hours without thrombectomy[J]. N Engl J Med, 2024, 391 (3)：203-212.

[6] OLIVOT J M, MLYNASH M, THIJS V N, et al. Optimal T_{max} threshold for predicting penumbral tissue in acute stroke[J]. Stroke, 2009, 40 (2)：469-475.

[7] ZARO-WEBER O, MOELLER-HARTMANN W, HEISS W D, et al. Maps of time to maximum and time to peak for mismatch definition in clinical stroke studies validated with positron emission tomography[J]. Stroke, 2010, 41 (12)：2817-2821.

[8] WHEELER H M, MLYNASH M, INOUE M, et al. Early diffusion-weighted imaging and perfusion-weighted imaging lesion volumes forecast final infarct size in DEFUSE 2[J]. Stroke, 2013, 44 (3)：681-685.

[9] ALBERS G W, MARKS M P, KEMP S, et al. Thrombectomy for stroke at 6 to 16 hours with selection by perfusion imaging[J]. N Engl J Med, 2018, 378 (8)：708-718.

[10] SUOMALAINEN O P, MARTINEZ-MAJANDER N, SIBOLT G, et al. Comparative analysis of core and perfusion lesion volumes between commercially available computed tomography perfusion software[J]. Eur Stroke J, 2023, 8 (1)：259-267.

[11] PURUSHOTHAM A, CAMPBELL B C, STRAKA M, et al. Apparent diffusion coefficient threshold for delineation of ischemic core[J]. Int J Stroke, 2015, 10 (3)：348-353.

[12] THOMALLA G, ROSSBACH P, ROSENKRANZ M, et al. Negative fluid-attenuated inversion recovery imaging identifies acute ischemic stroke at 3 hours or less[J]. Ann Neurol, 2009, 65 (6)：724-732.

[13] AOKI J, KIMURA K, IGUCHI Y, et al. FLAIR can estimate the onset time in acute ischemic stroke patients[J]. J Neurol Sci, 2010, 293 (1/2)：39-44.

[14] THOMALLA G, SIMONSEN C Z, BOUTITIE F, et al. MRI-guided thrombolysis for stroke with unknown time of onset[J]. N Engl J Med, 2018, 379 (7)：611-622.

[15] YOSHIMURA S, SAKAI N, YAMAGAMI H, et al. Endovascular therapy for acute stroke with a large ischemic region[J]. N Engl J Med, 2022, 386 (14)：1303-1313.

[16] BIVARD A, KRISHNAMURTHY V, STANWELL P, et al. Arterial spin labeling versus bolus-tracking perfusion in hyperacute stroke[J]. Stroke, 2014, 45 (1)：127-133.

[17] DÁVALOS A, BLANCO M, PEDRAZA S, et al. The clinical-DWI mismatch：a new diagnostic approach to the brain tissue at risk of infarction[J]. Neurology, 2004, 62 (12)：2187-2192.

[18] NOGUEIRA R G, JADHAV A P, HAUSSEN D C, et al. Thrombectomy 6 to 24 hours after stroke with a mismatch between deficit and infarct[J]. N Engl J Med, 2018, 378 (1)：11-21.

[19] CAMPBELL B C V, MITCHELL P J, KLEINIG T J, et al. Endovascular therapy for ischemic stroke with perfusion-imaging

selection[J]. N Engl J Med, 2015, 372 (11): 1009-1018.
- [20] SAVER J L, GOYAL M, BONAFE A, et al. Stent-retriever thrombectomy after intravenous t-PA *vs.* t-PA alone in stroke[J]. N Engl J Med, 2015, 372 (24): 2285-2295.
- [21] MARTINS S O, MONT'ALVERNE F, REBELLO L C, et al. Thrombectomy for stroke in the public health care system of Brazil[J]. N Engl J Med, 2020, 382 (24): 2316-2326.
- [22] SARRAJ A, HASSAN A E, ABRAHAM M G, et al. Endovascular thrombectomy for large ischemic stroke across ischemic injury and penumbra profiles[J]. JAMA, 2024, 331 (9): 750-763.

（孙大鹏，张龙辉）

第四节　脑侧支循环评估

一、脑侧支循环的定义及意义

脑侧支循环又被称为代偿性循环，是指当脑供血动脉严重狭窄或闭塞时，血流通过其他血管（侧支血管或新形成的血管吻合）到达缺血区维持供血。侧支循环能够稳定缺血区的脑血流并向该区域提供营养，从而使缺血脑组织得到不同程度的灌注代偿，是脑循环的重要代偿方式之一。

脑侧支循环可分为一级、二级和三级侧支循环。①一级侧支循环为Willis环，是颅内最重要的侧支循环途径。Willis环是颅内各主要动脉相互沟通的桥梁，联通左、右侧大脑半球，以及前、后循环的血流。国内研究表明，34.6%~44.3%的正常人具有典型的、完整的Willis环结构。②二级侧支循环代偿主要通过眼动脉、软脑膜吻合血管及其他较小的侧支血管与侧支吻合实现。软脑膜吻合血管位于大脑和小脑表面，连接颅内主要脑动脉的远端分支，直径在50~400 μm之间。在Willis环远端脑动脉严重狭窄或闭塞时，软脑膜吻合血管是脑循环最主要的代偿途径。③三级侧支循环代偿是通过血管发生和动脉生成产生的新生血管代偿性供血。当二级侧支循环代偿仍不能满足脑组织供血需求时，新生血管即作为最终的侧支代偿途径。不同个体间脑血流的三级侧支循环存在明显的差异，准确评估急性缺血性卒中患者的脑侧支循环状态对其治疗具有重要意义。

脑侧支循环开放的影响因素主要有以下几种。①血管变异性：脑侧支循环的结构完整性是其发挥一级和二级侧支循环代偿能力的重要前提，脑动脉重度狭窄或闭塞后，脑侧支循环建立的程度与Willis环的完整性、有效侧支循环的数量密切相关，多条有效侧支循环的建立可显著缩小脑梗死的体积；②危险因素：高龄、长期高血压、高脂血症和高血糖均会使血管的内皮功能下降，调节能力受损，从而导致三级侧支循环代偿的能力下降；③脑侧支循环的血管直径和慢性低灌注状态：脑侧支循环的血管直径对侧支循环代偿有重要影响。另外，低灌注发生的时间越长、速度越慢，侧支循环代偿越好。

有效的脑侧支循环开放和建立有助于稳定缺血性卒中后梗死区的CBF、降低梗死体积、减轻缺血脑组织的缺血和再灌注损伤、降低梗死或溶栓后的出血转化率，并可改善患者的远期预后及降低卒中再发风险。准确评估脑侧支循环状态有助于确定缺血性卒中患者的临床决策和预测患者的预后。

二、脑侧支循环的评估方法

目前脑侧支循环的评估主要通过影像学检查来实现，根据影像学检查的成像特点，可将其分为直接成像评估和间接成像评估。直接成像评估又被称为结构性成像评估，能够直接显示脑血管的解剖结构及其血流情况。具体成像方法有TCD、TCCD/TCCS、CTA原始图像、CTA多平面重建图像、MIP、非时变CTA技术、三相CTP、多时相CTA、3D-TOF-MRA、定量MRA、PC-MRA、DSA等。间接成像评估又被称为功能性辅助成像评估，是通过检测血流灌注情况反映患者的脑血流动力学改变，从而间接推断脑侧支循环建立和代偿的程度。间接成像评估方法主要有TCD血管舒缩反应性测试、氙气增强CT、SPECT、PET、CTP、MRP和ASL等。直接成像评估的优势在于能够直观地评估侧支血管的分布情况，而间接成像评估则注重血流动力学的评估。如果能够结合两者的优势，对脑侧支循环的评估会更加全面、准确。

在直接成像评估方面，目前临床上常用的脑侧支循环评分包括基于DSA的ASITN/SIR侧支循环评分和基于CTA的侧支循环评分系统。基于DSA的ASITN/SIR侧支循环评分是目前最直观、分辨率最高的脑侧支循环评估方法，能够全面、真实地反映脑侧支循环状态，是判断脑侧支循环的金标准。不过DSA检查属于有创性操作，该评分方法常用于准备进行血管内治疗的患者。基于CTA的侧支循环评分方法较多，包括基于多时相CTA的侧支循环评分、基于动态CTA的软脑膜侧支循环评分、基于动态CTA的改良ASITN/SIR侧支循环评分、Tan评分系统（大脑中动脉区域侧支循环评分）、Mass评分、Miteff侧支循环评分及rLMC侧支循环评分系统等。基于CTA的侧支循环评分系统具有方便、快捷、无创等优势，在临床上应用较为广泛。研究表明，基于CTA的侧支循环评分系统与基于DSA的ASITN/SIR侧支循环评分具有良好的一致性，能够较真实地反映脑侧支循环状态。

近年来，灌注影像学方法越来越多地应用于急性缺血性卒中的诊疗，其相关参数能够反映脑侧支循环状态，其中低灌注强度比值和CBV是常用的参数。基于灌注影像参数评估脑侧支循环状态的准确性，以及其与传统脑侧支循环评估方法的一致性已在临床中得到了初步验证。

（一）ASITN/SIR 侧支循环评分

DSA作为评估脑侧支循环的金标准，具有较高的时间和空间分辨率，能动态观察脑侧支循环状态。基于DSA的ASITN/SIR侧支循环评分可直观显示是否有侧支血流灌注到缺血区，并能观察侧支血流流经的时长和速度。ASITN/SIR侧支循环评分将脑侧支循环状态分为4级，其中0~1级为侧支循环较差，2级为侧支循环中等，3~4级为侧支循环良好（表3-4-1）。

表3-4-1　ASITN/SIR侧支循环评分

评分/分	侧支循环状态
0	没有侧支血流到缺血区域
1	缓慢的侧支血流到缺血周边区域，伴持续的灌注缺陷
2	快速的侧支血流到缺血周边区域，仅有部分到缺血区域
3	静脉晚期可见缓慢但完全的血流到缺血区域
4	通过逆行灌注，血流快速而完全地灌注到整个缺血区域

注：0~1级为侧支循环较差；2级为侧支循环中等；3~4级为侧支循环较好。

（二）基于多时相CTA的侧支循环评分

CTA原始图像及单时相CTA MIP对延迟显影的侧支血管显示不佳，因此评估侧支充盈缓慢患者的敏感度较低。多时相CTA能评估软脑膜侧支循环的范围及程度，具有无创、操作简单的特点，并且具有较高的时间和空间分辨率。多时相CTA评价脑侧支循环具有更高的可信度，在临床治疗决策制订及临床预后预测方面具有一定的优势,目前已成为了重要的缺血性卒中血管内治疗前评估脑侧支循环的方法。

基于多时相CTA的ASPECTS侧支循环评分是目前应用广泛的脑侧支循环评估方法之一(表3-4-2,图3-4-1)。针对急性缺血性卒中血管内治疗的ESCAPE研究应用该方法筛选入组患者,结果显示,对于侧支循环较好(评分4~5分)的患者,迅速给予血管内治疗可改善其功能结局并降低病死率。

表3-4-2 基于多时相CTA的ASPECTS侧支循环评分

评分/分	侧支循环状态
0	闭塞动脉的供血区域内,任何时相均无血管显影
1	闭塞动脉供血区域内,任何时相仅有少量血管显影
2	闭塞动脉远端血管显影延迟2个时相,血管显示程度下降(血管变细/血管数量减少),或远端血管显影延迟1个时相,部分区域内无血管显影
3	闭塞动脉远端血管显影延迟2个时相,但血管分布的范围和程度正常,或远端血管显影延迟1个时相,闭塞动脉供血区域内的部分远端血管显示程度下降(血管变细/血管数量减少)
4	闭塞动脉远端血管显影延迟1个时相,但血管分布的范围和程度正常
5	闭塞动脉远端血管显影无延迟、血管分布范围正常、血管数量正常或增多

注:0~1分为侧支循环较差;2~3分为侧支循环中等;4~5分为侧支循环较好。

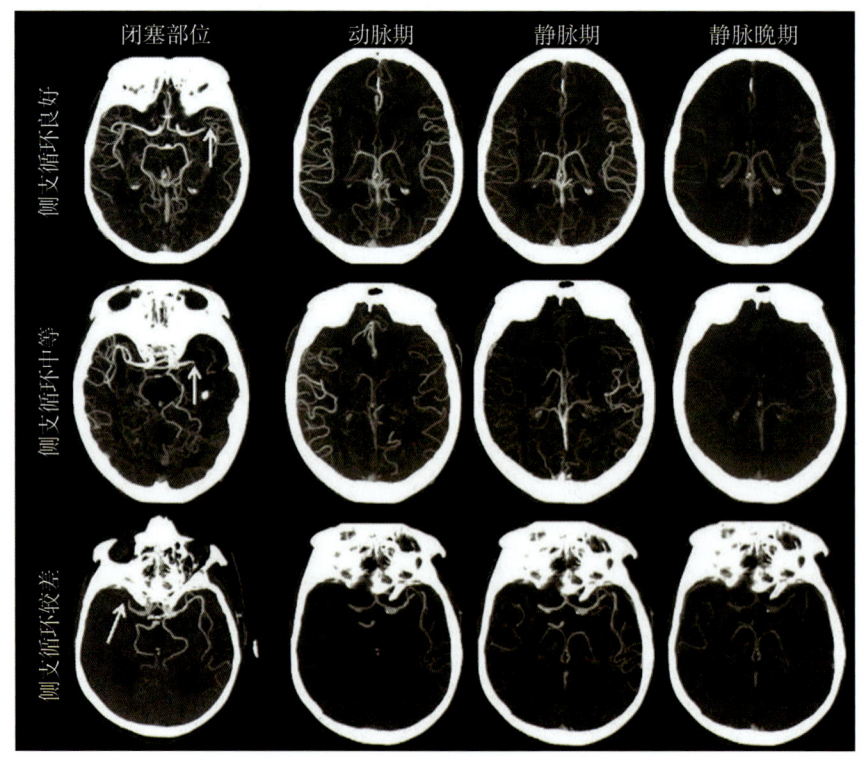

图中第一行为左侧大脑中动脉闭塞,可见动脉期、静脉期及静脉晚期闭塞血管远端显影无延迟,血管数量正常甚至较对侧增多,提示侧支循环较好(5分);第二行为左侧大脑中动脉闭塞,可见动脉期、静脉期及静脉晚期血管延迟显影,血管数量减少,提示侧支循环中等(3分);第三行为右侧大脑中动脉闭塞,动脉期、静脉期及静脉晚期血管数量较对侧较少,提示侧支循环较差(1分)。

图3-4-1 基于多时相CTA的ASPECTS侧支循环评分

基于动态CTA的改良ASITN/SIR侧支循环评分（表3-4-3）与基于DSA的ASITN/SIR侧支循环评分，在评估脑侧支循环状态方面具有较好的一致性。研究表明，改良ASITN/SIR侧支循环评分与缺血性卒中的梗死核心体积具有较强的相关性。

表3-4-3 基于动态CTA的改良ASITN/SIR侧支循环评分

评分/分	侧支循环状态
0	任何时相内，缺血区域内均没有或仅有极少量的软脑膜侧支
1	直至静脉晚期才在缺血区域内见到部分软脑膜侧支循环形成
2	静脉期以前可见缺血区域内部分软脑膜侧支循环形成
3	静脉晚期可见缺血区域内部分软脑膜侧支循环形成
4	在静脉期以前可见完全的侧支软脑膜循环形成

注：0~1分为侧支循环较差；2分为侧支循环中等；3~4分为侧支循环较好。

（三）Tan评分（大脑中动脉区域侧支循环评分）

Tan等通过对急性卒中患者进行CTP和CTA的比较研究，提出了评估软脑膜血管侧支循环状态的Tan评分（表3-4-4）。该评分系统利用单时相CTA MIP技术，对大脑中动脉供血区软脑膜血管的充盈情况进行评价。研究显示，基线Tan评分与急性缺血性卒中患者90 d的mRS评分显著相关，较低的Tan评分与患者死亡独立相关。

表3-4-4 Tan评分

评分/分	侧支循环状态
0	大脑中动脉区域完全没有软脑膜侧支血管供血
1	0~50%的软脑膜侧支血管充盈供应大脑中动脉闭塞区域
2	50%~100%的软脑膜侧支血管充盈供应大脑中动脉闭塞区域
3	100%软脑膜侧支充盈供应大脑中动脉闭塞区域

注：0~1分为侧支循环不良；2~3分为侧支循环良好。

（四）外侧裂、脑凸面侧支循环评分

Mass评分在2009年被提出，可以较全面地评估脑一级、二级侧支循环。通过CTA原始图像评估外侧裂区域和凸面软脑膜区域的侧支血管，将病变侧侧支血管与健侧侧支血管进行对比分级（表3-4-5）。DEFUSE 3研究的一项事后分析发现，Mass评分评估的侧支循环良好与缺血性卒中患者的梗死核心生长减少显著相关。

表3-4-5 Mass评分

与健侧比较，病变侧侧支血管分级及对应情况	前交通动脉和后交通动脉分级及对应情况
1级：侧支血管缺如	1级：侧支血管缺如
2级：侧支血管较健侧减少	2级：侧支血管可能存在
3级：侧支血管与健侧相同	3级：侧支血管纤细
4级：侧支血管较健侧多	4级：侧支血管确定存在
5级：充足的侧支血管	5级：侧支血管粗壮

注：与健侧比较，病变侧侧支血管分级1~2级定义为侧支代偿减少，3~5级定义为侧支代偿充分。前交通动脉和后交通动脉分级4~5级定义为侧支代偿充分。

(五) Miteff 侧支循环评分

Miteff侧支循环评分根据CTA上大脑中动脉闭塞远端血管的重建程度,将侧支循环状态分为良好和降低两个级别,其中降低这一级别又根据外侧裂是否存在侧支血管分为中等和不良两个级别(表3-4-6)。Miteff侧支循环评分能够帮助临床快速评估急性缺血性卒中患者的侧支循环状态。一项回顾性研究显示,Miteff侧支循环评分对前循环急性缺血性卒中患者静脉溶栓后的功能预后具有良好的预测能力。

表3-4-6 Miteff 侧支循环评分

分级	侧支循环状态
良好	侧支血管分布较多,在闭塞部位远端仍能看到侧支血管分布
中等	外侧裂可看到侧支血管,远端无血管显示
不良	无侧支血管分布或仅在远端皮质部位可见细小血管分支

(六) 区域软脑膜侧支循环评分

基于单时相CTA的rLMC评分对6个ASPECTS区域(M1~M6)及大脑前动脉区域和基底节区进行侧支循环状态评分(图3-4-2)。该评分系统将软脑膜动脉和豆纹动脉分为3级,分级标准为:患侧动脉没有显影(0分),动脉显影较差(1~2分),动脉显影接近健侧或更好(3~4分)。rLMC评分总分为20分,17~20分为侧支循环较好,11~16分为侧支循环中等,<10分为侧支循环较差。一项针对前循环大血管闭塞性缺血性卒中的研究显示,缺血性卒中超急性期梗死体积扩大速度与rLMC评分密切相关,该评分可用于预测缺血性卒中的病情进展。

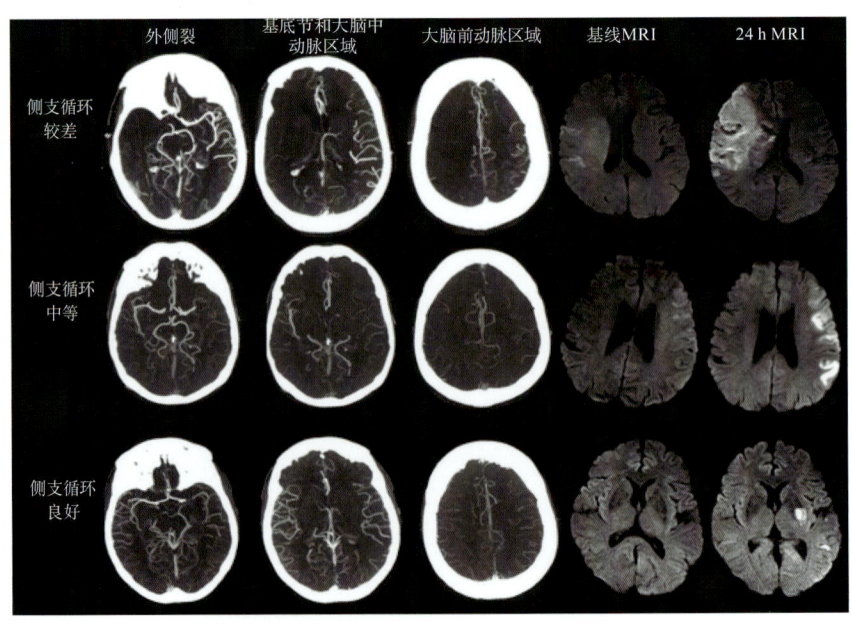

图中第一行为右侧颈内动脉闭塞,rLMC评分各区域血管显影减少,提示侧支循环较差(3分),最终梗死核心较大;第二行为左侧大脑中动脉闭塞,外侧裂、M4、M5区域血管减少,提示侧支循环中等(14分),最终梗死核心位于皮质;第三行为左侧大脑中动脉闭塞,rLMC评分各区域血管显影较好,提示侧支循环较好(18分),最终梗死核心较小。

图3-4-2 rLMC评分

三、脑侧支循环评估的进展

近年来,神经影像技术迅速发展,利用多模式影像学评估脑侧支循环的结构、血流动力学、组织灌注等已成为可能。对脑侧支循环的精准评估,有利于探讨其与血管性疾病,尤其是与急性缺血性卒中的关系,并为血管性疾病的诊断、患者筛选、干预决策等提供更多依据。

既往对脑侧支循环的评估多为半定量或分级判定,缺乏定量分析的方法。如目前广泛使用的改良ASITN/SIR侧支循环评分,就是观察者根据自己的经验,对CTA各时相有无软脑膜侧支小血管,以及血管的多少进行判断,进而赋予1~4分的评分。这种分级评定的方法在不同观察者中的异质性较大,主观性较强。因此,还需要开展更多的临床研究来进一步优化脑侧支循环的评估方法,或量化脑侧支循环状态的评估,从而为临床决策提供更可靠的信息。

近期,研究者就脑侧支循环提出了几种更加客观的评估方法。①缺血核心增长率:定义为核心梗死增长体积与时间的比值。缺血性卒中在实现血管再通之前,发病24 h内其梗死核心体积一般呈线性增长。对于梗死核心体积快速增长型的患者,应尽早进行血管内治疗,以实现再灌注的获益;对于梗死核心体积慢速增长型的患者,进行组织学评估更为重要,此类患者拓展血管内治疗时间窗的可能性较大。目前,对于梗死核心体积快速增长型和慢速增长型没有标准定义,一般认为增长速度<15 mL/h为慢速增长型,>25 mL/h为快速增长型。②侧支循环指数:计算方法为$T_{max}>6$ s体积/$T_{max}>2$ s体积(简写为DT6/DT2)。侧支循环指数代表无前向血流区域中侧支供血的相对大小。计算侧支循环指数的目的是对脑侧支循环状态进行量化评估,从而客观地指导临床对脑侧支循环的判断。③剩余抢救组织时间:计算方法为缺血半暗带体积/梗死核心增长率。该指标建立在梗死核心线性增长的基础上,用以估计缺血性卒中患者剩余的可供抢救脑组织的时间,超过这个时间,脑内可能就无可抢救组织。临床上,该指标可用于判断是否有足够的时间实施血管内治疗,帮助制订治疗决策。

大血管闭塞性缺血性卒中急性期脑侧支循环的代偿能力取决于患者脑侧支循环的储备。分析影响脑侧支循环的因素并采取相应的干预措施,可避免损害脑侧支循环,以保障充分的侧支循环代偿。尽管部分研究通过改善脑侧支循环治疗急性缺血性卒中取得了初步结果,但以脑侧支循环作为干预靶点的实践仍需更多的基础和临床研究证据支持。尚未建立成熟的脑侧支循环评估体系是目前阻碍相关干预性研究结果临床转化的重要原因之一。基于不同检查方法的脑侧支循环评分系统之间存在差异,且目前尚不能做到个体化、精准的侧支循环评估。脑侧支循环状态作为特定患者接受特定再灌注治疗手段的筛选标准,仍需更多研究进行方法和技术改进的探讨。

参考文献

[1] WINDLE B C. The arteries forming the circle of Willis[J]. J Anat Physiol, 1888, 22 (2): 289-293.
[2] 中华医学会急诊医学分会, 急性缺血性脑卒中侧支循环评估与干预中国急诊专家共识组. 急性缺血性脑卒中侧支循环评估与干预中国急诊专家共识[J]. 中华急诊医学杂志, 2022, 31 (10): 1310-1318.

[3] 中国卒中学会脑血流与代谢分会. 缺血性卒中脑侧支循环评估与干预中国指南 (2017) [J]. 中华内科杂志, 2017, 56 (6)：460-471.

[4] MCVERRY F, LIEBESKIND D S, MUIR K W. Systematic review of methods for assessing leptomeningeal collateral flow[J]. AJNR Am J Neuroradiol, 2012, 33 (3)：576-582.

[5] MARTINON E, LEFEVRE P H, THOUANT P, et al. Collateral circulation in acute stroke：assessing methods and impact：a literature review[J]. J Neuroradiol, 2014, 41 (2)：97-107.

[6] LU W Z, LIN H A, HOU S K, et al. Diagnostic test accuracy of pretreatment collateral score in predicting stroke outcomes after intra-arterial endovascular thrombectomy：a meta-analysis in DSA and CTA[J]. Eur Radiol, 2022, 32 (9)：6097-6107.

[7] GOYAL M, DEMCHUK A M, MENON B K, et al. Randomized assessment of rapid endovascular treatment of ischemic stroke[J]. N Engl J Med, 2015, 372 (11)：1019-1030.

[8] SEKER F, POTRECK A, MÖHLENBRUCH M, et al. Comparison of four different collateral scores in acute ischemic stroke by CT angiography[J]. J Neurointerv Surg, 2016, 8 (11)：1116-1118.

[9] TAN I Y L, DEMCHUK A M, HOPYAN J, et al. CT angiography clot burden score and collateral score：correlation with clinical and radiologic outcomes in acute middle cerebral artery infarct[J]. AJNR Am J Neuroradiol, 2009, 30 (3)：525-531.

[10] DE MLYNASH A, MLYNASH M, KIM-TENSER M A, et al. Results from DEFUSE 3：good collaterals are associated with reduced ischemic core growth but not neurologic outcome[J]. Stroke, 2019, 50 (3)：632-638.

[11] YEO L L L, PALIWAL P, TEOH H L, et al. Assessment of intracranial collaterals on CT angiography in anterior circulation acute ischemic stroke[J]. AJNR Am J Neuroradiol, 2015, 36 (2)：289-294.

[12] PUHR-WESTERHEIDE D, TIEDT S, ROTKOPF L T, et al. Clinical and imaging parameters associated with hyperacute infarction growth in large vessel occlusion stroke[J]. Stroke, 2019, 50 (10)：2799-2804.

（贾白雪，李硕）

第五节 病因分析

一、心源性栓塞性卒中

(一) 心源性栓塞性卒中的诊断

心源性栓塞性卒中是指来自心脏和主动脉弓的心源性栓子通过体循环进入脑动脉造成栓塞,并引起相应神经功能障碍的临床综合征。与其他病因所致缺血性卒中相比,心源性栓塞性卒中往往病情程度更重、预后更差、复发率更高。心源性栓塞性卒中占全部缺血性卒中的20%~30%。在部分国家和地区,随着高血压、血脂异常和糖尿病等卒中危险因素的知晓率、治疗率和控制率的不断提高,卒中的整体发病率呈下降趋势,间接导致心源性栓塞性卒中的相对比例呈上升趋势。

依据A-S-C-O(表型)分型中对心源性栓塞性卒中的肯定/潜在病因说明,可以将心源性栓塞性卒中的病因分为心房颤动、心力衰竭、急性冠脉综合征、卵圆孔未闭、主动脉弓粥样硬化、风湿性心脏病、人工心脏瓣膜、感染性心内膜炎、扩张型心肌病和心脏黏液瘤等10种类型。心源性栓塞性卒中在不同年龄段均可发病,其特点包括患者多有心脏病史、活动中骤然发病、神经功能缺损较严重、有大脑皮质受损症状(如失语或视野缺损)、发病即达症状高峰,以及可伴有系统性血栓栓塞征象(包括肾脏和脾脏楔形梗死、Osler结节及蓝趾综合征)等。心源性栓塞性卒中的诊断要点和危险分层见表3-5-1和表3-5-2。

表3-5-1 心源性栓塞性卒中的诊断要点

序号	条件类型	表现
1	必要条件	①典型的临床表现 ②颅脑CT和(或)MRI显示特征性改变
2	支持条件 (3条中至少符合1条)	①超声检查发现心源性栓子(包括心内血栓、心内赘生物、心内肿瘤、升主动脉和主动脉弓处斑块),以及心脏存在右向左分流 ②心电图检查示心律失常(尤其是心房颤动) ③血管成像/脑血管造影呈特征性改变(颅内大血管主干或分支突然中断,而其上游血管无明显动脉粥样硬化性狭窄)
3	排除其他病因	

表3-5-2 心源性栓塞性卒中的危险分层

分层	因素	疾病
高栓塞可能性	心内血栓	①房性心律失常:瓣膜性心房颤动、非瓣膜性心房颤动、心房扑动 ②缺血性心脏病:近期心肌梗死、慢性心肌梗死,尤其是伴左心室壁瘤 ③非缺血性心肌病 ④人工瓣膜和装置
	心内肿瘤	①黏液瘤;②心脏乳头状弹力纤维瘤;③其他肿瘤
	主动脉粥样硬化	①血栓栓塞;②胆固醇晶体栓子
	心房颤动	心房颤动
	超声自发显影	左心房超声自发显影

续表

分层	因素	疾病
低栓塞可能性	心内血栓潜在前体	①左心房超声自发显影(无心房颤动);②无管腔内血块的左心室壁瘤;③二尖瓣脱垂
	心内钙化	①二尖瓣环钙化;②钙化性主动脉(瓣)狭窄
	瓣膜畸形	①纤维化;②主动脉瓣纤维样赘生物
	间隔缺损或畸形	①卵圆孔未闭;②房间隔瘤;③房间隔缺损

(二)心源性栓塞性卒中的急性期再灌注治疗

心源性栓塞性卒中患者的脑侧支循环代偿往往较差,因此对再灌注治疗的时间依赖性更强。对此类患者,应遵循"时间就是大脑"的原则,尽可能在其到达急诊室后60 min内完成颅脑CT等基本检查并开始治疗,尽量缩短入门至治疗时间。治疗策略上,可根据发病时间、病情特点酌情选择静脉溶栓桥接血管内治疗或直接血管内治疗,以及抗血小板聚集、抗凝、降脂等基础治疗。

1.静脉溶栓

对于发病在静脉溶栓时间窗内的心源性栓塞性卒中患者,可根据其适应证、禁忌证和相对禁忌证情况,充分权衡治疗的获益和风险后进行静脉溶栓治疗。对于发病时仍在使用华法林但INR<1.7,以及使用预防剂量低分子肝素的患者,可考虑进行静脉溶栓治疗;对于使用新型口服抗凝剂的患者,应尽量避免静脉溶栓治疗,除非确定其在48 h内未服用过新型口服抗凝剂,同时实验室检查显示其肾功能和凝血功能均正常;对于服用达比加群的患者,可在给予拮抗剂——依达赛珠单抗后,考虑行静脉溶栓治疗;对于接受手术(如心脏瓣膜手术)或在侵入性检查(如冠状动脉造影)过程中发病的患者,建议在权衡栓塞和出血(如手术部位出血)风险后,谨慎进行静脉溶栓治疗;对于感染性心内膜炎患者,应避免静脉溶栓治疗。

2.血管内治疗

机械取栓是目前一线的血管内治疗方法,但其治疗心源性栓塞性卒中患者的相关研究较少。既往几项研究比较了大动脉粥样硬化性和心源性栓塞性卒中患者进行血管内治疗的效果,患者均接受了静脉溶栓桥接机械取栓或直接机械取栓治疗,其中机械取栓的主要部位是颈内动脉颅内段和大脑中动脉水平段。研究结果显示,大动脉粥样硬化性卒中患者发病90 d的预后良好(mRS评分0~2分)率高于心源性栓塞性卒中患者,死亡率、sICH发生率低于心源性栓塞性卒中患者或与之相当。但是,Matusevicius等的meta分析显示,大动脉粥样硬化性和心源性栓塞性卒中患者接受机械取栓治疗的有效性和安全性指标差异均无统计学意义。近期德国的一项回顾性注册研究纳入了2589例患者,数据分析显示,接受机械取栓治疗的心源性栓塞性卒中患者的成功再灌注(mTICI分级2b/3级)率(85.6% vs. 81.0%,$P=0.002$)和完全再灌注(mTICI分级3级)率(45.7% vs. 38.1%,$P<0.001$)均显著高于非心源性栓塞性卒中患者。不过,该研究中心源性栓塞性卒中与非心源性栓塞性卒中患者的静脉溶栓率差异有统计学意义(51% vs. 29%,$P<0.001$),这可能会对机械取栓的再灌注率产生一定的影响。一项日本的多中心观察性研究比

较了心源性栓塞性卒中患者接受和不接受血管内治疗的有效性和安全性。研究结果显示，血管内治疗组（110例）的基线卒中严重程度（NIHSS评分：18分 *vs.* 13分，$P<0.001$）和静脉溶栓治疗率（58% *vs.* 29%，$P<0.001$）均高于非血管内治疗组（144例），但两组的90 d时死亡率、卒中复发率和出血性卒中发生率相似，且血管内治疗组的预后良好（mRS评分0～2分）率高于非血管内治疗组（*aOR* 1.94，95%*CI* 1.20～3.15，$P=0.007$）。

目前对于符合再灌注治疗适应证的心源性栓塞性卒中患者，多数情况下推荐采取静脉溶栓桥接血管内治疗模式治疗，特殊情况下（如有静脉溶栓禁忌证时），可进行直接血管内治疗。但需要注意的是，无论是桥接治疗还是直接血管内治疗，都是针对距最后正常时间24 h内、颅内大血管（颈内动脉、大脑中动脉、椎动脉和基底动脉）闭塞的患者，治疗目标是达到成功再灌注（mTICI分级2b/3级）。动脉溶栓、血管成形术及支架植入术对急性心源性栓塞性卒中的疗效尚不明确，或可作为血管内治疗失败的补救治疗措施。

3.药物治疗

应在静脉溶栓24 h后开始选择性使用口服抗血小板药物（如阿司匹林、氯吡格雷）治疗，使用前应复查颅脑CT以排除脑出血。对于不适合静脉溶栓治疗的患者，替罗非班或可作为替代治疗措施，可酌情联合静脉溶栓或血管内治疗。心源性栓塞性卒中发生出血转化的风险较高，因此，即便患者存在抗凝指征（如心房颤动、心脏瓣膜病等），也应根据患者的病情严重程度、急性期梗死体积、出血风险评估等情况，于发病数日甚至数周后再考虑启动或重启抗凝治疗。新型口服抗凝剂较华法林起效快、安全性高，在选择抗凝剂时，应酌情考虑。另外，在降脂治疗方面，心源性栓塞性卒中发病72 h内即可启动他汀类药物治疗。

二、颅内大动脉粥样硬化性卒中

ICAS是缺血性卒中常见的病因，在美国，8%～10%的缺血性卒中与症状性ICAS有关。ICAS在亚洲人群中的发生率更高，有研究显示，东南亚人群中，ICAS约占所有缺血性卒中病因的40%。

ICAS性卒中症状的严重程度主要取决于梗死的体积、位置，以及潜在机制等，例如，ICAS所致大血管闭塞性卒中的症状常较严重甚至危及生命。ICAS患者的卒中复发风险较高，即便是进行了标准药物治疗，其1年的卒中复发风险仍高达20%～30%。多项研究表明，与其他ICAS相关的卒中亚型相比，伴有血流动力学障碍或供血交界区梗死的ICAS患者卒中复发风险更高。在过去的10年中，相关研究的发展深化了临床对ICAS的理解，并阐明了筛选药物治疗反应较好的患者，以及可能从血管内治疗中获益的患者的重要性。此外，影像学技术的发展也提高了临床识别早期卒中复发高危患者的能力。这些经过筛选的患者或可成为后续血管内治疗ICAS性卒中研究的目标人群。

（一）ICAS性卒中的发病机制

ICAS发生的机制始于胆固醇在动脉壁沉积，之后血管内膜增厚，泡沫细胞浸润血管内膜，最终形成动脉粥样硬化斑块并导致血管狭窄。ICAS所致动脉狭窄的严重程度呈线性进展，且与卒中的发生和复发强相关。最近的证据发现，血流动力学障碍和侧支循环差也是此类患者卒中复发的重要影响因素。ICAS的传统危险因素包括高血压、糖尿病、高脂血症、吸烟和高龄等。ICAS引发缺血性卒中的主要机制包括动脉到动脉栓塞、分支动脉疾病、动脉急性闭塞和灌注不足等，也可能是多种机制共同导致，如低灌注和动脉到动脉栓塞、分支动脉疾病和低灌注等。

（二）ICAS性卒中的药物治疗

在缺血性卒中急性期，及时开始抗栓治疗对ICAS患者至关重要。2005年发布的WASID研究结果显示，华法林和阿司匹林在降低ICAS患者2年卒中复发率或死亡率方面的差异没有统计学意义，因此对此类患者不推荐常规使用华法林抗凝治疗。需要注意的是，该研究中2年中位随访期后的数据显示，华法林组的死亡率高于阿司匹林组（9.7% *vs.* 4.3%），严重出血的发生率也高于阿司匹林组（8.3% *vs.* 3.2%）。

阿司匹林是临床最常用的抗血小板药物，但症状性ICAS患者使用阿司匹林单药抗血小板治疗后，卒中复发率仍相对较高（可达19%）。SAMMPRIS研究对症状性ICAS患者采用阿司匹林联合氯吡格雷双联抗血小板治疗（持续90 d），发现与历史对照患者相比，双联抗血小板治疗患者的卒中复发率较低。虽然这种降低卒中复发的效果主要归因于卒中危险因素的管理和生活方式的改变，但研究结果提示，短期双联抗血小板治疗可能有助于降低ICAS患者早期卒中复发的风险。目前ASA制定的近期卒中或颅内主要动脉ICAS所致TIA预防指南建议，对于ICAS患者，应在卒中或TIA发病后进行双联抗血小板治疗并持续90 d。

SPARCL研究首次提供了他汀类药物（特别是每日80 mg阿托伐他汀强化降脂治疗）可有效降低卒中复发风险的证据。因此，对于症状性ICAS患者，应尽快开始强化他汀类药物治疗。另外有研究探索了其他降脂药物，如新型鱼油类降脂药物——二十碳五烯酸乙酯和蛋白质原转化酶枯草溶菌杆菌蛋白酶/可辛蛋白酶9型抑制剂，其中后者被证明可显著降低高脂血症或动脉粥样硬化性疾病患者的卒中风险。后续应进一步探索其他降脂药物对症状性ICAS患者的治疗作用。

在卒中急性期血压管理方面，ICAS性卒中与其他缺血性卒中的治疗策略没有明显的差异，也适用于相关指南建议：急性期后将血压降至<130/80 mmHg。部分临床医师提倡对重度ICAS患者延长允许性高血压的时间，但这可能会对CBF造成一定程度的影响。WASID研究的事后分析显示，ICAS患者一般应控制血压，但VERiTAS研究的事后分析显示，在血流受限的后循环患者中，更严格的血压控制会增加卒中复发风险。VERiTAS研究的结果提示，对血流受限的患者，应更谨慎地控制血压。

临床实践中，应密切关注ICAS患者的卒中发病机制和影像学表现。如ICAS患者表现为站立和血压降低时症状波动或加重，提示存在血流动力学障碍。此类患者的影像学表现常包括大面积灌注不足、侧支循环不良和交界区梗死。对于此类患者，除了标准药物治疗外，在发病初始的24～48 h内应保持平卧，症状波动时允许适当高血压并给予静脉补液治疗可能是合理的干预措施。对于采取了上述干预但症状仍未改善或持续波动甚至加重的患者，应考虑进行球囊扩张术或支架植入术等血管内治疗。

（三）ICAS 相关大血管闭塞

ICAS相关大血管闭塞是指发生在颅内大血管慢性ICAS基础上的急性闭塞，占大血管闭塞病因的10%~48%。ICAS相关大血管闭塞在亚裔人群中的发生率较高，约占亚裔患者大血管闭塞病因的40%。ICAS相关大血管闭塞的机制尚不清楚，目前多认为是动脉粥样硬化斑块破裂后急性血栓形成导致的原位血管闭塞。ICAS相关大血管闭塞的临床表现类似于栓塞性大血管闭塞，常具有严重的卒中症状和皮质损伤体征。

1. ICAS相关大血管闭塞的鉴别诊断

快速识别ICAS相关大血管闭塞需要详细的病史及仔细的查体。与栓塞性大血管闭塞患者相比，ICAS相关大血管闭塞患者的侧支循环常发育良好，更可能出现波动性症状及较轻的神经功能缺损症状。

虽然ICAS相关大血管闭塞常在血管内治疗术中才能确诊，但术前的影像学检查对其早期诊断非常重要。NCCT检查发现颅内动脉钙化提示ICAS可能。在T_2WI MRA检查中，约80%的栓塞性大血管闭塞患者存在闭塞节段增粗的磁敏感血管征象，而仅有20%的ICAS性大血管闭塞患者存在此征象。CTA或MRA检查显示侧支循环状态良好，提示ICAS可能。血栓负荷也可用于两者的鉴别：与栓塞性大血管闭塞患者相比，ICAS相关大血管闭塞患者的血栓负荷较低。此外，CTA上出现动脉截断型闭塞征象（表现为闭塞远端所有分支清晰可见）往往提示ICAS。需要注意的是，由于截断型闭塞征象强烈依赖于交通动脉段和软脑膜侧支循环的代偿，因此在侧支循环代偿不良的患者中可能会出现假阴性。无创影像学检查中血管闭塞的位置也可以提供病因学诊断线索：栓子更可能滞留在动脉分叉处，因此椎基底动脉交界处、基底动脉中段、颈内动脉海绵窦或床突段，以及大脑中动脉近段/中段闭塞提示ICAS。此外，由于侧支循环状况较好，ICAS相关大血管闭塞患者发病初期的梗死核心可能较小。有研究显示，ICAS相关大血管闭塞患者就诊时的梗死体积小于栓塞性大血管闭塞患者（14 mL *vs.* 54 mL，$P<0.001$）。灌注成像检查也有助于ICAS相关大血管闭塞的诊断。近期一项研究评估了ICAS相关大血管闭塞和栓塞性大血管闭塞患者的T_{max}错配比，发现$T_{max}>10$ s体积/$T_{max}>6$ s体积的值较低（表明侧支循环良好）是ICAS相关大血管闭塞的预测因素。

有研究者尝试开发ICAS相关大血管闭塞的识别模型，但目前多数此类模型的敏感度和特异度较低。一项针对DIRECT-MT研究的事后分析发现，心房颤动病史、大脑中动脉致密征及大脑中动脉M2段闭塞与ICAS相关大血管闭塞呈负相关，而存在高血压、吸烟等血管危险因素，血栓负荷评分低，以及大脑中动脉M1段闭塞与ICAS相关大血管闭塞呈正相关。基于上述发现，研究者创建了1个ICAS相关大血管闭塞的早期诊断模型，该模型的敏感度和特异度在内部验证中分别为84%和75%，在外部验证中分别为73%和72%。

血管内治疗术中影像对ICAS的诊断更加精准。血管内治疗初次血管造影显示逐渐变窄的锥形狭窄，提示ICAS相关大血管闭塞的可能。在首次取栓尝试中，使用取栓支架可能有助于ICAS的诊断。首先，当取栓支架展开时，支架在狭窄近端和远端打开良好，但在狭窄处因受斑块挤压而打开不良。其次，在取栓支架展开的情况下进行血管造影时显示血管再通，理论上可以提供瞬时血流。与CTA类似，导管造影显示截断型闭塞是诊断ICAS相关大血管闭塞的重要依据。有研究对截断型闭塞协助诊断ICAS相关大血管闭塞的效能进行了评价，发现其具有良好的诊断可靠性，且具有较好的观察者一致性。在取栓初始血管再通后，出现以下任一情况都强烈提示ICAS：①初始血管再通后的随访血管造影显示血管原位再闭塞；②目标血管固定残余狭窄率>50%；③闭塞远端灌注不足。虽然其他病因（如顽固性血栓或动脉夹层）所致大血管闭塞也可能出现顽固性狭窄和术后立即再闭塞，但上述3种特点在ICAS患者中更为常见。

2.ICAS相关大血管闭塞的高级影像学检查

近年来，有创高级影像学检查技术，如CT血流储备分数、血管内超声和光学相干断层扫描在心血管疾病研究中的应用越来越广泛，其在ICAS相关大血管闭塞诊疗中也具有潜在应用价值。

在心血管疾病研究中，有研究者采用血流储备分数测量动脉狭窄段近端和远端的压力来评估冠状动脉狭窄的生理意义。还有研究者发现，使用血流储备分数选择冠状动脉介入治疗的患者，可以显著提高冠心病患者的生存率。有研究者利用压力传感导丝评估了9例ICAS患者病变近端和远端压力，发现血管造影狭窄与远端血流受限的生理严重程度之间没有明显的相关性。

血管内超声目前已被常规用于心血管介入治疗中，可用来筛选仅通过血管造影不能判断是否适合支架植入治疗的患者。血管内超声能够较好地量化动脉狭窄和斑块的特征，还可以识别更易发生再闭塞的高危斑块（如斑块内出血和斑块溃疡），并指导支架植入或血管成形术，以及药物治疗策略。目前血管内超声可用器材的尺寸较大，难以输送到颅内血管，因此，其在脑血管领域中的应用受限。

光学相干断层扫描是一种基于近红外光的导管成像方法，是血管内超声的光模拟，也可用于评估ICAS病变。与血管内超声相比，光学相干断层扫描的图像分辨率更高，但组织穿透性较差。光学相干断层扫描的高成像分辨率特点可以更好地反映动脉粥样硬化斑块的特征，特别是对高风险的薄帽纤维斑块的判断更具有优势。

3.ICAS相关大血管闭塞血管内治疗及补救治疗

对于ICAS相关大血管闭塞，支架取栓或抽吸取栓治疗的优劣仍存在争议，目前尚没有比较两种治疗方法的大样本、前瞻性研究证据。ICAS相关大血管闭塞取栓治疗后血管残余狭窄或再次闭塞的可能性较高，管理具有挑战性，可能需要补救性治疗来维持血管再通。血管内治疗术前评估怀疑ICAS时，就要开始制订针对性的管理策略，例如，术前使用抗血小板药物进行预处理。替罗非班是一种选择性糖蛋白Ⅱb/Ⅲa抑制剂，2022年发表的RESCUE-BT研究对血管内治疗前应用小剂量替罗非班的有效性和安全性进行了评估。研究的亚组分析发现，与术前未进行替罗非班治疗相比，ICAS相关大血管闭塞患者术前进行替罗非班治疗的90 d功能独立率更高（aOR 1.68, 95%CI 1.11~2.56, $P=0.02$）。

既往研究显示，ICAS相关大血管闭塞患者血管内治疗术中，血管再闭塞的发生率为36%，术后血管再闭塞的发生率甚至高达50%。此外，ICAS相关大血管闭塞可导致22%~70%的取栓操作失败。血管未成功开通或再闭塞会导致患者的脑梗死体积增大和预后恶化。ICAS相关大血管闭塞患者血管内治疗后血管再闭塞率高，常需要补救性治疗。紧急实施补救性血管成形术（包括球囊扩张成形术和支架植入术）是目前研究最多的补救性治疗措施。在一项大型多中心研究中，研究者对比了ICAS相关大血管闭塞患者与栓塞性大血管闭塞患者进行补救性血管成形术的效果。该研究共纳入3024例患者，其中182例（6%）ICAS相关大血管闭塞患者接受了补救性球囊扩张成形术/支架植入术治疗。匹配分析显示，尽管ICAS相关大血管闭塞组的取栓操作次数更多，手术时间更长，但其90 d预后良好率与栓塞性大血管闭塞组的差异没有统计学意义（44.0% vs. 47.5%, $P=0.004$）。一项meta分析发现，在ICAS相关大血管闭塞患者中，补救性血管成形术与保守治疗相比，可获得更高的90 d预后良好率（OR 3.19, 95%CI 1.91~5.32）和较低的90 d死亡率（OR 0.35, 95%CI 0.16~0.76）。目前在西方人群中，尚没有前瞻性研究证据支持在ICAS相关大血管闭塞患者中使用补救性血管成形术。

在ICAS相关大血管闭塞血管内治疗补救性治疗策略方面，一种常见的做法是，术中一旦确定为ICAS，则应每5~10 min重复1次造影，如果观察到狭窄加重或血管再闭塞，则进行补救性球囊扩张成形术或支架植入术治疗。目前专门针对ICAS相关大血管闭塞的支架还没有被批准用于临床。一般来说，理想的支架应具有良好的径向力，较易通过迂曲的血管和到达颅内血管远端，无需交换的特点。SAMMPRIS研究中使用的Wingspan支架因为围术期并发症（多数并发症与交换有关）发生率较高，已经逐渐退出临床。目前药物治疗失败的症状性ICAS患者使用Wingspan支架的适应证非常严格。其他自膨支架，如Neuroform Atlas支架具有易于输送和径向力适度的优势，系列病例报道显示其在ICAS相关大血管闭塞患者的血管内治疗中，具有良好的即时结果和较低的并发症发生率。Neuroform Atlas支架的主要缺点是在严重狭窄病变的治疗中，可能没有足够的径向力来扩张狭窄的血管。在这种情况下，需要进行球囊预扩张血管成形术。目前，心血管介入治疗中常规使用的球囊扩张支架也越来越多地应用于ICAS相关大血管闭塞性缺血性卒中患者中。球囊扩张支架可以同时提供血管成形术和支架植入术，无需交换。与自膨支架相比，球囊扩张支架具有更高的径向力，但该支架系统在脑血管治疗中，可能到位较困难。另外，美国的一项多中心研究显示，Resolute Onyx佐他莫司洗脱支架治疗症状性ICAS患者的效果良好。

ICAS相关大血管闭塞血管内治疗的支架选择具有一定的挑战性，需要考虑血管直径（病变近端和远端）、病变长度、血管解剖和迂曲程度等多种因素。例如，在解剖平直、病变短、无血管直径差异的情况下，球囊扩张支架是一个很好的选择；在解剖迂曲、病变长或近端和远端血管直径存在差异时，自膨支架是更好的选择。针对ICAS相关大血管闭塞患者的最佳治疗策略，目前尚没有共识。中国的ANGEL-REBOOT研究是一项由研究者发起的前瞻性研究，旨在探索ICAS相关大血管闭塞的血管内治疗策略，目前该研究正在进行中，期待其研究结果为ICAS患者的血管内治疗提供进一步的循证证据。

参考文献

[1] BJERKREIM A T, KHANEVSKI A N, THOMASSEN L, et al. Five-year readmission and mortality differ by ischemic stroke subtype[J]. J Neurol Sci, 2019, 403：31-37.

[2] BOGIATZI C, HACKAM D G, MCLEOD A I, et al. Secular trends in ischemic stroke subtypes and stroke risk factors[J]. Stroke, 2014, 45 (11)：3208-3213.

[3] AMARENCO P, BOGOUSSLAVSKY J, CAPLAN L R, et al. New approach to stroke subtyping：the A-S-C-O (phenotypic) classification of stroke[J]. Cerebrovasc Dis, 2009, 27 (5)：502-508.

[4] GUGLIELMI V, LECOUFFE N E, ZINKSTOK S M, et al. Collateral circulation and outcome in atherosclerotic versus cardioembolic cerebral large vessel occlusion[J]. Stroke, 2019, 50 (12)：3360-3368.

[5] DENG Y M, JIA B X, HUO X C, et al. Association of cardioembolism and intracranial arterial stenosis with outcomes of mechanical thrombectomy in acute ischemic stroke[J]. World Neurosurg, 2019, 121：e154-e158.

[6] MATUSEVICIUS M, COORAY C, RAND V M, et al. Stroke etiology and outcomes after endovascular thrombectomy：results from the SITS registry and a meta-analysis[J]. J Stroke, 2021, 23 (3)：388-400.

[7] TIEDT S, HERZBERG M, KÜPPER C, et al. Stroke etiology modifies the effect of endovascular treatment in acute stroke[J]. Stroke, 2020, 51 (3)：1014-1016.

[8] OKI Y, SAKAKIBARA F, UCHIDA K, et al. ASPECTS-region-dependent functional outcomes after endovascular therapy in patients with cardioembolic stroke[J]. J Stroke Cerebrovasc Dis, 2021, 30 (7)：105814.

[9] 中华医学会老年医学分会老年神经病学组，北京神经科学学会血管神经病学专业委员会，心源性卒中治疗中国专家共识组. 心源性卒中治疗中国专家共识 (2022) [J]. 中华医学杂志, 2022, 102 (11)：760-773.

[10] GUTIERREZ J, TURAN T N, HOH B L, et al. Intracranial atherosclerotic stenosis：risk factors, diagnosis, and treatment[J]. Lancet Neurol, 2022, 21 (4)：355-368.

[11] 中国卒中学会神经介入分会. 症状性颅内动脉粥样硬化性狭窄血管内治疗中国专家共识2022[J]. 中国卒中杂志, 2022, 17 (8)：863-888.

[12] DE HAVENON A, TURAN T N. Past, present, and future of intracranial atherosclerosis treatment[J]. Stroke, 2024, 55 (2)：471-473.

[13] SANG H F, XIE D J, TIAN Y, et al. Association of tirofiban with functional outcomes after thrombectomy in acute ischemic stroke due to intracranial atherosclerotic disease[J]. Neurology, 2023, 100 (19)：e1996-e2006.

[14] TSANG A C O, ORRU E, KLOSTRANEC J M, et al. Thrombectomy outcomes of intracranial atherosclerosis-related occlusions[J]. Stroke, 2019, 50 (6)：1460-1466.

[15] LEE J S, LEE S J, HONG J M, et al. Endovascular treatment of large vessel occlusion strokes due to intracranial atherosclerotic disease[J]. J Stroke, 2022, 24 (1)：3-20.

[16] de HAVENON A, ZAIDAT O O, AMIN-HANJANI S, et al. Large vessel occlusion stroke due to intracranial atherosclerotic disease：identification, medical and interventional treatment, and outcomes[J]. Stroke, 2023, 54 (6)：1695-1705.

[17] LEE J S, HONG J M, KIM J S. Diagnostic and therapeutic strategies for acute intracranial atherosclerosis-related occlusions[J]. J Stroke, 2017, 19 (2)：143-151.

[18] CAI J X, XU H, XIAO R Z, et al. Rescue intracranial stenting for acute ischemic stroke after the failure of mechanical thrombectomy：a systematic review, meta-analysis, and trial sequential analysis[J]. Front Neurol, 2023, 14：1023089.

[19] 中国卒中学会，中国卒中学会神经介入分会，中华预防医学会卒中预防与控制专业委员会介入学组. 替罗非班在动脉粥样硬

化性脑血管疾病中的临床应用专家共识[J]. 中国卒中杂志, 2019, 14 (10)：1034-1044.

[20] ABDALLA R N, CANTRELL D R, SHAIBANI A, et al. Refractory stroke thrombectomy：prevalence, etiology, and adjunctive treatment in a North American cohort[J]. AJNR Am J Neuroradiol, 2021, 42 (7)：1258-1263.

[21] OLIVEIRA R, CORREIA M A, MARTO J P, et al. Reocclusion after successful endovascular treatment in acute ischemic stroke：systematic review and meta-analysis[J]. J Neurointerv Surg, 2023, 15 (10)：964-970.

[22] GAO F, TONG X, JIA B X, et al. Randomised study of bailout intracranial angioplasty following thrombectomy for acute large vessel occlusion (ANGEL-REBOOT)：protocol of a multicentre randomised controlled trial[J]. Stroke Vasc Neurol, 2024, 9 (2)：181-188.

[23] ZEVALLOS C B, FAROOQUI M, QUISPE-OROZCO D, et al. Proximal internal carotid artery acute stroke secondary to tandem occlusions (PICASSO) international survey[J]. J Neurointerv Surg, 2021, 13 (12)：1106-1110.

（佟旭）

第四章
急性缺血性卒中血管内治疗患者选择

第一节 急性缺血性卒中血管内治疗时间窗选择

一、血管内治疗时间窗的由来

急性缺血性卒中发生时的病理生理机制决定了其早期再灌注治疗具有时间依赖性。脑动脉急性闭塞后，脑组织灌注快速降低，脑血流减少。脑组织缺血缺氧后，脑细胞能量衰竭，代谢失衡，可在数分钟内快速进展为细胞死亡。脑缺血后的梗死核心是脑细胞死亡和不可逆损伤的区域，围绕梗死核心的缺血半暗带则是在低灌注下仍能维持脑细胞代谢的区域。缺血半暗带既是一个"区域"，也是一个"动态过程"，代表着低灌注区中代谢受损的脑组织如得不到及时抢救，最终将发展至细胞死亡的过程。从缺血中心到周围组织的"梗死生长"过程具有时间依赖性。

目前缺血半暗带得以维持的确切机制尚不明确，有研究认为去极化间歇波、钙通道活化、热休克蛋白表达和即刻早期基因诱导可能是其关键过程。1995年，NINDS研究证实t-PA静脉溶栓可以改善急性缺血性卒中患者的90 d临床结局，开启了急性缺血性卒中静脉溶栓治疗的时代。1996年，t-PA获批用于急性缺血性卒中治疗，但仅适用于在3 h较窄时间窗内出现症状的患者。

2008年，ECASS Ⅲ证明了在发病4.5 h内使用rt-PA进行静脉溶栓的有效性和安全性。2014年，一项针对静脉溶栓随机对照试验的meta分析进一步验证了t-PA在0～4.5 h时间窗内可有效治疗缺血性卒中，且其疗效与患者的年龄或卒中严重程度无关。虽然当时静脉溶栓治疗急性缺血性卒中取得了一定进展，但其治疗时间窗较窄，且对大动脉闭塞性急性缺血性卒中的疗效欠佳。在此背景下，血管内治疗应运而生。

MR CLEAN是首个证明血管内治疗相较于药物治疗能为大动脉闭塞性急性缺血性卒中患者带来显著获益的研究。该研究纳入了500例发病6 h内、经CTA证实的前循环大血管闭塞且NIHSS评分≥2分的患者，将其随机分为血管内治疗组和药物治疗组。研究结果显示，与药物治疗组相比，血管内治疗组的24 h血管再通率更高（80% *vs.* 32%，*OR* 6.9，95%*CI* 4.3～10.9），7 d时中位脑梗死体积更小（49 mL *vs.* 80 mL），并且90 d预后良好（mRS评分0～2分）率更高（33% *vs.* 19%）。该研究证实，血管内治疗能够显著提高急性前循环大动脉闭塞性缺血性卒中患者的血管再通率、血流再灌注程度并改善患者的预后。MR CLEAN研究中的阳性结果呈时间依赖性，血管内治疗相较于药物治疗获益的*OR*值随着发病时间的延长而下降：发病3.5 h，*OR*值为3.0，95%*CI* 1.6～5.6；发病6 h，*OR*值下降到1.5，95%*CI* 1.1～2.2；当发病时间在6 h 19 min以上时，与药物治疗相比，血管内治疗的优势不再有统计学意义。MR CLEAN、EXTEND IA、SWIFT PRIME、ESCAPE、REVASCAT这5项针对急性缺血性卒中血管内治疗的随机对照试验中，患者的中位发病至穿刺时间均在6 h以内，证实在发病6 h时间窗内进行血管内治疗是合理的。HERMES协作组织在2018年对上述5项研究，以及PISTE和THRAC研究进行了meta分析，结果显示，对于前循环大血管闭塞性急性缺血性卒中患者，如发病至穿刺时间在7 h 18 min内，血管内治疗相较于药物治疗有明显获益。

《中国急性缺血性卒中诊治指南2023》中推荐，对于发病6 h内的前循环大血管闭塞患者，符合以下标准时，建议进行血管内治疗：卒中前mRS评分0～1分；缺血性卒中由颈内动脉或大脑中动脉M1段闭塞所致；NIHSS评分≥6分；ASPECTS评分≥6分（Ⅰ类推荐，A级证据）（治疗范例见图4-1-1～图4-1-2）。

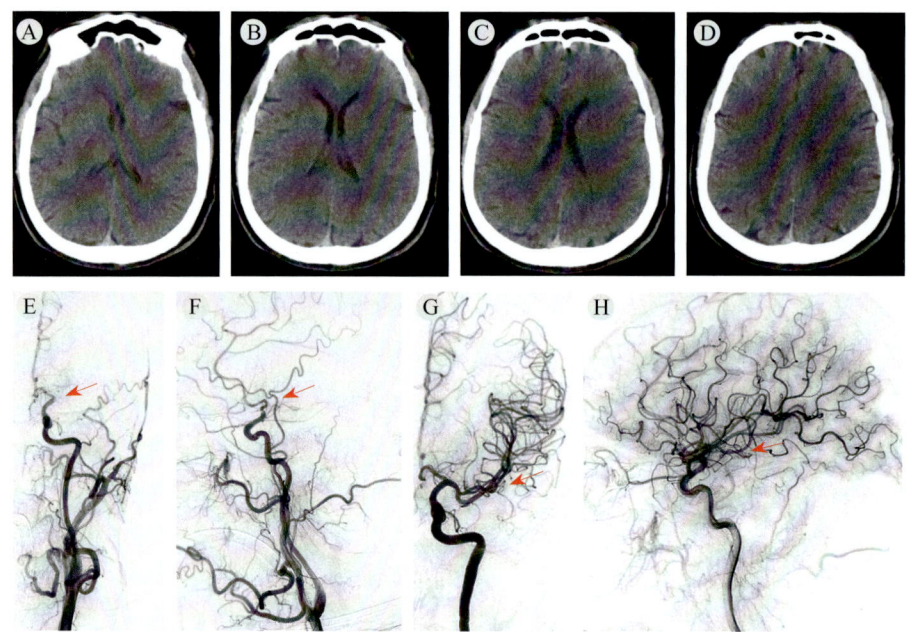

患者男性，62岁，以"突发言语不清伴右侧肢体无力4 h"入院。患者左侧大脑中动脉闭塞，NIHSS评分12分。经急诊血管内治疗后靶血管成功再通，eTICI分级3级。术后72 h时NIHSS评分为4分，术后90 d时mRS评分为1分。A～D图为术前NCCT，排除颅内出血，ASPECTS评分9分；E图为血管内治疗中，取栓前DSA正位，F图为DSA侧位，显示左侧大脑中动脉闭塞（箭头所示）；G图为取栓后DSA正位，H图为取栓后DSA侧位，显示左侧大脑中动脉成功再通，eTICI分级3级（箭头所示）。

图4-1-1　前循环缺血性卒中发病6 h内血管内治疗范例

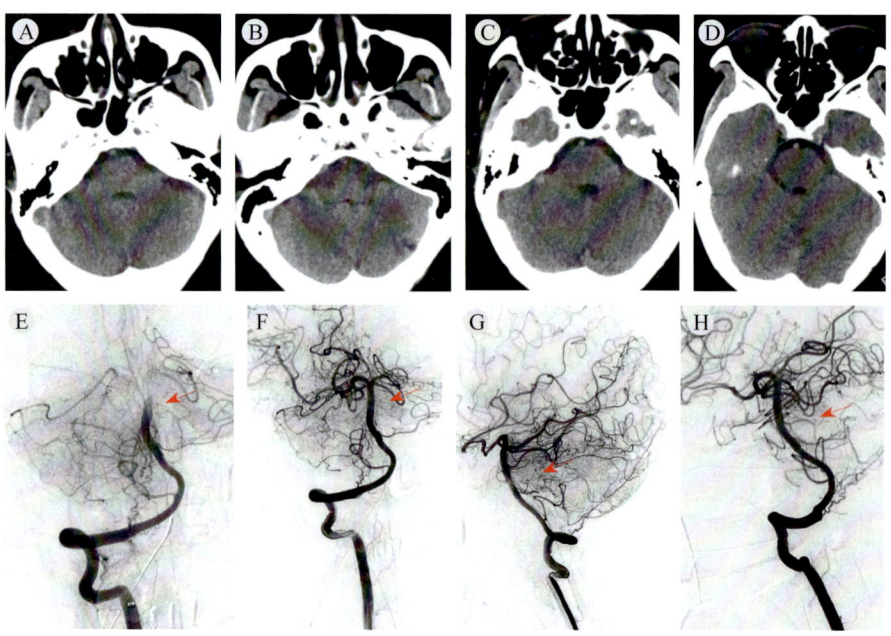

患者女性，46岁，以"突发意识不清4 h"入院。患者基底动脉闭塞，NIHSS评分35分。经急诊血管内治疗后成功血管再通，eTICI分级3级。术后72 h时NIHSS评分为10分，术后90 d时mRS评分为1分。A～D图为术前NCCT，排除颅内出血，ASPECTS评分8分，E图为血管内治疗中，取栓前DSA正位，显示基底动脉闭塞（箭头所示）；F～H图为取栓后DSA，分别为正位、侧位和斜位，显示基底动脉成功再通，eTICI分级3级（箭头所示）。

图4-1-2　后循环缺血性卒中发病6 h内血管内治疗范例

二、血管内治疗时间窗的临床意义和演变

2015年开始,国际上一系列多中心随机对照试验相继证实,与静脉溶栓相比,急性前循环大动脉闭塞性缺血性卒中进行血管内治疗的获益更大。此后,血管内治疗逐步以最高证据级别被各国相关指南推荐,改变了急性缺血性卒中的临床实践,成为了急性前循环大动脉闭塞性缺血性卒中的标准治疗方案。对血管内治疗相关研究的meta分析也表明,如果在发病6 h内进行急诊血管内治疗,其每改善1例急性大动脉闭塞性缺血性卒中患者90 d功能结局的需治疗人数为5.1例。上述研究之所以能证明血管内治疗的疗效,归因于其采用了先进的血管影像学检查评估和筛选患者,使用了可靠的手术器材,并优化了治疗流程。然而,现实世界中不乏因转运延误等因素,超出6 h常规治疗时间窗才到达卒中中心的患者,是否对这些患者进行血管内治疗成为了重要的临床问题。直到2018年,DEFUSE 3和DAWN两大研究的发表才使常规时间窗得以突破。

DEFUSE 3研究纳入发病超过6 h且具有特定神经影像学特征的大动脉闭塞性缺血性卒中患者,旨在评估血管内治疗降低此类患者90 d残疾程度的有效性。该研究纳入了发病6~16 h、年龄18~90岁且NIHSS评分≥6分的患者,并使用RAPID软件评估CTP或MRI PWI序列中梗死核心区体积和低灌注区体积的错配。该研究采用的影像筛选标准为:梗死核心体积<70 mL,错配体积≥15 mL,错配比≥1.8。研究结果证实,符合上述影像学标准的大动脉闭塞性缺血性卒中患者在发病6~16 h接受血管内治疗,与药物治疗相比,可获得更好的临床结局(aOR 3.36,95%CI 1.96~5.77)。与药物治疗组相比,血管内治疗组在90 d显示出良好临床结局(mRS评分0~2分)的患者比例较高(45% vs. 17%,$P<0.001$),90 d死亡率较低(14% vs. 26%,$P=0.05$)。在DEFUSE 3研究中,血管内治疗在延长时间窗(发病6~16 h)内的再灌注成功率为76%,这与HERMES中传统时间窗(发病6 h)内进行血管内治疗的成功再灌注率相近。

DAWN研究在6~24 h的延长时间窗内评估了血管内治疗在神经功能缺损与梗死体积错配患者中的潜在获益。该研究纳入了206例患者,结果显示,血管内治疗组和药物治疗组90 d时的功能独立(mRS评分0~2分)率分别为49%和13%。此外,两组的90 d卒中相关死亡率和全因死亡率差异没有统计学意义(RR 1,95%CI 1~2)。研究的最终结论为:对于发病6~24 h,且神经功能缺损与梗死体积错配的急性缺血性卒中患者,与仅采用药物治疗相比,在其基础上进行血管内治疗可获得更好的预后。

在过去数十年中,急性缺血性卒中的诊疗水平获得了巨大进步,现已拥有多项经过循证医学验证的治疗方案可供选择。血管内治疗的时间窗由早期的6 h延长至16 h,甚至到了24 h,扩大了能够接受再灌注治疗的患者人群,尤其是为发病至入院时间较长,以及醒后卒中等发作时间不明的缺血性卒中患者提供了更好的治疗选择(治疗范例见图4-1-3~图4-1-4)。有研究发现,缺血性卒中患者的侧支循环状态越好,其血管内治疗时间窗越长。在现实世界中,临床医师也越来越多地通过梗死核心体积与低灌注区体积错配来选择适合进行血管内治疗的患者,而对发病时间窗的重视程度

逐渐降低。但是，值得注意的是，虽然血管内治疗的时间窗得到了延长，但不同时间窗内急性缺血性卒中患者进行血管内治疗的筛选标准不同，且发病至治疗时间仍是预后的重要影响因素。一项对发病8 h内接受血管内治疗的前循环大动脉闭塞性缺血性卒中患者的数据分析显示，较短的发病至穿刺时间与更好的临床结局相关。因此，应清醒地认识时间窗的临床意义：在血管内治疗时间窗延长的背景下，缺血性卒中仍然是一种高度时间依赖性的疾病。在筛选适合进行血管内治疗患者的同时，仍应强调加快和优化治疗流程。

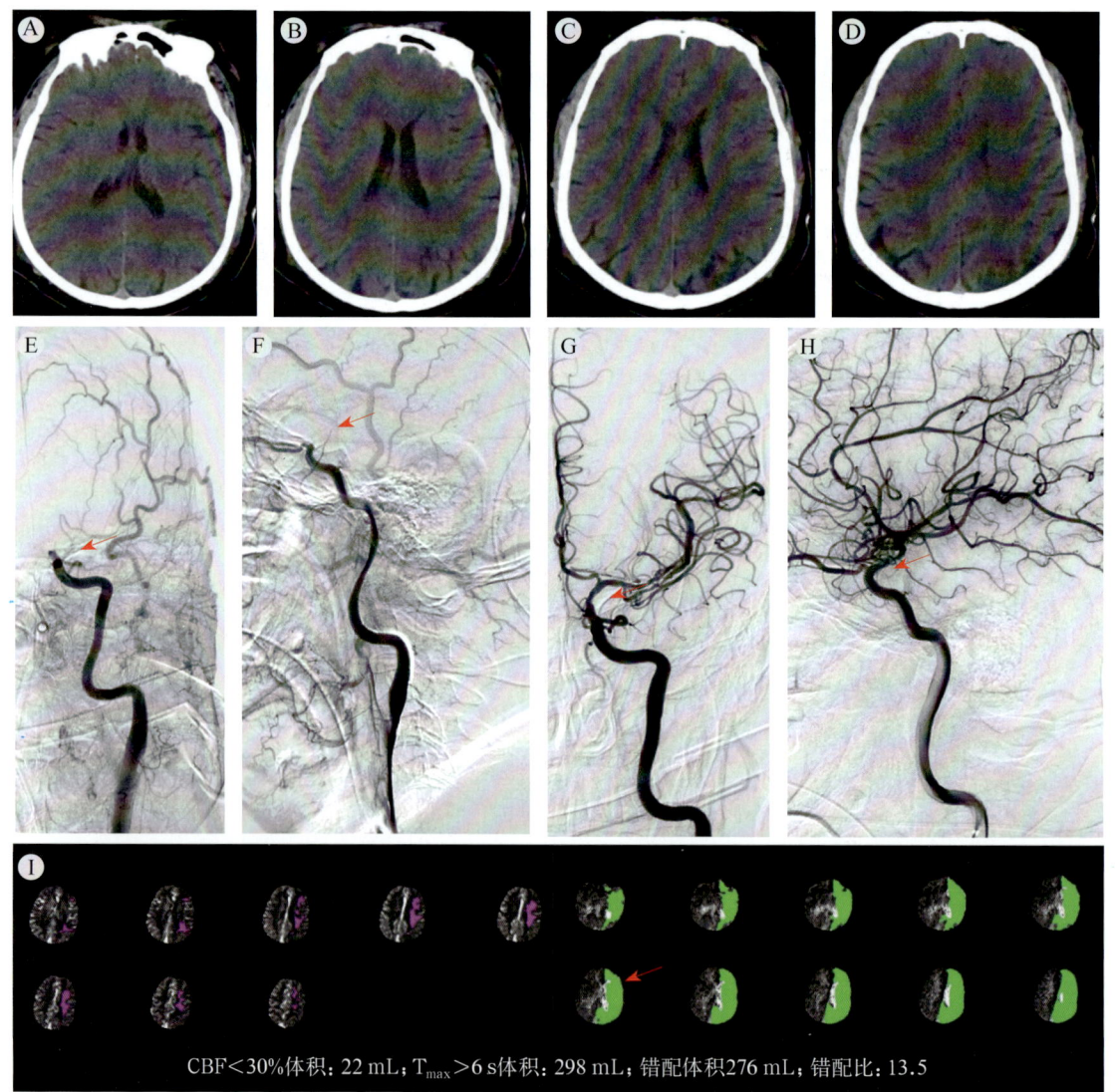

CBF<30%体积：22 mL；T_{max}>6 s体积：298 mL；错配体积276 mL；错配比：13.5

患者男性，59岁，以"突发右侧肢体无力12 h，加重伴意识不清10 h"入院。患者左侧颈内动脉末端闭塞，NIHSS评分24分，经血管内治疗后靶血管成功再通，eTICI分级3级。术后72 h的NIHSS评分为15分，术后90 d时mRS评分为1分。A～D图为术前颅脑NCCT，排除颅内出血，ASPECTS评分7分；E图为血管内治疗中，取栓前DSA正位，F图为DSA侧位，显示左侧颈内动脉末端闭塞（箭头所示）；G图为取栓后DSA正位，H图为取栓后DSA侧位，显示左侧颈内动脉再通，eTICI分级3级（箭头所示）；I图为术前RAPID软件分析左侧颈内动脉供血区存在缺血半暗带（箭头所示）。

图4-1-3　前循环缺血性卒中发病24 h内血管内治疗范例

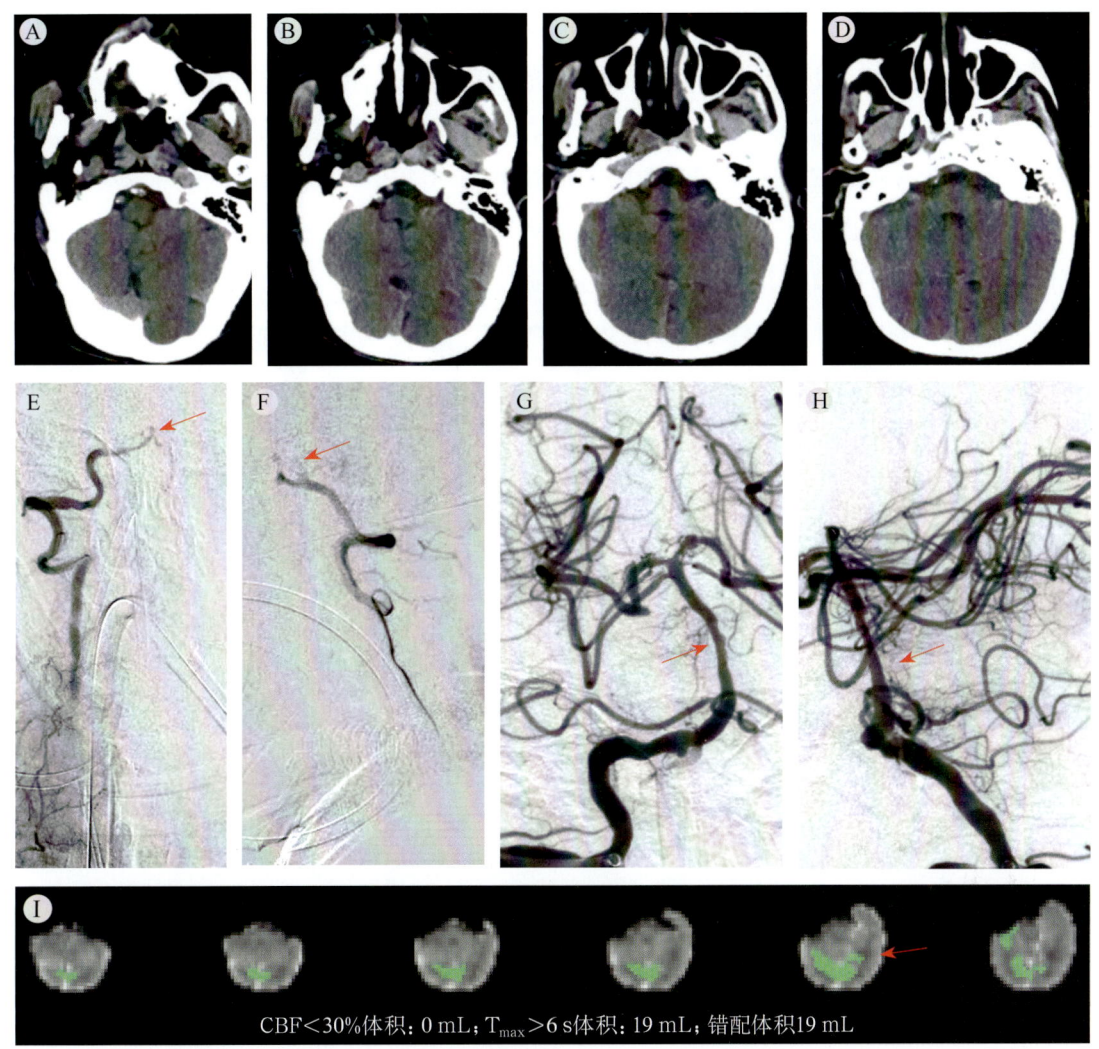

患者女性，75岁，以"头晕伴行走不稳28 h"入院。患者基底动脉闭塞，NIHSS评分14分，经血管内治疗后靶血管成功再通，eTICI分级3级。术后72 h时NIHSS评分为10分，术后90 d时mRS评分为2分。A～D图为术前颅脑NCCT，排除颅内出血，ASPECTS评分8分；E图为血管内治疗中，取栓前DSA正位，F图为DSA侧位，显示基底动脉闭塞（箭头所示）；G图为取栓后DSA正位，H图为取栓后DSA侧位，显示基底动脉再通，eTICI分级3级（箭头所示）；I图为术前RAPID软件分析椎基底动脉供血区存在缺血半暗带（箭头所示）。

图4-1-4　后循环缺血性卒中发病24 h内血管内治疗范例

三、针对血管内治疗时间窗的研究探索

　　DEFUSE 3研究和DAWN研究是两项最具代表性的急性前循环缺血性卒中延长血管内治疗时间窗的研究，均取得了延长时间窗内血管内治疗有效的阳性结果。目前，对急性前循环大动脉闭塞性缺血性卒中患者血管内治疗时间窗的探索主要集中于超过24 h入院的超时间窗患者（治疗范例见图4-1-5～图4-1-6）。超时间窗血管内治疗的研究目前尚处于起步阶段，多为回顾性研究，且多包含后循环大动脉闭塞性缺血性卒中患者，故本节将其与后循环缺血性卒中血管内治疗拓展时间窗相关研究一并介绍。

在后循环缺血性卒中血管内治疗领域，有临床研究已初步证实其具有潜在的治疗获益，而且多项相关研究正在积极开展中。Dias等进行的一项针对后循环缺血性卒中取栓的前瞻性、多中心登记研究纳入了发病至入院9 h内的椎基底动脉闭塞患者，之后还有3项前瞻性、多中心登记研究（BASILAR、RESCUE 2和ATTENTION）均纳入了发病24 h内的椎基底动脉闭塞患者。而目前后循环大血管闭塞性缺血性卒中最重要的4项随机对照试验（BEST、BASICS、ATTENTION、BAOCHE）对纳入患者的发病至随机化时间均有着严格的要求。

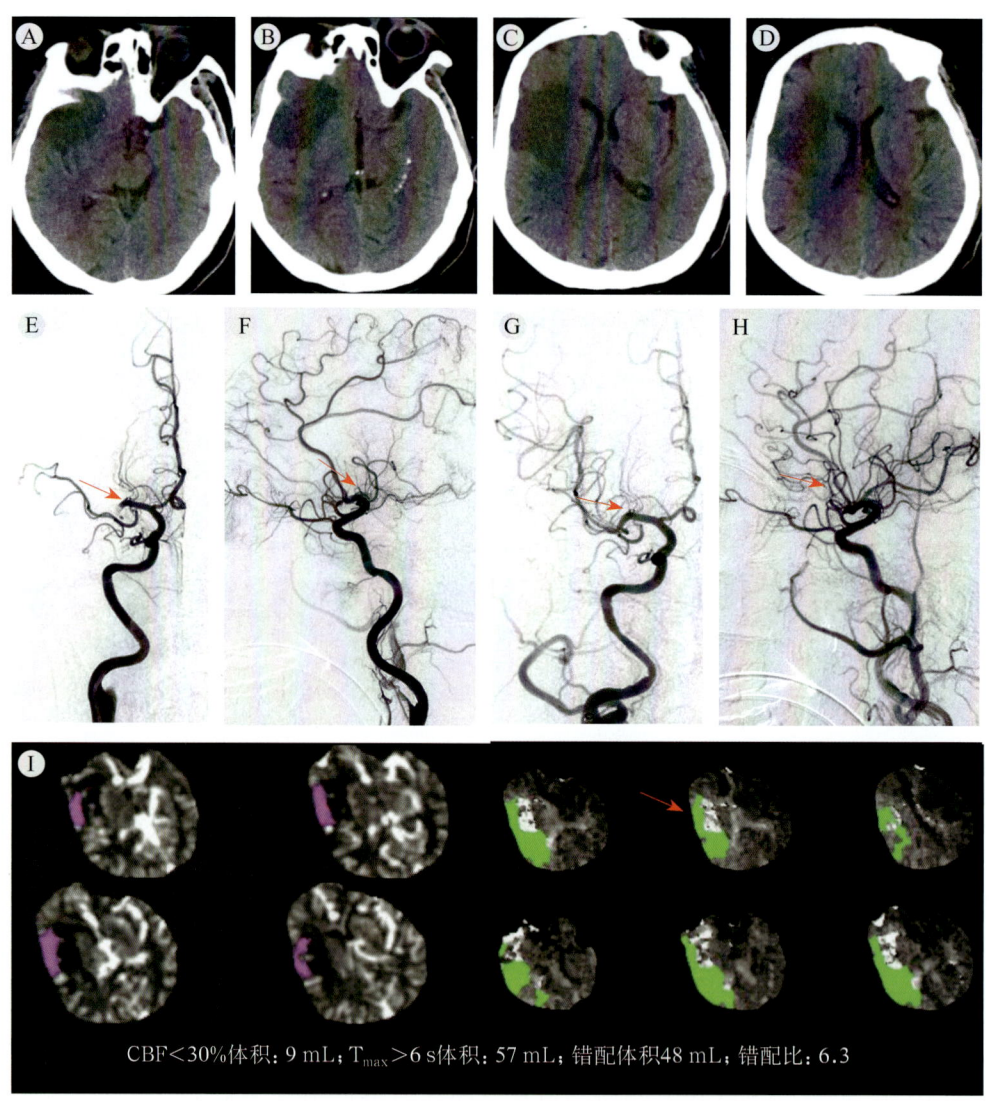

患者女性，68岁，以"突发言语不清伴左侧肢体无力34 h"入院。患者右侧大脑中动脉闭塞，NIHSS评分15分，经血管内治疗后靶血管成功再通，eTICI分级3级。术后72 h时NIHSS评分8分，术后90 d时mRS评分2分。A~D图为术前颅脑NCCT，排除颅内出血，ASPECTS评分7分；E~F图为血管内治疗中，取栓前DSA，显示右侧大脑中动脉闭塞（箭头所示）；G~H图为取栓后DSA，显示右侧大脑中动脉再通，eTICI分级3级（箭头所示）；I图为术前RAPID软件分析右侧大脑中动脉供血区存在缺血半暗带（箭头所示）。

图4-1-5　前循环缺血性卒中发病超24 h血管内治疗范例

第四章 急性缺血性卒中血管内治疗患者选择

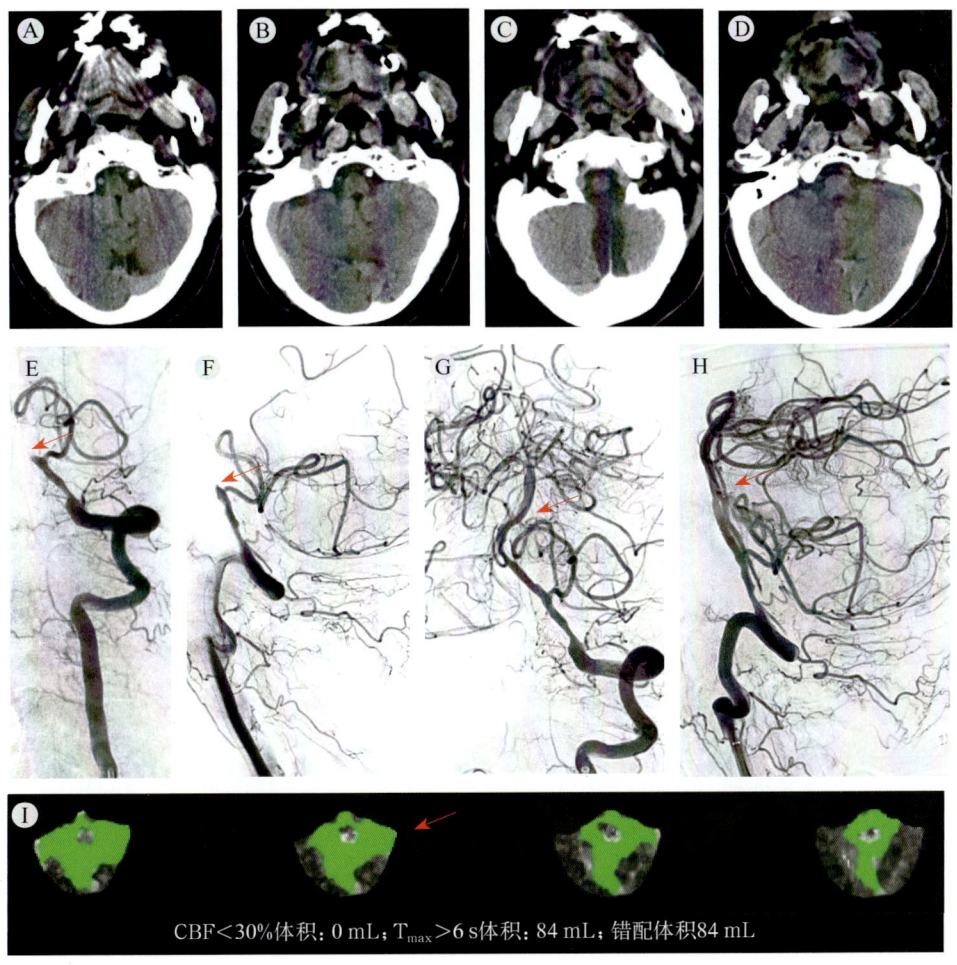

CBF<30%体积：0 mL；T$_{max}$>6 s体积：84 mL；错配体积84 mL

患者男性，73岁，以"头晕伴右侧肢体无力32 h"入院。患者基底动脉闭塞，NIHSS评分14分，经血管内治疗后靶血管成功再通，eTICI分级3级。术后72 h时NIHSS评分为10分，术后90 d时mRS评分为2分。A~D图为术前颅脑NCCT，排除颅内出血，ASPECTS评分为8分；E~F图为血管内治疗中，取栓前DSA，提示基底动脉闭塞（箭头所示）；G~H图为取栓后DSA，显示基底动脉再通，eTICI分级3级（箭头所示）；I图为术前RAPID软件分析椎基底动脉供血区存在缺血半暗带（箭头所示）。

图4-1-6 后循环缺血性卒中发病超24 h血管内治疗范例

BEST研究结果于2019年发布，该研究旨在评估血管内治疗与药物治疗对发病8 h内的后循环大动脉闭塞性缺血性卒中患者90 d预后的影响。研究纳入了发病8 h内的椎基底动脉闭塞患者，比较了血管内治疗组与药物治疗组患者术后90 d达到mRS评分0~3分的情况。研究的期中分析发现患者入组速度下降且两组间跨组率过高，研究人员在进行评估后决定终止试验。在最终纳入分析的131例患者中（血管内治疗组66例，药物治疗组65例），两组mRS评分0~3分的患者比例差异无统计学意义。尽管该研究结果并未证实血管内治疗与药物治疗的有效性存在显著差异，但为后续相关研究的开展提供了一定的思路和借鉴。

2021年发表的BASICS比较了后循环大动脉闭塞性缺血性卒中患者在发病6 h内接受血管内治疗与药物治疗的有效性和安全性。该研究共纳入300例发病6 h内的后循环大动脉闭塞性缺血性卒中患者，将其1∶1随机分配至血管内治疗组及药物治疗组。研究结果表明，与药物治疗组相比，血管内治疗组在获得良好功能预后方面未表现出显著优势 (aRR 1.18, 95%CI 0.92~1.50)。但该研究持续时间长达8年，不同时间段入组患者的药物治疗和血管内治疗存在差异，这一因素可能会对结果产生潜在的影响。

2022年，ATTENTION研究结果发布。该研究从我国36家卒中中心纳入了342例发病12 h内的后循环大动脉闭塞性缺血性卒中患者，并将其以2∶1的比例随机分入血管内治疗组 (226例) 和药物治疗组 (114例)。所有受试者的基线NIHSS评分均≥10分并排除了梗死核心较大的患者；所有参与中心的年血管内治疗量需>100例。研究的主要结局为治疗后90 d mRS评分0~3分。统计分析显示，在校正了年龄、卒中前mRS评分、卒中发病至随机化时间和基线NIHSS评分后，血管内治疗组相较于药物治疗组在主要结局方面有显著优势 (46% vs. 23%)，且血管内治疗与90 d功能预后具有显著的相关性 (aRR 2.1, 95%CI 1.5~3.0)。尽管血管内治疗组的脑出血发生率较高 (5% vs. 0, $P<0.001$)，但其90 d死亡率较药物治疗组低 (37% vs. 55%, $P<0.001$)。接受急诊血管内治疗的患者的90 d预后良好率显著高于接受药物治疗的患者。这一结论打破了血管内治疗对后循环大动脉闭塞性缺血性卒中疗效的争议，为此类患者的最佳治疗方式选择这一世界性难题给出了中国答案。

BAOCHE与ATTENTION研究的不同之处在于，其招募了发病后6~24 h内的椎基底动脉闭塞患者。由于期中分析发现血管内治疗具有极强的优势，因此该研究被提前终止。该研究最终纳入了217例患者，患者发病至血管再通时间超过11 h。虽然延长了血管内治疗的时间窗，但BAOCHE的结果显示，血管内治疗组中90 d mRS评分0~3分的患者比例高于药物治疗组 (46% vs. 24%, aOR 2.92, 95%CI 1.56~5.47)。另外，安全性结局分析显示，虽然血管内治疗组的sICH发生率和颅内出血相关的早期死亡率有所增加，但其90 d死亡率低于药物治疗组。BAOCHE的结果不仅再次证明了急性后循环大动脉闭塞性缺血性卒中血管内治疗的有效性和安全性，还将治疗时间窗进一步延长至发病后24 h，为此类患者提供了更多的治疗选择和希望。

GWTG-Stroke研究是一项多中心、前瞻性登记研究，对后循环大动脉闭塞性缺血性卒中患者在发病6 h内及以后接受血管内治疗的数据进行了分析，以明确发病时间与预后的相关性。该研究纳入了2015年1月—2019年12月在AHA/ASA全国性注册中心数据库登记的患者共3015例。研究结果发现，对患者和医院层面的因素进行校正后，发病6 h内接受血管内治疗的患者院内死亡 (aOR 0.55, 95%CI 0.45~0.68) 和sICH (aOR 0.52, 95%CI 0.32~0.84) 的风险显著降低，出院时能够下床活动的比例 (aOR 1.72, 95%CI 1.37~2.16) 和功能独立率 (aOR 2.21, 95%CI 1.66~2.95) 显著提高。在发病6 h后，临床良好结局率随着发病时间的延长快速下降。该研究表明，在后循环大动脉闭塞性缺血性卒中患者中，发病至血管内治疗的时间与临床结局显著相关。另外，该研究还发现，在梗死核心体积较小 (pc-ASPECTS评分≥8分) 的患者中，可以进一步延长血管内治疗的时间窗。

2019年发表的前瞻性、多中心、观察性登记研究——ETIS纳入了后循环大动脉闭塞性缺血性卒中患者,分析患者的发病至再灌注时间、发病至穿刺时间、穿刺至再通时间及基线pc-ASPECTS评分等指标与预后的关系。结果显示,在纳入的95例患者中,38例(40%)在90 d时获得了临床功能独立;在所有患者中,不同发病时间与临床结局无显著相关性;在入院时使用MRI DWI序列进行评估的患者中,pc-ASPECTS评分<8分患者的预后与成像至再灌注时间呈负相关,成像至再灌注时间每增加30 min的aOR为0.4(95%CI 0.18~0.85,$P=0.02$)。该研究表明,在基线pc-ASPECTS评分<8分的患者中,临床结局与成像至再灌注时间高度相关。

关于晚时间窗治疗,目前在后循环缺血性卒中血管内治疗中尚未建立基于影像学检查评估缺血半暗带与梗死核心体积错配的患者选择模式。然而,既往文献表明,时间对结果的重要性可能因个体而异,并且可以通过梗死体积和侧支循环状态来识别梗死核心体积快速生长和缓慢生长者。在侧支循环较好的患者中,能够延长血管内治疗的时间窗。有研究者回顾性分析了多中心基底动脉治疗和管理合作登记研究中后循环大动脉闭塞性缺血性卒中患者的临床和影像数据,共纳入了172例患者。通过多因素回归分析(校正年龄、NIHSS评分和发病至穿刺时间是否≤6 h)发现,基线BATMAN评分(aOR 15.8,95%CI 1.4~175,$P=0.02$)和pc-CS(aOR 9.4,95%CI 1.4~64.0,$P=0.02$)较高与良好临床结局独立相关。在成功血管再通且侧支循环较差(BATMAN评分较低)的患者中,发病至穿刺时间≤6 h与结局改善相关,但在侧支循环良好的患者中没有显示出这种关联。

一项单中心回顾性研究对缺血性卒中患者的发病时间进行了划分:依据发病至入院时间,分为早时间窗(<6 h)、晚时间窗(6~24 h)和超时间窗(>24 h)3组。该研究共纳入了274例患者,早时间窗、晚时间窗和超时间窗组分别为109例(39.8%)、104例(38.0%)和61例(22.3%),其中后循环缺血性卒中患者46例。与其他组相比,超时间窗组接受血管内治疗的患者临床特点如下:年龄较低,男性比例较高,初始NIHSS评分较低,高血压比例较高,心房颤动比例较低。超时间窗组(50.8%)比早时间窗组(6.4%)或晚时间窗组(7.7%)更多地采用了血管成形术和支架植入术治疗,但3组的成功再灌注率差异无统计学意义(分别为88.5%、75.2%和76.0%,$P=0.137$)。与超时间窗组(29.5%)相比,早时间窗组(60.6%)和晚时间窗组(51.0%)的早期神经功能改善(NIHSS评分减少≥4分)率更高。3组间的早期神经功能恶化(NIHSS评分增加≥4分)率和90 d预后良好率的差异无统计学意义。另外,3组中后循环缺血性卒中的患者比例差异无统计学意义(11.9%、16.3%和26.2%,$P=0.056$),且早期神经功能恶化与改善均与是否为后循环缺血性卒中无关。该研究提示,与早时间窗和晚时间窗患者相比,超时间窗接受血管内治疗的患者虽然早期神经功能改善率较低,但可获得相似的成功再灌注率及预后良好率。

一项前瞻性、多中心登记研究纳入了1050例发病6 h后入院的缺血性卒中患者,并根据发病至入院时间将患者分为晚时间窗组(发病时间6~24 h)和超时间窗组(发病时间>24 h),其中超时间窗组的基线NIHSS评分较低[(12.7±7.4)分 *vs.* (15.2±7.7)分，$P<0.001$]，其余基线资料差异无统计学意义。对两组进行倾向性评分匹配后，数据分析显示，超时间窗组与晚时间窗组相比，90 d极好临床结局率（13.4% *vs.* 15.8%，aOR 0.82，95%CI 0.42~1.62，$P=0.57$）及功能独立率（28.8% *vs.* 29.3%，aOR 0.97，95%CI 0.58~1.64，$P=0.93$）差异无统计学意义。两组不仅成功血管再通率（80.0% *vs.* 81.3%，aOR 0.92，95%CI 0.50~1.65，$P=0.77$）相似，而且sICH发生率（4.8% *vs.* 8.0%，aOR 0.58，95%CI 0.15~2.20，$P=0.43$）及死亡率（9.8% *vs.* 14.4%，aOR 0.63，95%CI 0.29~1.34，$P=0.23$）也相似。该研究结果说明，在前、后循环超时间窗缺血性卒中患者中进行血管内治疗是可行的，其安全性及有效性与晚时间窗接受血管内治疗的患者相似。

Purrucker等对两项前瞻性登记数据库中2014年1月—2021年8月的数据进行了筛选，最终分析了2347例接受了血管内治疗的缺血性卒中患者的资料。研究者按照发病至入院时间将患者分为两组（发病≥24 h组和发病<24 h组）。数据分析显示，与发病<24 h组相比，发病≥24 h组中后循环卒中患者占比更高（27.9% *vs.* 11.1%，$P=0.002$）。发病≥24 h组的90 d功能独立率较发病<24 h组降低（23.3% *vs.* 39.4%，$P=0.04$），两组的死亡率相似（27.9% *vs.* 25.8%，$P=0.727$）；发病≥24 h组中有1例（2.3%）出现sICH，而发病<24 h组中有88例（3.8%）出现sICH。该研究结果显示，与发病<24 h的缺血性卒中患者相比，发病≥24 h的患者接受血管内治疗的功能独立率显著降低，但死亡率及sICH率相似。

前瞻性、多中心登记研究STAR共纳入了7142例接受血管内治疗的大动脉闭塞性缺血性卒中患者。研究者对其中1821例发病6~24 h的患者（晚时间窗组）和121例发病时间>24 h的患者（超时间窗组）资料进行了分析，以评估超时间窗血管内治疗的安全性及有效性。其中超时间窗组的患者既往卒中病史（28.1% *vs.* 16.9%，$P=0.005$）、后循环缺血性卒中（22.5% *vs.* 14.1%，$P=0.027$）的比例较高，但心房颤动的比例较低（17.6% *vs.* 32.7%，$P<0.001$）。研究者将两组患者进行了1∶2匹配，超时间窗组有107例患者，晚时间窗组有209例患者。匹配后的数据分析显示，在有效性结局方面，与晚时间窗组相比，超时间窗组的患者90 d时功能独立率较低（18.8% *vs.* 34.9%，$P=0.005$），整体预后更差（mRS评分：4分 *vs.* 3分，$P<0.001$）；在安全性结局方面，两组的术后出血、sICH发生率及死亡率差异无统计学意义。晚时间窗组的患者手术时间更短（40 min *vs.* 48 min，$P=0.046$），两组的取栓技术特征（如成功血管再通率、取栓次数和首选技术）均相似。多因素分析显示，超时间窗组中取栓次数少与良好结局独立相关（OR 0.27，$P=0.022$）。根据闭塞血管的部位（颈内动脉，大脑中动脉M1、M2、M3段，大脑前动脉A1、A2段，基底动脉，大脑后动脉P1、P2段和椎动脉）进行分析，结果未见差异。当单独分析后循环缺血性卒中时，晚时间窗组和超时间窗组的有效性结局差异无统计学意义。该研究结果提示，血管内治疗在超时间窗后循环缺血性卒中患者中应用安全且有效，但该研究纳入的急性后循环缺血性卒中患者较少（13例），且研究为回顾性分析，这些不足限制了其结果的外延性。

国内有研究者在2023年报道了18例发病超过24 h的后循环缺血性卒中患者接受血管内治疗的效果,该研究为单臂研究,在90 d随访期间,有2例(11.1%)患者死亡,12例(75%)患者达到临床功能独立。

在目前针对超时间窗后循环缺血性卒中血管内治疗的研究中,样本量最大的是2023年Mohamed等的研究。该研究回顾性分析了334例2015年1月—2021年12月在北美地区5家中心接受治疗的、发病时间>24 h的大动脉闭塞性缺血性卒中患者,其中药物治疗组120例(36%),血管内治疗组214例(64%)。血管内治疗组的患者具有以下特点:年龄较高,平均症状出现至发现时间较短[(50±39) h vs. (77±67) h, $P<0.001$],基线NIHSS评分较高[(16±7)分 vs. (10±9)分, $P<0.001$],串联性闭塞病变比例更高(14% vs. 5%, $P=0.01$)。血管内治疗组中基线NIHSS评分≥6分的患者比例为95%,而药物治疗组仅为50%($P<0.001$)。血管内治疗组中有177例(83%)患者实现了成功血管再通。在NIHSS评分≥6分患者的亚组分析中,血管内治疗组的90 d功能独立率高于药物治疗组(27.0% vs. 9.3%, $P=0.01$),死亡率低于药物治疗组(34% vs. 63%, $P<0.001$)。在安全性结局方面,两组的sICH发生率相似(4.4% vs. 5.1%, $P=0.73$),但血管内治疗组后续接受去骨瓣减压术患者的比例较低(3.9% vs. 10.2%, $P=0.09$)。在后循环缺血性卒中且NIHSS评分≥6分患者的亚组分析中,血管内治疗组的90 d mRS评分较低[(4.0±1.9)分 vs. (5.4±1.4)分, $P=0.03$],死亡率也较低(41% vs. 82%, $P=0.02$),两组的sICH发生率(9.5% vs. 17%, $P=0.60$)及90 d功能独立率(27.0% vs. 9.1%, $P=0.42$)差异无统计学意义。该研究表明,对于发病时间>24 h的后循环缺血性卒中患者,血管内治疗较药物治疗可获得更好的临床预后。

四、拓展时间窗的研究探索

急性缺血性卒中后梗死区域的大小不仅取决于再灌注治疗的时间,还取决于灌注不足的严重程度和侧支循环状态。换言之,梗死区域以时间依赖性方式扩大,逐渐占据周围缺血半暗带区,使其中的脑组织从可挽救的存活状态转变为不可逆的损伤状态。不过,研究者观察到不同缺血性卒中患者的梗死核心"生长"速度不同,这反映了患者缺血耐受和侧支循环状态的个体化差异。在梗死核心"缓慢生长"的患者中,可观察到梗死核心缓慢进展入缺血半暗带区,而在"快速生长"的患者中,梗死核心则较快速地进展入缺血半暗带区。

上述急性缺血性卒中病理生理学的新视角激发着研究者不断对延长血管内治疗时间窗进行探索。目前急性缺血性卒中再灌注治疗的理念正在从"时间是大脑"向"成像是大脑",即"时间窗"向"组织窗"进行转变。研究发现,再灌注治疗与患者功能结局改善之间的相关性不具有严格的时间依赖性,提示不应根据"刚性时间窗"来筛选适合血管内治疗的患者。

目前国内有几项针对缺血性卒中超时间窗血管内治疗的随机对照试验正在进行。ANGLE-BAO (NCT06101667)是一项多中心、前瞻性、随机对照、开放标签、盲法终点的临床研究。招募标准为:发病至入院时间24~72 h且NIHSS评分≥10分的后循环大动脉闭塞性缺血性卒中;影像学要求pc-ASPECTS评分≥6分且桥脑−中脑指数≤3分。LATE-MT（NCT05326932）研究采用前瞻性随机对照设计。招募标准为：年龄≥18岁，发病至入院时间24～72 h且NIHSS评分≥6分的前循环大血管（颈内动脉颅内段和颅外段、大脑中动脉M1段和M2段）闭塞性缺血性卒中患者；影像学标准为经CTP评估梗死核心体积＜50 mL，错配比≥1.8且错配体积≥15 mL。NO-SELECT研究（NCT05230914）采用前瞻性、随机对照、盲法终点评估设计。招募标准为：年龄≥18岁、发病24 h内的大血管闭塞性缺血性卒中患者。研究目的是通过简化影像学模式（NCCT或CTA）筛选适合血管内治疗的缺血性卒中患者。

未来需要更多真实世界数据及随机对照试验来进一步证实发病时间超过24 h的大动脉闭塞性缺血性卒中患者进行血管内治疗的安全性及有效性。

参考文献

[1] LO E H, DALKARA T, MOSKOWITZ M A. Mechanisms, challenges and opportunities in stroke[J]. Nat Rev Neurosci, 2003, 4（5）：399-415.

[2] HEISS W D, GRAF R. The ischemic penumbra[J]. Curr Opin Neurol, 1994, 7（1）：11-19.

[3] 中华医学会神经病学分会, 中华医学会神经病学分会脑血管病学组. 中国急性缺血性卒中诊治指南2023[J]. 中华神经科杂志, 2024, 57（6）：523-559.

[4] DIAS F A, ALESSIO-ALVES F F, CASTRO-AFONSO L H, et al. Clinical outcomes of patients with acute basilar artery occlusion in Brazil：an observational study[J]. J Stroke Cerebrovasc Dis, 2017, 26（10）：2191-2198.

[5] YOSHIMOTO T, TANAKA K, YAMAGAMI H, et al. Treatment outcomes by initial neurological deficits in acute stroke patients with basilar artery occlusion：the RESCUE Japan Registry 2[J]. J Stroke Cerebrovasc Dis, 2020, 29（11）：105256.

[6] TAO C R, QURESHI A I, YIN Y M, et al. Endovascular treatment versus best medical management in acute basilar artery occlusion strokes：results from the ATTENTION multicenter registry[J]. Circulation, 2022, 146（1）：6-17.

[7] LIU X F, DAI Q L, YE R D, et al. Endovascular treatment versus standard medical treatment for vertebrobasilar artery occlusion（BEST）：an open-label, randomised controlled trial[J]. Lancet Neurol, 2020, 19（2）：115-122.

[8] LANGEZAAL L C M, VAN DER HOEVEN E, MONT'ALVERNE F J A, et al. Endovascular therapy for stroke due to basilar-artery occlusion[J]. N Engl J Med, 2021, 384（20）：1910-1920.

[9] TAO C R, NOGUEIRA R G, ZHU Y M, et al. Trial of endovascular treatment of acute basilar-artery occlusion[J]. N Engl J Med, 2022, 387（15）：1361-1372.

[10] JOVIN T G, LI C H, WU L F, et al. Trial of thrombectomy 6 to 24 hours after stroke due to basilar-artery occlusion[J]. N Engl J Med, 2022, 387（15）：1373-1384.

[11] KIM B M, BAEK J H, HEO J H, et al. Collateral status affects the onset-to-reperfusion time window for good outcome[J]. J Neurol Neurosurg Psychiatry, 2018, 89（9）：903-909.

[12] DESAI S M, HAUSSEN D C, AGHAEBRAHIM A, et al. Thrombectomy 24 hours after stroke：beyond DAWN[J]. J Neurointerv Surg, 2018, 10（11）：1039-1042.

[13] ALBERS G W, MARKS M P, KEMP S, et al. Thrombectomy for stroke at 6 to 16 hours with selection by perfusion imaging[J]. N Engl J Med, 2018, 378（8）：708-718.

[14] JAHAN R, SAVER J L, SCHWAMM L H, et al. Association between time to treatment with endovascular reperfusion therapy and outcomes in patients with acute ischemic stroke treated in clinical practice[J]. JAMA, 2019, 322（3）：252-263.

[15] JOUNDI R A, SUN J L, XIAN Y, et al. Association between endovascular therapy time to treatment and outcomes in patients with basilar artery occlusion[J]. Circulation, 2022, 145（12）：896-905.

[16] GUILLAUME M, LAPERGUE B, GORY B, et al. Rapid successful reperfusion of basilar artery occlusion strokes with pretreatment diffusion-weighted imaging posterior-circulation ASPECTS<8 is associated with good outcome[J]. J Am Heart

Assoc, 2019, 8 (10)：e010962.

[17] ALBERS G W. Late window paradox[J]. Stroke, 2018, 49 (3)：768-771.

[18] ALEMSEGED F, VAN DER HOEVEN E, DI GIULIANO F, et al. Response to late-window endovascular revascularization is associated with collateral status in basilar artery occlusion[J]. Stroke, 2019, 50 (6)：1415-1422.

[19] PANDHI A, CHANDRA R, ABDULRAZZAK M A, et al. Mechanical thrombectomy for acute large vessel occlusion stroke beyond 24 h[J]. J Neurol Sci, 2023, 447：120594.

[20] HA S H, RYU J C, BAE J H, et al. Early response to endovascular thrombectomy after stroke：early, late, and very late time windows[J]. Cerebrovasc Dis, 2023, 52 (1)：28-35.

[21] DHILLON P S, BUTT W, PODLASEK A, et al. Endovascular thrombectomy beyond 24 hours from ischemic stroke onset：a propensity score matched cohort study[J]. J Neurointerv Surg, 2023, 15 (3)：233-237.

[22] PURRUCKER J C, RINGLEB P A, SEKER F, et al. Leaving the day behind：endovascular therapy beyond 24 h in acute stroke of the anterior and posterior circulation[J]. Ther Adv Neurol Disord, 2022, 15：17562864221101083.

[23] SHABAN A, AL KASAB S, CHALHOUB R M, et al. Mechanical thrombectomy for large vessel occlusion strokes beyond 24 hours[J]. J Neurointerv Surg, 2023, 15 (e3)：e331-e336.

[24] ZHAO G F, HE X J, LIU Y J, et al. Single-center experience of endovascular treatment for patients with progressive posterior circulation cerebral infarction exceeding 24 h[J]. Asian Biomed (Res Rev News), 2023, 17 (2)：64-71.

[25] MOHAMED G A, NOGUEIRA R G, ESSIBAYI M A, et al. Tissue clock beyond time clock：endovascular thrombectomy for patients with large vessel occlusion stroke beyond 24 hours[J]. J Stroke, 2023, 25 (2)：282-290.

（温昌明，刘义锋，高军）

第二节 急性缺血性卒中临床症状评估

急性缺血性卒中救治强调时间的重要性，及时识别卒中的早期症状并将患者转运至有救治条件的医学中心对改善患者的预后至关重要。缺血性卒中是一组疾病的总称，根据不同的分类方法，可将其分为多种类型。例如，按闭塞血管的供血区域，可分为前循环和后循环卒中；按闭塞血管的部位，可分为主干闭塞、边支闭塞、穿支病变3种模式；按牛津社区卒中项目临床分型，可分为完全前循环梗死型、部分前循环梗死型、后循环梗死型和腔隙性梗死型4种类型；按梗死体积可以分为大、中、小及腔隙性梗死；按改良TOAST分型可以分为大动脉粥样硬化型、心源性脑栓塞型、小动脉病变型、其他明确病因型和不明原因型5大类。缺血性卒中的发病机制涉及诸多因素，如栓塞、原位血栓形成、低灌注和（或）血栓清除率下降等。上述分型和发病机制是急性缺血性卒中血管内治疗的病理生理基础。临床上，常采用规范化的量表评估，以更快、更精准地识别急性缺血性卒中，评估患者的临床症状并量化其神经功能缺损程度，从而辅助确定患者的转运和血管内治疗决策。

一、常用的卒中评估量表

选择应用方便、科学的卒中识别和症状评估量表有助于识别卒中患者和缩短急性缺血性卒中静脉溶栓、血管内治疗或桥接治疗的时间。临床常用的卒中识别和症状评估量表分为院前卒中评估和院内卒中评估量表两大类。

（一）院前卒中评估量表

院前卒中评估量表的主要作用是快速识别卒中症状，评估大血管闭塞的可能性，从而确定患者的转运方式和院前急救措施。院前卒中评估量表种类较多，但均具有快速、简洁、易于评估等特点。常用的院前卒中评估量表有FAST量表、FAST-ED量表、CPSS、LAPSS等，对这些量表的介绍具体见第二章第二节。

（二）院内卒中评估量表

早期精准评估是优化缺血性卒中治疗策略的基础。院内卒中评估量表可量化患者的神经功能缺损程度、识别大血管闭塞，以及预测患者的临床预后，为再灌注治疗方式（静脉溶栓或血管内治疗）的选择提供依据。相较于院前卒中评估量表的快速筛查作用，院内卒中评估量表的条目更加详细，更适用于急诊和卒中单元的规范化诊疗。NIHSS是目前应用最广泛的院内卒中评估量表，包含意识、运动、语言等13项指标，是判断卒中临床症状严重程度的"金标准"。另外，旨在快速评估大动脉闭塞可能性的RACE、G-FAST等量表则部分简化了评估项目，为缩短血管内治疗前的决策时间提供支持。另外，这些简化的快速评估量表也可用于院前筛选疑似大动脉闭塞性缺血性卒中患者，以便急救人员确定最适合的转运方式（如将患者直接转运至有血管内治疗能力的中心）。

NIHSS是急性缺血性卒中临床评估的核心工具之一，由美国国立卫生研究院开发和发布。NIHSS可以标准化、量化卒中患者的神经功能缺损程度，为卒中患者治疗决策、预后判断提供依据，并为相关临床研究提供标准化的数据。NIHSS包括意识、运动、感觉、语言等13项指标，总分为42分，得分越高，神经功能缺损越严重（表4-2-1）。其分级如下：0~1分——正常或近乎正常；1~4分——轻度卒中/小卒中；5~15分——中度卒中；5~20分——中-重度卒中；21~42分——重度卒中。

表4-2-1　NIHSS及其评分标准

序号	项目	评分标准
1a	意识水平	0分——清醒，反应灵敏 1分——嗜睡 2分——昏睡 3分——昏迷
1b	意识水平提问	0分——2项均正确 1分——1项正确 2分——2项均不正确
1c	意识水平指令	0分——2项均正确 1分——1项正确 2分——2项均不正确
2	凝视	0分——正常 1分——侧视动作受限 2分——眼球固定偏向一侧
3	视野	0分——无视野缺损 1分——部分偏盲 2分——完全偏盲 3分——双侧偏盲
4	面瘫	0分——正常 1分——轻微面瘫 2分——部分面瘫 3分——完全面瘫
5	右上肢肌力	0分——无晃动：平举上臂于坐位90°（或仰卧位45°），维持10 s 1分——有晃动：平举上臂于坐位90°（或仰卧位45°）但不能维持10 s，下落时不撞击床面或其他支持物 2分——不能完全抵抗重力：上臂平举不能维持坐位90°（或仰卧位45°） 3分——不能抵抗重力，快速下落 4分——不能移动
6	左上肢肌力	0分——无晃动：平举上臂于坐位90°（或仰卧位45°），维持10 s 1分——有晃动：平举上臂于坐位90°（或仰卧位45°）但不能维持10 s，下落时不撞击床面或其他支持物 2分——不能完全抵抗重力：上臂平举不能维持坐位90°（或仰卧位45°） 3分——不能抵抗重力，快速下落 4分——不能移动

续表

序号	项目	评分标准
7	右下肢肌力	0分——无晃动：下肢置于30°，维持5 s 1分——有晃动：下肢置于30°，在接近5 s时下落，不撞击床面或其他支持物 2分——不能完全抵抗重力：下肢在5 s内下落到床上 3分——不能抵抗重力，快速下落 4分——不能移动
8	左下肢肌力	0分——无晃动：下肢置于30°，维持5 s 1分——有晃动：下肢置于30°，在接近5 s时下落，不撞击床面或其他支持物 2分——不能完全抵抗重力：下肢在5 s内下落到床上 3分——不能抵抗重力，快速下落 4分——不能移动
9	肢体共济障碍	0分——无共济失调 1分——一侧上肢或下肢共济失调 2分——双侧上肢和下肢共济失调
10	感觉	0分——正常 1分——部分缺失 2分——严重缺失
11	忽略	0分——正常 1分——部分忽略 2分——完全忽略
12	构音障碍	0分——正常 1分——轻度构音障碍 2分——严重构音障碍
13	失语	0分——无 1分——轻度失语 2分——重度失语 3分——完全失语

总得分：_____分

对RACE、G-FAST等其他预测大血管闭塞的卒中评估量表介绍见第二章第二节和第三章第一节。

二、常用卒中评估量表的特点

在院内卒中评估量表中，NIHSS评估的内容相对丰富，适合经过培训的神经科医师在院内使用。NIHSS鉴别卒中的敏感度和特异度均较高，其评分可以反映患者神经功能缺损的严重程度。有研究显示，NIHSS评分≥12分时，预测大血管闭塞的敏感度为52%，特异度为87%。但NIHSS诊断后循环卒中的准确性欠佳，反映眩晕、共济失调、意识障碍等后循环卒中症状的敏感度低。RACE、G-FAST量表等简化评分具有操作简单的优势，且诊断大血管闭塞的敏感度较高，适用于急诊卒中评估。最新研究结果显示，G-FAST量表识别急性大血管闭塞性缺血性卒中的敏感度与

NIHSS无显著差异，G-FAST评分≥4分识别大血管闭塞的特异度甚至高于NIHSS评分≥14分。RACE量表对急性大血管闭塞的预测价值较高，有研究显示，RACE评分≥5分时，诊断大血管闭塞的敏感度和特异度分别为85%和68%。

综上所述，卒中评估量表除了能快速识别卒中、评价患者的神经功能缺损程度外，还可以预测大血管闭塞，为早期确定治疗方案提供依据，是院前、院内识别和评估卒中不可或缺的工具。脑血管病专业医师应熟练掌握常用卒中评估量表的适用情况和评价方法，发挥具体量表的优势，使其能更好地服务于临床。

参考文献

[1] NAZLIEL B, STARKMAN S, LIEBESKIND D S, et al. A brief prehospital stroke severity scale identifies ischemic stroke patients harboring persisting large arterial occlusions[J]. Stroke, 2008, 39 (8)：2264-2267.

[2] CARRERA D, CAMPBELL B C, CORTÉS J, et al. Predictive value of modifications of the prehospital rapid arterial occlusion evaluation scale for large vessel occlusion in patients with acute stroke[J]. J Stroke Cerebrovasc Dis, 2017, 26 (1)：74-77.

[3] HASTRUP S, DAMGAARD D, JOHNSEN S P, et al. Prehospital acute stroke severity scale to predict large artery occlusion：design and comparison with other scales[J]. Stroke, 2016, 47 (7)：1772-1776.

（李天晓，朱良付，周腾飞）

第三节　急性前循环缺血性卒中血管内治疗患者选择

一、前循环缺血性卒中血管内治疗临床研究

（一）早期血管内治疗临床研究

在早期相关临床研究中，血管内治疗对急性前循环大血管闭塞性缺血性卒中的疗效并不优于标准药物治疗。这些研究未能取得阳性结果，在很大程度上是不恰当的患者选择标准及落后的血管内治疗方法所致。

2013年的IMS 3研究纳入了发病3 h内、CTA提示存在大血管闭塞（大脑中动脉M1段、颈内动脉或基底动脉）、中重度神经功能缺损（NIHSS评分≥10分）并接受了静脉溶栓治疗的缺血性卒中患者，将其分为血管内治疗组和单纯静脉溶栓组。该研究并未要求在随机化前再次确认患者是否存在血管闭塞，这使得血管内治疗组中有23%的患者实际并未接受血管内治疗；同时，限于早期技术原因，约50%的血管内治疗组患者仅接受了动脉溶栓治疗，未采用机械取栓等更先进的治疗技术。该研究在招募了656例受试者后，因统计分析结果为阴性而被提前终止。

SYNTHESIS Expansion研究纳入了发病4.5 h内的缺血性卒中患者，并将其随机分配至静脉t-PA溶栓组或血管内治疗（动脉内t-PA、机械碎栓或取栓、联合治疗）组，其中血管内治疗组患者应在发病6 h内启动血管内治疗。但该研究并未对患者的卒中严重程度、是否存在大血管闭塞进行限定。这导致约10%的血管内治疗组患者没有大血管闭塞，约2/3的血管内治疗组患者只接受了动脉溶栓或微导管碎栓治疗，只有1/3的患者接受了支架植入术或第1代取栓支架手术。与同年发表的IMS 3研究类似，该研究因未采用合适的患者选择标准及手术策略，最终未能证明缺血性卒中血管内治疗的获益。

2013年发表的另一项研究——MR RESCUE纳入了发病8 h内的前循环大血管（颈内动脉，大脑中动脉M1、M2段）闭塞性缺血性卒中患者，将其随机分配至机械取栓组或最佳内科治疗组。不同于IMS 3和SYNTHESIS Expansion研究，MR RESCUE研究引入了缺血半暗带的概念，并通过研究团队自行设计的程序进行缺血半暗带计算。但该研究的血管内治疗流程不够完善，从影像检查到动脉穿刺的平均时间超过2 h；另外，该研究所采用的是第1代取栓器械（Merci或Penumbra取栓支架）。以上因素导致该研究中机械取栓组的再灌注成功（mTICI分级≥2b级）率仅为27%。MR RESCUE研究的最终结论为：基于缺血半暗带的影像筛选模式并不能识别出能够从血管内治疗中获益的缺血性卒中患者，不能证明血管内治疗优于最佳内科治疗。该研究结论在目前看来是有悖于临床实践的，这体现了在急性缺血性卒中血管内治疗中，患者选择和诊疗流程对临床结局的重要性。

从以上3项大型临床研究可以看到，早期缺血性卒中血管内治疗的研究在患者选择上相对宽泛，主要对发病时间窗进行了限定，而在卒中严重程度、是否存在大血管闭塞、梗死体积等方面并未做过多要求。受制于当时的技术水平，这些研究的影像筛选手段和手术器械均相对落后，导致血管内治疗的成功再通率低，直接影响了血管内治疗的疗效。

（二）急性前循环大血管闭塞血管内治疗的临床研究

2012年，以Solitaire™和Trevo™为代表的新一代可回收支架被批准用于缺血性卒中的取栓治疗。在小规模临床研究证实了新一代取栓支架的安全性后，以MR CLEAN研究为代表的多项随机对照试验进一步验证了采用新一代取栓支架进行血管内治疗，相较于最佳内科治疗在前循环大血管闭塞性缺血性卒中患者中的疗效优势。

MR CLEAN研究是第1个证明血管内治疗相较于最佳内科治疗，在大血管闭塞性缺血性卒中患者中有显著获益的研究。该研究纳入了500例可在发病6 h内接受治疗的前循环大血管闭塞患者，将其随机分为血管内治疗组和最佳内科治疗组，主要终点为90 d时的mRS评分。尽管该研究并未对受试者的基线梗死体积及卒中前残疾情况进行限定，但在实际执行过程中进行了一定的筛选，接受随机化的患者中位ASPECTS评分为9分，卒中前mRS评分0~1的比例为90.8%。在手术方式方面，血管内治疗组有97%的患者使用了支架取栓装置，但均未进行支架植入。研究结果显示，血管内治疗组的24 h血管再通率和90 d预后良好率均高于最佳内科治疗组，7 d时梗死体积小于最佳内科治疗组。MR CLEAN研究结果显示，血管内治疗显著提高了急性前循环大血管闭塞性缺血性卒中患者的血管再通率、血流再灌注程度及预后良好比例；其2年随访结果与90 d随访结果一致，提示血管内治疗对患者的长期神经功能也有显著改善。

ESCAPE研究同样证实了血管内治疗可使急性前循环大血管闭塞性缺血性卒中患者显著获益。该研究因期中分析显示血管内治疗存在显著获益而被提前终止。ESCAPE研究对研究流程进行了严格规定：若患者在基线NCCT/CTA检查后60 min内未能接受股动脉穿刺，则必须在随机化前复查NCCT/CTA。因IMS 3研究的事后分析提示，更好的侧支循环分级与血管再通及临床预后相关，ESCAPE研究将基线侧支循环不良列为排除标准。研究结果显示，血管内治疗组在主要终点（mRS评分）方面显著获益（*OR* 2.6，95%*CI* 1.7~3.8，$P<0.001$）；此外，血管内治疗组90 d时预后良好（mRS评分0~2分）的比例显著增加（53.0% *vs.* 29.3%，$P<0.001$），死亡率显著降低（10.4% *vs.* 19.0%，$P=0.04$）。

SWIFT PRIME研究在发病6 h内、症状较重（NIHSS评分8~30分）的急性前循环大血管闭塞性缺血性卒中患者中，比较了单独静脉溶栓与静脉溶栓联合血管内治疗的有效性。研究结果显示，血管内治疗可显著改善患者90 d时的mRS评分（$P<0.001$），血管内治疗组90 d时的功能独立率较单独静脉溶栓组更高（60.2% *vs.* 35.5%，$P<0.001$），血管内治疗获益的需治疗人数为4例。另外，血管内治疗有降低死亡率的趋势，且在不同性别、年龄、NIHSS评分及再通时间等多个亚组中均有相似的获益。

EXTEND-IA研究旨在证明在更先进的影像学指导、更早的干预基础上，新一代手术器械(Solitaire™ FR取栓支架)相较于静脉溶栓能否进一步改善急性前循环大血管闭塞性缺血性卒中患者的临床结局。该研究采用自动RAPID软件进行灌注成像分析，要求患者的梗死核心体积<70 mL，灌注成像错配比>1.2，且血管内治疗必须在发病6 h内进行。因血管内治疗的效果显著，该研究只纳入了70例患者便被提前终止。由于严格的纳入标准和较高的再灌注成功率(mTICI分级2b/3级达86%)，该研究中的血管内治疗组疗效极佳，其中71%的患者在90 d时实现了功能独立，而对照组仅为40%。

REVASCAT研究纳入了发病8 h内、NIHSS评分≥6分的急性前循环大血管闭塞性缺血性卒中患者。该研究对基线ASPECTS评分进行了额外限制，以避免纳入大梗死核心的患者。具体限制条件如下：基于CT成像的ASPECTS评分>6分，基于MRI DWI序列的ASPECTS评分>5分；对于最后正常至随机化时间超过4.5 h的患者，其ASPECTS评分必须通过CTP CBV、CTA源图像或MRI DWI序列进行评估。研究共纳入206例患者，结果显示，血管内治疗显著降低了患者90 d时的残疾程度(aOR 1.7, 95%CI 1.05~2.8)，并提高了患者90 d功能独立(mRS评分0~2分)率(43.7% $vs.$ 28.2%，aOR 2.1, 95%CI 1.1~4.0)。两组的sICH发生率(均为1.9%)和90 d死亡率(18.4% $vs.$ 15.5%，P=0.60)差异无统计学意义。

HERMES协作组在2016年对以上5项研究进行了meta分析，共纳入了1287例患者(血管内治疗组634例，对照组653例)。数据分析结果表明，对于发病6~12 h内的前循环大血管闭塞性缺血性卒中，血管内治疗可改善患者的总体残疾程度(mRS评分降低≥1分：cOR 2.49, 95%CI 1.76~3.53，P<0.001，需治疗人数2.6例)，提高90 d时功能独立(mRS评分0~2分)的比例(46.0% $vs.$ 26.5%，cOR 2.71, 95%CI 2.07~3.55, P<0.0001)。此外，血管内治疗并未增加患者发生脑实质出血、sICH或90 d死亡的风险。预设的亚组分析表明，血管内治疗可使广泛的患者群体获益，即在不同年龄、性别、基线NIHSS评分、基线ASPECTS评分、闭塞部位和发病到随机化时间，以及静脉溶栓与否的亚组中，治疗效果没有异质性。HERMES的结果为后续扩大急性缺血性卒中血管内治疗范围(如超时间窗、大梗死核心等)研究的患者选择提供了参考。

(三) 错配指导扩大血管内治疗时间窗研究

在真实世界中，多数急性前循环大血管闭塞性缺血性卒中患者无法在发病6 h内接受血管内治疗。HERMES的亚组分析发现，血管内治疗对患者临床结局的改善存在时间依赖效应，发病7.3 h后的患者从血管内治疗中的获益已不显著。ESCAPE研究也提示，基于灌注影像的筛选模式似乎能更好地指导临床选择适合进行血管内治疗的患者。目前，能否进一步拓展大血管闭塞性缺血性卒中患者的血管内治疗时间窗成为了研究的热点。

DAWN研究招募了基线NIHSS评分≥10分，最后正常到随机化时间6~24 h，并存在临床症状与梗死体积错配的前循环大血管闭塞性缺血性卒中患者。该研究中的错配定义为：年龄≥80岁，NIHSS

评分≥10分，梗死体积<21 mL；年龄<80岁，NIHSS评分≥10分，梗死体积<31 mL；年龄<80岁，NIHSS评分≥20分，梗死体积<51 mL。该研究基于DWI或CTP评估梗死体积，并使用自动化软件RAPID进行测量。该研究在预设的期中分析后停止入组，共招募了206例患者。研究结果显示，血管内治疗组（107例）的90 d效用加权mRS评分显著优于对照组（99例）；两组的sICH发生率、90 d死亡率差异没有统计学意义。该研究是首个采用临床-影像错配来筛选适合血管内治疗的缺血性卒中患者的大规模随机对照试验，其研究结果将缺血性卒中血管内治疗的时间窗扩展至发病24 h。

DEFUSE 3研究是一项多中心、随机、开放标签、盲法评估终点的临床研究，旨在明确距最后正常时间6～16 h的前循环大血管闭塞性缺血性卒中患者能否从血管内治疗中获益。该研究采用CTP筛选存在缺血和梗死错配的患者，错配的定义为梗死核心体积<70 mL，缺血区体积/梗死核心体积≥1.8，缺血区与梗死区错配体积>15 mL。该研究中术者可以采用任何经FDA批准的取栓器械进行血管内治疗。研究结果显示，血管内治疗组90 d的中位mRS评分显著优于药物治疗组，90 d预后良好的患者比例也显著高于药物治疗组，且24 h完全血管再通率也显著高于药物治疗组；在安全性方面，两组sICH发生率的差异无统计学意义，血管内治疗组的总体死亡率较药物治疗组稍低，但差异无统计学意义。DEFUSE 3研究的结果表明，对于发病时间在6～16 h，且存在明显缺血半暗带的前循环大血管闭塞性缺血性卒中患者，血管内治疗联合药物治疗优于单纯药物治疗。

SELECT-LATE研究是一项国际多中心回顾性队列研究，纳入发病超过24 h，颈内动脉颅内段，大脑中动脉M1段、M2段闭塞的缺血性卒中患者。该研究的影像入组标准为缺血与梗死核心错配比>1.2、错配体积>10 mL。研究结果显示，即便是发病超过24 h的患者，血管内治疗相较于最佳内科治疗也能显著改善患者的预后，但血管内治疗的sICH风险也显著增高。

AURORA研究是一项系统性回顾和meta分析，共纳入了6项针对缺血性卒中扩大时间窗血管内治疗的随机对照试验。数据分析显示，对于发病超过6 h的缺血性卒中患者，血管内治疗比最佳内科治疗的疗效更优（90 d mRS评分：cOR 2.42，95%CI 1.76～3.33，$P<0.0001$）；在年龄、性别、基线卒中严重程度、血管闭塞部位、基线ASPECT评分等不同亚组中，血管内治疗的获益无异质性。

（四）侧支循环指导血管内治疗患者选择研究

有研究发现，良好的侧支循环可延缓脑梗死的进展，有利于缺血半暗带的维持。基于此，MR CLEAN-LATE研究纳入了502例发病/最后正常到血管内治疗开始时间在6～24 h、存在侧支循环的前循环大血管（颈内动脉颅内段，大脑中动脉M1、M2段）闭塞性缺血性卒中患者。该研究采用单时相或多时相CTA动脉期图像评估患侧大脑中动脉供血区的侧支循环，并与健侧大脑中动脉供血区血管对比，进行侧支循环分级：0级为完全无侧支血管充盈，1级为0<侧支血管充盈率<50%，2级为50%≤侧支血管充盈率<100%，3级为侧支血管充盈率=100%。该研究计划纳入侧支循环分级1～3级的患者，但考虑到侧支循环分级1级的患者血管内治疗效果欠佳，最终主要纳入了侧支循环分级2～3级的患者。MR CLEAN-LATE研究结果显示，血管内治疗组患者相较于药物治疗组患者获

得了显著的90 d mRS评分改善，这说明基于CTA侧支循环评估筛选适合血管内治疗的晚时间窗急性前循环近端大血管闭塞性缺血性卒中患者是安全且有效的。

综上所述，近年来众多高质量的临床研究为急性缺血性卒中血管内治疗带来了高级别的证据支持，证明了更精准的患者筛选方案、更充分的影像评估模式、更高效的血管内治疗技术是急性大血管闭塞性缺血性卒中患者从血管内治疗中获益的关键。这些研究也为临床扩大血管内治疗的适应证提供了依据（表4-3-1）。

二、前循环缺血性卒中血管内治疗的影像学评估

在急性缺血性卒中血管内治疗患者选择中，术前因素中的发病时间和影像学特点是影响患者预后的关键因素。影像学评估在急性缺血性卒中血管内治疗中至关重要，其作用主要为排除出血性病变、识别血管闭塞部位、评估梗死核心及缺血半暗带范围，以及评价侧支循环情况。通过影像学检查筛选可能从血管内治疗中获益的患者，是急性前循环缺血性卒中患者血管内治疗相关研究取得阳性结果的重要因素之一。

以下将从影像学检查识别大血管闭塞、评估梗死核心和缺血半暗带体积等方面进行分析，并提供相应建议以指导急性前循环缺血性卒中血管内治疗适宜患者的筛选。

（一）识别大血管闭塞

顺利开展血管内治疗的关键是快速准确地识别前循环大血管闭塞患者。院前评估量表可用于早期筛查大血管闭塞患者，对于到院的患者，应在颅脑CT排除出血后，根据影像学检查结果来识别大血管闭塞并指导进一步的治疗。

颅脑NCCT可提供大血管闭塞的早期改变征象，如大脑中动脉致密征。同时，CT显示的脑组织形态及密度改变，如脑肿胀、脑沟变浅、岛带征、豆状核模糊等征象，也能间接提示大血管闭塞。血管影像学检查能够更加精准地诊断大血管闭塞，多项随机对照试验均采用无创血管影像学检查（如CTA或MRA）评估患者是否存在大血管闭塞。CTA诊断大血管闭塞准确且高效，可提供主动脉弓的解剖特点，血栓的长度、位置和密度，以及侧支循环情况等影像学资料，并具有敏感度高、分辨率高、成像快等优势，是目前最常用的方法。TOF-MRA是一种不使用造影剂的血管成像方法，尤其适用于肾功能不全患者，但其成像时间相对较长（3～4 min），且成像质量受血流速度的影响，在合并血管狭窄等情况下难以反映真实的血管闭塞情况。如患者因客观条件无法进行无创血管影像学评估时，直接进行DSA评估血管闭塞是可行的。一项单中心随机对照试验对发病6 h内、怀疑大血管闭塞性急性缺血性卒中患者进行直接造影评估进行了探索。在该研究中，对照组患者接受常规NCCT+CTA联合或不联合CTP检查，试验组患者则被直接转运至导管室行平板CT检查，在排除脑出血、大梗死核心后立即进行血管内治疗。研究结果提示，对于发病6 h内的大血管闭塞性缺血性卒中患者，跳过传统成像方式而直接转运至导管室的诊疗模式能显著改善患者的预后。

表4-3-1 急性前循环大血管闭塞性缺血性卒中血管内治疗临床研究的患者标准

基线变量	MR CLEAN	ESCAPE	SWIFT PRIME	EXTEND-IA	REVASCAT	DAWN	DEFUSE 3
年龄/岁	≥18	≥18	18~80	≥18	18~80	≥18	18~90
NIHSS评分/分	≥2	≥6	8~30	—	≥6	≥10	≥6
发病时间/h	<6	<12	<6	<6	<8	6~24	6~16
ASPECTS评分/分	—	≥6	≥6	—	>6 (CT) >5 (DWI)	—	≥6
梗死体积和错配	—	—	体积<50 mL, 错配比>1.8, 错配值>15	体积<70 mL, 错配比>1.2, 错配值>10	—	①≥80岁, 体积<21 mL, ②<80岁, 体积<31 mL, ③<80岁但NIHSS评分 ≥20分: 体积<51 mL	梗死核心体积 <70 mL, 错配比≥1.8, 错配体积≥15 mL
闭塞部位	ICA颅内段, MCA M1, M2段, ACA A1, A2段	ICA颅内段, MCA M1, M2段	ICA颅内段, MCA M1段	ICA, MCA M1, M2段	ICA颅内段, MCA M1段	ICA颅内段, MCA M1段	ICA, MCA M1段
梗死病灶的影像学检查方法	CT	CT 不推荐MRI	CT MRI DWI序列	CT MRI	CT MRI DWI序列	CT MRI	CT MRI
血管影像学检查方法	MRA/CTA/DSA	CTA	CTA/MRA	CTA/MRA	MRA/CTA/DSA	CTA/MRA	CTA/MRA
发病前残疾状态	—	Barthel指数 ≥90分	mRS评分 0~1分	mRS评分0~1分	mRS评分0~1分	mRS评分0~1分	mRS评分0~2分

注: ICA——颈内动脉, MCA——大脑中动脉, ACA——大脑前动脉。

（二）评估梗死核心体积

梗死核心指缺血后不可逆性损伤的脑组织，临床诊疗和研究中最常用的梗死核心界定标准为CBF下降至正常脑组织30%以下的区域。梗死核心体积的大小与缺血性卒中患者的临床预后密切相关，梗死核心体积越大，并发症风险越高，患者的预后越差。因此，对梗死核心的评估是血管内治疗术前影像学评估的一项关键指标。

基于CT的ASPECTS可以用来评估梗死核心体积的大小，但该评分存在一定的时间依赖性，对早期缺血性病灶的检出率较低。ASPECTS评分≥7分对应梗死核心体积＜70 mL。多模式CT中的CTP和多模式MRI中的DWI序列除了可以提供更加准确的ASPECTS评分外，还可以计算梗死核心体积。不同的临床研究判断梗死核心体积的方法，以及对梗死核心体积入组标准的界定并不一致。SWIFT PRIME研究使用MRI排除了梗死核心体积≥50 mL的患者；EXTEND-IA研究以CTP中CBF＜30%为标准，排除了梗死核心体积＞70 mL的患者；DAWN研究允许入组的最大梗死核心体积为51 mL；DEDUSE 3研究在符合错配比的基础上，允许入组的最大梗死核心体积为70 mL。上述临床研究分别基于多模式CT或多模式MRI判断梗死核心，并对入组的体积上限进行限制，均取得了阳性结果。

早期的临床研究对梗死核心体积的限制较为严格，但近年的临床研究发现，经过适当的筛选，具有较大梗死核心合并较大缺血半暗带的患者仍能从血管内治疗中获益。RESCUE-Japan LIMIT纳入了发病24 h内、ASPECTS评分3~5分的急性颈内动脉颅内段，大脑中动脉M1段、M2段闭塞的患者；ANGEL-ASPECT研究纳入了发病24 h内、ASPECTS评分3~5分或ASPECTS评分0~2分，合并梗死核心体积70~100 mL，或发病6~24 h、ASPECTS评分＞5分，合并梗死核心体积70~100 mL的颈内动脉颅内段，大脑中动脉M1段、M2段闭塞的患者；SELECT 2研究纳入了发病24 h内基于CT的ASPECTS评分3~5分或梗死核心体积＞50 mL的急性颈内动脉颅内段，大脑中动脉M1段、M2段闭塞的患者。上述研究均发现，虽然血管内治疗组的颅内出血率高于最佳内科治疗组，但其预后良好率也更高。

（三）评估缺血半暗带体积

缺血半暗带是梗死核心周围脑血流灌注相对不足，但仍可维持正常细胞电活动的脑组织。如无快速、有效的治疗，缺血半暗带将进展为不可逆性损伤的梗死核心区。缺血半暗带较大的患者具有重要的血管内治疗价值。

缺血半暗带的判定依赖于多模式影像学检查。临床研究中，缺血半暗带体积为脑组织低灌注体积与梗死核心体积的差值，错配比为低灌注体积/梗死核心体积，其中低灌注体积为CTP上T_{max}＞6 s的区域。EXTEND-IA、REVASCAT、SWIFT PRIME和DEFUSE 3等获得阳性结果的临床研究，均对缺血半暗带进行了明确界定。其中，DEFUSE 3研究的入组标准要求错配比≥1.8，缺血半暗带体积＞15 mL。

尽管目前最经典的缺血半暗带评估方法是CTP，但一项回顾性研究显示，基于NCCT计算净摄水量的ASPECTS法在预测急性缺血性卒中患者预后方面优于基于CTP的错配法，这为筛选晚时间窗患者提供了替代影像手段。此外，一项回顾性研究根据DAWN和DEFUSE 3研究标准筛选患者，结果发现，对于急性前循环大血管闭塞性缺血性卒中，发病超过24 h的患者与发病24 h内的患者相比，接受血管内治疗的远期预后及并发症均无显著差异。这提示对于急性前循环大血管闭塞患者，组织窗比时间窗能更好地反映缺血半暗带的存在。

三、不同时间窗前循环缺血性卒中血管内治疗的筛选标准

IMS 3研究显示，缺血性卒中血管内治疗的疗效具有时间依赖性，恢复灌注时间的延长与预后良好率下降有关。2015年5项经典的血管内治疗随机对照试验中，发病到穿刺时间均为6 h内，提示早期治疗的必要性。之后的DAWN和DEFUSE 3研究证实，对于严格筛选的患者，发病6 h以上进行血管内治疗仍可以获益，但最长不超过24 h。AURORA研究的汇总分析结果进一步为发病6~24 h的急性前循环缺血性卒中患者血管内治疗提供了临床证据。

随着多模式影像学评估方法的进步，缺血性卒中血管内治疗的时间窗概念逐渐被淡化，发病时间超过24 h患者血管内治疗的可行性越来越被关注。目前已有回顾性报道支持发病超过24 h的急性前循环缺血性卒中患者进行血管内治疗。SELECT-LATE研究的结果提示，对发病时间超过24 h的大血管闭塞性缺血性卒中患者进行血管内治疗是可行的。这些探索性研究为拓宽血管内治疗时间窗提供了相关证据和研究思路，但具体适用的患者人群仍需要前瞻性研究来进一步证实。

需要强调的是，淡化时间窗概念并不是忽略时间窗的重要性，急性缺血性卒中的救治仍需尽量减少时间延误，缩短发病至血管再通的时间。发病时间仍然是目前筛选适合血管内治疗的大血管闭塞性缺血性卒中患者的主要方法，但需要注意的是，对不同发病时间窗患者的筛选标准并不相同。

对于疑似急性前循环大血管闭塞性缺血性卒中的患者，建议在CT检查排除出血后，首先选择无创血管影像学检查排除大血管闭塞；对于发病在6 h内、拟行血管内治疗的大血管闭塞性缺血性卒中患者，需满足ASPECTS评分≥6分；如ASPECTS评分<6分或发病时间>6 h，建议完善CTP检查以明确梗死核心和缺血半暗带体积，或进行DWI检查评估梗死核心体积。一站式CTA+CTP检查方案或DWI+MRA+PWI检查方案可以作为影像学评估的参考模式。

对于不同发病时间窗缺血性卒中患者进行血管内治疗的具体筛选标准推荐如下。

（1）发病时间<6 h，标准时间窗内患者的筛选标准　①临床症状：NIHSS评分≥6分；②CT检查：排除出血，ASPECTS评分≥6分；③大血管评估：CTA/MRA/DSA确定前循环大血管闭塞。

（2）发病6~16 h，扩大时间窗内患者的筛选标准　对于发病6~16 h的缺血性卒中患者，可以参考DEFUSE 3研究和DWAN研究的入组标准来进行适合血管内治疗患者的筛选。具体如下：

①符合DEFUSE 3研究标准：
- 临床症状：NIHSS评分≥6分。
- 大血管评估：CTA或MRA证实颈内动脉颅外段/颅内段或大脑中动脉近端闭塞。
- 梗死核心评估：CTP/DWI和MRP评估梗死核心体积<70 mL。
- 缺血半暗带评估：CTP/DWI和MRP评估缺血组织体积/梗死核心体积≥1.8且缺血半暗带体积≥15 mL。

②符合DAWN研究标准：
- 大血管评估：CTA或MRA证实存在颈内动脉颅内段、大脑中动脉M1段闭塞。
- 梗死核心与症状评估：
  · 年龄≥80岁，NIHSS评分≥10分，梗死核心体积<21 mL。
  · 年龄<80岁，NIHSS评分≥10分，梗死核心体积<31 mL。
  · 年龄<80岁，NIHSS评分≥20，31 mL<梗死核心体积<51 mL。

(3) 发病16~24 h，延长时间窗内患者的筛选标准　对于发病16~24h的患者，如符合上述DAWN研究标准，可考虑进行血管内治疗。

参考文献

[1] BRODERICK J P, PALESCH Y Y, DEMCHUK A M, et al. Endovascular therapy after intravenous t-PA versus t-PA alone for stroke[J]. N Engl J Med, 2013, 368 (10)：893-903.

[2] CICCONE A, VALVASSORI L, NICHELATTI M, et al. Endovascular treatment for acute ischemic stroke[J]. N Engl J Med, 2013, 368 (10)：904-913.

[3] KIDWELL C S, JAHAN R, GORNBEIN J, et al. A trial of imaging selection and endovascular treatment for ischemic stroke[J]. N Engl J Med, 2013, 368 (10)：914-923.

[4] BERKHEMER O A, FRANSEN P S S, BEUMER D, et al. A randomized trial of intraarterial treatment for acute ischemic stroke[J]. N Engl J Med, 2015, 372 (1)：11-20.

[5] VAN DR BERG L A, DIJKGRAAF M G, BERKHEMER O A, et al. Two-year outcome after endovascular treatment for acute ischemic stroke[J]. N Engl J Med, 2017, 376, (14)：1341-1349.

[6] GOYAL M, DEMCHUK A M, MENON B K, et al. Randomized assessment of rapid endovascular treatment of ischemic stroke[J]. N Engl J Med, 2015, 372 (11)：1019-1030.

[7] LIEBESKIND D S, TOMSICK T A, FOSTER L D, et al. Collaterals at angiography and outcomes in the interventional management of stroke (IMS) Ⅲ trial[J]. Stroke, 2014, 45 (3)：759-764.

[8] SAVER J L, GOYAL M, BONAFE A, et al. Stent-retriever thrombectomy after intravenous t-PA vs. t-PA alone in stroke[J]. N Engl J Med, 2015, 372 (24)：2285-2295.

[9] CAMPBELL B C V, MITCHELL P J, KLEINIG T J, et al. Endovascular therapy for ischemic stroke with perfusion-imaging selection[J]. N Engl J Med, 2015, 372 (11)：1009-1018.

[10] JOVIN T G, CHAMORRO A, COBO E, et al. Thrombectomy within 8 hours after symptom onset in ischemic stroke[J]. N Engl J Med, 2015, 372 (24)：2296-2306.

[11] GOYAL M, MENON B K, VAN ZWAM W H, et al. Endovascular thrombectomy after large-vessel ischemic stroke：a meta-analysis of individual patient data from five randomised trials[J]. Lancet, 2016, 387 (10029)：1723-1731.

[12] SAVER J L, GOYAL M, VAN DER LUGT A, et al. Time to treatment with endovascular thrombectomy and outcomes from ischemic stroke：a meta-analysis[J]. JAMA, 2016, 316 (12)：1279-1288.

[13] NOGUEIRA R G, JADHAV A P, HAUSSEN D C, et al. Thrombectomy 6 to 24 hours after stroke with a mismatch between deficit and infarct[J]. N Engl J Med, 2018, 378 (1): 11-21.

[14] ALBERS G W, MARKS M P, KEMP S, et al. Thrombectomy for stroke at 6 to 16 hours with selection by perfusion imaging[J]. N Engl J Med, 2018, 378 (8): 708-718.

[15] JOVIN T G, NOGUEIRA R G, LANSBERG M G, et al. Thrombectomy for anterior circulation stroke beyond 6 h from time last known well (AURORA): a systematic review and individual patient data meta-analysis[J]. Lancet, 2022, 399 (10321): 249-258.

[16] ROCHA M, JOVIN T G. Fast versus slow progressors of infarct growth in large vessel occlusion stroke: clinical and research implications[J]. J Stroke Cerebrovasc Dis, 2023, 34 (9): 138-145.

[17] OLTHUIS S G H, PIRSON F A V, PINCKAERS F M E, et al. Endovascular treatment versus no endovascular treatment after 6-24 h in patients with ischemic stroke and collateral flow on CT angiography (MR CLEAN-LATE) in the Netherlands: a multicentre, open-label, blinded-endpoint, randomised, controlled, phase 3 trial[J]. Lancet, 2023, 401 (10385): 1371-1380.

[18] SARRAJ A, KLEINIG TJ, HASSAN A E, et al. Association of endovascular thrombectomy vs. medical management with functional and safety outcomes in patients treated beyond 24 hours of last known well[J]. JAMA Neurol, 2023, 80 (2): 1123-1132.

[19] REQUENA M, OLIVÉ-GADEA M, MUCHADA M, et al. Direct to angiography suite without stopping for computed tomography imaging for patients with acute stroke: a randomized clinical trial[J]. JAMA Neurol, 2021, 78 (9): 1099-1107.

[20] YOSHIMURA S, SAKAI N, YAMAGAMI H, et al. Endovascular therapy for acute stroke with a large ischemic region[J]. N Engl J Med, 2022, 386 (14): 1303-1313.

[21] HUO X C, MA G T, TONG X, et al. Trial of endovascular therapy for acute ischemic stroke with large infarct[J]. N Engl J Med, 2023, 388 (14): 1272-1283.

[22] SARRAJ A, HASSAN A E, ABRAHAM M G, et al. Trial of endovascular thrombectomy for large ischemic strokes[J]. N Engl J Med, 2023, 388 (14): 1259-1271.

[23] WU R R, CAO Y Z, XU X Q, et al. Aspects-based net water uptake outperforms target mismatch for outcome prediction in patients with acute ischemic stroke and late therapeutic window[J]. Eur Radiol, 2023, 33 (12): 9130-9138.

[24] NGUYEN T Q, TRAN M H, PHUNG H N, et al. Endovascular treatment for acute ischemic stroke beyond the 24 h time window: selection by target mismatch profile[J]. Int J Stroke, 2024, 19 (3): 305-313.

（韩建峰，陈晨，李康悦）

第四节　急性后循环缺血性卒中血管内治疗患者选择

一、后循环缺血性卒中血管内治疗临床研究

后循环大血管闭塞占所有缺血性卒中病因的1%~3%，占所有大血管闭塞的5%~10%。后循环大血管闭塞性缺血性卒中是最严重的缺血性卒中类型之一，此类患者即使经过积极的药物治疗仍具有较高的残疾率和死亡率。鉴于后循环大血管闭塞的低发病率和高致死率可能会导致临床研究的组间偏倚，早期针对颅内大血管闭塞性缺血性卒中血管内治疗的随机对照试验往往将此类患者排除在外。因此，早期的后循环缺血性卒中血管内治疗经验多来源于病例系列报道和前瞻性注册登记等观察性研究。随着首个针对基底动脉闭塞血管内治疗的临床研究——BASICS结果的发表，针对后循环大血管闭塞血管内治疗的前瞻性注册登记研究和多中心随机对照试验逐步开展，为后循环缺血性卒中的血管内治疗提供了越来越多的循证证据。

（一）观察性研究和队列研究

BASICS Registry是一项比较急性基底动脉闭塞血管内治疗与静脉溶栓治疗有效性的国际大型注册登记研究。该研究在2002—2007年连续登记了619例急性基底动脉闭塞患者，其中27例患者因未接受任何治疗被排除，最终纳入的592例患者根据所接受的治疗被分为3组——抗栓治疗（包括抗血小板和抗凝治疗）组、静脉溶栓组和血管内治疗（包括动脉溶栓、机械取栓、支架植入及组合治疗）组。BASICS Registry结果发现，在临床表现为昏迷、闭锁状态或四肢瘫痪的重症卒中患者中，静脉溶栓组（*aRR* 0.88, 95%*CI* 0.76~1.01）和血管内治疗组（*aRR* 0.94, 95%*CI* 0.86~1.02）较抗栓治疗组的预后不良（mRS评分4~6分）风险有降低趋势，而血管内治疗组与静脉溶栓组预后不良的风险相当（*aRR* 1.06, 95%*CI* 0.91~1.22）；在轻中症患者中，静脉溶栓（*aRR* 0.94, 95%*CI* 0.60~1.45）和血管内治疗（*aRR* 1.29, 95%*CI* 0.97~1.72）较单纯抗栓治疗均未改善患者预后，且血管内治疗较静脉溶栓治疗增加了预后不良的风险（*aRR* 1.49, 95%*CI* 1.00~2.23）。BASICS Registry虽然没有证实急性基底动脉闭塞血管内治疗优于静脉溶栓和抗栓治疗，但是提示轻中度缺血性卒中患者应尽快开始静脉溶栓治疗，而重症患者进行血管内治疗有获益可能。需要注意的是，该研究开展时缺乏可靠的影像学筛选标准，血管内治疗方式局限于动脉溶栓和应用早期血管内治疗器械进行治疗。随着新型血管内治疗技术和机械取栓装置的问世，以及缺血性卒中救治理念的更新，BASICS Registry的结果已不适用于当前的临床实践。

在后循环缺血性卒中血管内治疗的观察性研究方面，ENDOSTROKE和BASILAR研究的结果令人鼓舞。ENDOSTROKE研究在11个卒中中心中纳入了2011—2013年就诊的椎基底动脉闭塞患者，共148例接受了血管内治疗（59%的患者在血管内治疗前接受过静脉溶栓治疗），其中50例

(34%) 获得功能独立 (mRS评分0～2分)，62例 (42%) 预后良好 (mRS评分0～3分)。此外，该研究结果还表明，侧支循环良好和应用支架取栓是获得血管再通的独立影响因素，但血管再通不是临床结局的独立影响因素。BASILAR研究连续评估了2014年1月—2019年5月在中国47个综合卒中中心就诊，且经影像学检查证实为基底动脉闭塞的急性（估计发病时间在24 h内）症状性卒中患者，比较了血管内治疗联合标准药物治疗与单纯标准药物治疗的有效性和安全性。该研究共纳入了829例患者，数据分析显示，与标准药物治疗相比，血管内治疗联合标准药物治疗可改善患者的90 d功能结局（mRS评分变化）（aRR 3.08，95%CI 2.09～4.55，$P<0.001$），提高90 d预后良好（mRS评分0～3分）率（32.0% vs. 9.3%，aOR 4.70，95%CI 2.53～8.75，$P<0.001$）。该研究中患者的整体预后良好率较低，血管内治疗联合标准药物治疗组的预后良好率也仅为32%，这与纳入患者中大梗死核心体积（pc-ASPECTS评分<8分）和大动脉粥样硬化型缺血性卒中患者的比例较高（分别为39%和65%）有关。在安全性方面，虽然血管内治疗联合标准药物治疗组的sICH风险高于标准药物治疗组（7.1% vs. 0.5%，$P<0.001$），但90 d死亡率较低（46.2% vs. 71.4%，aOR 2.93，95%CI 1.95～4.40，$P<0.001$）。该研究的倾向性匹配分析（匹配协变量包括年龄、收缩压、基线pc-ASPECTS评分、基线NIHSS评分、TOAST分型、闭塞部位和既往史）进一步验证了血管内治疗的有效性，且该有效性在所有预先设定的亚组（年龄、性别、基线pc-ASPECTS评分、基线NIHSS评分、闭塞部位、从发病到影像学诊断时间，以及是否接受静脉溶栓治疗）中均保持一致。虽然BASILAR研究采用倾向性匹配分析或多变量分析仅能校正已知的、可能的混杂因素，无法校正其他未知的混杂因素，但其率先证明了在真实世界中，估计基底动脉闭塞时间在24 h内的急性缺血性卒中患者可从血管内治疗中获益。

ATTENTION Registry在2017—2021年连续纳入了48家卒中中心的2134例估计发病时间在24 h内的基底动脉闭塞患者，是迄今为止纳入急性基底动脉闭塞患者样本量最大的前瞻性队列研究。在发病90 d时，血管内治疗组的1672例患者中有677例（40.5%）预后良好（mRS评分0～3分），标准药物治疗组的462例患者中有131例（28.4%）预后良好，两组的预后良好率差异有统计学意义（aRR 1.42，95%CI 1.19～1.65）；血管内治疗组患者较标准药物治疗组患者获得功能独立（mRS评分0～2分）的比例更高（33.8% vs. 23.1%，aRR 1.45，95%CI 1.17～1.73），且残疾率（cOR 1.58，95%CI 1.27～1.96）和死亡率（36.9% vs. 47.5%，RR 0.78，95%CI 0.69～0.88）较低。不过血管内治疗组患者的sICH风险有所增加（5.2% vs. 0.9%，aRR 7.77，95%CI 2.56～23.59）。ATTENTION Registry的结果还提示，基线NIHSS评分可影响血管内治疗的有效性：基线NIHSS评分≥10分的患者在接受血管内治疗后，预后良好率提高，但在基线NIHSS评分<10分的患者中则没有发现血管内治疗的获益。

（二）随机对照试验

1.阴性结果研究

BEST研究是国际上率先完成的验证急性椎基底动脉闭塞血管内治疗有效性和安全性的多中

心随机对照试验。该研究纳入估计椎基底动脉闭塞时间在8 h内的患者，将其随机分为血管内治疗联合标准药物治疗组和标准药物治疗组，预设样本量为288例，由于入组缓慢、跨组率高（血管内治疗联合标准药物治疗组为5%，标准药物治疗组为22%），研究仅入组131例患者后即被提前终止。BEST研究的主要有效性终点为90 d预后良好（mRS评分0~3分），主要安全性终点为90 d死亡。意向性分析结果显示，血管内治疗联合标准药物治疗组的90 d预后良好率并不优于标准药物治疗组（42% vs. 32%，aOR 1.74，95%CI 0.81~3.74，$P=0.23$），两组患者90 d死亡率的差异也无统计学意义（33% vs. 38%，aOR 0.80，95%CI 0.37~1.64，$P=0.54$）。按照符合方案集和根据患者实际接受的治疗两种方法进行统计学分析，血管内治疗联合标准药物治疗的有效性均优于标准药物治疗。在安全性方面，虽然血管内治疗联合标准药物治疗有导致sICH增加的趋势，但与标准药物治疗组的差异无统计学意义；两组的90 d死亡率差异也无统计学意义。由于在随机对照试验的统计分析方法中，意向性分析的结果最为重要，因此，BEST研究最终未能证实血管内治疗对急性椎基底动脉闭塞的有效性。

BASICS旨在探讨血管内治疗对估计基底动脉闭塞时间在6 h内的急性缺血性卒中患者的有效性和安全性。该研究共入组了300例患者，按1:1比例随机分配到血管内治疗联合标准药物治疗组或标准药物治疗组。研究的主要有效性终点为90 d时预后良好（mRS评分0~3分），主要安全性终点为最初治疗3 d内发生sICH和90 d内死亡。与BEST研究相比，BASICS的跨组率相对较低（血管内治疗联合标准药物治疗组为1.9%，标准药物治疗组为4.8%），静脉溶栓的比例更高（血管内治疗联合标准药物治疗组为79.1%，标准药物治疗组为79.5%）。与BEST研究结果类似，BASICS的意向性分析结果也未能证实血管内治疗可增加基底动脉闭塞患者的90 d预后良好率（44.2% vs. 37.7%，RR 1.18，95%CI 0.92~1.50），但血管内治疗可提高患者治疗后24 h的基底动脉再通率（RR 1.43，95%CI 1.18~1.74）。两组在安全性终点方面的差异无统计学意义。

需要注意的是，BASICS中血管内治疗联合标准药物治疗组和标准药物治疗组的心房颤动患者比例失衡（29% vs. 15%）。有证据表明，心源性栓子，特别是阻塞远端血管或较小的心源性栓子可能对静脉溶栓更为敏感，而且心房颤动患者的侧支循环储备不足，这些因素均可能会削弱血管内治疗的有效性。不过BASICS的研究者对心房颤动进行校正后，血管内治疗获益的效应量并没有明显改变。BASICS的亚组分析显示，基线症状严重（NIHSS评分≥10分）的患者进行血管内治疗的获益更大，因此建议对NIHSS评分≥10分的患者更积极地进行血管内治疗，而对症状较轻的患者更倾向于进行静脉溶栓治疗。

血管内治疗能快速开通闭塞的后循环大血管，理论上可以改善患者预后。虽然BASILAR和ATTENTION Registry两项登记性研究均倾向于血管内治疗更有效，但是BEST研究和BASICS这两项前瞻性、多中心、随机对照试验作为该领域最高水平的循证证据，均未能证实血管内治疗优于标准药物治疗。值得关注的是，针对BEST研究和BASICS的meta分析提示，在基线NIHSS

评分≥10分的患者中,血管内治疗显示出潜在获益的趋势。从BASICS Registry中血管内治疗患者的占比最高,以及BEST中标准药物治疗组跨组率高等现象可以看出,较多卒中中心倾向于对急性基底动脉闭塞患者进行血管内治疗而非单纯药物治疗。尽管目前尚缺乏高级别的循证证据,但很多卒中中心会将血管内治疗作为急性基底动脉闭塞患者的首选治疗方式。

2.阳性结果研究

ATTENTION研究是在中国36个卒中中心开展的一项多中心、前瞻性、随机对照、开放标签、盲法终点评估的临床研究。研究假设为:对估计基底动脉闭塞时间在12 h内的后循环缺血性卒中患者,进行血管内治疗联合标准药物治疗优于标准药物治疗。ATTENTION研究的主要有效性终点为90 d预后良好(mRS评分0~3分),主要安全性终点为24~72 h内sICH和90 d死亡。在2021年2月—2022年1月不到1年的时间里,该研究评估了符合纳入标准的507例急性基底动脉闭塞患者,其中342例患者进行了随机化,并以2∶1的比例分配至血管内治疗联合标准药物治疗组(228例)或标准药物治疗组(114例)。标准药物治疗组中有3例(2.6%)进入血管内治疗联合标准药物治疗组,跨组率明显低于BASICS(4.8%)和BEST研究(22%)。ATTENTION研究中两组的基线特征差异无统计学意义,约1/3的患者接受了静脉溶栓治疗。研究结果显示,血管内治疗联合标准药物治疗组和标准药物治疗组分别有46%和23%的患者达到了主要有效性终点,差异有统计学意义(aRR 2.06, 95%CI 1.46~2.91, $P<0.001$),提示接受血管内治疗的患者比标准药物治疗的患者预后更好。在治疗后24 h进行影像学检查时,接受血管内治疗的患者基底动脉再通比例更高(aRR 2.58, 95%CI 1.89~3.51, $P<0.001$)。在安全性方面,血管内治疗联合标准药物治疗组有12例(5%)患者发生了sICH,标准药物治疗组未发生sICH;血管内治疗联合标准药物治疗组的90 d死亡率低于标准药物治疗组(37% vs. 55%, aRR 0.66, 95%CI 0.52~0.82)。亚组分析显示,当pc-ASPECTS评分<8分时,患者更可能从血管内治疗中获益(RR 3.86, 95%CI 0.98~15.24, $P=0.04$)。ATTENTION研究中缺血性卒中的主要病因为ICAS,因此颅内(40%)或颅外(8%)血管成形术和(或)支架植入术的使用率较高。相较于取栓治疗,血管成形术和(或)支架植入术对技术的要求更高,且并发症更多。但在ATTENTION研究的大动脉粥样硬化亚组[ICAS率更高、血管成形术和(或)支架植入术比例更高]中,血管内治疗的获益仍具有统计学意义(RR 1.77, 95%CI 1.03~3.04)。此外,ATTENTION研究中合并心房颤动的比例(21%)与BASICS(22%)相似。综上所述,ATTENTION研究纳入了基线NIHSS评分≥10分且pc-ASPECTS评分≥6分的急性基底动脉闭塞患者,研究入组速度快,整体跨组率低;研究最终证实,对于估计基底动脉闭塞时间在12 h内的缺血性卒中患者,血管内治疗优于标准药物治疗。

BAOCHE是继BEST和BASICS之后,第3项探究急性椎基底动脉闭塞血管内治疗的多中心随机对照试验。该研究采用前瞻性、多中心、开放标签、盲法终点评估设计,旨在证明发病时间6~24 h内的急性基底动脉闭塞患者进行血管内治疗的有效性和安全性。BAOCHE要求入组患者的基线NIHSS评分≥6分（排除轻型卒中患者），首选使用CT源图像或DWI序列检查对入组患者进行pc-ASPECTS评分，并增加了桥脑-中脑指数作为筛选标准。研究限定pc-ASPECTS评分≥6分和桥脑-中脑指数≤2分的患者，从而排除了后循环大梗死核心的患者。该研究应用最小化随机法将入组患者按照1:1的比例分配到血管内治疗组或对照组，对照组接受标准药物治疗，血管内治疗组在此基础上应用可回收支架进行取栓治疗。在期中分析时，由于主要有效性终点指标在两组之间的差异已经达到了统计学意义，研究被提前终止。研究预设的主要有效性终点为90 d mRS评分0~4分，后因血管内治疗组中mRS评分0~3分患者的比例明显高于对照组，研究者将主要有效性终点改为了90 d mRS评分0~3分的患者比例。BAOCHE血管内治疗组中发病至接受治疗时间>12 h的患者比例为42%，对照组中为34%，两组患者的基线特征差异无统计学意义。在纳入统计分析的217例患者中，血管内治疗组达到主要有效性终点的患者比例高于对照组（46% $vs.$ 24%），差异有统计学意义（aRR 1.81，95%CI 1.26~2.60，P<0.001）。在安全性方面，血管内治疗组和对照组中的sICH（根据SITS-MOST标准）率分别为6%和1%（aRR 5.18，95%CI 0.64~42.18）；90 d死亡率分别为31%和42%（aRR 0.75，95%CI 0.54~1.04）。此外，血管内治疗组的手术并发症发生率为11%。

BAOCHE中血管内治疗组应用颅内支架植入术或球囊血管成形术的比例较高，这提示在以ICAS为主要病因的中国卒中人群中，急诊取栓联合血管成形术可能是急性基底动脉闭塞患者更有效的血管内治疗策略。BAOCHE的结果支持对发病时间6~24 h、小梗死核心的急性基底动脉闭塞患者进行血管内治疗。BAOCHE将椎基底动脉闭塞血管内治疗的时间窗拓展至发病后24 h，大大扩展了血管内治疗的获益人群。

2024年12月，Lancet在线发表了对BEST、BASICS、BAOCHE和ATTENTION这4项研究的meta分析结果：对于发病时间在24 h内、临床表现为中重度神经功能缺损（NIHSS评分≥10分）的后循环大血管闭塞患者，血管内治疗组的90 d预后良好（mRS评分0~3分）率高于标准药物治疗组，提示血管内治疗能显著改善患者的临床结局。该meta分析还发现，血管内治疗相较于标准药物治疗，可降低急性椎基底动脉闭塞患者的总体残疾程度和90 d死亡率，该结果与针对前循环大血管闭塞血管内治疗的meta分析结果相似。

二、后循环缺血性卒中血管内治疗的影像学评估

影像学评估应能快速、精准地识别大血管闭塞，判定脑梗死核心和缺血半暗带，从而筛选出适合进行血管内治疗的后循环缺血性卒中患者。

（一）计算机断层扫描成像评估

NCCT可用于排除颅内出血并评估其他颅内病变，包括危及生命的水肿及后颅窝占位效应。然而，NCCT诊断后循环急性缺血性卒中的敏感度较低，主要原因是后循环缺血性卒中的病灶较小，以及颅底相关的射束硬化伪影影响脑组织评估。另外，动脉致密征，尤其是基底动脉高密度

也可造成射束硬化伪影。有研究分析了95例进行了NCCT和CTA检查的后循环缺血性卒中患者的资料，其中14例为基底动脉部分或完全闭塞，其中10例（83%）在NCCT上显示高密度的基底动脉（基底动脉高密度影征）。基底动脉高密度影征是患者6个月预后不良（mRS评分>2分）的独立预测因素（OR 5.6，95%CI 1.1~33.3）。基底动脉高密度影征预测基底动脉闭塞的敏感度为71%，特异度为98%。测量血管密度（最佳截断值为40~42 Hu）可以提高诊断的准确性。基于NCCT的pc-ASPECTS（表4-4-1）可评估早期缺血梗死体积，也是患者预后的独立预测因素。

表4-4-1　pc-ASPECTS及评分标准

减分部位	评分/分	减分部位	评分/分
左侧丘脑	1	右侧丘脑	1
左侧小脑	1	右侧小脑	1
左侧PCA供血区	1	右侧PCA供血区	1
中脑	2	桥脑	2

注：pc-ASPECTS满分10分，每个出现早期缺血改变的部位减1~2分。PCA——大脑后动脉。

　　CTA显著提高了CT检测脑缺血变化的敏感度（从21%~46%提高到27%~65%），并提高了pc-ASPECTS对预后的预测价值。多数早期血管内治疗随机对照试验排除了后循环缺血性卒中，因此CTA用于后循环缺血性卒中诊断的证据不足。不过CTA对后循环大血管闭塞的评估仍具有重要价值，除了识别闭塞部位外，CTA还有助于判断患者的预后。一项回顾性研究纳入了15例进行了血管内治疗的椎基底动脉闭塞性缺血性卒中患者，其结果显示，基于CTA的pc-CS评分6分和基底动脉远端1/3的通畅性与患者3个月时预后良好（mRS评分≤3分）相关。多项研究发现，血管内治疗前CTA上双侧后交通动脉显影与更好的预后相关。BASICS的数据显示，在基底动脉闭塞的昏迷患者中，CTA源图像上的脑干缺血程度与死亡率和预后不良有关。BAOCHE和ATTENTION研究均采用了CTA作为评估方式之一。然而，基于CTA的pc-ASPECTS并不能区分梗死核心和缺血半暗带。胡伟教授团队利用ATTENTION研究中的CTA影像数据，建立了BACSS用于评估后交通动脉、大脑后动脉和小脑上动脉的开放情况。BACSS预测后循环缺血性卒中患者90 d功能独立的AUC为0.749（95%CI 0.679~0.819），其在外部验证队列中的预测效能与BATMAN评分和pc-CS的效能相似。

　　CTP可以评估幕下结构，有研究发现，使用CTP检测幕下和幕上病变的效果没有差异。荷兰的一项前瞻性、多中心、观察性研究对88例疑似后循环缺血性卒中的患者进行了影像学评估，其中有42例患者在后续随访中被证实存在脑梗死。这42例患者，入院时NCCT检测出13例（31%）、CTA检测出14例（33%），CTP检测出31例（74%）。该研究发现，CTP诊断后循环缺血性卒中的敏感度（74%）和阴性预测值（80%）均高于NCCT和CTA。受伪影影响，应用CT评估后循环卒中早期缺血区的准确性不如前循环，CTP结合NCCT和CTA检查有助于区分真实的异常和伪影，特别是在脑干区域。

（二）磁共振成像评估

非增强MRI是评估后循环缺血性卒中，尤其是脑干缺血性病变最准确的成像方式。ENDOSTROKE研究连续纳入了148例接受血管内治疗的基底动脉闭塞患者，发现术前MRI检查可以很好地预测患者的功能结局。自旋回波MRI可用于评估后颅窝的潜在水肿和占位效应，但是大多数医疗中心在紧急情况下倾向于选择更简便、快捷的NCCT检查。一项针对20例基底动脉闭塞患者的回顾性研究显示，MRI FLAIR序列中基底动脉信号升高的程度与死亡率相关。MRI DWI序列可能是目前评估缺血最敏感的影像学检查方法，但后循环缺血性卒中发病早期，仍有6%~10%的患者DWI检查呈现阴性，后循环卒中DWI阴性影像表现的比例是前循环的2倍以上（34% vs. 15%）。在最初表现为急性头晕/眩晕的患者中，DWI阴性主要对应延髓和桥脑缺血，其次是小脑和中脑缺血。小血管病引起的局灶性梗死出现DWI阴性的可能更大。因此，对于发病原因不确定，但症状高度怀疑卒中的患者，可以后续复查DWI帮助判断。

桥脑-中脑指数是评价椎基底动脉供血区脑组织不可逆缺血的半定量评分，总分为8分（表4-4-2）。桥脑-中脑指数基于CT或CTA原始图像显示的桥脑和中脑低密度程度进行评分（0分为没有低密度影，8分为双侧桥脑和中脑均有>50%面积的低密度影），其总分与基底动脉闭塞患者3个月的功能预后相关。

表4-4-2 桥脑-中脑指数评分标准

位置	评分方法
左侧桥脑	0分：没有低密度；1分：低密度面积<50%；2分：低密度面积>50%
右侧桥脑	0分：没有低密度；1分：低密度面积<50%；2分：低密度面积>50%
左侧中脑	0分：没有低密度；1分：低密度面积<50%；2分：低密度面积>50%
右侧中脑	0分：没有低密度；1分：低密度面积<50%；2分：低密度面积>50%

筛选能从血管内治疗中获益的基底动脉闭塞患者非常重要。基于NCCT或CTA开发的pc-ASPECTS也可用于DWI图像的评估。因为梗死部位比梗死体积更有助于预测后循环缺血性卒中患者的预后，pc-ASPECTS可能有助于识别不太可能从再灌注治疗中获益的基底动脉闭塞患者。与NCCT相比，基于CTA源图像的pc-ASPECTS预测后循环缺血性卒中预后的准确性更高，但其并不能区分梗死核心和缺血半暗带。一项采用MRI检查筛选基底动脉闭塞血管内治疗患者的研究显示，基于DWI的pc-ASPECTS在预后良好（mRS评分0~2分）和预后不良患者中的差异具有统计学意义[（7.8±1.6）分 vs. （5.4±1.8）分，$P=0.001$]。此外，该研究还发现，基于DWI的pc-ASPECTS可用于预测急性症状性基底动脉狭窄但未闭塞患者的预后。一项针对50例急性基底动脉闭塞患者的回顾性研究显示，基于DWI的pc-ASPECTS评分≥8分是患者预后良好的独立预测因素（OR 3.9，95%CI 1.4~11.7）。CTA和MRI检查均需要数据后处理，而基于NCCT进行pc-ASPECTS更加便捷，但基于NCCT的pc-ASPECTS受CT扫描质量的影响较大。

BASICS Registry中少数患者应用了CTA与CTP进行评估。基于CBV评估pc-ASPECTS评分<8分的3例患者均在1个月内死亡，pc-ASPECTS评分≥8分的23例患者中有6例死亡（RR 3.8，95%CI 1.9~7.6）。在BASILAR研究中，不论是血管内治疗组（43.8% $vs.$ 14.3%）还是标准药物治疗组（16.7% $vs.$ 4.0%），pc-ASPECTS评分≥8分患者的预后良好率均高于pc-ASPECTS评分<8分的患者。此外，校正pc-ASPECTS评分后，开始穿刺时间对血管内治疗患者的预后并无影响（aOR 0.98，95%CI 0.94~1.02）。因此，在BASILAR研究中，与发病至血管内治疗时间相比，pc-ASPECTS评分似乎是更有力的预后预测因素。ATTENTION研究和BAOCHE均采用NCCT和CTA源图像进行pc-ASPECTS评估，并未进行更高级的影像学（MRI或CTP）评价。两项研究的患者筛选条件类似，均选择了pc-ASPECTS评分≥6分的急性基底动脉闭塞患者。但对于≥80岁的患者，ATTENTION研究的pc-ASPECTS评分标准更为保守（pc-ASPECTS评分≥8分），而BAOCHE要求后循环pc-ASPECTS评分≥6分和桥脑-中脑指数≤2分才能入组，克服了CT易受后颅窝颅骨伪影影响及其对梗死核心评估不准确的缺陷，从而能更准确地筛选患者。目前对于有大梗死核心的急性椎基底动脉闭塞患者，血管内治疗相较于标准药物治疗的获益尚不明确，仍需进一步的随机对照试验加以证实。

综上所述，对于后循环大血管闭塞、年龄<80岁的缺血性卒中患者，可使用NCCT、CTA源图像及MRI等影像学检查排除出血并评估pc-ASPECTS评分。对于pc-ASPECTS评分≥6分且桥脑-中脑指数≤2分，符合BAOCHE入组标准的患者，可考虑进行急诊血管内治疗；对于年龄≥80岁、pc-ASPECTS评分≥8分，符合ATTENTION研究入组标准的患者，可考虑进行急诊血管内治疗。

除pc-ASPECTS评分外，还有多种影像学评分，如pc-CS、pc-CTA、BATMAN及BACSS等，也在后循环缺血性卒中的预后预测中显示出了一定的价值，但同样需要后续研究对其进行验证。

三、后循环缺血性卒中血管内治疗的患者筛选建议

（一）临床严重程度

目前针对椎基底动脉闭塞的随机对照试验结果显示，中重度（NIHSS评分≥10分）患者进行血管内治疗可以改善预后，但症状较轻（NIHSS评分<10分）的患者是否能从血管内治疗中获益尚不确定。

ATTENTION研究的纳入标准要求NIHSS评分≥10分；BEST研究只纳入了19例NIHSS评分<10分的患者；BASICS和BAOCHE分别在患者入组进行至30%和28%时开始纳入NIHSS评分<10分的患者（其中BAOCHE还要求NIHSS评分≥6分）。VERITAS研究对上述4项随机对照试验进行了meta分析，但其中NIHSS评分<10分的患者仅有97例[BASICS 61例（63%），BAOCHE 17例（18%），BEST研究19例（20%）]，因此并不能确定血管内治疗对症状较轻的后循环缺血性卒中患者的有效性。

需要注意的是，低NIHSS评分的后循环缺血性卒中并不一定意味着没有残疾症状。一方面，NIHSS评分倾向于评估前循环卒中症状，会低估后循环卒中的临床严重程度；另一方面，后循环侧

支循环丰富，受前后循环双向血流供应，基底动脉闭塞的患者往往最初病情较轻，但后续可能继续进展，症状加重。因此，早期识别低NIHSS评分的后循环大血管闭塞患者，并对其进行血管内治疗具有重要的临床意义。虽然目前的后循环缺血性卒中血管内治疗随机对照试验也纳入了昏迷的患者，但纳入标准中并未界定意识障碍的严重程度和持续时间，而这些是后循环大血管闭塞患者预后的重要影响因素。另外，新开发的后循环NIHSS (post-NIHSS)评分能否可靠地评价后循环卒中患者的临床严重程度，及其指导后循环缺血性卒中急性期再灌注治疗策略，并预测患者预后的价值，仍有待后续研究的验证。

（二）年龄

BEST、BASICS、BAOCHE和ATTENTION研究的入组标准中，年龄下限均为18岁；BEST、ATTENTION研究无年龄上限要求，BASICS和BAOCHE分别将最高年龄设为85岁和80岁。BAOCHE的亚组分析显示，年龄≤70岁的患者更有可能从血管内治疗中获益；ATTENTION研究的亚组分析显示，年龄≥80岁的患者可能不能从血管内治疗中获益。高龄急性缺血性卒中患者的总体临床预后欠佳，在临床工作中应根据实际情况，与家属充分沟通后慎重进行血管内治疗决策。

一项国际多中心登记研究显示，年龄<18岁的急性缺血性卒中患者可从血管内治疗中获益。但急性后循环缺血性卒中在<18岁人群中的发病率低，难以开展随机对照试验，此类患者血管内治疗的获益性尚不明确。在临床工作中应结合所在中心的实际情况，谨慎筛选适合血管内治疗的低龄患者。

（三）梗死核心体积

BEST研究和BASICS开展的时间较早，影像筛选标准较简单，只排除了双侧大面积脑干梗死、有小脑占位效应或急性脑积水的患者。评估梗死核心的影像学指标主要为ASPECTS评分，其次是梗死核心体积。ATTENTION研究和BAOCHE的影像筛选标准较详细，两者针对80岁以下患者，仅纳入pc-ASPECTS评分≥6分的患者，此外，ATTENTION研究对≥80岁的患者，只有当其梗死核心较小（pc-ASPECTS评分≥8分）时才考虑纳入。值得推荐的是，BAOCHE在影像学筛选标准中还增加了桥脑-中脑指数这一指标。有研究报道桥脑-中脑指数>2分与死亡风险升高独立相关。因此，BAOCHE排除了桥脑-中脑指数>2分的患者。在临床工作中，筛选适合进行血管内治疗的急性椎基底动脉闭塞患者时，对梗死核心的评估可参照BAOCHE的标准（pc-ASPECTS评分≥6分和桥脑-中脑指数≤2分）。

（四）治疗时间窗

在后循环缺血性卒中血管内治疗的时间窗探索方面，BEST研究和BASICS分别选择了估计基底动脉闭塞时间在8 h和6 h内的患者；为与BASICS研究的时间窗互补，BAOCHE选择了发病6~24 h的患者；ATTENTION研究的时间窗为估计基底动脉闭塞12 h内。因此，对于发病0~12 h的急性基底动脉闭塞患者，当符合ATTENTION研究或BAOCHE入组标准时，推荐进行血管内治疗；对于发病12~24 h的急性基底动脉闭塞患者，当符合BAOCHE入组标准时，推荐进行血管内治疗。

对于发病24 h以上的后循环大血管闭塞患者，目前也有相关的随机对照试验（ANGLE-BAO研究和BAOCHE-2）正在开展。综上所述，对于后循环大血管闭塞性缺血性卒中患者，如发病时间在24 h以内，经过临床及影像筛选符合现有相关随机对照试验入组标准时，均推荐进行血管内治疗。

（五）发病前功能状态

目前，针对前循环大血管闭塞性缺血性卒中的大型随机对照试验，以及相关临床指南均推荐，此次卒中发病前mRS评分＜2分的患者才考虑进行血管内治疗。而在后循环缺血性卒中血管内治疗的4大随机对照试验中，BEST研究、BASICS和ATTENTION研究均要求患者在此次发病前mRS评分为0～2分，其中ATTENTION研究对年龄≥80岁的患者，要求发病前mRS评分为0分。BAOCHE对患者发病前功能状态的要求更高，仅纳入发病前mRS评分0～1分的患者。

综上所述，后循环大血管闭塞发病时间在12 h内，发病前mRS评分为0～2分，当符合ATTENTION研究入组标准时，推荐进行血管内治疗；发病时间在12～24 h，发病前mRS评分为0～1分，当符合BAOCHE入组标准时，推荐进行血管内治疗。

在相关临床指南更新之前，临床实践中对急性后循环大血管闭塞性缺血性卒中的血管内治疗仍应谨慎把握指征，建议严格遵循ATTENTION和BAOCHE这两项研究所采用的入选和排除标准。

参考文献

[1] 郭文婷, 吴川杰, 吴隆飞, 等. 急性基底动脉闭塞血管内治疗的研究进展和展望[J]. 中国医学前沿杂志（电子版）, 2022, 14 (12): 1-5.

[2] SCHONEWILLE W J, WIJMAN C A, MICHEL P, et al. Treatment and outcomes of acute basilar artery occlusion in the basilar artery international cooperation study (BASICS): a prospective registry study[J]. Lancet Neurol, 2009, 8 (8): 724-730.

[3] SINGER O C, BERKEFELD J, NOLTE C H, et al. Mechanical recanalization in basilar artery occlusion: the ENDOSTROKE study[J]. Ann Neurol, 2015, 77 (3): 415-424.

[4] Writing Group for the BASILAR Group. Assessment of endovascular treatment for acute basilar artery occlusion via a nationwide prospective registry[J]. JAMA neurology, 2020, 77 (5): 561-573.

[5] TAO C R, QURESHI A I, YIN Y M, et al. Endovascular treatment versus best medical management in acute basilar artery occlusion strokes: results from the ATTENTION multicenter registry[J]. Circulation, 2022, 146 (1): 6-17.

[6] LIU X F, DAI Q L, YE R D, et al. Endovascular treatment versus standard medical treatment for vertebrobasilar artery occlusion (BEST): an open-label, randomised controlled trial[J]. Lancet Neurol, 2020, 19 (2): 115-122.

[7] LANGEZAAL L C M, VAN DER HOEVEN E J R J, MONT' ALVERNE F J A, et al. Endovascular therapy for stroke due to basilar-artery occlusion[J]. N Engl J Med, 2021, 384 (20): 1910-1920.

[8] TAO C R, NOGUEIRA R G, ZHU Y Y, et al. Trial of endovascular treatment of acute basilar-artery occlusion[J]. N Engl J Med, 2022, 387 (15): 1361-1372.

[9] JOVIN T G, LI C H, WU L F, et al. Trial of thrombectomy 6 to 24 hours after stroke due to basilar-artery occlusion[J]. N Engl J Med, 2022, 387 (15): 1373-1384.

[10] NOGUEIRA R G, JOVIN T G, LIU X F, et al. Endovascular therapy for acute vertebrobasilar occlusion (VERITAS): a systematic review and individual patient data meta-analysis[J]. Lancet, 2025, 405 (10472): 61-69.

[11] EHSAN T, HAYAT G, MALKOFF M D, et al. Hyperdense basilar artery. An early computed tomography sign of thrombosis[J]. J Neuroimaging, 1994, 4 (4): 200-205.

[12] GOLDMAKHER G V, CAMARGO E C, FURIE K L, et al. Hyperdense basilar artery sign on unenhanced CT predicts thrombus and outcome in acute posterior circulation stroke[J]. Stroke, 2009, 40 (1): 134-139.

[13] CONNELL L, KOERTE I K, LAUBENDER R P, et al. Hyperdense basilar artery sign—a reliable sign of basilar artery occlusion[J]. Neuroradiology, 2012, 54 (4)：321-327.

[14] PUETZ V, SYLAJA P N, COUTTS S B, et al. Extent of hypoattenuation on CT angiography source images predicts functional outcome in patients with basilar artery occlusion[J]. Stroke, 2008, 39 (9)：2485-2490.

[15] DA R V, MESCHINI A, GANDINI R, et al. Proposal for a vascular computed tomography-based grading system in posterior circulation stroke：a single-center experience[J]. J Stroke Cerebrovasc Dis, 2016, 25 (2)：368-377.

[16] GOYAL N, TSIVGOULIS G, NICKELE C, et al. Posterior circulation CT angiography collaterals predict outcome of endovascular acute ischemic stroke therapy for basilar artery occlusion[J]. J Neurointerv Surg, 2016, 8 (8)：783-786.

[17] MAUS V, KALKAN A, KABBASCH C, et al. Mechanical thrombectomy in basilar artery occlusion：presence of bilateral posterior communicating arteries is a predictor of favorable clinical outcome[J]. Clin Neuroradiol, 2019, 29 (1)：153-160.

[18] PALLESEN L P, KHOMENKO A, DZIALOWSKI I, et al. CT-angiography source images indicate less fatal outcome despite coma of patients in the basilar artery international cooperation study[J]. Int J Stroke, 2017, 12 (2)：145-151.

[19] LUO C, LI R, TAO C R, et al. The basilar artery collateral simplified score：a novel collateral circulation score associated with outcomes in patients with basilar artery occlusion：results from the ATTENTION study[J]. J Am Heart Assoc, 2025, 14 (6)：e038271.

[20] VAN DER HOEVEN E J R J, DANKBAAR J W, ALGRA A, et al. Additional diagnostic value of computed tomography perfusion for detection of acute ischemic stroke in the posterior circulation[J]. Stroke, 2015, 46 (4)：1113-1115.

[21] LEE I H, YOU J H, LEE J Y, et al. Accuracy of the detection of infratentorial stroke lesions using perfusion CT：an experimenter-blinded study[J]. Neuroradiology, 2010, 52 (12)：1095-1100.

[22] CHALELA J A, KIDWELL C S, NENTWICH L M, et al. Magnetic resonance imaging and computed tomography in emergency assessment of patients with suspected acute stroke：a prospective comparison[J]. Lancet, 2007, 369 (9558)：293-298.

[23] GAWLITZA M, QUÄSCHLING U, HOBOHM C, et al. Hyperintense basilar artery on FLAIR MR imaging：diagnostic accuracy and clinical impact in patients with acute brain stem stroke[J]. AJNR Am J Neuroradiol, 2014, 35 (8)：1520-1526.

[24] BULUT H T, YILDIRIM A, EKMEKCI B, et al. False-negative diffusion-weighted imaging in acute stroke and its frequency in anterior and posterior circulation ischemia[J]. J Comput Assist Tomogr, 2014, 38 (5)：627-633.

[25] SIMONSEN C Z, MADSEN M H, SCHMITZ M L, et al. Sensitivity of diffusion- and perfusion-weighted imaging for diagnosing acute ischemic stroke is 97.5%[J]. Stroke, 2015, 46 (1)：98-101.

[26] SCHAEFER P W, YOO A J, BELL D, et al. CT angiography-source image hypoattenuation predicts clinical outcome in posterior circulation strokes treated with intra-arterial therapy[J]. Stroke, 2008, 39 (11)：3107-3109.

[27] LEE W J, JUNG K H, RYU Y J, et al. Acute symptomatic basilar artery stenosis：MR imaging predictors of early neurologic deterioration and long-term outcomes[J]. Radiology, 2016, 280 (1)：193-201.

[28] NAGEL S, HERWEH C, KÖHRMANN M, et al. MRI in patients with acute basilar artery occlusion—DWI lesion scoring is an independent predictor of outcome[J]. Int J Stroke, 2012, 7 (4)：282-288.

[29] VAN DER HOEVEN E J, MCVERRY F, VOS J A, et al. Collateral flow predicts outcome after basilar artery occlusion：the posterior circulation collateral score[J]. Int J Stroke, 2016, 11 (7)：768-775.

[30] DA ROS V, MESCHINI A, GANDINI R, et al. Proposal for a vascular computed tomography-based grading system in posterior circulation stroke：a single-center experience[J]. J Stroke Cerebrovas Dis, 2016, 25 (2)：368-377.

[31] ALEMSEGED F, SHAH D G, DIOMEDI M, et al. The basilar artery on computed tomography angiography prognostic score for basilar artery occlusion[J]. Stroke, 2017, 48 (3)：631-637.

[32] WINKELMEIER L, KNIEP H, FAIZY T, et al. Age and functional outcomes in patients with large ischemic stroke receiving endovascular thrombectomy[J]. JAMA Netw Open, 2024, 7 (8)：e2426007.

[33] MENSAH E A, MASOLI J A H, RAJKUMAR C. Atrial fibrillation, transient ischaemic attack and stroke in older people. A themed collection in *age and ageing* journal[J]. Age and Ageing, 2023, 52 (5)：afad066.

[34] SPORNS P B, BHATIA K, ABRUZZO T, et al. Endovascular thrombectomy for childhood stroke (Save ChildS Pro)：an international, multicentre, prospective registry study[J]. Lancet Child Adolesc Health, 2024, 8 (12)：882-890.

（李传辉，柳娜）

第五章
急性缺血性卒中血管内治疗操作流程

第一节 急性缺血性卒中桥接治疗

血管内治疗可以显著提高发病24h内、经影像学筛选的前循环大血管闭塞性缺血性卒中患者的血管再通率，改善其临床预后，已经成为了此类患者的标准治疗方法。2019年，AHA/ASA发布的急性缺血性卒中管理指南指出，对于符合静脉溶栓适应证的急性缺血性卒中患者，即使有血管内治疗的适应证，也应先进行静脉溶栓治疗。同时该指南也指出，静脉溶栓后不应因等待溶栓效果而延误血管内治疗。

静脉溶栓可以减轻血栓负荷，提高大血管闭塞性缺血性卒中患者的早期血管再通率。但静脉溶栓的治疗时间窗较窄，且存在溶栓后颅内出血或血栓碎解移位导致远端栓塞风险（图5-1-1），以及延误血管内治疗启动时间等问题。因此，静脉溶栓时间窗内发病的大血管闭塞性缺血性卒中患者能否跳过静脉溶栓，直接行血管内治疗，一直存在争议。

一项连续纳入1507例急性前循环大血管闭塞性缺血性卒中患者的研究发现，与直接血管内治疗相比，静脉溶栓桥接血管内治疗具有较高的90d良好预后（mRS评分0~2分）率、极好预后（mRS评分0~1分）率和成功再灌注（mTICI分级2b/3级）率。一项meta分析显示，对于大血管闭塞性急性缺血性卒中患者，直接血管内治疗和静脉溶栓桥接血管内治疗在改善预后方面的差异无统计学意义。不过，既往相关研究多为回顾性分析或队列研究，缺乏多中心、前瞻性的随机对照试验结果。近年来，国内外神经介入领域的研究者先后开展了多项随机对照试验，探索对发病时间在静脉溶栓时间窗内（4.5 h）的前循环大血管闭塞性缺血性卒中患者，直接行血管内治疗的有效性及安全性。

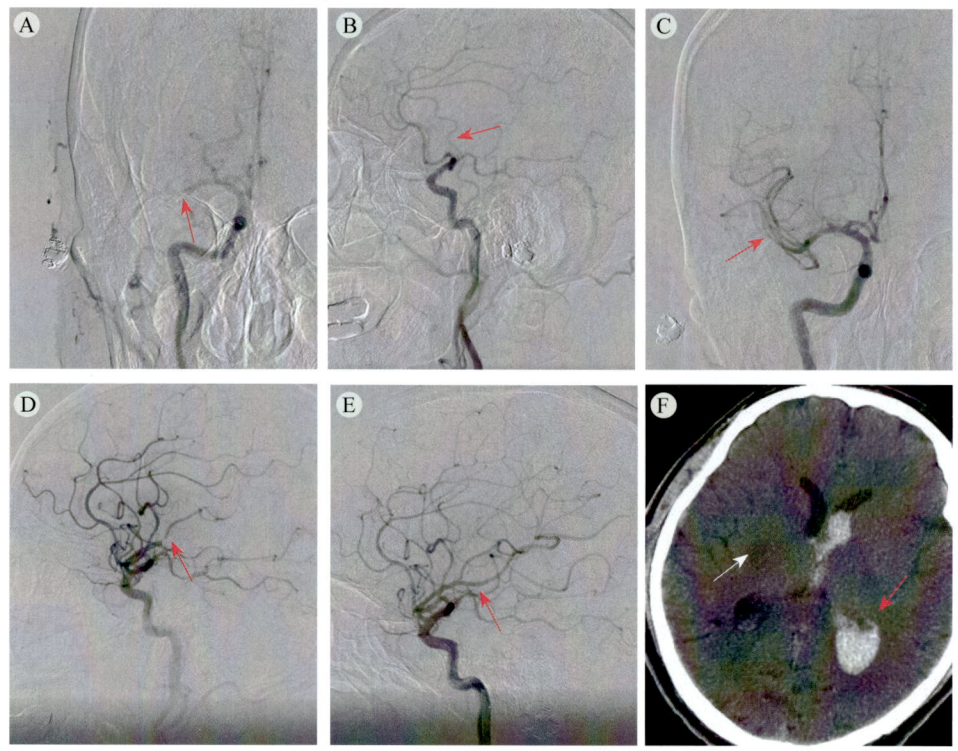

患者男性，66岁，因"突发左侧肢体无力30 min"入院。考虑存在大血管闭塞，给予静脉阿替普酶溶栓并桥接血管内治疗。A～E图为DSA图像，A～B图显示右侧大脑中动脉M1段闭塞（箭头所示）；C～D图显示血管内治疗术中，导引导管到位后造影发现血管部分再通，血栓移位至大脑中动脉M2段远端分叉部（箭头所示）；E图为5 min后再次造影提示血栓完全溶解，血管再通（箭头所示）。F图为术后24 h复查CT影像，显示右侧基底节区梗死灶（白色箭头所示）、脑室出血（红色箭头所示）。

图5-1-1　缺血性卒中静脉溶栓后血栓移位、远隔部位出血转化的影像表现

一、阿替普酶静脉溶栓桥接血管内治疗的临床研究

DIRECT-MT研究是全球第1项比较直接血管内治疗与静脉溶栓桥接血管内治疗前循环大血管闭塞性缺血性卒中有效性和安全性的多中心随机对照试验，研究结果于2020年发表在 *N Engl J Med* 上。该研究是由研究者发起的、非劣效性设计的临床研究，纳入发病4.5 h内且有静脉溶栓适应证的大血管闭塞性缺血性卒中患者，按照1:1的比例将其随机分配至直接取栓组（单独血管内治疗）和桥接治疗组（血管内治疗前给予阿替普酶0.9 mg/kg静脉溶栓）。研究的主要终点为术后90 d时mRS评分的整体分布情况（采用校正 cOR 评估，95% CI 下限≥0.8）。该研究历时4年，由中

国41家三级甲等医院的卒中中心参与完成，共纳入了656例患者，其中直接取栓组327例，桥接治疗组329例。研究的主要终点结果显示，直接取栓组的90 d预后不劣于桥接治疗组（校正cOR 1.07，95%CI 0.81~1.40，非劣效性P=0.04）；次要终点结果显示，直接取栓组取栓治疗前的成功再灌注率和总体成功再灌注率均低于桥接治疗组。DIRECT-MT研究的最终结论为：对于发病4.5 h内的前循环大血管闭塞性缺血性卒中患者，单独血管内治疗的功能性结局不劣于静脉溶栓桥接血管内治疗。

综合DIRECT-MT研究及其后续的亚组分析结果，可以发现：对于发病4.5 h内的大血管闭塞性缺血性卒中患者，若到院后能直接行血管内治疗，则可跳过静脉溶栓，减少因静脉溶栓造成的血管内治疗延误；若不能在30 min内启动血管内治疗，则须进行静脉溶栓，以提高早期血管再通率。DIRECT-MT研究的亚组分析结果还表明，对于术前存在大脑中动脉致密征的患者，静脉溶栓桥接血管内治疗的临床预后优于单独血管内治疗，但静脉溶栓未能改变不同血管闭塞部位、不同病因患者血管内治疗的结局。

DIRECT-MT研究结果发表后，*JAMA*在2021年1月同期发表了2项随机对照试验——DEVT和SKIP研究。

DEVT研究是一项多中心、随机对照、开放标签、非劣效性设计的临床研究，目的是在发病4.5 h内的大血管闭塞性缺血性卒中患者中，比较单独血管内治疗在改善90 d功能独立方面是否不劣于阿替普酶静脉溶栓桥接血管内治疗。该研究由中国33家卒中中心共同完成，计划入组970例患者，但期中分析提示两组存在明显的有效性差异而提前终止。研究最终入组234例患者，单独血管内治疗组116例，桥接治疗组118例。研究的主要终点为90 d功能独立（mRS评分0~2分），非劣效性界值为-10%，安全性终点包括48 h内发生sICH和90 d内死亡。在术后90 d随访中，单独血管内治疗组的90 d功能独立率高于桥接治疗组（54.3% *vs.* 46.6%，非劣效性P=0.03）；两组的sICH发生率及90 d死亡率差异没有统计学意义。DEVT研究的最终结论为，对于发病后4.5 h内，因前循环近端大血管闭塞而发生缺血性卒中的患者，接受单独血管内治疗的90 d功能独立性不劣于阿替普酶静脉溶栓桥接血管内治疗。

SKIP研究也是一项多中心、随机对照、非劣效性设计的临床研究，旨在评价对于大血管闭塞性急性缺血性卒中患者，单独血管内治疗的90 d预后是否不劣于阿替普酶静脉溶栓桥接血管内治疗。与DIRECT-MT和DEVT研究不同的是，SKIP研究中应用阿替普酶的剂量较低（0.6 mg/kg）。SKIP研究的主要终点为术后90 d预后良好（mRS评分0~2分）。研究共入组204例患者，其中单独血管内治疗组101例、静脉溶栓桥接治疗组103例。SKIP研究未能证实单独血管内治疗组的90 d预后不劣于静脉溶栓桥接治疗组，但静脉溶栓桥接血管内治疗组的出血事件发生率显著高于单独血管内治疗组。后者较高的出血风险提示，临床应关注静脉溶栓药物的潜在出血风险，即使是小剂量应用。

与DIRECT-MT研究同期开展的荷兰MR CLEAN-NO IV研究结果发表在2021年的 *N Engl J Med* 上。该研究是一项优效性设计的多中心随机对照试验，旨在证明对于符合静脉溶栓条件的大血管闭塞性急性缺血性卒中患者，单独血管内治疗优于阿替普酶静脉溶栓桥接血管内治疗，该研究同时还检测非劣效性结果（采用校正cOR评估，95%CI下限≥0.8）。研究最终入组539例患者，其中单独血管内治疗组273例，静脉溶栓桥接血管内治疗组266例。该研究在主要终点方面，未能证实单独血管内治疗优于或不劣于静脉溶栓桥接血管内治疗；次要终点分析显示，单独血管内治疗组的死亡率和sICH发生率均稍高于静脉溶栓桥接血管内治疗组，但差异无统计学意义。MR CLEAN-NO IV是第1项采用优效性设计的，评价跳过静脉溶栓直接进行血管内治疗急性前循环大血管闭塞性缺血性卒中的多中心随机对照试验。虽然其结果为阴性，但从入组病例的数据和临床结果分析中可以看到，基于阿替普酶静脉溶栓可能增加血管内治疗后出血风险的假说而采取的直接血管内治疗策略仍有待商榷。该研究中两组患者的中位发病到股动脉穿刺时间均明显短于既往相关研究，这一方面反映了参与该研究的卒中中心急诊绿色通道顺畅，但另一方面也提示，较短的发病到血管内治疗时间可能限制了静脉溶栓药物发挥疗效。

2022年，*Lancet* 同期发表了2项评价单独血管内治疗和阿替普酶静脉溶栓桥接血管内治疗大血管闭塞性缺血性卒中效果的随机对照试验——SWIFT DIRECT和DIRECT-SAFE研究的结果。SWIFT DIRECT研究主要在欧洲和加拿大完成，该研究采用非劣效性设计，统计Mantel-Haenszel检验风险差的单侧95%CI下限（预设非劣效性界值为12%）。研究的主要有效性终点为术后90 d时预后良好（mRS评分0~2分），主要安全性终点为sICH。研究结果表明，单独血管内治疗组90 d预后良好的患者比例低于静脉溶栓桥接血管内治疗组（57% *vs.* 65%，校正后风险差为−7.3%，单侧95%CI下限为−15.1%，超过了−12%的非劣效性界值）。与静脉溶栓桥接血管内治疗组相比，单独血管内治疗组的成功再灌注率偏低（91% *vs.* 96%，$P=0.047$）。该研究最终未能证实对于大血管闭塞性缺血性卒中患者，单独血管内治疗在90 d预后良好方面不劣于阿替普酶静脉溶栓桥接血管内治疗，而且单独血管内治疗的成功再灌注率较低。

DIRECT-SAFE研究是一项在澳大利亚、中国、新西兰和越南的25家医院开展的国际多中心随机对照试验。该研究纳入颈内动脉、大脑中动脉M1段和M2段、基底动脉闭塞的急性缺血性卒中患者，随机分为单独血管内治疗组和静脉溶栓桥接血管内治疗组，主要终点为术后90 d神经功能独立（mRS评分0~2分）或恢复至基线水平，非劣效界值为−0.1。研究结果未能证实单独血管内治疗不劣于阿替普酶静脉溶栓桥接血管内治疗，而且，预设的亚组分析发现，在亚洲的患者人群中，静脉溶栓桥接血管内治疗的效果更好。该研究结果未能证明对于大血管闭塞性缺血性卒中患者，在血管内治疗前跳过静脉溶栓是有益的，尤其是在亚洲人群中。与既往研究不同的是，DIRECT-SAFE研究的入组人群包括急性基底动脉闭塞的患者。

上述6项研究中，除DIRECT-MT、DEVT这2项研究证实在特定非劣效界值范围内，大血管闭塞性急性缺血性卒中单独血管内治疗不劣于阿替普酶静脉溶栓桥接血管内治疗外，其余4项研究均未证实单独血管内治疗不劣于或优于静脉溶栓桥接血管内治疗。IRIS研究基于上述6项研究进行了meta分析，结果发表在2023年的*Lancet*上。IRIS研究采用非劣效性设计，非劣效界值采用最被同行认可的0.82。研究最终纳入了来自中国、荷兰、瑞士、澳大利亚、新西兰、加拿大、日本、越南等8个国家，207个研究中心的2314例患者。数据分析未能证实单独血管内治疗在改善大血管闭塞性缺血性卒中患者术后90 d mRS评分方面，不劣于阿替普酶静脉溶栓桥接血管内治疗，也未能证实静脉溶栓桥接血管内治疗优于单独血管内治疗。两组的90 d mRS评分0~2分的比例差值仅为1.7%，表明每桥接治疗57例患者，才可使1例患者较直接血管内治疗额外获益。基于IRIS研究的结果，建议对于发病4.5 h内的大血管闭塞性缺血性卒中患者，如符合静脉溶栓指征，应及时接受标准剂量（0.9 mg/kg）的阿替普酶静脉溶栓治疗，不应为了行血管内治疗而放弃静脉溶栓。期待IRIS研究的亚组分析结果进一步评估静脉溶栓在大血管闭塞性急性缺血性卒中治疗中的利弊。

二、替奈普酶静脉溶栓桥接血管内治疗的临床研究

既往卒中再灌注治疗的相关临床研究中，静脉溶栓药主要为阿替普酶。随着替奈普酶逐步应用于临床实践，其与阿替普酶在大血管闭塞性急性缺血性卒中血管内治疗中的有效性和安全性的比较越来越被临床关注。

EXTEND-IA TNK研究对比了大血管闭塞性急性缺血性卒中血管内治疗前应用替奈普酶（0.25 mg/kg，最大剂量25 mg）和阿替普酶（0.9 mg/kg，最大剂量90 mg）的有效性及安全性。该研究采用非劣效性设计，入组发病4.5 h内，急性颈内动脉、大脑中动脉或基底动脉闭塞的缺血性卒中且拟行血管内治疗的患者，主要终点为首次血管造影提示缺血区恢复再灌注50%以上或无可取出血栓的比例。该研究共入组202例患者，替奈普酶组和阿替普酶组各101例，研究结果显示，替奈普酶组达到主要终点的比例高于阿替普酶组（22% *vs.* 10%，非劣效性$P=0.002$，优效性$P=0.03$），替奈普酶组的90 d功能预后亦优于阿替普酶组（中位mRS评分2分 *vs.* 3分，$P=0.04$）。EXTEND-IA TNK研究的最终结论为：对于发病4.5 h内的大血管闭塞性缺血性卒中患者，与阿替普酶相比，血管内治疗前应用替奈普酶静脉溶栓可以提高血管再通率，改善患者的预后。

EXTEND-IA TNK研究第2部分是在EXTEND-IA TNK的基础上进一步对比大血管闭塞性缺血性卒中患者血管内治疗前应用不同剂量（0.4 mg/kg *vs.* 0.25 mg/kg）替奈普酶的有效性及安全性，主要终点事件为血管内治疗前缺血区恢复再灌注达50%以上。研究结果表明，与0.25 mg/kg剂量相比，0.4 mg/kg剂量的替奈普酶未能提高患者的早期血管再灌注率和改善其临床预后，两组的sICH发生率差异也没有统计学意义。研究结果提示，对于大血管闭塞性缺血性卒中患者，血管内治疗前替奈普酶的应用剂量加大到0.4 mg/kg，其疗效并不优于0.25 mg/kg剂量。

2019年AHA/ASA的急性缺血性卒中管理指南指出，对于适合行血管内取栓治疗，且无静脉溶栓禁忌证的患者，应用替奈普酶(0.25 mg/kg，最大剂量25 mg)替代阿替普酶静脉溶栓治疗是合理的。指南同时还指出，对于轻型卒中或非大血管闭塞性缺血性卒中，可以考虑使用0.4 mg/kg剂量的替奈普酶静脉溶栓。

三、反向桥接治疗

血管内治疗极大地提高了急性大血管闭塞性缺血性卒中患者的血管再通率。然而，从HERMES的汇总分析来看，虽然71%的患者可通过血管内治疗获得血管成功再通，但仅27%的患者在90 d时达到功能独立。近端大血管再通后，脑微循环可能仍然存在血栓，从而导致脑组织发生不可逆性损伤并对患者的预后产生不良影响。

西班牙的CHOICE研究旨在评价与安慰剂相比，血管内治疗获得血管成功再通后继续动脉内给予小剂量(0.225 mg/kg，最大剂量22.5 mg)阿替普酶(即反向桥接)治疗大血管闭塞性缺血性卒中的有效性及安全性。该研究入组发病24 h内，血管内治疗后再灌注达eTICI分级2b50级以上，ASPECTS评分≥6分，且无溶栓禁忌证的大血管闭塞性缺血性卒中患者。受新型冠状病毒疫情及安慰剂供应等因素的影响，该研究被提前终止，最终入组了113例患者，其中阿替普酶组61例，安慰剂组52例。数据分析显示，阿替普酶组90 d mRS评分0~1分的患者比例高于安慰剂组(59.0% vs. 40.4%，P=0.047)，且sICH的发生率(0 vs. 3.8%)和死亡率(8% vs. 15%)低于安慰剂组。研究者认为，大血管闭塞性缺血性卒中经血管内治疗成功再灌注后，反向桥接动脉小剂量阿替普酶治疗可以进一步改善患者的神经功能预后。

CHOICE研究是第1项血管成功再通后桥接动脉溶栓治疗的临床多中心随机对照试验。从CHOICE研究的基线数据中可以看出，入组患者的中位ASPECTS评分为9~10分，50%以上为大脑中动脉M2段闭塞，发病至开始治疗的中位时间>300 min，而术后48 h的中位梗死体积仅为7.7 mL(反向桥接治疗组)和12.7 mL(安慰剂组)。上述基线数据提示，CHOICE研究入组患者的术前梗死范围相对小、侧支循环代偿良好，因此，该研究中患者的临床预后相对较好，其中安慰剂组达到mRS评分0~1分的患者比例高达40.4%，明显高于HERMES的结果。CHOICE研究的结果对小梗死核心患者的血管内治疗策略有一定的借鉴意义。

继CHOICE研究之后，我国学者陆续开展了数项针对血管内治疗后桥接动脉溶栓治疗的临床研究。2024年第10届欧洲卒中学会上公布了ATTENTION IA研究的结果，该研究旨在评价后循环大血管闭塞血管内治疗后桥接动脉内替奈普酶治疗的有效性和安全性。研究结果显示，血管内治疗桥接动脉替奈普酶组与单独血管内治疗组相比，90 d时mRS评分0~1分(34.6% vs. 26.0%)、0~2分(38.5% vs. 40.4%)和0~3分(48.1% vs. 50%)的患者比例差异均无统计学意义。在治疗安全性方面，血管内治疗桥接动脉替奈普酶组的颅内出血(26.8% vs. 15.5%)和sICH(8.3% vs. 3.1%)发生率高于单独血管内治疗组，差异均有统计学意义。该研究结果提示，对于后循环大血管闭塞性缺血性卒中患者，血管内治疗后桥接动脉替奈普酶治疗并未增加额外获益，且可能增加出血风险。

2025年1月，*JAMA*同期发表了POST-UK和POST-TNK研究的结果。这2项随机对照试验表明，对于发病24 h内的大血管闭塞性缺血性卒中患者，与单独血管内治疗相比，血管内治疗后桥接动脉尿激酶或替奈普酶溶栓，均不能提高其90 d无残疾生存（mRS评分0～1分）的比例。

2025年国际卒中大会上公布了ANGEL-TNK研究的结果：对于发病4.5～24 h内的前循环大血管闭塞性缺血性卒中患者，在血管内治疗获得血管成功再通后，动脉内给予替奈普酶治疗可以显著提高90 d时达到mRS评分0～1分的机会（40.5% *vs.* 26.4%，P=0.02）。

综上所述，对于发病4.5 h内，有静脉溶栓适应证且无禁忌证的大血管闭塞性缺血性卒中患者，应给予阿替普酶（0.9 mg/kg）或替奈普酶（0.25 mg/kg）静脉溶栓治疗，不能因为行血管内治疗而跳过静脉溶栓治疗；血管内治疗前应用替奈普酶，其疗效可能优于阿替普酶。对于发病24 h内的大血管闭塞性缺血性卒中患者，血管内治疗后动脉内给予溶栓药物反向桥接治疗能否获益，目前观点仍不一致，需要进一步开展临床研究来提供证据。

参考文献

[1] POWERS W J, RABINSTEIN A A, ACKERSON T, et al. Guidelines for the early management of patients with acute ischemic stroke: 2019 update to the 2018 guidelines for the early management of acute ischemic stroke: a guideline for healthcare professionals from the American Heart Association/American Stroke Association[J]. Stroke, 2019, 50 (12): e344-e418.

[2] MARIA F D, MAZIGHI M, KYHENG M, et al. Intravenous thrombolysis prior to mechanical thrombectomy in acute ischemic stroke: silver bullet or useless bystander?[J]. J Stroke, 2018, 20 (3): 385-393.

[3] DESILLES J P, LOYAU S, SYVANNARATH V, et al. Alteplase reduces downstream microvascular thrombosis and improves the benefit of large artery recanalization in stroke[J]. Stroke, 2015, 46 (11): 3241-3248.

[4] ALVES H C, TREURNIET K M, JANSEN I G H, et al. Thrombus migration paradox in patients with acute ischemic stroke[J]. Stroke, 2019, 50 (11): 3156-3163.

[5] XING P F, SHEN H J, LI Z F, et al. Individualized intravenous thrombolytic strategy for acute ischemic stroke with large vessel occlusion on the era of mechanical thrombectomy: cases report[J]. Neurol Sci, 2020, 41 (3): 605-610.

[6] KAESMACHER J, BOECKH-BEHRENS T, SIMON S, et al. Risk of thrombus fragmentation during endovascular stroke treatment[J]. Am J Neuroradiol, 2017, 38 (5): 991-998.

[7] FLINT A C, AVINS A L, EATON A, et al. Risk of distal embolization from tPA (tissue-type plasminogen activator) administration prior to endovascular stroke treatment[J]. Stroke, 2020, 51 (9): 2697-2704.

[8] VACLAVIK D, VILIONSKIS A, JATUZIS D, et al. Clinical outcome of cardioembolic stroke treated by intravenous thrombolysis[J]. Acta Neurol Scand, 2018, 137 (3): 347-355.

[9] PHAN K, DMYTRIW A A, LLOYD D, et al. Direct endovascular thrombectomy and bridging strategies for acute ischemic stroke: a network meta-analysis[J]. J Neurointerv Surg, 2019, 11 (5): 443-449.

[10] KAESMACHER J, MORDASINI P, ARNOLD M, et al. Direct mechanical thrombectomy in tPA-ineligible and eligible patients versus the bridging approach: a meta-analysis[J]. J Neurointerv Surg, 2019, 11 (1): 20-27.

[11] YANG P F, ZHANG Y W, ZHANG L, et al. Endovascular thrombectomy with or without intravenous alteplase in acute stroke[J]. N Engl J Med, 2020, 382 (21): 1981-1993.

[12] ZHOU Y, JING Y T, OSPEL J, et al. CT hyperdense artery sign and the effect of alteplase in endovascular thrombectomy after acute stroke[J]. Radiology, 2022, 305 (2): 410-418.

[13] ZHOU Y, ZHANG L, OSPEL J, et al. Association of intravenous alteplase, early reperfusion, and clinical outcome in patients with large vessel occlusion stroke: post hoc analysis of the randomized DIRECT-MT trial[J]. Stroke, 2022, 53 (6): 1828-1836.

[14] ZHOU Y, XING P F, LI Z F, et al. Effect of occlusion site on the safety and efficacy of intravenous alteplase before endovascular thrombectomy[J]. Stroke, 2022, 53 (1): 7-16.

[15] XING P F, ZHANG X X, SHEN H J, et al. Effect of stroke etiology on endovascular thrombectomy with or without intravenous alteplase: a subgroup analysis of DIRECT-MT[J]. J NeuroInterv Surg, 2022, 14 (12): 1200-1206.

[16] ZI W J, QIU Z M, LI F L, et al. Effect of endovascular treatment alone *vs.* intravenous alteplase plus endovascular treatment on functional independence in patients with acute ischemic stroke: the DEVT randomized clinical trial[J]. JAMA, 2021, 325 (3): 234-243.

[17] SUZUKI K, MATSUMARU Y, TAKEUCHI M, et al. Effect of mechanical thrombectomy without *vs.* with intravenous thrombolysis on functional outcome among patients with acute ischemic stroke: the SKIP randomized clinical trial[J]. JAMA, 2021, 325 (3): 244-253.

[18] LECOUFFE N E, KAPPELHOF M, TREURNIET K M, et al. A randomized trial of intravenous alteplase before endovascular treatment for stroke[J]. N Engl J Med, 2021, 385 (20): 1833-1844.

[19] FISCHER U, KAESMACHER J, STRBIAN D, et al. Thrombectomy alone versus intravenous alteplase plus thrombectomy in patients with stroke: an open-label, blinded-outcome, randomised non-inferiority trial[J]. Lancet, 2022, 400 (10346): 104-115.

[20] MITCHELL P J, YAN B, CHURILOV L, et al. Endovascular thrombectomy versus standard bridging thrombolytic with endovascular thrombectomy within 4.5 h of stroke onset: an open-label, blinded endpoint, randomised non-inferiority trial[J]. Lancet, 2022, 400 (10346): 116-125.

[21] MAJOIE C B, CAVALCANTE F, GRALLA J, et al. Value of intravenous thrombolysis in endovascular treatment for large-vessel anterior circulation stroke: individual participant data meta-analysis of six randomised trials[J]. Lancet, 2023, 402 (10406): 965-974.

[22] CAMPBELL B C V, MITCHELL P J, CHURILOV L, et al. Tenecteplase versus alteplase before thrombectomy for ischemic stroke[J]. N Engl J Med, 2018, 378 (17): 1573-1582.

[23] GOYAL M, MENON B K, VAN ZWAM W H, et al. Endovascular thrombectomy after large-vessel ischaemic stroke: a meta-analysis of individual patient data from five randomised trials[J]. Lancet, 2016, 387 (10029): 1723-1731.

[24] RENÚ A, MILLÁN M, SAN ROMÁN L, et al. Effect of intra-arterial alteplase *vs.* placebo following successful thrombectomy on functional outcomes in patients with large vessel occlusion acute ischemic stroke: the CHOICE randomized clinical trial[J]. JAMA, 2022, 327 (9): 826-835.

[25] LIU C, GUO C W, LI F L, et al. Intra-arterial urokinase after endovascular reperfusion for acute ischemic stroke: the POST-UK randomized clinical trial[J]. JAMA, 2025, 333 (7): 589-598.

[26] HUANG J C, YANG J, LIU C, et al. Intra-arterial tenecteplase following endovascular reperfusion for large vessel occlusion acute ischemic stroke: the POST-TNK randomized clinical trial[J]. JAMA, 2025, 333 (7): 579-588.

（刘建民、张永巍、邢鹏飞）

第二节 急性缺血性卒中血管内治疗的麻醉方法与管理

随着急性缺血性卒中血管内治疗研究的不断深入，研究者发现，术中的麻醉方法（全身麻醉、局部麻醉/清醒镇静）和麻醉管理（如对血压、$PaCO_2$、血糖及体温等生理指标的管理）也在一定程度上影响着接受血管内治疗的缺血性卒中患者的预后。目前麻醉方法和麻醉管理对急性缺血性卒中患者行血管内治疗后预后的影响尚无定论。2019年，美国AHA/ASA急性缺血性卒中早期管理指南指出，亟需多中心、前瞻性的随机对照试验来验证麻醉方法和麻醉管理对急性缺血性卒中血管内治疗后神经功能转归的影响。

一、不同麻醉方法在急性缺血性卒中血管内治疗中的应用

急性缺血性卒中血管内治疗中常用的麻醉方法包括局部麻醉/清醒镇静和全身麻醉。不同的麻醉方法优缺点不同，对患者预后的影响也不同，因此，如何选择麻醉方法是值得探讨的重要临床问题。

（一）局部麻醉/清醒镇静

近年来，局部麻醉/清醒镇静被广泛应用于急性缺血性卒中血管内治疗的临床实践中。研究表明，多数接受血管内治疗的缺血性卒中患者可在局部麻醉/清醒镇静下顺利完成手术。ESCAPE和REVASCAT研究中分别有90.9%和93%的急性缺血性卒中患者在血管内治疗中顺利实施了局部麻醉/清醒镇静；SWIFT PRIME研究中，局部麻醉/清醒镇静的比例为63%，且该麻醉方法未对患者的预后产生不良影响。上述研究提示，局部麻醉/清醒镇静在血管内治疗中是可行且安全的。

局部麻醉/清醒镇静的优点在于可缩短血管内治疗的启动时间，保持患者在血管内治疗过程中处于清醒或可唤醒状态，便于及时发现新的神经功能缺失，并减少医源性血流动力学波动。不过，局部麻醉/清醒镇静不能完全抑制疼痛和避免患者体动和躁动，可能会导致手术时间延长和对比剂剂量增加，增加肾功能不全患者的术中风险。另外，局部麻醉/清醒镇静还可能增加患者发生上呼吸道阻塞、呼吸抑制和二氧化碳蓄积，以及缺乏气道保护时反流误吸的风险，并提高转化为全身麻醉的比例。

（二）全身麻醉

全身麻醉通常被认为是急性缺血性卒中血管内治疗过程中安全的麻醉方法。有回顾性研究显示，急性缺血性卒中血管内治疗时采用全身麻醉或局部麻醉/清醒镇静具有同样的安全性。SIESTA研究采用随机对照设计，比较了局部麻醉/清醒镇静与全身麻醉对急性缺血性卒中患者血管内治疗后早期神经功能改善的影响，研究结果显示，局部麻醉/清醒镇静对患者早期神经功能改善的影响并不优于全身麻醉。之后，另外2项随机对照试验——AnStroke和GOLIATH研究也显

示，在急性缺血性卒中的血管内治疗中，全身麻醉与局部麻醉/清醒镇静相比，具有相同的安全性，以及潜在的更好的神经功能预后可能。

全身麻醉的主要优点包括可有效控制体动、抑制疼痛、保护气道（降低术中误吸风险），以及充分的供氧和最佳的二氧化碳控制水平等。全身麻醉的主要缺点是麻醉准备和诱导延长了血管内治疗的启动时间（进入手术室至动脉穿刺时间），术中循环难以控制（低血压和血压波动增加），气道相关的并发症（气道痉挛，术后肺炎等）较多，麻醉苏醒延迟，费用更高，以及实施全身麻醉时，麻醉医师必须全程参与，增加了人力成本。

(三) 不同麻醉方法对患者预后的影响

自2010年以来，比较局部麻醉/清醒镇静和全身麻醉对血管内治疗急性缺血性卒中患者预后影响的研究越来越受到关注。2017年，Brinjikji等对9项针对血管内治疗的非随机对照试验进行了meta分析，共纳入1956例患者，其中局部麻醉/清醒镇静组1142例，全身麻醉组814例。研究结果显示，局部麻醉/清醒镇静组90 d的mRS评分显著低于全身麻醉组，即局部麻醉/清醒镇静增加了患者获得预后良好的可能性。2018年，Campbell等对7项临床随机对照试验（MR CLEAN、ESCAPE、EXTEND-IA、SWIFT PRIME、REVASCAT、PISTE和THRACE研究）进行了meta分析，其中全身麻醉组236例，局部麻醉/清醒镇静组561例。数据分析显示，全身麻醉组的90 d预后良好率低于局部麻醉/清醒镇静组（40.2% *vs.* 50.3%）。Juma等在一项纳入了126例急性缺血性卒中患者的研究中发现，血管内治疗中选择局部麻醉/清醒镇静方法与患者出院时神经功能改善、再灌注状态（mTICI分级）及良好的神经功能预后独立相关。

上述研究存在一些明显问题：首先，纳入分析的研究并非专门针对麻醉方法对急性缺血性卒中血管内治疗结局影响的随机对照试验，因此，研究结果不足以阐明麻醉方法对预后的影响；其次，上述研究中麻醉方法的选择存在严重偏倚，不同区域的医疗中心所采用的麻醉方法存在较大的差异；再次，采用不同麻醉方法的患者基础状态不同，例如，局部麻醉/清醒镇静多在NIHSS评分较低的患者中应用，而全身麻醉则相反。因此，上述研究尚无法证明麻醉方法对急性缺血性卒中患者预后的影响，也无法判定急性缺血性卒中患者行血管内治疗时，选择局部麻醉/清醒镇静的获益。

2016—2023年期间，有多项随机对照试验探索了麻醉方法选择对急性缺血性卒中患者血管内治疗后预后的影响，阐明了全身麻醉也可安全应用于血管内治疗中。其中CANVAS研究和Ren等的研究以术后90 d的mRS评分作为主要终点，结果显示，全身麻醉与局部麻醉/清醒镇静对术后90 d预后的影响无显著差异；而SIESTA和GOLIATH研究以90 d mRS评分为次要终点，结果显示，全身麻醉组具有更好的术后90 d结局。2019年，Campbell等对SIESTA、AnStroke、GOLIATH和CANVAS这4项随机对照试验进行了meta分析，结果支持血管内治疗术中实施全身麻醉的急性缺血性卒中患者可获得更好的预后。Sivasankar等的研究显示，急性缺血性卒中血管内治疗术中实施全身麻醉的患者，麻醉诱导后仅接受吸入麻醉药的患者较其他类型全身麻醉患者的预后更好。这为急性缺血性卒中患者行血管内治疗时的麻醉药物的选择提供了新视角。

上述研究结果显示,在急性缺血性卒中的血管内治疗中,不同的麻醉方法和药物选择(静脉用药、挥发类麻醉药或联合用药)可能对患者有不同的影响。以上研究存在一些不足:多为单中心的小样本研究,对次要结局的研究效能不足,麻醉药物选择不统一及围手术期管理标准不一致等,因此,上述研究结果尚不能支持全身麻醉比局部麻醉/清醒镇静更适用于急性缺血性卒中血管内治疗的结论。

鉴于局部麻醉/清醒镇静与全身麻醉对急性缺血性卒中血管内治疗后预后的影响尚无有力的循证证据,2019年,AHA/ASA急性缺血性卒中早期管理指南推荐,对于进行血管内治疗的急性缺血性卒中患者,应根据患者个体的危险因素、血管内治疗情况及其他临床特点,实行个体化麻醉管理。局部麻醉/清醒镇静和全身麻醉均可用于急性缺血性卒中的血管内治疗,但仍需强有力的临床研究来进一步阐明麻醉方法选择对患者术后神经功能的影响。

(四)麻醉管理对患者预后的影响

闭塞血管快速再通及缺血半暗带脑灌注恢复是改善急性缺血性卒中患者预后的重要因素。但部分缺血性卒中患者在成功再灌注后,即使没有出血转化或其他明显的再灌注损伤迹象,神经功能仍未能改善甚至出现恶化倾向。这种情况可能在一定程度上与围手术期的麻醉管理相关。优化血管内治疗术中的麻醉管理,如进行个体化血压管理,控制高血糖和避免发热等,可能有利于患者的临床预后,不过目前尚缺乏针对血管内治疗术中麻醉管理对预后影响的确证研究结果。

1.时间管理

"时间就是大脑",减少再灌注治疗的时间延误是救治急性缺血性卒中的关键,因此,在急性缺血性卒中血管内治疗中,优化麻醉流程,缩短患者进入手术室至动脉穿刺的时间,以及提供适宜的术中条件是影响患者预后的重要因素。

进入手术室至动脉穿刺的时间延误是全身麻醉的主要缺点。有研究发现,与局部麻醉/清醒镇静相比,全身麻醉的时间延迟可达15~20 min。一项针对缺血性卒中血管内治疗的研究结果显示,从入院至股动脉穿刺的中位时间,全身麻醉组为83(45.0~109.5)min,局部麻醉/清醒镇静组为72(35.0~85.3)min,差异无统计学意义($P=0.170$);但从到达导管手术室至动脉穿刺的中位时间,全身麻醉组为20(15.0~29.0)min,局部麻醉/清醒镇静组为15(10.0~20.0)min,差异有统计学意义($P=0.017$)。另外,两组的血管再通时间、再血管化成功率、3个月功能独立率和死亡率差异均无统计学意义。有研究者认为这种时间延迟与全身麻醉导致缺血性卒中患者血管内治疗后神经功能预后不良有关。

SIESTA研究是第1项针对麻醉方法和管理对急性缺血性卒中患者血管内治疗后预后影响的随机对照试验。该研究比较了不同麻醉方法对时间延误的影响,结果发现,全身麻醉与清醒镇静相比,患者从进入手术室至动脉穿刺的时间延误为10 min。而后续的2项随机对照试验(AnStroke和

GOLIATH研究)中,这两种麻醉方式对时间延误的影响没有显著差异。

综上所述,与局部麻醉/清醒镇静比较,全身麻醉虽然导致进入手术室至动脉穿刺时间延误了10~20 min,但这种相对较短的延迟似乎是可以接受的。另外,全身麻醉能够提供更佳的术中条件,也从一定程度上缩短了治疗时间。

2.体动与躁动

患者体动和躁动是血管内治疗术中局部麻醉/清醒镇静的主要问题,也是神经介入医师倾向于选择全身麻醉方法的主要原因。2010年美国一项对68名神经介入学会会员的调查显示,超过一半的受访者在血管内治疗中会首选全身麻醉,原因是局部麻醉/清醒镇静状态下,术中患者体动会给操作带来安全风险。

患者术间体动和躁动,可能与疼痛及紧张情绪有关。有研究显示,患者体动和躁动会导致脑血管造影模糊,增加手术难度并增加血管穿孔、脑出血和蛛网膜下腔出血等并发症的发生风险。但也有研究发现,全身麻醉组患者出现颈动脉穿孔和动脉夹层的比例更高。在AnStroke研究中,清醒镇静组和全身麻醉组的手术并发症发生率相似,但清醒镇静组的患者体动发生率较高,脑血管造影的质量较低。Janssen等在缺血性卒中患者血管内治疗术中应用颈部环状固定装置制动患者的头部活动,发现其有利于降低清醒镇静患者的体动相关风险。

3.血压

缺血半暗带对血压的变化高度敏感,急性缺血性卒中患者在全身麻醉诱导后常出现低血压,可能会降低侧支循环对缺血半暗带的供血,加重脑缺血。急性缺血性卒中患者的脑血管自动调节功能受损,血压过高可引发脑水肿、脑出血或心血管事件;而血压过低可进一步降低脑血流,加重脑缺血,对预后产生不良影响。美国SNACC发布的急性缺血性卒中血管内治疗麻醉共识建议,血管内治疗术中血压管理的目标为收缩压140~180 mmHg,舒张压<105 mmHg。2018年美国AHA/ASA的急性缺血性卒中早期管理指南推荐,急性缺血性卒中患者行血管内治疗后,24 h内的目标血压值为<180/105 mmHg。在SIESTA研究中,全身麻醉组患者预后良好的原因之一是接受了严格的血压控制(目标收缩压:140~160 mmHg)、$ETCO_2$控制(目标值:40~45 mmHg)及血氧饱和度控制(目标值:95%~98%)管理。

低血压和血压变异性均是急性缺血性卒中血管内治疗术后预后不良的独立危险因素。Lowhagen等的研究显示,对于进行了血管内治疗的急性缺血性卒中患者,术中低血压和平均血压比基线下降40%以上是预后不良的独立预测因素,而接受全身麻醉的患者在手术过程中几乎都出现了血压下降,其中69例患者(63.8%)的血压较基线下降了40%以上。因此,研究者建议,在血管内治疗的全身麻醉诱导期间,在液体纠正低血容量及肌酐纠正心力衰竭的基础上,还应使用血管活性药物进行血压控制。AnStroke研究对患者的术中血压进行了积极的控制,发现全身麻醉组比清醒镇静组应用了更多的血管活性药物。Whalin等的研究发现,急性缺血性卒中血管内治疗术中低血压与预后不良存在显著的相关性，平均动脉压每下降10 mmHg，预后不良的风险增加30%。有研究发现，与清醒镇静相比，血管内治疗术中采用全身麻醉，术中低血压的发生率更高，尤其是在麻醉诱导期。Mundiyanapurath等的研究发现，接受全身麻醉的患者血压变异性增加。然而，在一项对190例急性缺血性卒中患者的研究中，研究者发现全身麻醉和清醒镇静对患者血流动力学的影响没有显著差异。Schönenberger等针对急性缺血性卒中血管内治疗的前瞻性、随机对照试验显示，全身麻醉组与清醒镇静组的平均动脉压变异和收缩压变异没有显著差异，该研究结果与既往多数回顾性研究的结果相反。不同研究中麻醉方法对血压影响的异质性可能是采用的镇静剂种类和剂量不同所致。2014年，SNACC急性缺血性卒中血管内治疗麻醉共识指出，血压降低时，应在补液的同时应用血管活性药物（Ⅱa类推荐，B级证据）。常用的血管活性药物有肾上腺素、去甲肾上腺素、苯肾上腺素、麻黄素等，应根据患者的特点进行个体化选择。

4.动脉血二氧化碳分压

过度通气和低碳酸血症会导致脑血管收缩，CBF降低，对缺血半暗带造成不利影响。有研究显示，全身麻醉有导致过度通气并引发低碳酸血症的风险，而过度通气和低碳酸血症与急性缺血性卒中患者血管内治疗术后的不良预后相关。2019年，SNACC急性缺血性卒中血管内治疗麻醉共识指出，在全身麻醉机械通气时，应适时调节通气，以维持正常的$PaCO_2$（35～45 mmHg）（Ⅱa类推荐，C级证据）。在实施局部麻醉/清醒镇静的急性缺血性卒中患者中，血管内治疗术中可能出现自主呼吸过度或通气不足，测量$ETCO_2$可能存在测量误差，应进行动脉血气分析以更准确地了解通气情况。过度通气（低碳酸血症）已明确是急性缺血性卒中患者术后预后不良的危险因素。一项急性缺血性卒中患者在全身麻醉状态下行血管内治疗的观察性研究表明，预后不良的患者$ETCO_2$较低。高碳酸血症对血管内治疗患者的影响尚未明确。急性缺血性卒中患者屏气15～30 s时，大约10%会出现受累血管供血区域CBF降低，这种现象也见于慢性颅内大血管闭塞患者。这种现象可能是高碳酸血症导致非缺血脑组织的CBF再分布（窃血）所致。因此，对于进行血管内治疗的缺血性卒中患者，无论是采用局部麻醉/清醒镇静还是全身麻醉，均建议术中维持正常的$PaCO_2$水平。

5.血糖

住院期间任何时候的高血糖均与急性缺血性卒中患者的预后不良有关，且既往观察性研究显示，高血糖对急性缺血性卒中患者血管内治疗的预后也有不良影响。MR CLEAN研究结果显示，血糖＞140 mg/dL（7.8 mmol/L）与不良结局独立相关。SWIFT研究也提示，血管内治疗术后脑血流灌注部分恢复的患者中，高血糖与不良预后相关，而在脑血流灌注完全恢复的患者中未发现这一相关性，提示脑血流恢复程度与血糖之间存在交互作用。

6.体温

体温升高与急性缺血性卒中患者血管内治疗术后预后不良相关。体温升高可引起机体代谢率增加，神经递质释放，炎性反应及自由基生成增加等病理反应。对体温升高的患者，应寻找发热原因，如存在感染，给予抗感染治疗。对体温>38 ℃的患者，应给予退热处理，可应用非甾体类药物降温或进行物理降温，但应预防物理降温引起的寒战反应；不推荐进行诱导性低温治疗。寒战可增加代谢和耗氧，当患者在血管内治疗术中出现寒战时，可考虑应用曲马多或杜冷丁等药物治疗，需同时应用5-羟色胺预防恶心和呕吐。

二、急性缺血性卒中血管内治疗中麻醉方案的实施

急性缺血性卒中患者在血管内治疗前应进行包括多项指标评估和体格检查在内的术前评估。充分的术前评估能够为合理的、个体化的麻醉方案选择提供依据。

（一）术前评估及检查

术前评估包括神经功能损伤程度评估、一般情况评估和体格检查。

1.神经功能损伤程度评估

血管内治疗前，对急性缺血性卒中患者神经功能损伤程度的评估包括：卒中严重程度、日常及发病时的生活能力及意识障碍程度。急性缺血性卒中患者神经功能的损伤程度与麻醉方案的选择密切相关。

（1）卒中严重程度　推荐应用NIHSS评估卒中的严重程度。NIHSS评分的范围为0~42分，其中0~1分为正常或近乎正常；2~4分为轻度卒中/小卒中；5~15分为中度卒中；16~20分为中-重度卒中；21~42分为重度卒中。研究提示，当NIHSS评分>15分时，血管内治疗术中发生局部麻醉/清醒镇静转化为全身麻醉的风险增加。

（2）日常及发病时的生活能力评估　推荐应用mRS评估患者的生活质量及神经功能恢复情况。mRS评分的范围为0~6分，其中0分为完全没有症状；1~2分为轻度残障，生活可自理；3分为中度残障，需要帮助完成日常活动，但可以独立行走；4~5分为重度残障，无法生活自理；6分为死亡。

（3）意识障碍程度评估　推荐应用GCS评估患者的意识状态。GCS包括睁眼反应、语言反应和肢体运动反应等项目，评分3~8分为重度意识障碍；9~12分为中度意识障碍；13~14分为轻度意识障碍；15分为意识清楚。

2.一般情况评估

血管内治疗前评估缺血性卒中患者的一般情况时，着重注意发病时间、神经症状/体征的变化和发展，明确患者的心脏、肺、肾脏等重要器官相关病史及糖尿病史，以便制订麻醉方案，并为术中突发情况的处理提供依据。

血管内治疗前要明确患者症状出现的时间，如为醒后卒中，则以睡眠前最后表现正常的时间作为发病时间；充分了解神经症状/体征的变化和发展、血管闭塞的部位和梗死范围；明确栓塞病因（是否有心房颤动及瓣膜病等情况）。对上述情况的充分评估有利于血管内治疗术中循环管理策略的制订，以及对术中循环系统突发事件，如新发脑栓塞、肺栓塞的处理。

术后呼吸抑制和呼吸功能不全是血管内治疗围手术期最常见的肺部并发症,与肥胖和睡眠呼吸暂停综合征密切相关。术后呼吸抑制和呼吸功能不全的其他危险因素还有慢性肺部疾病、年龄>60岁、美国麻醉医师学会分级≥Ⅲ级及急诊手术等。充分了解患者的肾脏病史及目前的肾功能状况,有利于降低术中造影剂对肾脏的损伤风险,为制订肾脏保护策略提供依据。有明确证据显示,血管内治疗围手术期高血糖与患者预后不良相关,所有急性缺血性卒中患者行血管内治疗前,均应进行血糖测定,以了解血糖水平及糖尿病靶器官的损伤程度。

3.体格检查

血管内治疗前,应对缺血性卒中患者进行包括气道、呼吸功能、循环功能和肾脏功能评估在内的全面体格检查。

(1) 气道评估　对存在意识障碍或球麻痹影响气道功能的急性缺血性卒中患者,应进行气道支持及辅助通气。意识清醒的患者一般可配合体格检查,可初步评估其气道情况;对有意识障碍和(或)躁动,无法进行气道评估的患者,应按困难气道处理。此外,应注意患者的禁食、禁水时间,以免发生误吸。若禁食、禁水后8 h内发生卒中,患者存在应激状态可导致胃排空延迟,应按照饱腹患者管理标准进行处理。

(2) 呼吸功能评估　呼吸系统并发症是缺血性卒中患者血管内治疗围手术期的第2位死亡原因,仅次于心血管并发症。围手术期呼吸系统并发症的危险因素包括:①既往肺功能检查显示肺功能损害。②慢性肺病史。不吸氧状态下,如患者SpO_2<94%,或PaO_2<60 mmHg和(或)$PaCO_2$>50 mmHg,经吸氧处理后,如无低氧血症及二氧化碳蓄积,可暂不进行气管插管,反之,则需实施气管插管。③哮喘病史及其他气道高反应性肺病史。因再灌注治疗时间窗限制及术前检查时间延长与不良预后相关,对此类患者不推荐必须进行术前胸部X线、CT及肺功能等检查,可在准备手术的同时行血气分析检查以初步了解患者的呼吸功能状态。

(3) 循环功能评估　血管内治疗前应对患者的心功能进行评估。与麻醉风险相关的循环系统因素包括心功能不全病史、不稳定型心绞痛史、近期(<6个月)心肌梗死、严重的心律失常等。因受再灌注治疗时间窗的限制,血管内治疗前不推荐必须进行超声心动图等检查,可通过询问病史初步了解患者的心功能状态。推荐在准备手术的同时进行急诊心电图检查和肌钙蛋白水平测定,为后续心脏新发改变的诊疗提供参考。

(4) 肾功能评估　血管内治疗前通过必要的实验室检查了解患者的肾功能状态,以辅助制订术中麻醉管理的肾脏保护策略,降低造影剂肾病的风险。

(二) 麻醉选择

局部麻醉/清醒镇静和全身麻醉均可应用于急性缺血性卒中的血管内治疗。对于意识清楚,指令合作的患者,可以选择局部麻醉/清醒镇静下进行血管内治疗。如以下5个项目中任何项的答案是"否",则优先考虑采用全身麻醉:①患者对语言或触觉刺激是否有反应;②患者仰卧位时是否无呼吸困难、气道阻塞、分泌物（吞咽困难）或病理性呼吸模式；③患者的SpO_2是否≥95%（含吸氧状态）；④患者是否理解/遵循指令做出闭眼、张嘴、握手、平卧等动作；⑤患者气道管理是否安全（呕吐、饱胃等）。另外，有研究发现，血管内治疗前NIHSS评分>15分的缺血性卒中患者，术中局部麻醉/清醒镇静转化为全身麻醉的风险较NIHSS评分≤15分的患者增加约2倍（aOR 2.005，95%CI 1.035~3.881）。

（三）麻醉实施

1.局部麻醉/清醒镇静

选择局部麻醉/清醒镇静时，可应用芬太尼、舒芬太尼、瑞芬太尼、咪达唑仑、丙泊酚、右美托咪定等药物。使用镇静镇痛药时，务必保持SpO_2在94%以上，必要时进行吸氧，避免二氧化碳蓄积。有条件时，可监测患者的麻醉深度，维持脑电双频指数>70，使患者保持可唤醒状态。

2.全身麻醉

急性缺血性卒中血管内治疗中，对全身麻醉药物无特定要求，但在麻醉期间应尽量将血压维持在血管内治疗前水平。血流再通后，需与神经介入医师沟通，根据患者的神经功能状态及手术情况调节血压。SNACC急性缺血性卒中血管内治疗麻醉共识建议，麻醉诱导期间应避免收缩压<140 mmHg。目前无充分的临床证据支持使用特定的血管活性药物维持围手术期血压更有利于急性缺血性卒中患者的预后，可酌情选用多巴胺、去甲肾上腺素或去氧肾上腺素等药物。

过度通气不利于急性缺血性卒中患者的预后，血管内治疗围手术期应将$PaCO_2$维持在正常范围。组织高氧可能加重再灌注相关性脑损伤，气管插管吸入高浓度氧与卒中患者预后不良相关。因此，对于再灌注较好的急性缺血性卒中患者，血管内治疗术后可考虑降低吸入的氧浓度（50%~70%），使SpO_2维持在95%~98%。

3.术中监测指标

急性缺血性卒中血管内治疗术中，所有患者均应常规监测心电图、心率、血压、SpO_2、$ETCO_2$和脑电双频指数。

4.术中通气管理

对于选择局部麻醉/清醒镇静的急性缺血性卒中患者，术中应进行面罩吸氧，保持自主呼吸，吸入氧浓度设定在40%~60%，维持SpO_2≥94%；经鼻导管监测$ETCO_2$，将其保持在35~45 mmHg，并比较$ETCO_2$与$PaCO_2$，计算差值，以便麻醉医师管理患者的术中呼吸。

对于行全身麻醉的急性缺血性卒中患者，应在置入气管导管或喉罩后进行机械通气。参数设置如下：潮气量6~8 mL/kg，呼吸频率12~15次/min，吸呼比1:1.5~1:2；依据$ETCO_2$调节呼吸参数，维持$ETCO_2$（35~45 mmHg）；呼气末正压设定为5 cmH_2O，以减少围手术期肺不张等并发症；吸入氧浓度为40%~60%；新鲜气体流量1~2 L/min。术中麻醉维持采用丙泊酚

[4~6 mg/(kg·h)]和瑞芬太尼[0.05~0.10 μg/(kg·min)]，必要时重复使用肌肉松弛药，术中脑电双频指数维持在40~60。

在全身麻醉状态下，可以通过控制呼吸参数调控急性缺血性卒中患者血管内治疗术中的$PaCO_2$和氧合情况。一项国内的调查显示，50.5%的急性缺血性卒中患者血管内治疗术中$PaCO_2$维持在35~40 mmHg。高$PaCO_2$可以降低脑血管阻力，增加脑血流，代偿低血压导致的低灌注状态。血管内治疗术中$ETCO_2$较高和术后早期拔管是急性缺血性卒中患者出院结局良好的独立预测因素。标准化的通气管理能够降低过度通气，改善低碳酸血症所致的脑血管收缩，减少对缺血半暗带的不利影响。在氧合管理方面，SpO_2/FiO_2降低与缺血性卒中血管内治疗的死亡率增加强相关。血管内治疗期间，联合常压高氧治疗（FiO_2为100%，10 L/min，持续4 h）可以显著降低患者术后的梗死体积，改善其远期预后。我国的一项调查显示，缺血性卒中患者血管内治疗术中氧浓度维持>40%的比例为84.6%。有研究发现，血管内治疗术前SpO_2降低与患者预后不良风险升高相关，而术后SpO_2降低与预后不良风险降低相关，这一矛盾现象需要后续研究进一步探索。

5.术中循环管理

对于缺血性卒中患者血管内治疗术中最佳血压值，目前尚无共识。参照SNACC急性缺血性卒中血管内治疗麻醉共识、AHA/ASA缺血性卒中早期管理指南（2018年版及2019年更新条目）、《中国急性缺血性脑卒中诊治指南2018》，以及3项关于麻醉对急性前循环缺血性卒中患者血管内治疗预后影响的随机对照试验（SIESTA、AnStoke和GOLIATH研究），推荐以下急性缺血性卒中血管内治疗术中血压管理策略：

•急性缺血性卒中血管内治疗术中血压管理目标：收缩压140~180 mmHg，舒张压<105 mmHg。

•责任血管再通后或未能再通患者的血压管理目标：血管再通良好（mTICI分级≥2b级）时，收缩压<140 mmHg；血管再通不良（mTICI分级≤2a级）时，收缩压140~180 mmHg。

急性缺血性卒中患者的血压管理包括血管内治疗术前、术中和术后3个阶段。目前尚缺乏术中血压管理对患者预后影响的高质量临床研究结果。既往研究显示，入院时基线血压升高与缺血性卒中患者预后不良相关。入院时较高的收缩压是血管内治疗术后脑梗死体积增加，以及远期预后不良的独立预测因素。法国的一项关于基线血压与急性缺血性卒中患者死亡率和残疾率的协作汇总分析同样发现，基线收缩压水平与预后良好呈负相关。缺血性卒中患者血管内治疗后的血压管理具有复杂性，在确定血压阈值时需要考虑再灌注状态。再灌注成功后24 h内收缩压升高可能与较差的预后和sICH相关。关于血压与急性缺血性卒中患者血管内治疗术后转归关系的多中心随机对照试验——BP-TARGET和ENCHANTED 2/MT得到了相互矛盾的结果。BP-TARGET研究显示，与标准收缩压（130~185 mmHg）管理相比，强化收缩压（100~129 mmHg）管理并未降低缺血性卒中患者血管内治疗术后24~36 h影像学显示的脑实质出血发生率，也未能改善患者的90 d预后良好率。ENCHANTED 2/MT研究则显示，控制高血压组（收缩压≤120 mmHg）的患者具有更高的早期神经功能恶化风险及更差的远期预后。因此，如何优化血管内治疗的缺血性卒中患者个体化血压目标，是亟待解决的科学问题。

血管内治疗术中血压维持应在纠正低血容量的基础上应用血管活性药物。输注液体以等张等渗液体为主，以避免低渗液体加重脑水肿。对于急性缺血性卒中患者，不推荐在血管内治疗围手术期进行扩容或血液稀释治疗，也不推荐应用高剂量白蛋白进行容量补充。血管活性药物可根据患者的心脏情况（心功能不全、瓣膜关闭不全或狭窄及心脏节律情况等）进行个体化选择。对于选择何种血管活性药物更有利于改善血管内治疗患者的预后，目前尚无共识。可以考虑应用多巴胺、苯肾上腺素或去甲肾上腺素等药物。血管再通后降压药物应优先选择α受体阻滞剂（如乌拉地尔等），以降低对脑血管的影响。

6.血糖管理

约40%的急性缺血性卒中患者存在血糖水平升高。高血糖是急性缺血性卒中患者脑梗死体积增大、预后不良和死亡的独立危险因素。血糖>10 mmol/L时，可给予胰岛素治疗。卒中后低血糖的发生率较低，尽管目前缺乏相关临床研究，但因低血糖可直接导致脑缺血损伤和水肿加重，恶化预后，故应尽快纠正。血糖<3.3 mmol/L时，可给予10%~20%葡萄糖口服或静脉注射治疗，使其恢复至正常血糖水平。

控制血糖异常可能有助于降低急性缺血性卒中患者的不良预后率。住院期间任何时候的高血糖均与缺血性卒中患者的预后不良相关。较高的入院血糖水平（≥11.6 mmol/L）与患者预后良好（mRS评分0~2分）率降低、死亡率和sICH发生率升高相关。高血糖可加重脑水肿和脑出血，其对急性缺血性卒中患者血管内治疗的不利影响已在观察性研究中得到证实。MR CLEAN研究结果显示，血糖>140 mg/dL（7.8 mmol/L）与缺血性卒中患者血管内治疗后出院结局不良相关。SWIFT研究也提示，血管内治疗后，脑灌注部分恢复的患者中，高血糖与不良预后相关，而在脑灌注完全恢复的患者中未发现这一关系，提示脑血流恢复程度与血糖之间存在交互作用。围手术期血糖管理对急性缺血性卒中患者的转归具有潜在影响，建议将患者血管内治疗期间的血糖水平维持在7.8~10.0 mmol/L。

7.麻醉转化

急性缺血性卒中血管内治疗术中，当患者出现以下情况时，需进行全身麻醉转化：①出现颅内出血或蛛网膜下腔出血；②持续恶心或呕吐；③$PaCO_2$>60 mmHg或SpO_2<94%，且无法通过吸氧或降低麻醉药物剂量获得改善；④出现意识状态恶化或深昏迷（脑电双频指数<60）；⑤气道保护性反射消失；⑥其他干扰手术进程的事件（如躁动或癫痫）。

8.麻醉管理流程及要点

患者进入手术室后，采用至少16 G（外径1.6 mm）套管针进行输液，选择等张等渗液体静脉输注，并进行心电图、血压等基本生命体征监测。根据患者的个体情况选择局部麻醉/清醒镇静或全身麻醉方式，并避免麻醉诱导期低血压。麻醉期间应注重对氧合状态、$PaCO_2$、血压及血糖的管理（图5-2-1）。

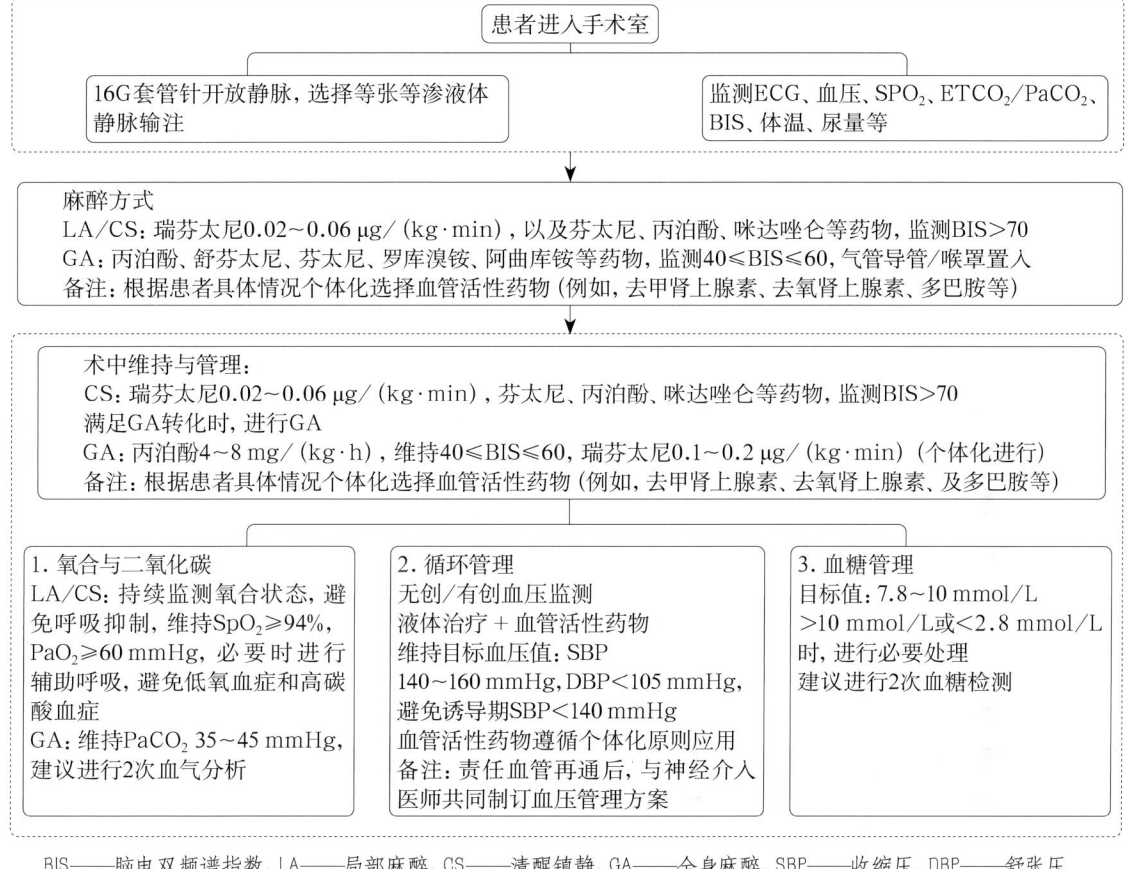

BIS——脑电双频谱指数；LA——局部麻醉；CS——清醒镇静；GA——全身麻醉；SBP——收缩压；DBP——舒张压。

图5-2-1　急性缺血性卒中血管内治疗手术的麻醉管理流程

三、急性缺血性卒中血管内治疗术中麻醉管理典型病例

1.病例介绍

病例介绍：患者女性，74岁，以"突发失语伴右侧肢体无力11 h"入院。患者于11 h前无诱因突发失语伴右侧肢体无力，右上肢无法抬起，右下肢无法站立。在初级卒中中心急诊行颅脑CT检查排除脑出血，考虑缺血性卒中。NIHSS评分＞11分（具体不详）。给予阿替普酶静脉溶栓治疗，总量50 mg，1 min内静脉推注5 mg，其余45 mg于1 h内泵入（溶栓具体时间不详）。溶栓后患者症状未见好转，遂转至高级卒中中心进一步治疗。入院时NIHSS评分为13分（面瘫1分+感觉1分+语言2分+构音2分+右上肢4分+右下肢3分）。

既往史：高血压病史20年，规律服药，血压控制较好；糖尿病史15年，规律服药，血糖控制情况不详；缺血性卒中病史6年，未遗留神经功能障碍。

入院查体：右上肢血压146/97 mmHg，心率125次/分。双肺呼吸音清，未闻及干湿啰音，心律

不齐。神经系统查体：嗜睡，失语，双侧瞳孔等大等圆，直径3 mm，双侧瞳孔直接及间接对光反射灵敏，眼球运动充分，未见眼震。右侧额纹、面纹浅，闭目及示齿有力。颅神经查体未见异常。四肢肌容积正常，右侧上下肢肌力0级。

影像学检查：颅脑CT（缺血性卒中急诊绿色通道）显示左侧基底节、脑岛及额颞低灌注，符合缺血性卒中前期Ⅲ期表现，ASPECTS评分6分；CTA显示左侧大脑中动脉闭塞（图5-2-2）。MRI检查显示rCBF<30%体积为41.0 mL，T_{max}>6.0 s体积为131.8 mL，错配体积为90.8 mL，错配比为3.21（图5-2-3）。心电图检查显示心房颤动伴室内差异性传导，右束支传导阻滞。

实验室检查结果显示，B型钠尿肽：464.2 pg/mL（升高）；凝血功能：纤维蛋白降解产物36.4 μg/mL（升高），D-二聚体17.32 μg/mL（升高），凝血酶时间18.8 s（延长）；血糖：9.13 mmol/L（升高）；二氧化碳总量：19.2 mmol/L（降低）；球蛋白：31.3 g/L（升高），白蛋白/球蛋白：1.3（降低）。

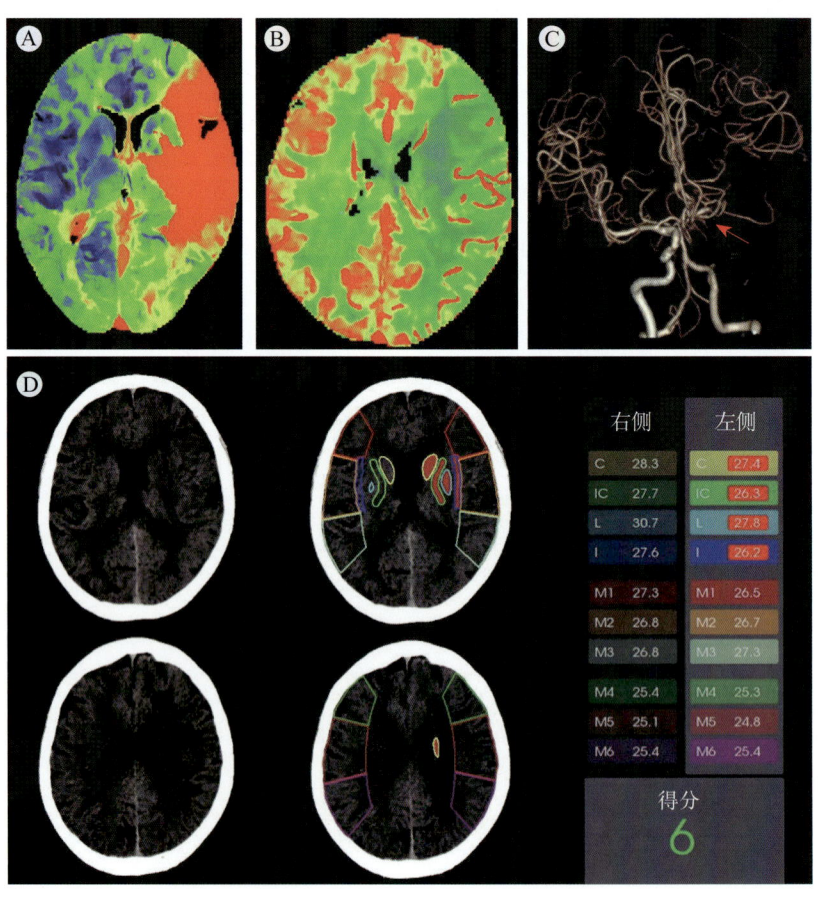

A~B图为CTP，显示左侧基底节、脑岛及额颞低灌注；C图为CTA，显示左侧大脑中动脉闭塞（箭头所示）；D图为基于CT的ASPECTS评分，总分为6分。C——尾状核，IC——内囊，L——豆状核，I——岛叶，M1——大脑中动脉前皮质区，M2——大脑中动脉岛叶外侧皮质区，M3——大脑中动脉后皮质区。

图5-2-2　大脑中动脉闭塞患者血管内治疗前CT检查结果

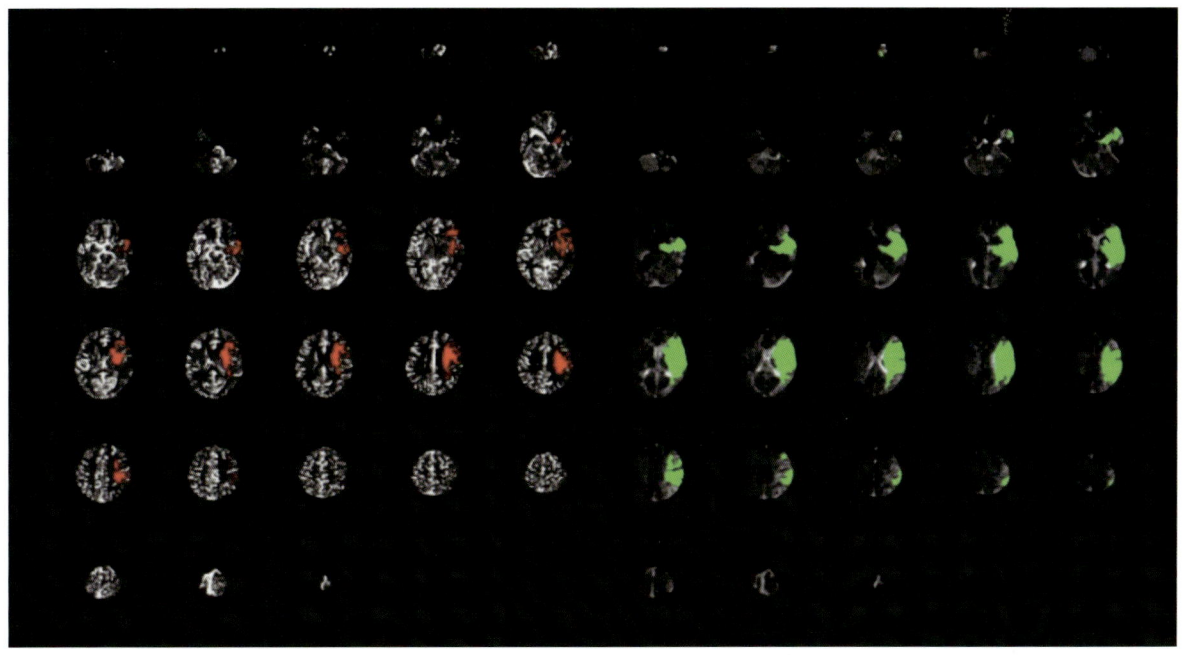

CTP检查显示，CBF<30%体积为41.0 mL，T_{max}>6.0 s体积为131.8 mL，错配体积为90.8 mL，错配比为3.21。

图5-2-3　MRI检查对缺血半暗带的评估

诊断：

　　缺血性卒中

　　　　左侧颈内动脉系统

　　心房颤动

　　高血压3级

　　糖尿病

诊疗经过：根据急诊影像学检查结果，患者存在左侧颈内动脉系统大血管闭塞，且存在明显的缺血半暗带。综合评估，患者虽然发病11 h，但根据影像学检查，存在梗死核心与缺血半暗带错配，符合血管内治疗的条件，遂进行急诊血管内治疗。术中造影显示，左侧颈内动脉C7段及左侧大脑中动脉闭塞。路图下，微导丝（Synchro，0.014 in×200 cm）指引Rebar18取栓支架微导管同轴REACT-68抽吸导管到达左侧大脑中动脉M1段，撤出微导丝及微导管。使用50 mL注射器持续负压抽吸，见注射器负压消失，负压下撤出抽吸导管，同时抽吸长鞘，抽出大小不等的暗红色血栓块。造影提示血流通畅，左侧大脑前动脉、大脑中动脉显影良好，mTICI分级为3级。

麻醉管理：患者进入手术室时意识模糊，失语，右侧偏瘫。监测心电图：心率122次/min，心房颤动；无创血压监测：146/83 mmHg；SpO_2维持在95%~97%。进行快速序贯麻醉诱导：舒芬太尼20 μg、依托咪酯12 mg、罗库溴铵50 mg。

麻醉维持：全身静脉麻醉。药物为丙泊酚4~5 mg/(kg·h)，瑞芬太尼0.05~0.1 μg/(kg·min)，维持45 min。根据术中循环情况，应用多巴胺3~5 μg/（kg·min）、艾司洛尔1 mg/（kg·h），维持90 min，去甲肾上腺素0.02~0.03 μg/（kg·min）维持循环。术中液体治疗采用晶体液1000 mL、胶体液500 mL。

手术结束后，患者自主呼吸恢复，呼之睁眼。考虑患者脑梗死面积大且基础状态欠佳，给予保留气管插管，转入神经重症监护病房。

转归情况：血管内治疗后，患者病情明显好转，右侧肢体肌力明显恢复，NIHSS评分降至7分（意识1分+语言3分+右上肢1分+右下肢2分）。术后第1天拔出气管导管，住院11 d后出院。出院时，患者神志清楚，右侧肢体肌力进一步恢复，NIHSS评分为3分（面瘫1分+构音1分+右下肢1分）。

2.思考问题

• 急性缺血性卒中患者的麻醉选择。

• 此类患者的麻醉前评估要点。

• 此类患者的麻醉管理要点。

参考文献

[1] BENVEGNÙ F, RICHARD S, MARNAT G, et al. Local anesthesia without sedation during thrombectomy for anterior circulation stroke is associated with worse outcome[J]. Stroke, 2020, 51 (10)：2951-2959.

[2] RASMUSSEN M, SCHONENBERGER S, HENDEN P L, et al. Blood pressure thresholds and neurologic outcomes after endovascular therapy for acute ischemic stroke：an analysis of individual patient data from 3 randomized clinical trials[J]. JAMA Neuro, 2020, 77 (5)：622-631.

[3] CAMPBELL B C V, VAN ZWAM W H, GOYAL M, et al. Effect of general anaesthesia on functional outcome in patients with anterior circulation ischaemic stroke having endovascular thrombectomy versus standard care：a meta-analysis of individual patient data[J]. Lancet Neurol, 2018, 17 (1)：47-53.

[4] SCHÖNENBERGER S, HENDÉN P L, SIMONSEN C Z, et al. Association of general anesthesia *vs.* procedural sedation with functional outcome among patients with acute ischemic stroke undergoing thrombectomy：a systematic review and meta-analysis[J]. JAMA, 2019, 322 (13)：1283-1293.

[5] POWERS C J, DORNBOS D III, MLYNASH M, et al. Thrombectomy with conscious sedation compared with general anesthesia：a DEFUSE 3 analysis[J]. AJNR Am J Neuroradiol, 2019, 40 (6)：1001-1005.

[6] POWERS W J, RABINSTEIN A A, ACKERSON T, et al. Guidelines for the early management of patients with acute ischemic stroke：2019 update to the 2018 guidelines for the early management of acute ischemic stroke：a guideline for healthcare professionals from the American Heart Association/American Stroke Association[J]. Stroke, 2019, 50 (12)：e344-e418.

[7] GOYAL M, DEMCHUK A M, MENON B K, et al. Randomized assessment of rapid endovascular treatment of ischemic stroke[J]. N Engl J Med, 2015, 372 (11)：1019-1030.

[8] JOVIN T G, CHAMORRO A, COBO E, et al. Thrombectomy within 8 hours after symptom onset in ischemic stroke[J]. N Engl J Med, 2015, 372 (24)：2296-2306.

[9] SAVER J L, GOYAL M, BONAFE A, et al. Stent-retriever thrombectomy after intravenous t-PA *vs.* t-PA alone in stroke[J]. N Engl J Med, 2015, 372 (24)：2285-2295.

[10] LIANG F, ZHAO Y, YAN X, et al. Choice of anaesthesia for endovascular treatment of acute ischaemic stroke at posterior circulation (CANVAS II)：protocol for an exploratory randomised controlled study[J]. BMJ Open, 2020, 10 (7)：e036358.

[11] TALKE P O, SHARMA D, HEYER E J, et al. Society for Neuroscience in Anesthesiology and Critical Care Expert consensus statement：anesthetic management of endovascular treatment for acute ischemic stroke：endorsed by the Society of NeuroInterventional Surgery and the Neurocritical Care Society[J]. J Neurosurg Anesthesiol, 2014, 26 (2)：95-108.

[12] MCDONAGH D L, OLSON D M, KALIA J S, et al. Anesthesia and sedation practices among neurointerventionalists during acute ischemic stroke endovascular therapy[J]. Front Neurol, 2010, 1: 118.

[13] VAN DEN BERG L A, KOELMAN D L, BERKHEMER O A, et al. Type of anesthesia and differences in clinical outcome after intra-arterial treatment for ischemic stroke[J]. Stroke, 2015, 46 (5): 1257-1262.

[14] WIJAYATILAKE D S, RATNAYAKE G, RAGAVAN D. Anaesthesia for neuroradiology: thrombectomy: one small step for man, one giant leap for anaesthesia[J]. Curr Opin Anaesthesiol, 2016, 29 (5): 568-575.

[15] JUMAA M A, ZHANG F, RUIZ-ARES G, et al. Comparison of safety and clinical and radiographic outcomes in endovascular acute stroke therapy for proximal middle cerebral artery occlusion with intubation and general anesthesia versus the nonintubated state[J]. Stroke, 2010, 41 (6): 1180-1184.

[16] BREKENFELD C, MATTLE H P, SCHROTH G. General is better than local anesthesia during endovascular procedures[J]. Stroke, 2010, 41 (11): 2716-2717.

[17] DAVIS M J, MENON B K, BAGHIRZADA L B, et al. Anesthetic management and outcome in patients during endovascular therapy for acute stroke[J]. Anesthesiology, 2012, 116 (2): 396-405.

[18] ABOU-CHEBL A, LIN R, HUSSAIN M S, et al. Conscious sedation versus general anesthesia during endovascular therapy for acute anterior circulation stroke: preliminary results from a retrospective, multicenter study[J]. Stroke, 2010, 41 (6): 1175-1179.

[19] SCHÖNENBERGER S, UHLMANN L, HACKE W, et al. Effect of conscious sedation *vs.* general anesthesia on early neurological improvement among patients with ischemic stroke undergoing endovascular thrombectomy: a randomized clinical trial[J]. JAMA, 2016, 316 (19): 1986-1996.

[20] LOWHAGEN HENDEN P, RENTZOS A, KARLSSON J E, et al. General anesthesia versus conscious sedation for endovascular treatment of acute ischemic stroke: the AnStroke trial (anesthesia during stroke) [J]. Stroke, 2017, 48 (6): 1601-1607.

[21] SIMONSEN C Z, YOO A J, SORENSEN L H, et al. Effect of general anesthesia and conscious sedation during endovascular therapy on infarct growth and clinical outcomes in acute ischemic stroke: a randomized clinical trial[J]. JAMA Neurol, 2018, 75 (4): 470-477.

[22] BRINJIKJI W, PASTERNAK J, MURAD M H, et al. Anesthesia-related outcomes for endovascular stroke revascularization: a systematic review and meta-analysis[J]. Stroke, 2017, 48 (10): 2784-2791.

[23] MCDONALD J S, BRINJIKJI W, RABINSTEIN A A, et al. Conscious sedation versus general anaesthesia during mechanical thrombectomy for stroke: a propensity score analysis[J]. J Neurointerv Surg, 2015, 7 (11): 789-794.

[24] REN C G, XU G J, LIU Y C, et al. Effect of conscious sedation *vs.* general anesthesia on outcomes in patients undergoing mechanical thrombectomy for acute ischemic stroke: a prospective randomized clinical trial[J]. Front Neurol, 2020, 11: 170.

[25] SUN J, LIANG F, WU Y X, et al. Choice of anesthesia for endovascular treatment of acute ischemic stroke (CANVAS): results of the CANVAS pilot randomized controlled trial[J]. J Neurosurg Anesthesiol, 2020, 32 (1): 41-47.

[26] LIANG F, WU Y X, WANG X Y, et al. General anesthesia *vs.* conscious sedation for endovascular treatment in patients with posterior circulation acute ischemic stroke: an exploratory randomized clinical trial[J]. JAMA Neurol, 2023, 80 (1): 64-72.

[27] CAMPBELL D, DIPROSE W K, DENG C, et al. General anesthesia versus conscious sedation in endovascular thrombectomy for stroke: a meta-analysis of 4 randomized controlled trials[J]. J Neurosurg Anesthesiol, 2021, 33 (1): 21-27.

[28] SIVASANKAR C, STIEFEL M, MIANO T A, et al. Anesthetic variation and potential impact of anesthetics used during endovascular management of acute ischemic stroke[J]. J Neurointerv Surg, 2016, 8 (11): 1101-1106.

[29] RABINSTEIN A A, ALBERS G W, BRINJIKJI W. Factors that may contribute to poor outcome despite good reperfusion after acute endovascular stroke therapy[J]. Int J Stroke, 2019, 14 (1): 23-31.

[30] POWERS W J, RABINSTEIN A A, ACKERSON T, et al. 2018 guidelines for the early management of patients with acute ischemic stroke: a guideline for healthcare professionals from the American Heart Association/American Stroke Association[J]. Stroke, 2018, 49 (3): e46-e110.

[31] HINDMAN B J, DEXTER F. Anesthetic management of emergency endovascular thrombectomy for acute ischemic stroke, part 2: integrating and applying observational reports and randomized clinical trials[J]. Anesth Analg, 2019, 128 (4): 706-717.

[32] GOLDHOORN R B, BERNSEN M L E, HOFMEIJER J, et al. Anesthetic management during endovascular treatment of acute ischemic stroke in the MR CLEAN registry[J]. Neurology, 2020, 94 (1)：e97-e106.

[33] SAVER J L. Time is brain, quantified[J]. Stroke, 2006, 37 (1)：263-266.

[34] GOYAL M, JADHAV A P, BONAFE A, et al. Analysis of workflow and time to treatment and the effects on outcome in endovascular treatment of acute ischemic stroke：results from the SWIFT PRIME randomized controlled trial[J]. Radiology, 2016, 279 (3)：888-897.

[35] JOHN S, THEBO U, GOMES J, et al. Intra-arterial therapy for acute ischemic stroke under general anesthesia versus monitored anesthesia care[J]. Cerebrovasc Dis, 2014, 38 (4)：262-267.

[36] JANSSEN H, BUCHHOLZ G, KILLER M, et al. General anesthesia versus conscious sedation in acute stroke treatment：the importance of head immobilization[J]. Cardiovas Intervent Radiol, 2016, 39 (9)：1239-1244.

[37] MUNDIYANAPURATH S, SCHONENBERGER S, ROSALES M L, et al. Circulatory and respiratory parameters during acute endovascular stroke therapy in conscious sedation or general anesthesia[J]. J Stroke Cerebrovasc Dis, 2015, 24 (6)：1244-1249.

[38] TAKAHASHI C E, BRAMBRINK A M, AZIZ M F, et al. Association of intraprocedural blood pressure and end tidal carbon dioxide with outcome after acute stroke intervention[J]. Neurocrit Care, 2014, 20 (2)：202-208.

[39] FROEHLER M T, FIFI J T, MAJID A, et al. Anesthesia for endovascular treatment of acute ischemic stroke[J]. Neurology, 2012, 79 (13 Suppl 1)：S167-S173.

[40] LOWHAGEN HENDEN P, RENTZOS A, KARLSSON J E, et al. Hypotension during endovascular treatment of ischemic stroke is a risk factor for poor neurological outcome[J]. Stroke, 2015, 46 (9)：2678-2680.

[41] MAIER B, GORY B, TAYLOR G, et al. Mortality and disability according to baseline blood pressure in acute ischemic stroke patients treated by thrombectomy：a collaborative pooled analysis[J]. J Am Heart Assoc, 2017, 6 (12)：e004193.

[42] LEONARDI-BEE J, BATH P M, PHILLIPS S J, et al. Blood pressure and clinical outcomes in the international stroke trial[J]. Stroke, 2002, 33 (5)：1315-1320.

[43] CHUNG J W, KIM N, KANG J, et al. Blood pressure variability and the development of early neurological deterioration following acute ischemic stroke[J]. J Hypertens, 2015, 33 (10)：2099-2106.

[44] WHALIN M K, HALENDA K M. Even small decreases in blood pressure during conscious sedation affect clinical outcome after stroke thrombectomy：an analysis of hemodynamic thresholds[J]. AJNR Am J Neuroradiol, 2017, 38 (2)：294-298.

[45] JAGANI M, BRINJIKJI W, RABINSTEIN A A, et al. Hemodynamics during anesthesia for intra-arterial therapy of acute ischemic stroke[J]. J Neurointerv Surg, 2016, 8 (9)：883-888.

[46] NICHOLS C, CARROZZELLA J, YEATTS S, et al. Is periprocedural sedation during acute stroke therapy associated with poorer functional outcomes? [J]. J Neurointerv Surg, 2010, 2 (1)：67-70.

[47] RUSY D A, HOFER A, RASMUSSEN M, et al. Assessment of anesthesia practice patterns for endovascular therapy for acute ischemic stroke：a society for neuroscience in anesthesiology and critical care (SNACC) member survey[J]. J Neurosurg Anesthesiol, 2019, 33 (4)：343-346.

[48] ROBBA C, BONATTI G, BATTAGLINI D, et al. Mechanical ventilation in patients with acute ischaemic stroke：from pathophysiology to clinical practice[J]. Crit Care, 2019, 23 (1)：388.

[49] OSEI E, DEN HERTOG H M, BERKHEMER O A, et al. Increased admission and fasting glucose are associated with unfavorable short-term outcome after intra-arterial treatment of ischemic stroke in the MR CLEAN pretrial cohort[J]. J Neurol Sci, 2016, 371：1-5.

[50] KIM J T, JAHAN R, SAVER J L. Impact of glucose on outcomes in patients treated with mechanical thrombectomy：a post hoc analysis of the solitaire flow restoration with the intention for thrombectomy study[J]. Stroke, 2016, 47 (1)：120-127.

[51] 梁发, 吴侑煊, 王鑫焱, 等. 全身麻醉转化对急性脑卒中患者机械取栓术后神经功能的影响[J]. 首都医科大学学报, 2023, 44 (2)：237-243.

[52] THOMALLA G, SIMONSEN C Z, BOUTITIE F, et al. MRI-guided thrombolysis for stroke with unknown time of onset[J]. N Engl J Med, 2018, 379 (7)：611-622.

[53] WIEDEMANN D, STRANG C, EBMEYER U, et al. Management of anaesthesia and intensive care for acute ischemic insult[J]. Anasthesiol Intensivmed Notfallmed Schmerzther, 2014, 49 (6)：406-412, 413.

[54] 梁发, 张康大, 王鑫焱, 等. 中国急性缺血性脑卒中血管内治疗麻醉管理与患者安全现状调查[J]. 国际麻醉学与复苏杂志, 2024, 45 (5)：468-477.

[55] MCCULLOCH TJ, VISCO E, LAM A M. Graded hypercapnia and cerebral autoregulation during sevoflurane or propofol anesthesia[J]. Anesthesiology, 2000, 93 (5)：1205-1209.

[56] ATHIRAMAN U, SULTAN-QURRAIE A, NAIR B, et al. Endovascular treatment of acute ischemic stroke under general anesthesia：predictors of good outcome[J]. J Neurosurg Anesthesiol, 2018, 30 (3)：223-230.

[57] AKCA O, NICHOLS J, STEWART B, et al. Association of early oxygenation levels with mortality in acute ischemic stroke - a retrospective cohort study[J]. J Stroke Cerebrovasc Dis, 2020, 29 (2)：104556.

[58] LI W L, QI Z F, MA Q F, et al. Normobaric hyperoxia combined with endovascular treatment for patients with acute ischemic stroke：a randomized controlled clinical Trial[J]. Neurology, 2022, 99 (8)：e824-e834.

[59] YU S H, YU S, ZHANG H, et al. Oxygen saturation before and after mechanical thrombectomy and functional outcome in patients with acute ischemic stroke[J]. Front Cardiovas Med, 2022, 9：935189.

[60] 中华医学会神经病学分会, 中华医学会神经病学分会脑血管病学组. 中国急性缺血性脑卒中诊治指南2018[J]. 中华神经科杂志 2018, 51 (9)：666-682.

[61] GOYAL N, TSIVGOULIS G, IFTIKHAR S, et al. Admission systolic blood pressure and outcomes in large vessel occlusion strokes treated with endovascular treatment[J]. J Neurointerv Surg, 2017, 9 (5)：451-454.

[62] MAÏER B, GORY B, TAYLOR G, et al. Mortality and disability according to baseline blood pressure in acute ischemic stroke patients treated by thrombectomy：a collaborative pooled analysis[J]. J Am Heart Assoc, 2017, 6 (10)：e006484.

[63] ANADANI M, ARTHUR A S, ALAWIEH A, et al. Blood pressure reduction and outcome after endovascular therapy with successful reperfusion：a multicenter study[J]. J Neurointerv Surg, 2020, 12 (10)：932-936.

[64] MAÏER B, DELVOYE F, LABREUCHE J, et al. Impact of blood pressure after successful endovascular therapy for anterior acute ischemic stroke：a systematic review[J]. Front Neurol, 2020, 11：573382.

[65] MAZIGHI M, RICHARD S, LAPERGUE B, et al. Safety and efficacy of intensive blood pressure lowering after successful endovascular therapy in acute ischaemic stroke (BP-TARGET)：a multicentre, open-label, randomised controlled trial[J]. Lancet Neurol, 2021, 20 (4)：265-274.

[66] YANG P F, SONG L L, ZHANG Y W, et al. Intensive blood pressure control after endovascular thrombectomy for acute ischaemic stroke (ENCHANTED2/MT)：a multicentre, open-label, blinded-endpoint, randomised controlled trial[J]. Lancet, 2022, 400 (10363)：1585-1596.

[67] WANG X Y, LIANG F, WU Y X, et al. Association of admission glucose and outcomes after endovascular treatment for acute stroke：data from the ANGEL-ACT registry[J]. J Neurosurg Anesthesiol, 2024, 36 (4)：309-316.

（韩如泉，梁发）

第三节　急性缺血性卒中血管内治疗血管入路及造影评估

一、血管入路的选择及特点

2015年相继发表在 *N Engl J Med* 上的5大随机对照试验充分肯定了血管内治疗在大血管闭塞性急性缺血性卒中治疗中的作用。截至目前，国内外血管内治疗相关指南或专家共识多推荐将血管内治疗作为大血管闭塞性急性缺血性卒中治疗的第一选择。由于病情严重，即使接受了血管内治疗，大血管闭塞性急性缺血性卒中患者的死亡率和残疾率仍相对较高。研究显示，此类患者的预后良好率与最短时间内接受血管内治疗、恢复血液灌注呈正相关，而手术时间的延迟与出血转化及3个月预后不良显著相关。血管路径迂曲或闭塞可导致手术入路困难，是血管内治疗手术时间延长的一个常见原因，也是手术的难点之一。

神经介入治疗通路的建立等同于开放手术入路的确立，是缺血性卒中血管内治疗的前提和基础。同理，建立起稳定的通路等同于开放手术中良好的术野暴露，是血管内治疗成功的基本保障。在神经介入学科的发展历程中，如何选择最佳入路和快速建立个体化的血管内治疗通路，一直是术者需要面对的挑战。随着治疗理念、技术和器材的不断革新，血管内治疗技术涵盖的疾病谱和治疗人群不断扩大，对术中建立血管通路的要求也越来越高。

复杂或严重迂曲的血管路径不利于快速建立有效通路（图5-3-1），随着血管内治疗器械的更新和技术的进步，针对此类血管通路的操作技术也更加成熟和安全。

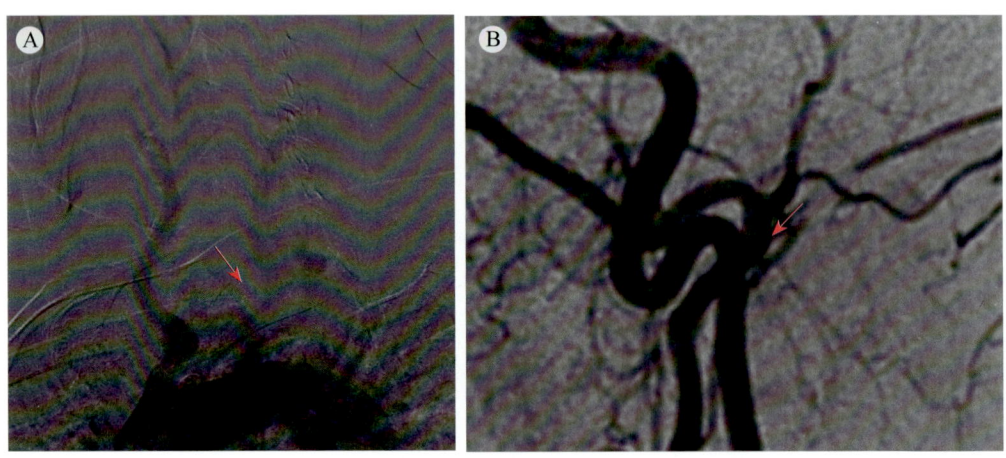

A图显示主动脉弓上血管严重迂曲（箭头所示）；B图显示颈动脉C1段远端路径迂曲（箭头所示）。

图5-3-1　血管内治疗中复杂或严重迂曲的血管路径

血管穿刺是缺血性卒中血管内治疗的第一步,安全有效地完成血管穿刺置鞘并尽可能避免穿刺相关并发症,是后续手术操作能顺利完成的基础。目前缺血性卒中血管内治疗常使用的血管入路有股动脉、桡动脉和颈动脉入路,其中股动脉入路是主要的入路选择。其他入路的选择既取决于患者具体病变和血管解剖特点,也取决于术者的个人偏好和经验,但目前一般是作为股动脉入路的补充。

(一)股动脉入路

1.股动脉解剖与穿刺技巧

动脉鞘管的置入是通路建立的第一步,目前针对缺血性卒中的DSA检查和血管内治疗仍以股动脉入路为主。股动脉的内径较粗,穿刺操作相对简单,与之适配的手术器材也较多。

了解股动脉穿刺区域的解剖结构和特点有助于减少导丝、导管进入血管时可能引发的并发症。腹股沟韧带起于髂前上棘,止于耻骨结节。髂外动脉在腹股沟韧带下方出骨盆后延续为股总动脉。股总动脉从腹股沟韧带下方穿过股骨头上方内侧1/3处,至远端股骨头下方靠近股骨颈和股骨小转子结合处分叉成股浅动脉和股深动脉。在股总动脉水平,股静脉位于动脉内侧,股神经位于动脉外侧。

2.股动脉穿刺并发症

通常情况下,股动脉穿刺操作相对简单且安全,穿刺相关并发症的发生率也较低,但股动脉穿刺并发症的危害却较高。在股动脉穿刺置鞘操作中,穿刺定位尤为重要:高位穿刺会将导管置入髂外动脉,术毕拔鞘后因难以压迫到股动脉穿刺点导致压迫止血不足,增加患者发生腹膜后血肿的风险;低位穿刺则会将鞘管置入股浅动脉或股深动脉中,导致血肿、假性动脉瘤或动静脉瘘的发生风险增高。

股动脉穿刺置鞘最常见的并发症是穿刺点出血(从浅表血肿到严重的腹膜后出血不等),其他并发症包括感染、假性动脉瘤形成(图5-3-2)、动脉夹层、动静脉瘘形成和血栓栓塞,以及血管闭塞性肢体缺血等。人工压迫不够充分、患者肥胖、封闭装置失败等因素均可导致血肿形成,动脉穿刺点选择不当也是并发症的常见原因。

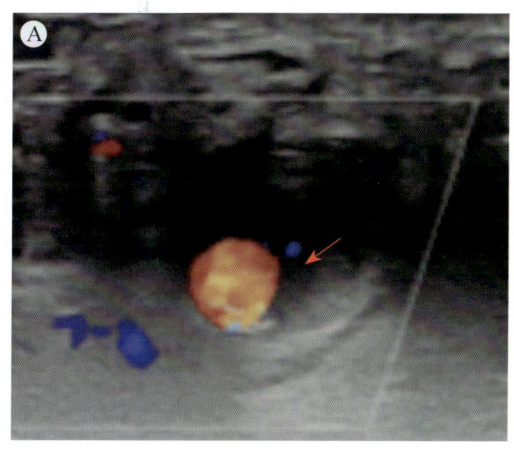 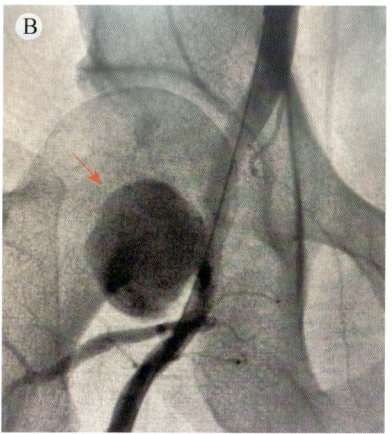

患者股动脉穿刺后假性动脉瘤形成。A图为血管超声显示假性动脉瘤(箭头所示);B图为股动脉造影显示假性动脉瘤(箭头所示)。

图5-3-2 股动脉穿刺并发症——假性动脉瘤

(二) 桡动脉入路

1. 桡动脉解剖与穿刺技巧

桡动脉入路包括近桡动脉入路与远桡动脉入路。经桡动脉行血管内治疗的患者术后无需卧床，手术的舒适度高、耐受性好，同时可以降低严重并发症的风险。当主动脉弓或颈部动脉血管路径严重迂曲时，经桡动脉入路完成血管内治疗较经股动脉入路更为简便。

了解桡动脉区域的解剖结构有助于高效建立血管入路，减少并发症。锁骨下动脉在胸廓出口穿过第1肋后延续为腋动脉，腋动脉穿过大圆肌下缘后延续为肱动脉，肱动脉沿手臂内侧下行到达肘前窝，然后分叉形成尺动脉和桡动脉。在肘前窝，肱动脉位于肱二头肌腱内侧、正中神经外侧。需要注意的是，约12%的个体肱动脉分叉在异常高位，偶可近至腋下。这意味着患者的肘前窝内可能有两支小动脉经过，而不是较粗大的单支肱动脉。

桡动脉穿刺点选择在桡骨茎突近端（腕横纹）0.5~1 cm处，桡侧腕屈肌腱和桡骨头之间。选择此处作为穿刺点是因为此处的桡动脉相对表浅、走行较直，且分支血管相对较少。桡动脉穿刺置鞘操作见图5-3-3。

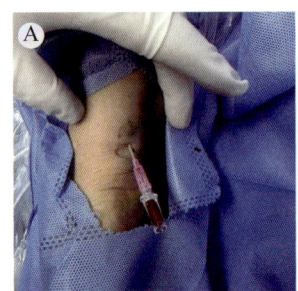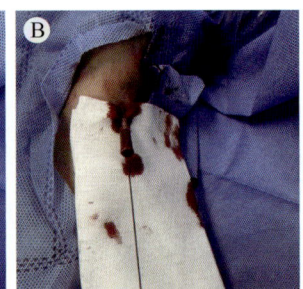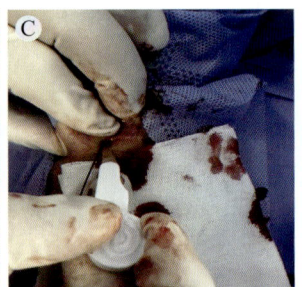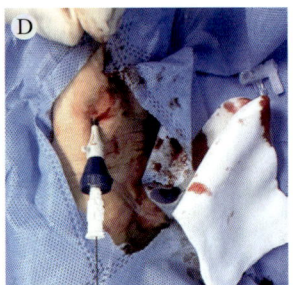

桡动脉穿刺操作过程：从穿刺点缓慢进针，回血后继续进针透壁刺过桡动脉（A图）；拔出针芯，缓慢回退穿刺针外套，喷血后送入导丝（B图）；送入导丝后采用刀片进行穿刺部位扩皮（C图）；拔出穿刺针外套，沿导丝置入动脉鞘（D图）。

图5-3-3　桡动脉穿刺

尽管桡动脉穿刺存在一定学习曲线、对术者的操作要求更高，但对于合并腹主动脉和髂动脉闭塞性病变、骨盆损伤、腹股沟区感染、病理性肥胖，以及其他股动脉入路禁忌证和高风险患者，可将其作为股动脉入路的替代选择。

2. 桡动脉穿刺并发症

常见的桡动脉穿刺并发症有桡动脉痉挛或闭塞、穿刺点血肿和前臂血肿、骨筋膜室综合征及假性动脉瘤等。①桡动脉痉挛或闭塞：桡动脉痉挛或闭塞的发生率为5%~10%，常见于女性、糖尿病和吸烟患者。术前穿刺预麻醉不充分、反复多次穿刺、置管手法粗暴、导管和鞘管硬度大等都可能引发血管痉挛甚至闭塞。血管超声检查可以辅助桡动脉痉挛或闭塞的诊断。②穿刺点血肿和前臂血肿：穿刺点周围和前臂血肿可能压迫神经或血管，并引起相应的症状。该并发症常见于反复穿刺导致桡动脉损伤、导丝或导管进入细小分支或穿破动脉、术后穿刺点压迫不当导致渗血进入皮下、术者置管手法粗暴导致桡动脉损伤甚至撕裂，以及先天性桡动脉细小或发育不良等情况。③骨筋膜室综合征：骨筋膜室综合征是经桡动脉穿刺的严重并发症，其症状和体征包括前臂持续性剧烈疼痛、进行性加重；手指呈屈曲状态、肌力减弱；前臂皮肤表面略红、温度稍高、肿胀、有严重压痛；远侧脉搏和毛细血管充盈时间正常。④假性动脉瘤：桡动脉假性动脉瘤的发生率为0.09%，可通过血管超声检查明确诊断。⑤其他并发症：如动静脉瘘等。

（三）颈动脉入路

成功的动脉入路和导管指引是决定血管内治疗是否成功的关键因素之一。血管的解剖学变异可增加血管内治疗的难度，影响手术时间和手术效果。例如，主动脉弓解剖异常和动脉迂曲可能对股动脉入路造成障碍，从而延长手术时间，影响血流再通。常规经股动脉或桡动脉穿刺失败时，如存在复杂主动脉弓、主动脉弓夹层/支架植入术后、血管异常扭曲、严重动脉粥样硬化等造成导管超选困难等情况，可选择颈动脉入路进行血管内治疗。

颈动脉穿刺点应选择在甲状软骨旁或甲状软骨以下，如果颈内动脉开口存在病变或解剖变异，穿刺点可适当下移。

二、脑血管造影评估

1. 脑血管造影中不同血管部位的观察重点

主动脉弓造影观察重点：有无主动脉弓发育异常，主动脉弓分型，弓上大血管（无名动脉、锁骨下动脉、颈总动脉）开口有无狭窄、闭塞，双侧椎动脉是否均势，椎动脉开口是否有狭窄，是否存在盗血现象等。

颈总动脉造影观察重点：颈内动脉C1段、颈外动脉有无狭窄、闭塞、斑块、钙化或严重迂曲，有无发育异常和其他情况。

颈内动脉颅内、颅外段造影观察重点：颈内动脉C1~C7段、大脑中动脉、大脑前动脉有无狭窄、闭塞、斑块、钙化或严重迂曲，有无发育异常，是否向椎基底动脉系统代偿供血，有无动脉瘤、动静脉畸形和肿瘤等情况。

椎动脉颅外段造影观察重点：椎动脉V1、V2段有无狭窄、闭塞、斑块、钙化或严重迂曲，有无发育异常和其他情况。

椎动脉颅内段造影观察重点：椎动脉V3、V4段、基底动脉、双侧小脑后下动脉、小脑前下动脉和大脑后动脉有无狭窄、闭塞或严重迂曲，有无发育异常，是否向颈内动脉系统代偿供血。

2. 狭窄率计算

对病变血管狭窄率的精确测量是选择介入材料的重要依据，也是手术顺利进行的保障。目前MRI、CT和DSA等影像学检查方法均能准确地测量血管直径，但术者不应完全信赖机器计算，要进行个体化分析并根据经验判断，即术者在采用计算机测量血管狭窄率的同时，还应结合个人经验并参考国人颅内动脉血管平均直径（大脑中动脉M1段的平均直径为2.5 mm，基底动脉的平均直径为3 mm，椎动脉V4段的平均直径为3~5 mm）进行更具体的狭窄情况分析。

颈动脉狭窄率的计算方法一般采用NASGET法，计算公式为：[（狭窄远端正常内径－狭窄处内径）/狭窄远端正常内径]×100%。ICAS程度的计算一般用WASID法，计算公式为：[1－（狭窄最重处血管直径/狭窄近端血管直径）]×100%。

狭窄率分级：轻度狭窄为狭窄率<50%；中度狭窄为50%≤狭窄率<70%；重度狭窄为70%≤狭窄率≤99%。

病变范围评估：病变长度<10 mm为局限性病变；病变长度10~20 mm为节段性或管状病变；病变长度≥20 mm为弥漫性病变。

3.TICI分级评估再灌注程度

TICI分级主要用于评估脑血流的再灌注程度，较高的TICI分级提示血管再通良好，同时预示着良好的功能结局。在急性缺血性卒中的血管内治疗中，一般界定TICI分级达到2b级为血管成功再通。TICI分级标准见表5-3-1。

表5-3-1 TICI分级标准

分级	标准
0级	血管闭塞远端无顺向血流（无灌注）
1级	对比剂部分通过闭塞部位，但不能充盈远端血管（弥散无灌注）
2a级	对比剂完全充盈动脉远端，但充盈及清除的速度较正常动脉延缓（部分灌注），对比剂充盈<2/3受累血管区
2b级	造影剂完全充盈，但排空延迟（延迟灌注）
3级	对比剂完全、迅速充盈远端血管并迅速清除（完全灌注）

4.病变成角

病变成角是狭窄近端与远端血管腔中心线形成的角度，其判断标准如下。①非成角病变：角度<45°；②中度成角病变：45°≤角度<90°；③重度成角病变：角度≥90°。

病变成角越大，血管内治疗的处理难度越高，手术风险越高。病变成角会增加介入器械通过血管的难度，导致手术复杂性增加，血管成功再通率降低，并可能增加手术并发症的风险。

5.动脉夹层

动脉夹层在DSA上表现为管腔内线状的充盈缺损，破裂的内膜片将动脉分为真腔和假腔，伴或不伴造影剂残留。

6.血栓

DSA上显示明确边界的局限性腔内充盈缺损，多数与邻近的血管壁分开，伴或不伴造影剂滞留。

7.气体栓塞

气体栓塞在DSA上显示为圆形、透亮的充盈缺损,大量空气栓塞则表现为血流突然中断,远端完全不显影。

8.侧支循环代偿

侧支循环代偿是指当脑供血动脉严重狭窄或闭塞时,血流通过其他血管(侧支血管或新形成的血管吻合)到达缺血区,从而使缺血组织得到不同程度的灌注代偿。良好的侧支循环代偿可减少梗死体积,改善患者的预后并降低卒中复发风险。准确而全面的侧支循环代偿评估是制订缺血性卒中血管内治疗决策的重要依据。

脑侧支循环评估可采用基于DSA检查的ASITN/SIR侧支循环评分,当DSA数据不可用时,应在动脉溶栓前基于无创影像学检查评估侧支循环状态。

ASITN/SIR侧支循环评分标准如下:0分——没有侧支血流到缺血区域;1分——缓慢的侧支血流到缺血周边区域,伴持续的灌注缺陷;2分——快速的侧支血流到缺血周边区域,仅有部分到缺血区域;3分——静脉晚期可见缓慢但完全的血流到缺血区域;4分——通过逆行灌注,血流快速而完全地灌注到整个缺血区域。

9.闭塞部位的影像学特征

(1) 截断征　截断征可能是血压波的水锤效应造成的血栓压迫所致,其影像学特点是血管闭塞的头端比较平齐(图5-3-4)。与其他闭塞模式相比,截断征的动脉溶栓再通率低,取栓操作次数更多,临床预后不佳。对于该类患者,采用接触抽吸取栓可能优于支架回收取栓。

(2) 爪征　爪征的影像特征为在闭塞血管末端显影的对比剂形成一个半球形的充盈缺损区域,呈爪形(图5-3-5)。出现爪征的患者常伴有心房颤动病史。爪征可能代表了圆形或椭圆形的血栓形状,因此采用抽吸或支架回收取栓方式的血管再通成功率高。

(3) 新月征　新月征的影像特征是在闭塞血管末端显影的对比剂形成一个新月样突出的充盈缺损,与爪征相似,是一种不规则的闭塞亚型(图5-3-6)。出现新月征的患者血管再通率较高,取栓次数少,临床预后常较好。

(4) 轨道征　轨道征是指在代表动脉内血栓的岛状血块周围出现单侧或双侧壁侧造影剂通道,可呈现为单侧轨道或双侧轨道样病变(图5-3-7)。出现轨道征的患者动脉溶栓和机械取栓的再通率较高。有时,轨道征并非代表血管完全闭塞,而是代表血管有完全闭塞的趋势。轨道征的"轨迹"有利于溶栓药物渗入到血凝块内并溶解血栓,该类血管闭塞患者可能更适合动脉溶栓或联合血小板膜糖蛋白Ⅱb/Ⅲa抑制剂治疗。

(5) 锥形征　锥形征又称"火焰征",是指锥形的火焰状对比混浊物流入血管腔内充盈缺损(图5-3-8),常提示颅内动脉粥样硬化性闭塞可能性大,也有可能是动脉夹层。

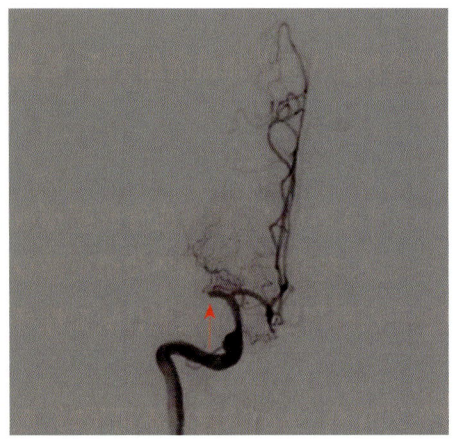 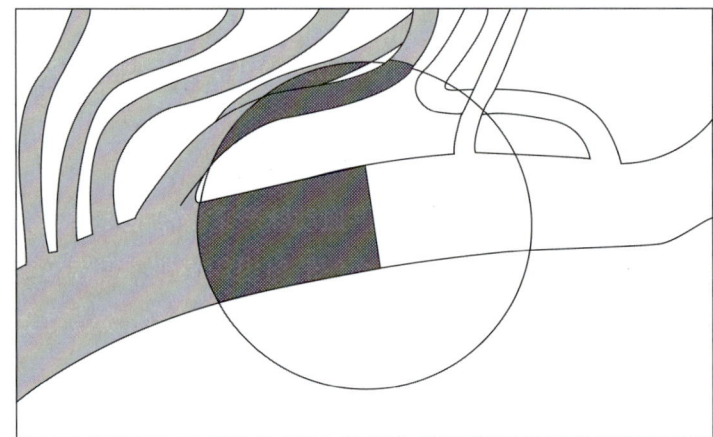

图5-3-4　大血管闭塞的截断征

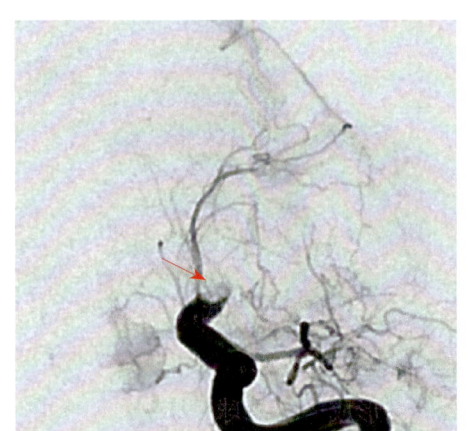 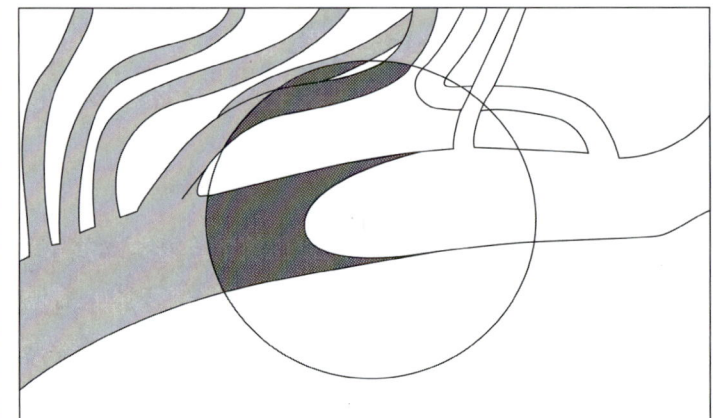

图5-3-5　大血管闭塞的爪征

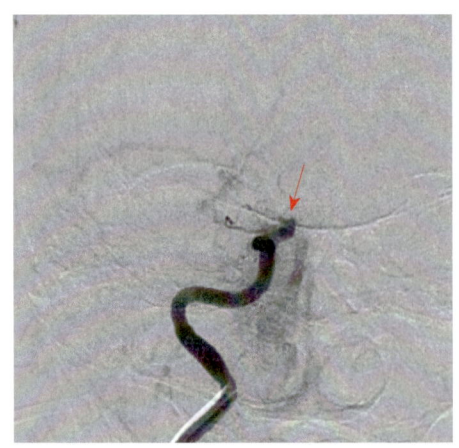 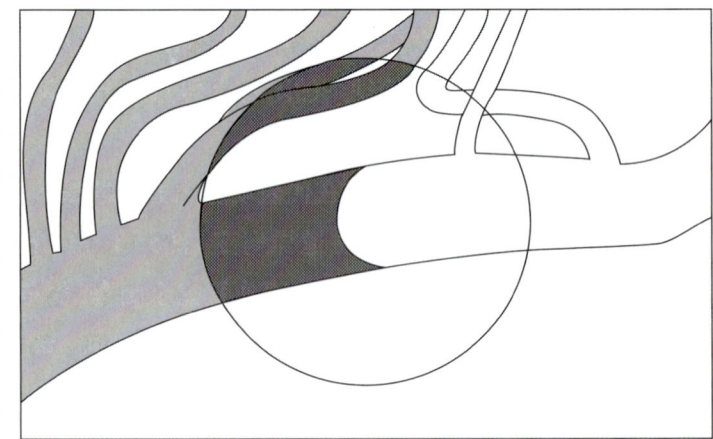

图5-3-6　大血管闭塞的新月征

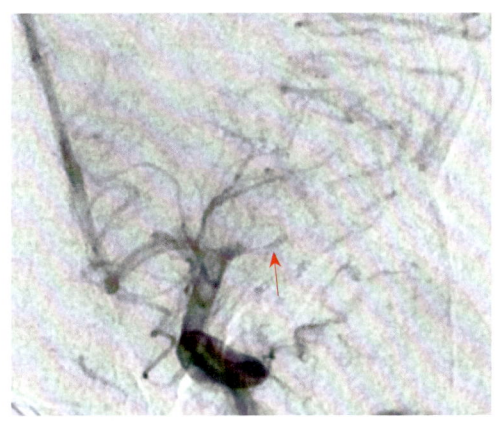 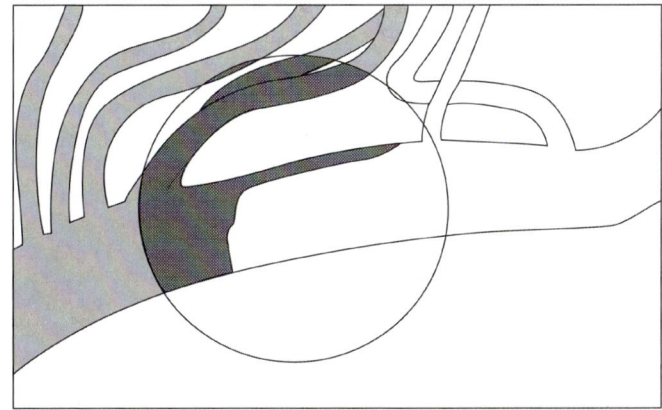

图5-3-7 大血管闭塞的轨道征

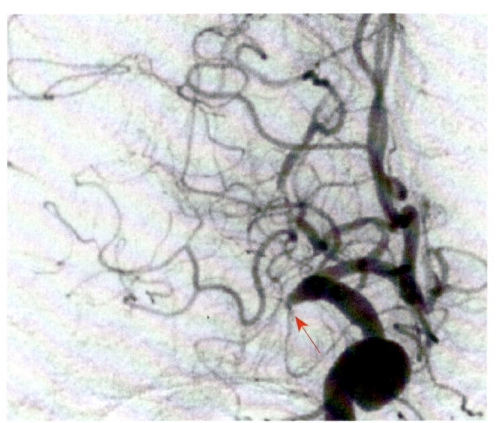 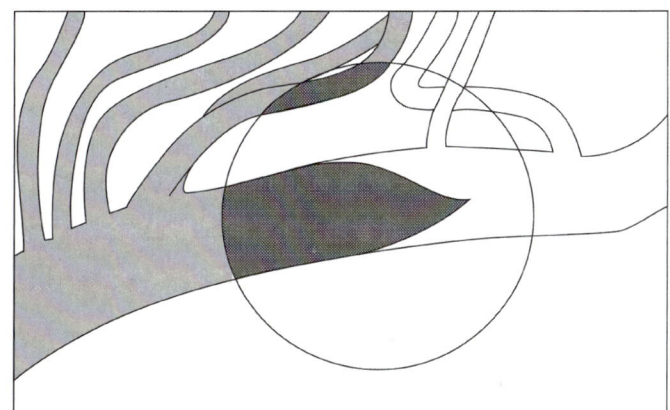

图5-3-8 大血管闭塞的锥形征

参考文献

[1] BERKHEMER O A, FRANSEN P S, BEUMER D, et al. A randomized trial of intraarterial treatment for acute ischemic stroke[J]. N Engl J Med, 2015, 372 (1): 11-20.

[2] GOYAL M, DEMCHUK A M, MENON B K, et al. Randomized assessment of rapid endovascular treatment of ischemic stroke[J]. N Engl J Med, 2015, 372 (11): 1019-1030.

[3] CAMPBELL B C, MITCHELL P J, KLEINIG T J, et al. Endovascular therapy for ischemic stroke with perfusion-imaging selection[J]. N Engl J Med, 2015, 372 (11): 1009-1018.

[4] SAVER J L, GOYAL M, BONAFE A, et al. Stent-retriever thrombectomy after intravenous t-PA *vs.* t-PA alone in stroke[J]. N Engl J Med, 2015, 372 (24): 2285-2295.

[5] JOVIN T G, CHAMORRO A, COBO E, et al. Thrombectomy within 8 hours after symptom onset in ischemic stroke[J]. N Engl J Med, 2015, 372 (24): 2296-2306.

[6] RITVONEN J, SAIRANEN T, SILVENNOINEN H, et al. Outcomes and long-term mortality after basilar artery occlusion-a cohort with up to 20 years' follow-up[J]. Eur J Neurol, 2021, 28 (3): 816-822.

[7] LIANG W Z, WANG Y M, DU Z H, et al. Intraprocedural angiographic signs observed during endovascular thrombectomy in patients with acute ischemic stroke[J]. Neurology, 2021, 96 (23): 1080-1090.

（高连波，周航，高永亮）

第四节　急性缺血性卒中血管内治疗技术

一、动脉溶栓技术

(一) 动脉溶栓的兴起

动脉溶栓治疗急性缺血性卒中的理念延续于静脉溶栓。在20世纪80年代，由于介入器械和技术的发展，临床医师能更高选择性地把溶栓药物注入到靶血管溶解血栓，从而减少了系统应用溶栓药物带来的不良反应（如出血等）。动脉溶栓的优势在于：①局部（闭塞血管部位）溶栓药物浓度较高，可提升溶栓的效率；②全身溶栓药物浓度较低，可降低系统出血的风险；③可及时评估血管再通状况。不过，由于动脉溶栓需要介入手术的支持，所以与静脉溶栓相比，治疗时间可能延长，同时，动脉溶栓的技术门槛和经济负担也更高。

1996年，AHA发布了急性缺血性卒中动脉内使用溶栓药物的建议。基于当时可获得的科学证据，AHA提出动脉溶栓应被视为试验性治疗，仅在临床研究环境中使用，并建议进一步开展动脉溶栓的研究。1998年，随着第1项探索动脉溶栓疗效的随机对照试验——PROACT研究结果的发表，动脉溶栓正式进入了急性缺血性卒中治疗的行列。之后，PROACT Ⅱ研究进一步证明了动脉溶栓治疗急性缺血性卒中的有效性和安全性。

(二) 动脉溶栓的经典研究

目前公认的第1例经微导管接触溶栓治疗急性缺血性卒中的报道，是德国的Hermann Zeumer教授在1982年发表的。该病例为基底动脉闭塞导致脑干梗死，经链激酶动脉溶栓后实现了血管再通，成功挽救了患者的生命。

1998年，Endo等报道了一项动脉溶栓治疗颈动脉起始部闭塞的单中心研究结果，该研究共纳入33例发病3 h内的缺血性卒中患者（NIHSS评分≥24分），有8例患者接受了动脉溶栓治疗（尿激酶120万~360万IU，或rt-PA 20 mg），其中4例患者获得了良好的预后。研究结果显示，发病3 h内治疗及成功血管再通是急性缺血性卒中患者预后良好的重要影响因素，动脉溶栓治疗颈动脉起始部闭塞所致缺血性卒中可能有效。

1998年发表在*Stroke*上的PROACT研究选择重组尿激酶原作为动脉溶栓药物（动脉溶栓组），对照组应用安慰剂。研究期间，共有105例患者接受了血管造影，59例被排除在随机分组外。在随机分组的46例患者中，40例（动脉溶栓组26例，对照组14例）接受了重组尿激酶原或安慰剂治疗，发病到治疗的中位时间是5.5 h。研究结果显示，血管再通率与重组尿激酶原动脉溶栓显著相关（$P=0.017$）。动脉溶栓组24 h内sICH的发生率与对照组差异无统计学意义（15.4% *vs.* 7.1%，$P=0.64$）。研究结果提示，与静脉溶栓相比，动脉溶栓能提高急性缺血性卒中患者的血管再通率且不增加出血风险。图5-4-1展示了1例典型的大脑中动脉闭塞患者动脉溶栓治疗前后的影像学变化。

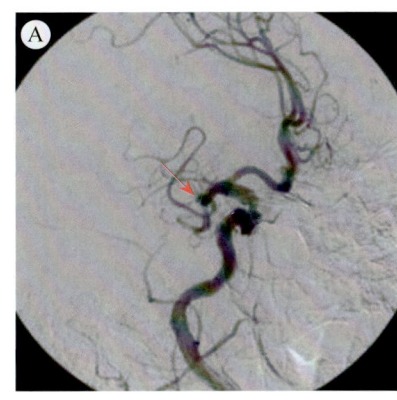 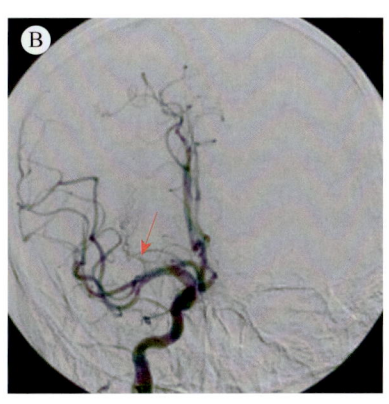

A图为治疗前基线DSA检查结果,显示大脑中动脉闭塞(箭头所示),B图显示动脉溶栓后,血栓完全溶解,血管成功再通(箭头所示)。

图5-4-1 1例大脑中动脉闭塞患者动脉溶栓的治疗结果

1999年发表的PROACT Ⅱ研究是以临床效益为终点的动脉溶栓研究,动脉溶栓组采用重组尿激酶原治疗,对照组使用低剂量肝素治疗。该研究共纳入180例患者,其中动脉溶栓组121例,对照组59例,入组患者的NIHSS评分为4~30分(中位NIHSS评分17分),发病到接受治疗的中位时间为5.3 h。研究结果发现,动脉溶栓组中有40%的患者达到mRS评分≤2分,对照组中这个比例仅为25%,两组差异有统计学意义($P=0.04$)。动脉溶栓组的死亡率为25%,对照组为27%,两组的差异没有统计学意义。动脉溶栓组血管再通率达66%,高于对照组的18%($P<0.001$)。治疗24 h内sICH发生率在重组尿激酶原组为10%,对照组为2%($P=0.06$)。该研究中的sICH发生率与阿替普酶静脉溶栓的大型研究相当(NINDS研究为6%、ECASS Ⅱ为9%、ATLANTIS研究为7%)。研究结果提示,动脉溶栓治疗急性缺血性卒中安全且有效。

2001年Qureshi等报道了一项瑞替普酶动脉溶栓治疗缺血性卒中的单中心前瞻性研究的结果。该研究主要入组有静脉溶栓相对禁忌证的患者(如近期大型手术病史、高NIHSS评分、发病时间超过3 h等)。研究共纳入了16例患者,入院时NIHSS评分为10~26分,发病到接受治疗时间为2~9 h,大血管闭塞部位包括颈动脉(4例)、颈动脉颅内段(4例)、大脑中动脉(6例)及基底动脉(2例)。该研究中的成功血管再通率为88%,24 h神经功能明显改善(NIHSS评分降低≥4分)者占44%,仅有1例患者发生了sICH。研究结果提示,瑞替普酶动脉溶栓治疗急性缺血性卒中的成功血管再通率和神经功能改善率均较高。

2009年,Huded等报道了一项动脉溶栓治疗急性缺血性卒中的单中心经验,该研究纳入了17例患者(要求发病6 h内,基线NIHSS评分≥10分),分别采用尿激酶或阿替普酶进行动脉溶栓。该研究中有7例患者获得了血管完全再通,8例患者90 d的mRS评分≤2分。研究结果也证明动脉溶栓可有效治疗急性缺血性卒中。

2011年发布的一项meta分析系统比较了急性缺血性卒中发病6 h内进行静脉溶栓与动脉溶栓的有效性和安全性。数据分析发现，与静脉溶栓相比，动脉溶栓具有更好的疗效（90 d时mRS评分≤2分的患者比例高于静脉溶栓组），且安全性较好（两组的死亡率差异无统计学意义，动脉溶栓的sICH发生率显著低于静脉溶栓）。

2018年，Shang等报道了一项比较动脉溶栓与最佳内科治疗非大血管闭塞性缺血性卒中的回顾性研究结果。该研究中有48例患者接受了最佳内科治疗，34例患者接受了尿激酶动脉溶栓治疗。研究结果发现，动脉溶栓组90 d达到mRS评分≤2分的患者比例高于最佳内科治疗组，差异有统计学意义（70.8% vs. 50.0%，$P=0.032$），两组的sICH发生率差异无统计学意义。研究结果提示，尿激酶动脉溶栓是治疗非大血管闭塞性急性缺血性卒中安全有效的方法。

（三）静脉-动脉联合溶栓的研究

1999年，Lewandowski等通过一项多中心、随机、双盲、安慰剂对照研究，比较了rt-PA静脉-动脉联合溶栓与单独动脉溶栓治疗发病3 h内缺血性卒中的安全性和有效性。研究共纳入35例患者，其中静脉-动脉联合溶栓组17例，单独动脉溶栓组18例。数据分析发现，静脉-动脉联合溶栓组的成功血管再通率高于单独动脉溶栓组（54.5% vs. 10.0%，$P=0.03$），静脉-动脉联合溶栓组有2例患者，单独动脉溶栓组有1例患者在24 h内发生了出血不良反应。另外，两组的7 d内NIHSS评分变化和90 d死亡率差异均无统计学意义。该研究结果提示，虽然两组的临床预后没有显著差异，但静脉-动脉联合溶栓较单独动脉溶栓有更高的血管再通率。值得注意的是，该研究中两组都有近50%的患者影像学检查显示没有大血管闭塞。

2000年，Ernst等报道了一项rt-PA静脉-动脉联合溶栓治疗缺血性卒中的单中心回顾性研究的结果。该研究纳入发病3 h内的缺血性卒中患者，静脉rt-PA用量为0.6 mg/kg，最大剂量为60 mg，其中15%进行静脉团注，其余剂量随后静脉输注至少持续30 min。动脉溶栓的最大rt-PA剂量为0.3 mg/kg或24 mg。研究共纳入20例患者，中位NIHSS评分为21分，静脉溶栓开始的中位时间为2 h，动脉溶栓开始的中位时间为3 h。该研究中有65%的患者在90 d随访时达到了mRS评分≤2分，1例（5%）患者发生了致死性sICH。研究结果提示，rt-PA静脉-动脉联合溶栓治疗急性缺血性卒中安全、有效，而且其有效性超过了研究者的预期。

2001年，Keris报道的单中心研究比较了rt-PA动脉-静脉联合溶栓与常规治疗对急性（发病6 h内）缺血性卒中的效果。rt-PA剂量为50 mg，其中25 mg在5~10 min内缓慢经微导管推注，剩余的25 mg在1 h内静脉滴注。该研究共纳入了45例患者，12例（颈内动脉闭塞3例，大脑中动脉闭塞9例）接受动脉-静脉联合溶栓治疗，另外33例接受常规治疗，总体患者入院时平均NIHSS评分≥25分。研究结果发现，动脉-静脉联合溶栓组1个月和12个月的预后良好率分别为67%和83%，而对照组分别为21%和33%；动脉-静脉联合溶栓治疗组1个月和12个月的死亡率均为17%，而对照组分别为48%和64%。研究结果提示，动脉-静脉联合溶栓治疗发病6 h内的严重缺血性卒中较常规治疗安全且有效。

2002年，Zaidat报道了基于美国Cleveland大学医院脑病数据库的静脉-动脉联合溶栓与单独动脉溶栓比较研究结果。该研究回顾性分析该数据库中发病6 h内，并接受了溶栓治疗的颈动脉闭塞所致急性缺血性卒中患者。研究期间（1995—2000年）共筛查了207例患者，其中101例进行了DSA检查。18例被确诊为急性缺血性卒中伴同侧颈内动脉远端闭塞。研究结果发现，治疗时间是预测溶栓效果最强的相关因素（$P<0.001$），治疗效果与基线NIHSS评分相关（$P<0.001$）。静脉-动脉联合溶栓组和单独动脉溶栓组的完全血管造影再通率分别为80%和62%，其中闭塞远端延伸至大脑中动脉和大脑前动脉远端分支的患者对溶栓治疗反应最差。静脉-动脉联合溶栓组和单独动脉溶栓组的sICH发生率分别为20%和15%；24 h后NIHSS评分平均下降分数分别为4分和3分。静脉-动脉联合溶栓与单独动脉溶栓相比，血管再通率、sICH发生率及NIHSS评分下降分数的差异均无统计学意义。3个月随访显示，77%的存活患者仅有轻度残疾且可生活自理。需要注意的是，尽管接受了溶栓治疗，该研究中患者的死亡率仍高达50%。

2002年，Suarez等的一项单中心观察性研究报道了45例发病3 h内缺血性卒中患者进行静脉-动脉联合溶栓的效果。该研究中患者接受rt-PA（0.6 mg/kg）静脉溶栓，如果症状无改善或有大血管闭塞的影像学检查证据，则立即联合进行动脉溶栓[尿激酶（最大用量75万IU）或rt-PA（最大剂量0.3 mg/kg）]。该研究中sICH的发生率为4.4%，90 d随访时mRS评分≤2分的患者比例为77%，提示静脉-动脉联合溶栓是安全有效的。

2004年，IMS研究对静脉-动脉联合溶栓治疗缺血性卒中的效果进行了多中心联合评估。该研究共纳入80例发病6 h内的患者，基线平均NIHSS评分为18分，患者的90 d死亡率为16%，36 h内sICH发生率为6.3%，90 d时mRS评分≤2分的患者比例为43%。研究结果提示，静脉-动脉联合溶栓治疗急性缺血性卒中是安全有效的。

2004年，Lee等报道了一项rt-PA静脉溶栓后序贯动脉尿激酶溶栓的前瞻性研究的结果。该研究纳入了30例发病3 h内的急性缺血性卒中患者，有24例患者在接受标准rt-PA溶栓后症状无缓解，随即接受了尿激酶动脉溶栓治疗（其中4例在动脉溶栓时合并使用了阿加曲班）。研究结果显示，接受了静脉-动脉联合溶栓治疗的24例患者均获得了完全血管再通，中位NIHSS评分由入院时的18分降到了2分，18例（75%）患者90 d时mRS评分≤2分，仅有2例（8.3%）患者发生sICH。研究结果提示，标准rt-PA静脉溶栓联合动脉内尿激酶溶栓有较好的疗效，且较安全。研究者认为静脉-动脉联合溶栓中采用不同溶栓药物联合治疗可能具有协同和（或）互补作用。既往体外和体内基础实验已经证明rt-PA序贯尿激酶溶栓具有协同和互补作用，而且这种联合用药的协同和互补效果在急性心肌梗死患者中也得到了验证。

2005年Flaherty等报道了一项静脉-动脉联合溶栓治疗急性缺血性卒中的单中心研究结果。该研究共纳入了62例NIHSS评分≥10分的患者，静脉-动脉联合溶栓治疗后，90 d时mRS评分≤2分的患者比例达50%，sICH发生率为8%，90 d死亡率为18%。研究结果提示，静脉-动脉联合治疗急性缺血性卒中有较好的疗效及可接受的安全性。

2006年，Sekoranja等在一项单中心研究中比较了静脉溶栓与静脉-动脉联合溶栓治疗急性缺血性卒中的效果。该研究纳入了33例发病3 h内、大脑中动脉闭塞所致缺血性卒中的患者，有17例患者接受静脉溶栓，其中有10例患者（59%）在溶栓后30 min达到了血管完全或部分再通，血管再通患者90 d时的mRS评分均≤2分；30 min未达到血管完全或部分再通的16例患者接受了动脉溶栓，其中9例获得了血管完全再通，血管再通患者90 d时的mRS评分均≤2分。这两种治疗方式组中均有1例患者发生了sICH。该研究发现，静脉溶栓30 min血管再通是缺血性卒中患者预后良好的重要预测因子，而30 min未能血管再通的患者接受联合动脉溶栓治疗是安全有效的。

2008年，Wolfe等报道了一项比较rt-PA静脉-动脉联合溶栓与单独动脉溶栓治疗发病6 h内缺血性卒中的单中心前瞻性研究。该研究中溶栓的方案为：静脉溶栓rt-PA剂量为0.6 mg/kg，最大剂量为60 mg；动脉溶栓rt-PA剂量为0.3 mg/kg，最大剂量为30 mg。研究共纳入了96例患者，其中静脉-动脉联合溶栓组41例，单独动脉溶栓组55例。静脉-动脉联合溶栓组和单独动脉溶栓组在平均治疗时间（151 min *vs.* 261 min）和动脉溶栓rt-PA用量（17.5 mg *vs.* 22.8 mg）等方面的差异有统计学意义。经倾向评分匹配后，每组统计分析了25例患者的数据，结果显示，静脉-动脉联合溶栓组和单独动脉溶栓组的sICH发生率均为12%，死亡率分别为20%和16%（*RR* 1.3，95%*CI* 0.4~4.1，*P*=0.7），血管再通率分别为64%和48%（*OR* 1.9，95%*CI* 0.5~7.0，*P*=0.3）；静脉-动脉联合溶栓组90 d时mRS评分≤2分的患者比例较单独动脉溶栓组有升高趋势（*OR* 1.6，95%*CI* 0.5~5.8，*P*=0.3）。研究结果提示，联合静脉-动脉溶栓治疗较单独动脉溶栓治疗的rt-PA用量更低，安全性相似，且具有更好的预后倾向。

2011年，Park等在单中心比较了静脉溶栓与静脉-动脉联合溶栓的效果，其中静脉-动脉联合溶栓组纳入了23例患者，单独静脉溶栓组纳入了10例患者，两组的基线平均NIHSS评分分别为15.8分和17.5分。研究结果显示，两组治疗后7 d的NIHSS评分及90 d时mRS评分≤2分的患者比例差异均无统计学意义，提示静脉溶栓与静脉-动脉联合溶栓的有效性相似。

2011年，Rubiera等在单中心病例对照研究中比较了静脉溶栓无效后桥接动脉溶栓（联合溶栓组）与单独静脉溶栓（静脉溶栓组）的有效性和安全性。研究者纳入了42例联合溶栓的患者，匹配入组了84例静脉溶栓患者，患者的基线NIHSS评分为20分，平均发病到接受静脉溶栓治疗的时间为176.9 min。研究结果显示，联合溶栓组基于TCD检查的血管再通率高于静脉溶栓组（12 h：45.2% *vs.* 18.1%，*P*=0.002；24 h：46.3% *vs.* 25.3%，*P*=0.016），联合溶栓组治疗后24 h（40.5% *vs.* 30.1%，*P*=0.169）和出院时（52.5% *vs.* 39.5%，*P*=0.123）的功能独立（mRS评分≤2分）率虽然有高于静脉溶栓组的趋势，但差异没有统计学意义；两组的sICH发生率（11.9% *vs.* 6.0%，*P*=0.205）和90 d死亡率（50.0% *vs.* 35.8%，*P*=0.154）差异均无统计学意义。在90 d功能独立（mRS评分0~2分）率方面，联合溶栓组高于静脉溶栓组，差异有统计学意义（40% vs. 14.9%，$P=0.012$）。研究结果提示，与单独静脉溶栓治疗相比，静脉溶栓失败后桥接（联合）动脉溶栓的血管再通率更高，且可显著提高90 d功能独立率。

2012年Mazighi等对静脉-动脉联合溶栓治疗缺血性卒中的15项研究进行了系统回顾及meta分析。该meta分析中血管再通率的合并估计值为69.6%（95%CI 63.9%~75.0%）。临床结局分析显示，预后良好率的合并估计值为48.9%（95%CI 42.9%~54.9%），死亡率为17.9%（95%CI 12.7%~23.7%），sICH发生率为8.6%（95%CI 6.8%~10.6%）；开始治疗时间越短，血管再通率越高（每缩短10 min：OR 1.24，95%CI 1.02~1.51），死亡率越低（每缩短10 min：OR 0.75，95%CI 0.60~0.94）。另外，通过分析8项研究中静脉溶栓的对照组数据发现，静脉-动脉联合溶栓的预后良好率高于单独静脉溶栓（OR 2.26，95%CI 1.16~4.40），死亡率和sICH发生率与单独静脉溶栓的差异均无统计学意义。研究结果提示，静脉-动脉联合溶栓治疗急性缺血性卒中具有可以接受的安全性以及更好的临床预后，静脉溶栓开始的时间影响患者的临床预后和安全性。

2012年，Mullen等对54项研究（共5019例患者）进行了meta分析，比较了静脉溶栓、动脉溶栓及静脉-动脉联合溶栓治疗缺血性卒中的有效性和安全性。3组间在年龄（$P=0.0008$）、基线NIHSS评分（$P=0.0002$）及治疗启动时间（$P<0.0001$）方面的差异均有统计学意义；在mRS评分（$P<0.0001$）、死亡率（$P=0.0024$）及sICH发生率（$P=0.0305$）方面的差异也均有统计学意义。该研究未能证明3种溶栓方式治疗缺血性卒中的优劣，这可能与研究间的基线协变量差异有关。未来需要进一步的高质量随机对照试验来探索最佳的缺血性卒中溶栓方式。

2024年，Li等报道了一项静脉-动脉联合溶栓治疗发病6 h内非大血管闭塞性缺血性卒中的单中心研究结果。该研究的联合溶栓治疗策略为在标准剂量rt-PA静脉溶栓基础上进行rt-PA动脉溶栓，用量为0.3 mg/kg，最大剂量为22 mg。该研究共纳入94例患者，入院至开始静脉溶栓的中位时间为29 min，静脉-动脉联合溶栓组动脉穿刺开始的中位时间是123 min，两组间其他基线资料的差异没有统计学意义。研究结果显示，静脉-动脉联合溶栓组的出血转化率（15.2% vs. 33.3%，$P<0.05$）、治疗后NIHSS评分（7分 vs. 9分，$P<0.05$）均低于单独静脉溶栓组，差异有统计学意义，而90 d mRS评分≤2分的患者比例高于单独静脉溶栓组（87.0% vs. 43.8%，$P<0.05$）。研究结果提示，对于发病6 h内的非大血管闭塞性急性缺血性卒中患者，静脉-动脉联合溶栓比单独静脉溶栓有更好的预后及安全性。

（四）机械取栓联合动脉溶栓的研究

2015年后，机械取栓被证实为大血管闭塞性急性缺血性卒中有效且安全的治疗方式，但动脉溶栓作为再灌注治疗的一种有效方式，在缺血性卒中的治疗中仍发挥着重要作用。

2017年，Heiferman等报道了一项单中心机械取栓联合阿替普酶动脉溶栓治疗大血管闭塞性缺血性卒中的研究。该研究共纳入40例接受机械取栓的患者，其中28例接受了联合动脉溶栓治疗。研究结果发现，两种治疗在患者的神经功能改善和死亡率方面的差异没有统计学意义，但联合溶栓有提高血管再通率的趋势。研究结果提示，机械取栓联合阿替普酶动脉溶栓有提高血管再通率的趋势，且安全性良好。

2018年，Yi等报道了一项比较机械取栓与机械取栓联合动脉溶栓疗效的单中心回顾性研究的结果。研究共纳入93例患者，其中56例接受了单独机械取栓治疗，37例接受了机械取栓联合动脉溶栓（联合治疗组）治疗。研究结果发现，联合治疗组1~2次机械取栓的血管再通率（81.1% *vs.* 51.8%，$P=0.004$）、预后良好率（70.3% *vs.* 48.2%，$P=0.035$）高于单独机械取栓组；血管再通时间短于单独机械取栓组[（59±34）min *vs.*（94±56）min，$P<0.001$]，栓塞并发症低于单独机械取栓组（18.9% *vs.* 39.3%，$P=0.038$）；死亡率（13.5% *vs.* 21.4%，$P=0.334$）和sICH发生率（2.7% *vs.* 12.5%，$P=0.204$）与单独机械取栓组相似。研究结果提示，机械取栓联合动脉溶栓较单独机械取栓具有更好的临床预后及相似的安全性。

2021年，Baik等报道了难治性大血管闭塞机械取栓联合和不联合动脉溶栓治疗的效果。该研究共纳入114例难治性大血管闭塞患者，其中联合尿激酶动脉溶栓组45例，未动脉溶栓组69例。研究结果显示，相较于未联合动脉溶栓组，联合动脉溶栓组有更高的血管成功再通率（82.2% *vs.* 63.8%，$P=0.034$）、更短的手术时间趋势（54 min *vs.* 69 min，$P=0.137$）；两组在90 d预后良好率（mRS评分0~2分）、远端栓塞发生率及sICH发生率方面的差异均无统计学意义。多变量回归分析显示，联合尿激酶溶栓是成功再灌注的独立预测因子（*OR* 3.682，95%*CI* 1.156~11.730，$P=0.027$）。研究结果提示，对于难治性大血管闭塞性缺血性卒中患者，机械取栓联合动脉溶栓与单独机械取栓相比，有更高的成功血管再通率及可接受的安全性。

2023年，Zhao等通过单中心研究比较了动脉溶栓联合机械取栓与单独机械取栓治疗大血管闭塞性急性缺血性卒中的有效性和安全性。研究结果发现，动脉溶栓联合机械取栓组的首次操作血管再通成功率有高于单独机械取栓组的趋势，但该差异没有统计学意义（53.8% *vs.* 36%，$P=0.14$）；经倾向性评分匹配后，该差异具有统计学意义（53.8% *vs.* 23.1%，$P=0.03$）。动脉溶栓联合机械取栓组的sICH发生率与单独机械取栓组的差异没有统计学意义（7.7% *vs.* 10.0%，$P=0.92$），90 d功能独立率较单独机械取栓组有升高趋势，但差异没有统计学意义（50% *vs.* 32%，$P=0.11$）。研究结果提示，动脉溶栓联合机械取栓能提高大血管闭塞性缺血性卒中患者的一次性血管成功再通率，并有改善临床预后的趋势。

2023年，Chang等对急性缺血性卒中机械取栓联合动脉溶栓的有效性和安全性进行了meta分析，共纳入了12项研究（1项随机对照试验和11项观察性队列研究）中的2584例患者。meta分析结果显示，与单独机械取栓相比，机械取栓联合动脉溶栓治疗可使患者3个月功能独立的比例提高43%（*OR* 1.43，95%*CI* 1.11~1.83），使3个月死亡风险降低23%（*OR* 0.77，95%*CI* 0.60~0.99）。两组在血管成功再通率（*OR* 1.39，95%*CI* 0.89~2.17）和sICH发生率（*OR* 0.87，95%*CI* 0.56~1.35）等方面的差异无统计学意义。研究结果表明，与单独机械取栓相比，机械取栓联合动脉溶栓治疗急性缺血性卒中可获得更好的神经功能改善及更低的死亡率。

2023年，Yang等发表了机械取栓联合阿替普酶动脉溶栓与单独机械取栓比较的meta分析结果。研究共纳入7项研究（1083例患者），研究结果显示，与单独机械取栓相比，机械取栓联合动脉溶栓并未提高大血管闭塞性缺血性卒中患者的成功血管再通率（OR 1.58，$95\%CI$ 0.94~2.67，$P=0.085$），但可提高患者的预后良好率（OR 1.37，$95\%CI$ 1.01~1.86，$P=0.044$），两种治疗方法的sICH发生率和死亡率差异均无统计学意义。研究结果提示，与单独机械取栓相比，机械取栓联合动脉溶栓能进一步改善缺血性卒中患者的预后，且安全性相似。

（五）大血管闭塞所致轻型卒中的动脉溶栓研究

轻型卒中（发病时NIHSS评分≤5分）患者的血管再通治疗一直是困扰临床的问题，动脉溶栓可能不失为一种安全（较机械取栓）、有效（较静脉溶栓）的治疗方法。

2023年，Sun等进行了机械取栓与动脉溶栓治疗大血管闭塞所致轻型卒中的研究。研究共纳入120例患者，其中63例接受单独动脉溶栓治疗，57例接受机械取栓治疗。与机械取栓组相比，单独动脉溶栓组表现出以下优势：90 d时mRS评分0~2分的患者比例更高（93.7% $vs.$ 71.9%，OR 4.75，$95\%CI$ 1.20~18.80，$P=0.027$）；90 d时mRS评分0~3分的患者比例更高（96.8% $vs.$ 86.7%，OR 11.35，$95\%CI$ 1.93~66.86，$P=0.007$）；穿刺至血管再通的中位时间更短（60 min $vs.$ 100 min，$\beta=-63.70$，$95\%CI$ -81.79~-45.61，$P<0.001$）；48 h内颅内出血发生率更低（3.2% $vs.$ 19.3%，OR 0.15，$95\%CI$ 0.03~0.79，$P=0.025$）；90 d内死亡率更低（1.6% $vs.$ 9.2%，OR 0.05，$95\%CI$ 0.01~0.57，$P=0.016$）。研究结果提示，与机械取栓比较，动脉溶栓治疗大血管闭塞所致轻型卒中有更高的预后良好率，以及更低的颅内出血发生率和死亡率。

（六）总结

分析目前动脉溶栓治疗急性缺血性卒中的相关临床研究，综合结论为：①动脉溶栓是有效的急性缺血性卒中血管再通治疗的方法之一；②目前动脉溶栓的实施方式有单独动脉溶栓、静脉-动脉联合溶栓，以及机械取栓联合动脉溶栓3种方式；③动脉溶栓药物涵盖了第1代到第3代溶栓药物，其剂量和使用方法差异较大；④动脉溶栓治疗的有效性和安全性有待严格设计（尤其是患者选择及溶栓药物使用剂量方面）的随机对照试验来进一步证实。

二、抽吸取栓技术

（一）抽吸取栓技术发展历史

2002年，Chapot等使用注射器和导管对2例基底动脉闭塞患者进行了血栓抽吸，实现了闭塞血管的完全再通，并首次提出了颅内血栓抽吸的概念。2008年，颅内血栓抽吸系统的研发推动了急性缺血性卒中血管内治疗的发展。Penumbra System抽吸装置的设计目标是清除闭塞血管内的血栓，是最早用于颅内动脉抽吸取栓的装置。首项针对Penumbra System抽吸装置治疗急性缺血性卒中的临床前瞻性研究发表于2008年，该研究中21根接受Penumbra System抽吸装置治疗的闭塞血管均获得成功再通，再通率（100%）高于研究者的预期。同年，Penumbra System抽吸装置通过FDA批准，用于急性缺血性卒中的血管内治疗。2011年，韩国神经介入学者提出了一种基于改良Penumbra System抽吸装置的抽吸取栓操作方法——强制动脉抽吸取栓技术：术中仅保留Penumbra System抽吸装置的抽吸导管，不使用分离器。该技术使抽吸导管的有效工作内腔得到充分利用，从而提高了直接抽吸取栓的效率和能力。

2014年，Turk等提出了ADAPT技术。在其回顾性研究报道中，有75%（28/37）的患者成功使用ADAPT技术进行取栓治疗，达到mTICI分级3级的血管再通比例为65%，平均达到mTICI分级≥2b级血管再通的时间为28.1 min。早期的ADAPT取栓技术主要是在负压抽吸下依赖导管头端对血栓近端进行固定，随后将血栓整体拉出体外。在这一阶段，由于导管头端与血栓的接触面积相对较小，且明显低于支架与血栓的整体嵌合面积，因此抽吸效果往往不如支架取栓。若抽吸失败，常需要支架取栓作为补救措施。

ADAPT技术抽吸取栓的关键是抽吸导管能到达血管闭塞部位，导管头端能够有效接触血栓。经典方法是采用微导丝、微导管同轴技术输送抽吸导管到位。但是对于迂曲严重的血管及颈内动脉眼动脉段起始处的"窗台"效应，直径0.070 in以上大口径抽吸导管到达闭塞处非常困难，且有损伤血管壁导致血管夹层和蛛网膜下腔出血的风险。常用的解决办法包括抽吸导管头端塑形、球囊辅助穿梭技术或支架锚定技术。递送辅助导管作为一款专业的辅助器材，其膨大部分设计较微导管能更好地贴合抽吸导管内壁，可有效减轻"窗台"效应，从而助力抽吸导管通过颈内动脉眼动脉段。随着抽吸导管输送性能的改进，Neki等提出非穿透性血栓接触性抽吸术，该技术不需要将微导丝、微导管穿过血栓，有利于提高首次操作血管再通率，并且可以缩短手术时间，降低血栓碎裂逃逸的风险。

抽吸取栓的方式有电动抽吸泵持续抽吸和手动抽吸。电动抽吸泵是一个提供负压和收集血液的装置，可实现持续抽吸。2015年，Jankowitz等报道了注射器手动抽吸技术，该技术虽然具有简单、快捷、成本低等优势，但也存在一定的缺点，例如，使用过程中可能需要更换注射器，不能连续抽吸；在抽吸间歇期，闭塞近端血流恢复可能增加残留血栓发生远端逃逸的风险。

抽吸导管的工艺改进，尤其是导管到位能力和管腔内径的改良，提高了抽吸取栓的效率。自2008年起，Penumbra System抽吸装置的内径从0.041 in开始逐步扩大，经过产品迭代，2016年推出的抽吸导管内径已达到0.068 in，输送性和支撑性进一步提高。同时，多种其他类型的大腔抽吸导管也相继推出，这些性能不断优化的抽吸导管显著提升了抽吸血栓的能力，也改变了抽吸取栓的操作方式——大口径抽吸导管到达闭塞部位后，可以保留在原位，将血栓直接经导管内腔抽吸出体外。这种原位抽吸方式有别于早期较小口径抽吸导管取栓时需要将导管和吸附在导管头端的血栓一起取出体外，明显提高了取栓效率，且有利于减少血栓逃逸。2017年发表的ASTER研究和2019年发表的COMPASS研究均证实了前循环大血管闭塞性缺血性卒中首选抽吸取栓的临床疗效不劣于首选支架取栓，同时抽吸取栓的手术时间更短。抽吸取栓技术能够避免支架类取栓装置可能造成的血管内皮损伤和血管牵拉损伤，减少血管内治疗的并发症。对负荷较大、质地较硬的血栓，直接抽吸可能更具优势。2019年，AHA/ASA在其更新的急性缺血性卒中早期管理中指出，直接抽吸取栓作为首选取栓方式，效果不劣于支架取栓（Ⅰ类推荐，B级证据）；《急性缺血性卒中血管内治疗中国指南2023》中推荐，对于适合机械取栓的患者，经过仔细筛选后，首选抽吸取栓不劣于首选支架取栓（Ⅰ类推荐，B级证据）。

（二）抽吸取栓技术原理及操作流程

1. 抽吸取栓技术的基本原理

抽吸取栓是利用导管和抽吸泵产生的负压，将血管闭塞部位的血栓抽吸出体外，从而快速恢复血管再灌注。这一技术基于流体力学中的泊肃叶流，即流体在水平圆管中作层流运动时，其体积流量Q与圆管两端的压强差Δp、管半径r、管长度L和流体的粘滞系数η有以下关系：$Q=\pi \times r^4 \times \Delta p / 8\eta L$。抽吸取栓通过抽吸导管头端与血栓之间的压力差，将血栓吸引至导管内，并通过抽吸泵的负压作用将其排出体外。抽吸导管在进行抽吸时，其内部血液流速与施加的抽吸压力之间呈线性增长关系，同时与导管内径（r）的4次方成正比。因此，抽吸取栓操作过程中，必须确保抽吸系统能够提供稳定、持久的抽吸压力，以达到抽吸效果的一致性和可靠性，同时应尽可能选择内径较大的抽吸导管以优化抽吸效果。

2. 抽吸取栓技术操作流程

（1）术前准备和造影评估　急性缺血性卒中患者到达医院后，进入卒中绿色通道并接受神经系统查体、影像学和实验室检查，确定是否为颅内大血管闭塞并评估是否采用抽吸取栓作为血管内治疗的首选技术。具体流程参照《急性缺血性卒中血管内治疗中国指南2023》。同时，介入手术室准备抽吸取栓治疗所需的造影导管、抽吸导管、抽吸泵、注射器等设备和药品。患者到达手术室后，快速完成股动脉或桡动脉穿刺后进行脑血管造影评估，尽快评估血管内治疗的血管路径、闭塞部位、闭塞性质及侧支循环代偿状态。如果术前多模式CT、CTA、CTP等检查已经提供了足够的血管路径和侧支循环代偿信息，可以直接进行靶血管抽吸取栓。

（2）常规操作流程　急性缺血性卒中血管内治疗中抽吸取栓的操作流程和注意事项包括以下方面。①对于前循环大血管闭塞，建议使用8 F导引导管、球囊导引导管或6 F长鞘建立通路，上行至患侧颈内动脉岩骨段或以远；对于后循环大血管闭塞，建议使用高性能6 F长鞘，定位在椎动脉V2段。②在匹配目标血管的前提下尽可能选择大口径抽吸导管，由微导丝、微导管及抽吸导管组成一个同轴系统，通过颈内动脉虹吸段或椎动脉V3~V4段。③路图下，将微导丝、微导管穿过血管闭塞段至远端以提供足够支撑，抽吸导管在同轴技术下到达血管闭塞处，导管头端接触血栓或接近血栓时，撤出微导丝、微导管。需要注意抽吸导管与血管平行，避免成角。④以抽吸泵或者双卡口注射器进行抽吸，持续负压吸引。没有回血提示抽吸起效，抽吸导管可以前进或后撤，以便提高抽吸效果。⑤最大负压下抽吸，持续90~120 s。⑥如果血栓抽出，回血良好，说明闭塞血管可能再通；如果没有抽出血栓也没有回血，则保持住抽吸、缓慢回撤导管，同时在长鞘或球囊导引导管等通路导管"Y"阀侧口进行抽吸，防止抽吸导管在进入通路导管时血栓脱落。⑦如果第1次抽吸血管未成功再通，可以重复上述步骤进行第2次抽吸取栓，或者分析原因后使用支架取栓进行补救治疗。⑧术后即刻进行血管造影，以评估血管再通情况。抽吸结束后，若血管再通达到mTICI分级≥2b级，结束手术。

(3) 操作要点　急性缺血性卒中血管内治疗中抽吸取栓的操作要点包括以下方面。①根据闭塞血管部位和直径，选择长度和直径合适的抽吸导管。②抽吸导管与血栓近端接触或接近时，尽量距离血栓2~3 mm开始抽吸。避免抽吸导管越过血栓，引发血栓破裂逃逸。③开始抽吸到回撤导管的最佳时间目前尚无共识，但通常建议连续抽吸90~120 s。④抽吸过程中，应密切关注抽吸泵连接管或注射器情况。若血液回流，提示血栓可能已被成功抽吸（观察到注射器里有血栓或抽吸泵里有血栓），也可能是抽吸导管位置不当，距离血栓近端过远。若抽吸导管在回撤中一直都未见血液回流，提示血栓可能已卡嵌在导管头端或导管内。若导管在进入长鞘或球囊导引导管等通路过程中出现血液回流，可能血栓被成功抽吸出或血栓脱落。如果是血栓脱落，则需要重新进行抽吸。此时无需完全移除导管，但需要造影评估血栓的位置，防止推送抽吸导管时残余血栓逃逸至远端血管。⑤血栓远端逃逸处理：对于大脑中动脉M1段远端的血栓，可以使用6 F等具有较大内腔的抽吸导管；对于大脑中动脉M2段的血栓，可选用5 F抽吸导管；M3段及以远部位的血栓，可选择支架进行补救治疗；大脑后动脉P2段以远的血栓，可以使用5 F抽吸导管或支架取栓。

(三) 抽吸取栓技术的优点和缺点

抽吸技术的优点：①血管开通时间短；②技术相对简单：随着抽吸导管性能的提升，导管到位能力增强，微导丝等无需到达远端小血管，降低了手术难度，也相对缩短了术者的学习曲线；③并发症减少：抽吸导管损伤血管壁的风险低于支架取栓。

抽吸技术的缺点：①血管迂曲时，导管到位困难；②血管成角时，抽吸效果差；③不适合颅内动脉粥样硬化性大动脉狭窄、闭塞或斑块的取栓；④部分血栓的体积或性质会影响抽吸效果（如抽吸不完全），容易发生栓子远端逃逸。

(四) 抽吸取栓技术成功的影响因素

1.器械设备因素

抽吸导管的内径大小是影响抽吸取栓成功的核心因素之一。有研究显示，相较于0.060 in内径的导管，使用0.068 in内径的导管能够增加25%的抽吸力，并提升血管有效再通率。使用大口径抽吸导管可缩短手术操作时间，减少补救治疗，且不增加并发症风险。同时，采用更高吸力的真空抽吸或循环抽吸技术，可以提高首次操作血管再通率，降低远端栓塞率。使用球囊导引导管在通路近端阻断血流，可以提高抽吸取栓的首次操作血管再通率和血管有效再通率。

2.解剖结构因素

孤立的大脑中动脉闭塞被认为是抽吸取栓技术的最佳适应证。抽吸导管与血栓之间的角度对抽吸取栓效果有明显的影响。有研究提示,抽吸导管与血栓之间的角度≥125.5°时,抽吸取栓的成功率更高。

3.个体差异因素

缺血性卒中患者的发病年龄和发病时间对取栓成功率具有重要影响。通常发病年龄越低、发病时间越短,取栓的成功率越高。发病时间长可能导致血栓与血管壁之间的相互作用增强,血栓黏附更为牢固,从而降低抽吸取栓的成功率。

4.血栓特性因素

血栓成分也影响抽吸取栓的成功率。研究提示,抽吸取栓技术可能对富含纤维蛋白的血栓更为有效。该类血栓在NCCT上表现为较低密度,MRI上无磁敏感血管征。对于富含红细胞的血栓(NCCT上表现为较高密度、MRI有磁敏感血管征),支架取栓的血管再通率相对更高。

(五)抽吸取栓技术变式

1.远端小血管抽吸技术——Micro-ADAPT

Micro-ADAPT技术操作过程如下:8 F股动脉鞘长鞘建立通道,明确远端小血管闭塞部位(大脑中动脉M3段或大脑后动脉P3段)。采用0.014 in内径微导丝配合Headway 27微导管抵近但不穿越责任病变(M3/P3),同时采用5 F Sofia抽吸导管在同轴技术下尽可能靠近病变近端,撤出微导丝,Headway 27微导管末端接抽吸泵,抽吸3 min。抽吸过程由顿挫感变为管内无回血时认为栓子牢固嵌顿,开始缓慢回撤Headway 27微导管的同时,将Sofia抽吸导管"Y"阀接2个60 mL注射器,维持负压抽吸,Headway 27微导管与Sofia抽吸导管同时双负压抽吸下回撤,完成取栓操作。

2.两步抽吸技术——TSAT

TSAT技术使用球囊导引导管进行近端封堵,5MAX导管置于血栓近端,3MAX导管穿过血栓到达大脑中动脉M2段。先将抽吸泵连接到3MAX导管,边抽边撤。3MAX导管撤出体外后再将抽吸泵连接到5MAX导管进一步抽吸取栓,此时该技术就转变为传统的ADAPT技术。若血管再通失败,则可重复上述步骤,若操作3次均失败,则可尝试其他方法,如支架取栓、支架植入术等。

3.抽吸导管无导丝推送技术——SNAKE

SNAKE技术就是通常所说的抽吸导管"裸奔"技术。操作中,在长鞘高到位后,将Sofia抽吸导管直接推送至血管闭塞部位进行抽吸取栓。该技术有导致动脉夹层甚至动脉穿孔的风险,建议由经验丰富的术者,在血管路径较好的情况下采用。

(六)抽吸取栓技术展望

目前,抽吸取栓技术已被广泛用于缺血性卒中的血管内治疗。抽吸取栓治疗前循环和后循环大血管闭塞的血管再通率均不劣于支架取栓治疗。抽吸导管的设计、材料和工艺的不断革新，也促进了临床抽吸取栓技术的不断进步。

近年来，头端斜面设计增加了抽吸导管的抽吸面积，减少了阻力，使抽吸更加流畅。0.088 in 大口径抽吸导管的临床应用，进一步提升了抽吸取栓的首次操作血管再通率和成功血管再通率，显著缩短了血管再通时间，并改善了患者的临床预后。

未来，对抽吸导管输送性、支撑性和抗变形能力的改进将进一步提升抽吸导管的性能。同时，还应重视改良导管头端材质和工艺，减少"鱼嘴"效应，提高抽吸效能；优化柔软段和不同节段的长度，提高导管的顺应性和通过性，减少对血管内壁的损伤，从而进一步提高抽吸取栓技术的安全性。

抽吸装置的改进也是提升抽吸取栓效果的重要方面。脉冲式抽吸装置可以提高抽吸血栓的效率，精确控制抽吸力量，进一步提高抽吸取栓的成功率和安全性。目前，抽吸装置的成本相对较高，限制了其在临床的普及。随着成本降低和技术进步，抽吸装置会在临床得到更广泛的应用。

另外，人工智能和机器学习领域的飞速发展，也会助力抽吸取栓装置的改良和技术的进步。未来有望实现人工智能辅助下的血栓精确识别，进一步提高抽吸取栓的准确性和成功率。

总之，抽吸取栓技术作为急性缺血性卒中血管内治疗的重要手段，未来具有很大的发展空间，有望为更多缺血性卒中患者带来福音。当然，作为技术的实施者和导管的使用者，神经介入医师应具备丰富的临床经验和高超的判断能力，能在分秒必争的急诊"遭遇战"中，迅速、正确地做出方案决策和技术选择，从而为缺血性卒中患者提供最佳血管内治疗。

（七）抽吸取栓技术应用的典型病例

1. 基底动脉闭塞抽吸取栓病例

病例介绍：患者男性，68岁，因"头痛3 d伴意识不清2 h余"入院。患者既往无高血压、糖尿病史，有心房颤动病史5年，未进行抗凝治疗。入院时查体：昏迷状态，双侧瞳孔等大等圆，直径4 mm，对光反射迟钝，刺痛时四肢有屈曲动作，双侧Barbinski征（+）。NIHSS评分为36分。CTA检查提示基底动脉顶端闭塞，DSA检查明确为基底动脉顶端闭塞，左侧椎动脉为优势椎动脉，右侧椎动脉起始段闭塞（图5-4-2）。

手术策略：左侧椎动脉入路行基底动脉顶端闭塞直接抽吸取栓。

手术过程：将90 cm的6 F长鞘置入左侧椎动脉V1段，125 cm的6 F 070抽吸导管在微导丝和微导管引导下到达基底动脉远端，接近闭塞处。撤出微导丝、微导管，用20 mL注射器接抽吸导管，手动抽吸，见多量暗黑色血栓被抽出体外。即刻造影显示血管完全再通（mTICI分级为3级）。血管内治疗过程见图5-4-2。

临床预后：术后症状明显好转，术后90 d随访，NIHSS评分0分，mRS评分0分。

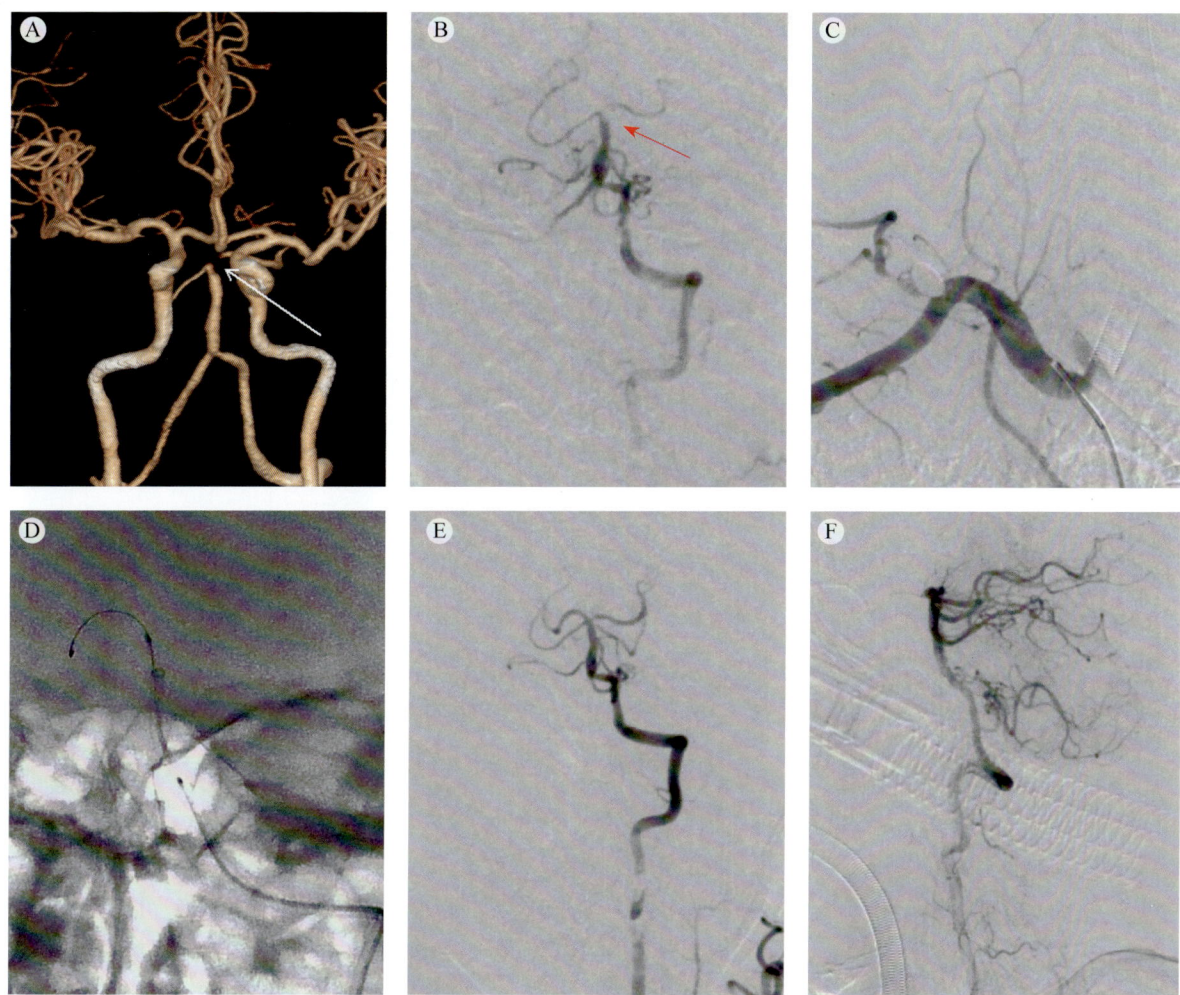

A 图为术前 CTA 检查，提示基底动脉顶端闭塞（箭头所示）。B～F 图为抽吸取栓术中的造影检查结果：抽吸取栓前左侧椎动脉造影示基底动脉顶端闭塞（B 图中黑色箭头所示）；右侧锁骨下动脉造影提示右侧椎动脉闭塞（C 图）；6 F、0.070 in 尺寸抽吸导管在微导丝、微导管引导下到达基底动脉顶端（D 图）；1 次抽吸后，左侧椎动脉正位、侧位造影显示基底动脉顶端闭塞再通，mTICI 分级达 3 级（E～F 图）。

图5-4-2 基底动脉闭塞患者抽吸取栓治疗过程

2.大脑中动脉闭塞抽吸取栓病例

病例介绍：患者女性，65岁，因"突发左侧肢体乏力3 h余"入院。患者既往无高血压、糖尿病史，有心房颤动病史2年，未进行规范抗凝治疗。入院查体：反应迟钝，口齿不清，右侧凝视，左侧肢体肌力0级。NIHSS评分20分。DSA检查明确为右侧大脑中动脉M1段远端闭塞。

手术策略：抽吸取栓。

手术过程：将90 cm的6 F长鞘置入右侧颈内动脉岩骨段，132 cm的0.060 in抽吸导管在微导丝和微导管引导下到达右侧大脑中动脉闭塞处。撤出微导丝、微导管，用20 mL注射器手动抽吸。1次抽吸后，见暗黑色血栓抽出体外，造影显示血管达到完全再通（mTICI分级为3级）。血管内治疗过程见图5-4-3。

临床预后：术后症状明显好转，90 d随访时患者恢复良好，NIHSS评分为0分，mRS评分为0分。

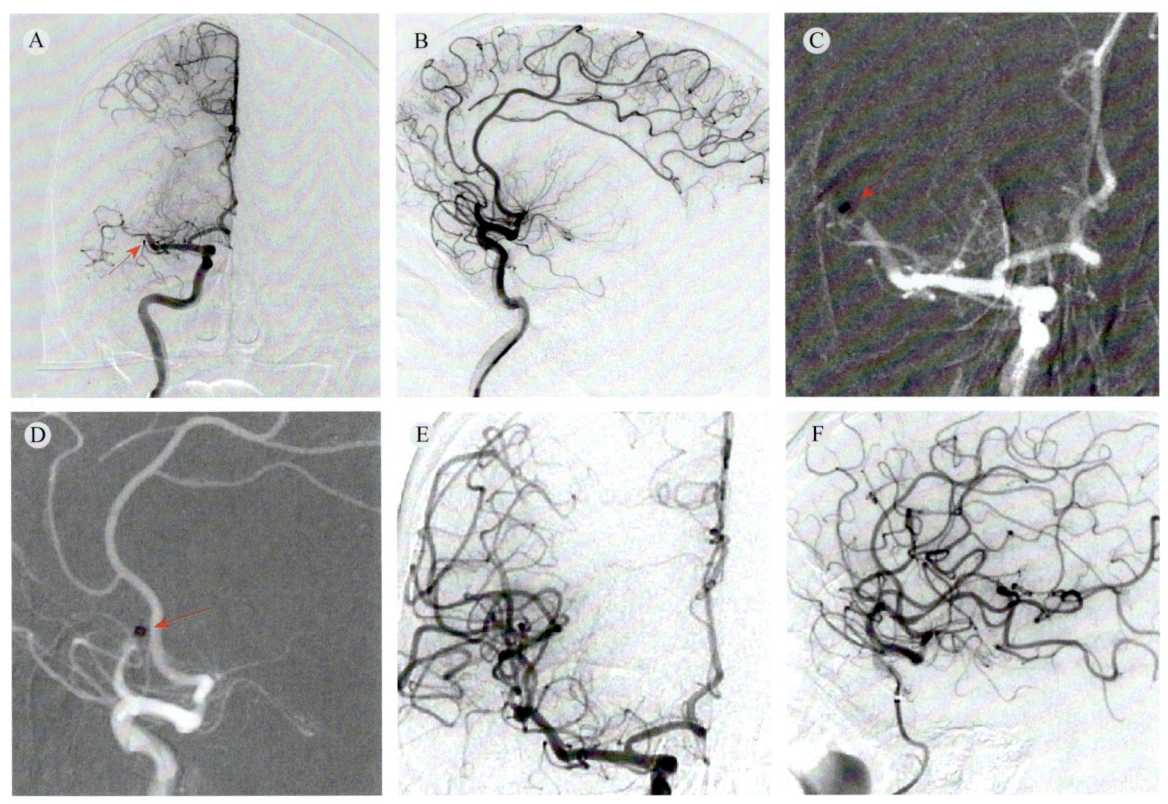

A～B图为抽吸取栓前右侧颈内动脉正位、侧位造影，可见右侧大脑中动脉M1段远端闭塞（箭头所示）；C～D图显示6 F抽吸导管在微导管、微导丝引导下到达闭塞处（箭头示导管头端）；E～F图为1次抽吸后，正位、侧位造影示大脑中动脉再通，mTICI分级为3级。

图5-4-3　大脑中动脉闭塞患者抽吸取栓治疗过程

三、联合取栓技术

联合取栓技术也被称为支架取栓联合抽吸技术（抽拉结合技术），是指联合支架取栓装置与大口径抽吸导管清除脑血管内血栓的方法。临床实践证明，相对于单一取栓技术，联合取栓技术可显著提高首次操作血管再通率并降低血栓逃逸的风险。根据所用工具和技术细节，目前文献报道了多种联合取栓技术及其不同的命名，常见的有Solumbra、SWIM、ARTS、CAPTIVE、PROTECT、PROTECT[plus]、SAVE、mSAVE、TRAP、ASAP、BADDASS等技术，其中Solumbra技术是联合取栓的开创技术。随着取栓支架和中间导管类型和型号的增多，以及技术细节的不断完善，出现了更多的工具组合和技术改良，如球囊导引导管应用、张力调节、支架推挤、中间导管保持原位、直接整体撤出等方法，进一步完善了联合取栓技术，提高了联合取栓治疗缺血性卒中患者的效果。

（一）联合取栓技术的操作步骤及注意事项

在联合取栓技术中，支架取栓和血栓抽吸操作常同时或依次实施，术中多条不同直径的导管需遵照特定顺序同轴递进和撤出。在具体工具选择和技术操作上，必须保证两种取栓方式能够顺利联合实施，从而获得最优的取栓效果。本部分以临床最常见的颈内动脉远端和大脑中动脉近端闭塞为例，介绍联合取栓技术的具体操作。

1.构建三轴导管系统

由导引导管-中间导管-微导管组成的三轴导管系统，可在术中提供稳定的取栓通道以输送和回撤取栓器械，控制或阻断血流。取栓支架到位释放前，建议三轴导管系统的具体位置（图5-4-4）：导引导管置于颈内动脉颈段，中间导管置于颈内动脉岩骨段或海绵窦段近端，微导管超选置于大脑中动脉较粗大、平直的分支。推荐采用J形导丝塑形技术通过血管闭塞段，减少进入穿支动脉或皮质小分支动脉的风险。推荐超选大脑中动脉较粗大、平直的分支，一般选择大脑中动脉下干M2分支，可减少导丝穿破和器械牵拉的风险，从而提高取栓成功率。

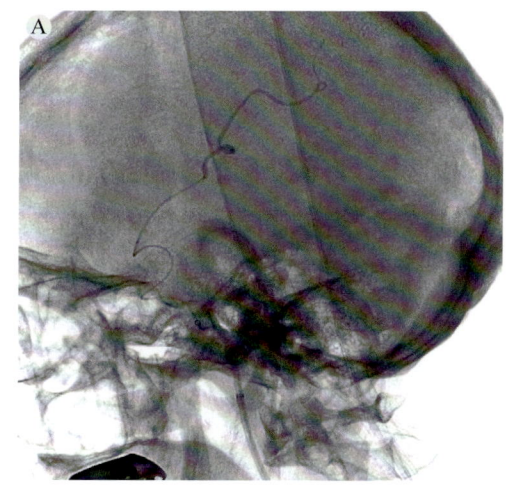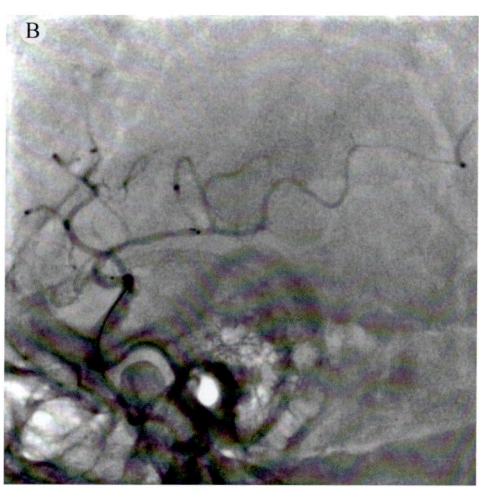

A图显示取栓前三轴导管系统的置管位置：导引导管头端置于颈内动脉颈段，中间导管头端置于颈内动脉眼动脉段下方（岩段或海绵窦段），微导管穿过闭塞段置于大脑中动脉M2段较粗大分支内，B图显示取栓支架经微导管定位在大脑中动脉下干释放打开。

图5-4-4　联合取栓技术中构建三轴导管系统

2.取栓支架定位释放

①推荐选择相对较长的取栓支架并合理定位：支架远端2/3超越血栓段，以保证远端长度储备充足，从而减少后撤时血栓向前移位从支架脱落的风险；近端只留1/3重叠血栓段，避免近端支架太长，影响中间导管推进（图5-4-5）。②推荐主动推挤部署取栓支架：主动推挤技术可促进支架贴壁，增强支架和血栓的相互作用，提高取栓效率。注意推挤支架时避免头端前移损伤血管（图5-4-5）。③注意主动推挤技术的适用范围：开环或分节段式取栓支架不适合采用推挤技术。④需重视取栓支架的释放效应。支架释放后，经中间导管手推造影剂观察血流恢复情况，确认支架摆放位置和张开状态，分析闭塞段的病理特点及血栓负荷，观察闭塞段近、远端血管分支结构和解剖形态。

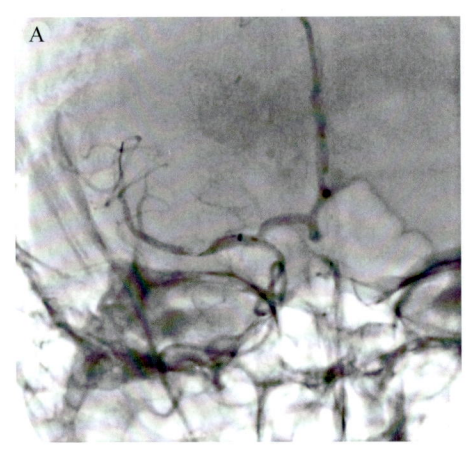
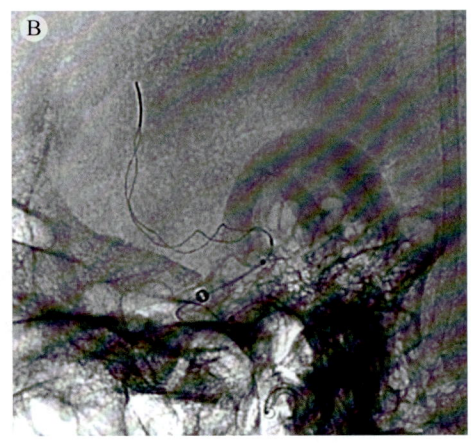

A图显示长支架在血栓闭塞段的摆放位置,将取栓支架后1/3与血栓重叠,前端2/3超出血栓段,留有储备长度,减少回拉过程中血栓从支架脱落的风险;B图显示主动推挤技术释放取栓支架,促使支架网丝尽量贴壁,增强与血栓的相互作用,提高取栓效率。

图5-4-5　联合取栓技术中取栓支架定位释放

3.推进中间导管

取栓支架部署完成后即可推送中间导管进入颅内,这一过程借助了支架锚定力和支架导丝的牵引作用。中间导管向前推进的目标是抵达血栓近端或接触血栓,以便随后联合取栓时在血栓部位实施有效抽吸(图5-4-6)。在海绵窦段或眼动脉段严重迂曲的病例中,中间导管前行不顺时,可以适度牵拉支架导丝以改变局部血管曲度。如仍不能克服,必要时可撤出中间导管,适度头端塑形或同轴引入其他辅助工具,协助中间导管前进到血栓近端。对于闭塞段及闭塞近端合并粥样硬化狭窄病例,应详细研读造影特点,推送时避免斑块脱落或局部管壁损伤,必要时选用直径略小的中间导管。

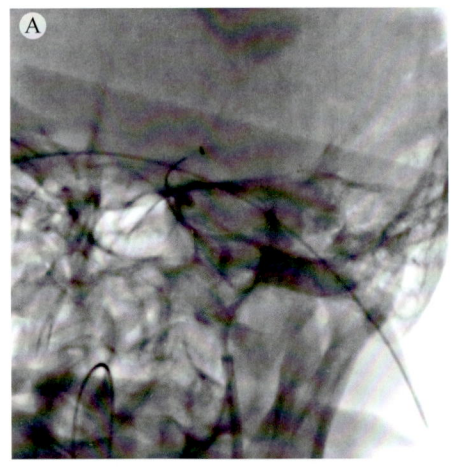
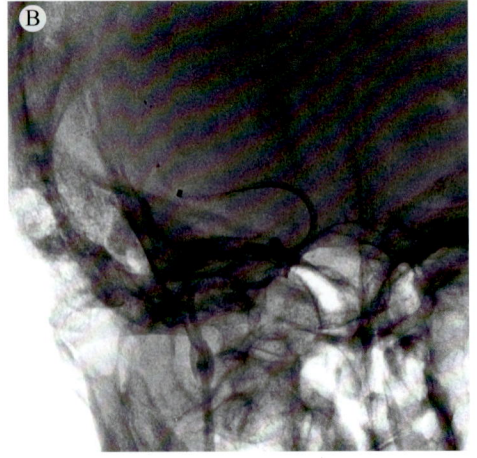

沿支架导丝推进中间导管抵近或接触血栓近端。A图显示微导管在支架锚定状态下已直接撤出;B图显示微导管尚未撤出,用以辅助中间导管前进至大脑中动脉M1段分叉处。

图5-4-6　联合取栓技术中推进中间导管

推进中间导管这一步有血管损伤的风险，切忌粗暴操作。在中间导管类型选择上，应兼顾管腔直径和推送性能，直径要匹配目标血管，选择顺应性良好的导管以保障安全推送。

4.微导管撤出体外

取栓支架释放后，相较于单独的支架推送导丝，带有外衬微导管的支架推送导丝更易于辅助中间导管通过眼动脉段并靠近血栓。因此，建议在中间导管到达预定位置后，再将微导管撤出。在支架处于锚定状态时，微导管应保持滴注，并以匀速状态直接拔出。当微导管撤出后，能够减少其对中间导管内腔的占用，进而提升抽吸时的流速与流量，使抽吸效果达到最大化。此外，提前取出的微导管可由助手进行清洗，并装配好微导丝备用。以便当需要再次进行取栓操作时，可实现快速操作。

5.释放调整系统张力

中间导管推送到位后，需释放和调整系统张力，在保证中间导管头端到位且支架不发生移位的前提下，完成张力调整和释放，将之前处于拉直状态的支架导丝和过度弯曲状态的中间导管调整至等长放松状态。具体操作包括放松并轻推支架导丝，适度回拉中间导管。确保后续联合取栓时支架和中间导管能够保持相对位置稳定。否则在支架-血栓-中间导管复合体整体后撤时，支架会进入中间导管，导致血栓在中间导管头端切割逃逸，并可能损坏中间导管头端。

6.控制/阻断前向血流

近端血流前向冲刷是导致血栓脱落逃逸的重要因素，因此在实施取栓前，应控制/阻断前向血流，另外，控制/阻断前向血流也便于随后经中间导管或导引导管抽吸脱落血栓。

使用球囊导引导管是最确切的血流阻断方式。球囊充盈后，近端前向血流完全停滞，施加负压抽吸时血流方向逆转，顺利抽出脱落血栓。理论上阻断血流时会一过性加重缺血，因此应合理选择充盈球囊的时机和血流阻断的持续时间。通常认为比较合理的球囊阻断时间是在取栓器械回拉前充盈球囊，撤出取栓器械并经球囊导引导管抽吸后恢复血流。部分情况下，如果器械通过血栓闭塞段时导致血栓向前逃逸风险较大，可提前充盈球囊，但应注意适时恢复血流。

在不使用球囊导引导管的情况下，很难确保完全阻断前向血流，但仍可通过高位放置导引导管/长鞘达到一定程度的血流控制和部分阻断效果。尤其在颈动脉迂曲患者中，高位导引导管/长鞘越过迂曲节段后，甚至可以完全阻断血流（图5-4-7）。一般情况下，常规导引导管高位放置的目标位置选择在颈内动脉颈段远端，头端柔软的特殊类型长鞘也可置入颈内动脉岩段。特别需要强调的是导引导管/长鞘上行到高位的操作应沿中间导管同轴推进，到达目标位置后，头端应与血管保持同轴，避免医源性血管壁损伤。如果迂曲血管推进困难，可适度牵拉中间导管，在改变血管曲度的同时前推导引导管/长鞘到位。

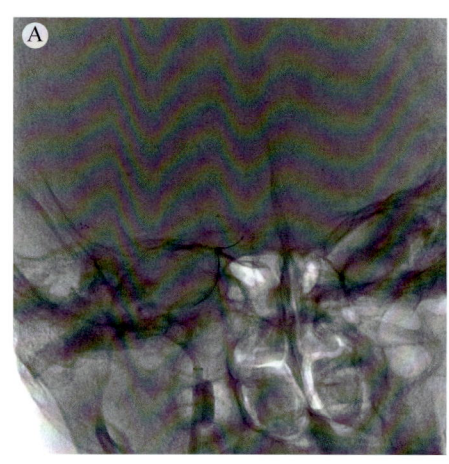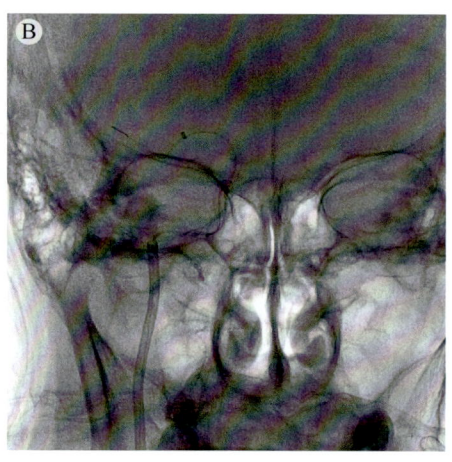

球囊导引导管尽量置于颈内动脉C1段高位,充盈球囊(A图),但注意头端与C1末端留出一定间距,避免球囊导引导管头端不显影段损伤血管壁,常规导引导管沿中间导管尽量送达C1末端转角处,以达到血流限制效果(B图)。

图5-4-7 联合取栓技术中取栓前阻断血流

7.启动且保持双重抽吸

双重抽吸可达到最大化抽吸效果。经中间导管和导引导管同时施加负压抽吸,逆转血流,避免血栓逃逸。抽吸工具可使用专用抽吸泵或大容量注射器,确保在器械后撤取栓时,管道内保持负压状态。建议在保证抽吸效果的前提下,抽吸总时间应尽可能短,避免过多失血。

(二)器械后撤取栓

1.支架-血栓-中间导管复合体整体撤出

将支架-血栓-中间导管作为整体直接经球囊导引导管撤回,是目前联合取栓中较普遍的操作方式(图5-4-8)。支架-血栓-中间导管整体撤出应以血流阻断为前提,支架取栓和中间导管抽吸同步实施,器械对血栓产生持续稳定的双重捕获和固定作用,可以强化取栓效果,避免血栓逃逸,提高首次操作血管再通率。mSAVE、TRAP和BADDASS等是这一类技术的代表。

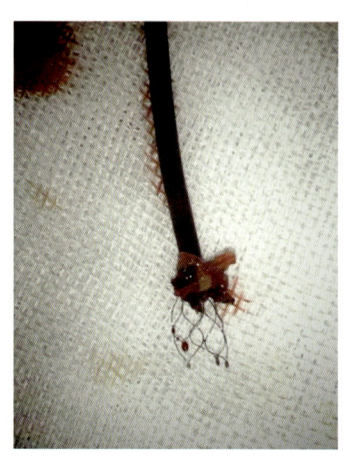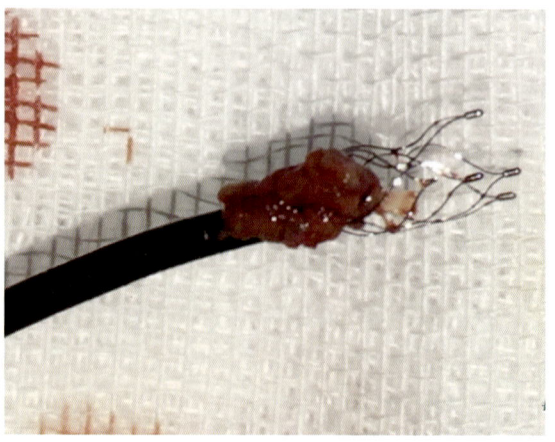

图5-4-8 取出血栓后支架-血栓-中间导管头端结合状态

根据器械配置和操作细节，整体撤出分为主动和被动两种情况。主动整体撤出时有球囊导引导管阻断作为保障，被动撤出时应适当保持支架导丝的牵张力，以保证支架和中间导管紧密结合，避免中途分离导致血栓脱落。

2.支架-血栓复合体经中间导管撤出，保留中间导管原位抽吸

原位保留中间导管，将支架-血栓复合体经中间导管撤出，中间导管持续负压抽吸，并在支架取出后继续原位抽吸（图5-4-9）。保留中间导管原位抽吸可以最大化发挥大腔中间导管的抽吸能力，因此，部分术者倾向于将此操作作为常规方式采用，只在回拉支架卡顿时才进行支架-血栓-中间导管整体撤出。保留中间导管也可为困难路径病例的再次取栓提供方便。Solumbra和SWIM是这一技术的代表。

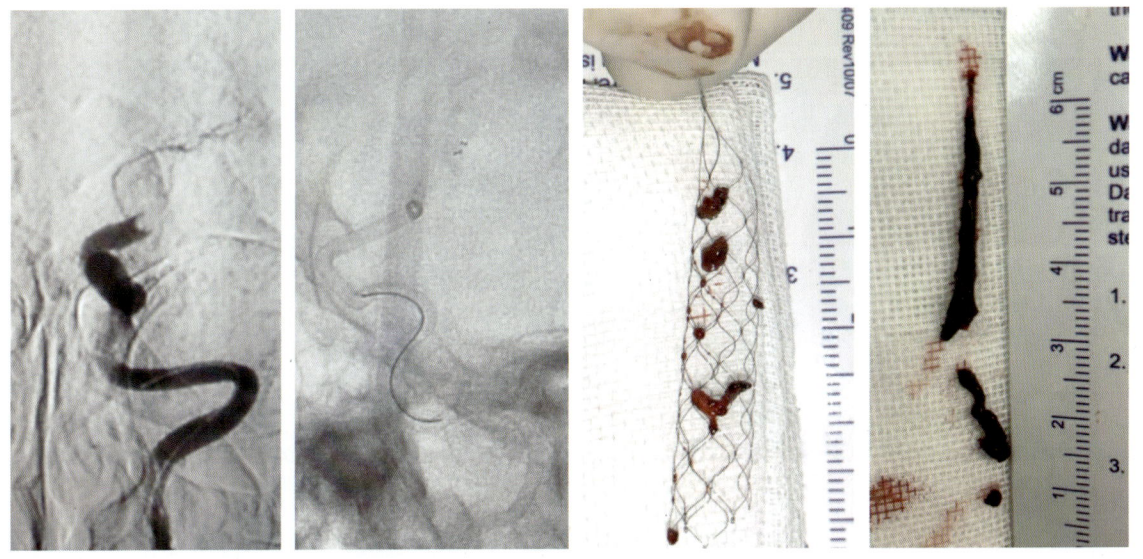

支架取栓后原位保留中间导管抽吸。该术式可以最大化发挥导管抽吸的效能。本例颈内动脉末端大负荷栓塞，支架回拉时未出现卡顿，撤出的支架仅取到少量血栓，后续经中间导管原位抽吸抽出血栓主体。

图5-4-9　支架取栓后中间导管原位抽吸

3.经导引持续抽吸

将支架和中间导管完全撤出后，仍应经导引导管继续保持抽吸，以去除残余血栓碎片，直至回血通畅且确认血栓彻底清除。当导引导管内无法抽到回血时，有以下几种可能：血栓堵塞、血管在负压作用下塌陷、导引导管头端接触血管壁、导引导管严重打折等。此时应适当延长抽吸时间、调整负压、缓慢后撤导引导管，直至抽到回血，确认血栓清除。如盲目经导引导管造影，会导致未清除的血栓再次上行栓塞，如果导引导管头端嵌入管壁，造影时会损伤血管壁造成动脉夹层。

综上所述，联合取栓技术以球囊指引、中间导管和取栓支架作为核心工具，以血流阻断、支架取栓和导管抽吸作为核心技术。按照标准化流程和技术要求，快速、高效、安全地完成闭塞血管再通。联合取栓技术已成为目前最普遍使用的急性缺血性卒中血管内治疗方法。

(三) 联合取栓技术应用的典型病例

1.大脑中动脉栓塞采用SWIM技术取栓病例

病例介绍：患者女性，80岁。因"右侧肢体乏力20余日，加重伴言语不能5 h"入院。患者在20 d前曾出现右手精细活动欠灵活，在外院行颅脑MRI检查后诊断为多发急性脑梗死，考虑肿瘤（子宫内膜癌）导致血液高凝状态引发梗死，予抗凝治疗。5 h前患者突发右侧肢体乏力，伴饮水呛咳、言语不能，且出现表达和理解障碍。遂转至我院就诊。入院时NIHSS评分为20分（意识水平1分、提问2分、指令1分、凝视2分、面瘫2分、右上肢力量3分、右下肢力量3分、感觉1分、语言3分、构音2分）。

术前多模式CT评估：NCCT显示左侧半球大面积低密度区，ASPECTS评分为2分；CTA显示左侧大脑中动脉M1段分叉前闭塞。CTP显示左侧梗死核心区与缺血区存在大面积错配（错配体积为100.2 mL，错配比为4.0）（图5-4-10）。

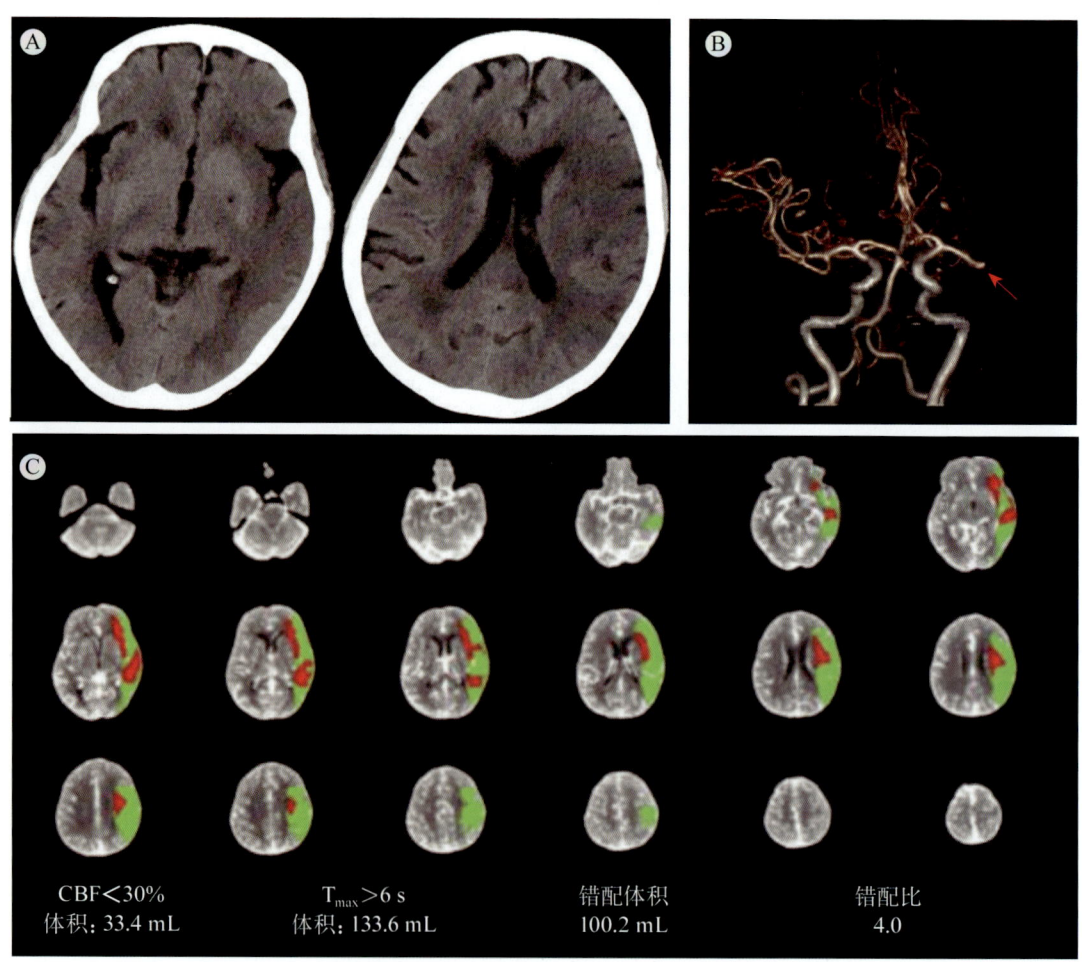

A图为术前NCCT检查，显示左侧大脑半球大面积低密度区；B图为术前CTA检查，显示左侧大脑中动脉M1段分叉前闭塞（箭头所示）；C图为术前CTP检查，显示左侧梗死核心区与缺血半暗带区存在大面积错配。

图5-4-10 大脑中动脉栓塞血管内治疗前多模式CT检查结果

诊断及治疗策略：诊断为左侧大脑中动脉栓塞，采用SWIM技术取栓治疗（图5-4-11）。

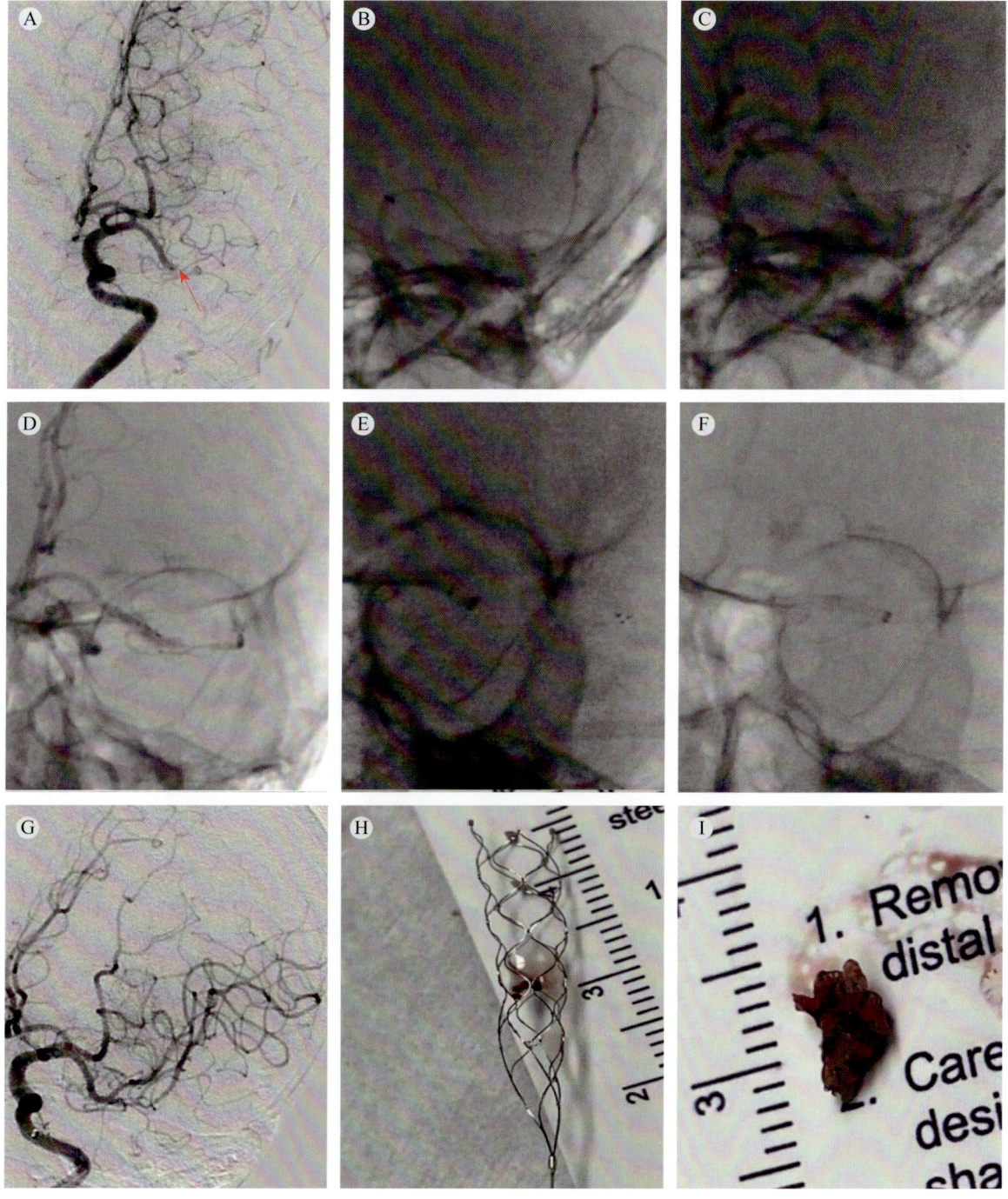

术中DSA显示左侧大脑中动脉M1段末端栓塞（A图，箭头所示）。B~F为血管内治疗操作过程。微导管通过闭塞段，进入M2段分支，手推造影剂确认导管所在血管直径及走行适合释放取栓支架，经微导管定位释放取栓支架。调整投照角度，显示支架-血栓的位置关系，推送中间导管接触血栓后，回拉支架取栓；取出支架后，中间导管留置于原位继续抽吸。治疗后血流复通（G图）。

图5-4-11　采用SWIM技术取栓治疗大脑中动脉栓塞过程

病例分析：SWIM技术是在我国应用非常普遍的联合取栓技术。SWIM这个技术名词是由中国的神经介入医师总结提出的，用以概括以支架取栓为基础，联合中间导管接触抽吸的双重机制联合取栓技术。SWIM技术的目的和特点可以概述为"抽拉结合、双重保护、一把再通、三级灌注"。

血管内治疗中将普通导引导管尽量上高以限制血流，支架定位释放后，中间导管进入大脑中动脉M1段远端，采用标准SWIM技术取栓：抽拉结合，先经中间导管回拉支架，然后经留在原位的中间导管继续抽吸，抽出血栓主体，完成首次操作血管再通。SWIM技术取栓比较适用于大脑中动脉闭塞而大脑前动脉完好的病例。在M1段主干内实施抽拉结合的联合取栓技术，不仅可以提高首次操作血管再通率，还可以避免支架后撤时血栓脱落逃逸至大脑前动脉造成新流域栓塞。

2. 左侧颈内动脉远端栓塞采用BADDASS技术取栓病例

病例介绍：患者男性，59岁，因"意识障碍伴右侧肢体乏力1 h 45 min"入院。患者发病前mRS评分0分，NIHSS评分28分（意识2分、提问2分、指令2分、凝视2分、视野1分、面瘫2分、左上肢力量2分、右上肢力量4分、左下肢力量1分、右下肢力量4分、感觉1分、语言3分、构音2分）。

多模式CT检查：NCCT显示左侧半球大面积低密度区，提示大面积梗死；CTA显示左侧颈内动脉末端闭塞；CTP显示左侧半球大面积梗死核心区及大面积缺血半暗带，梗死核心区与缺血半暗带区存在大面积错配，错配体积为116.3 mL，错配比为1.8（图5-4-12）。

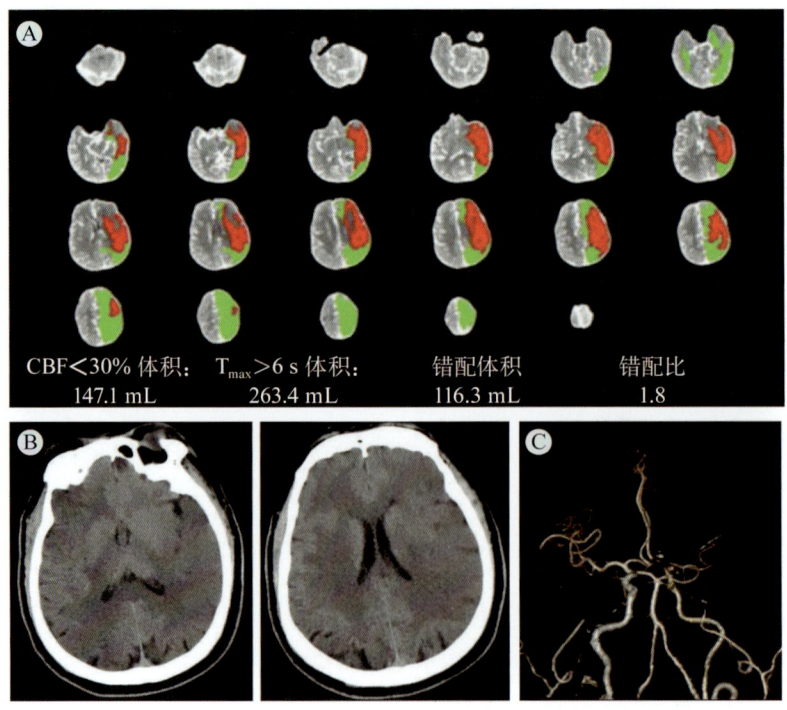

A图为术前CTP检查，显示大面积梗死核心区及大面积缺血半暗带，梗死核心区与缺血半暗带区存在大面积错配；B图为术前NCCT检查，可见左侧半球大面积低密度区；C图为术前CTA检查，显示左侧颈内动脉末端闭塞。

图5-4-12　左侧颈内动脉远端栓塞血管内治疗前多模式CT检查结果

病例分析：2019年提出的BADDASS技术整合了多种现代取栓技术，仅从技术名称上看，即包含球囊指引、大腔远端通路导管、双抽吸、支架取栓等技术，实际上，该技术包含的内容更多，几乎囊括了目前所有的取栓工具、技术和理念。与Solumbra和SWIM技术相比，BADDASS技术最重要的改进是强调了球囊导引导管的配套使用，使近端血流得以良好控制，降低血栓逃逸风险，同时简化了取栓方式，统一为整体撤出支架-血栓-中间导管复合体。

诊断和治疗策略：诊断为左侧颈内动脉远端栓塞，采用BADDASS技术取栓治疗（图5-4-13）。

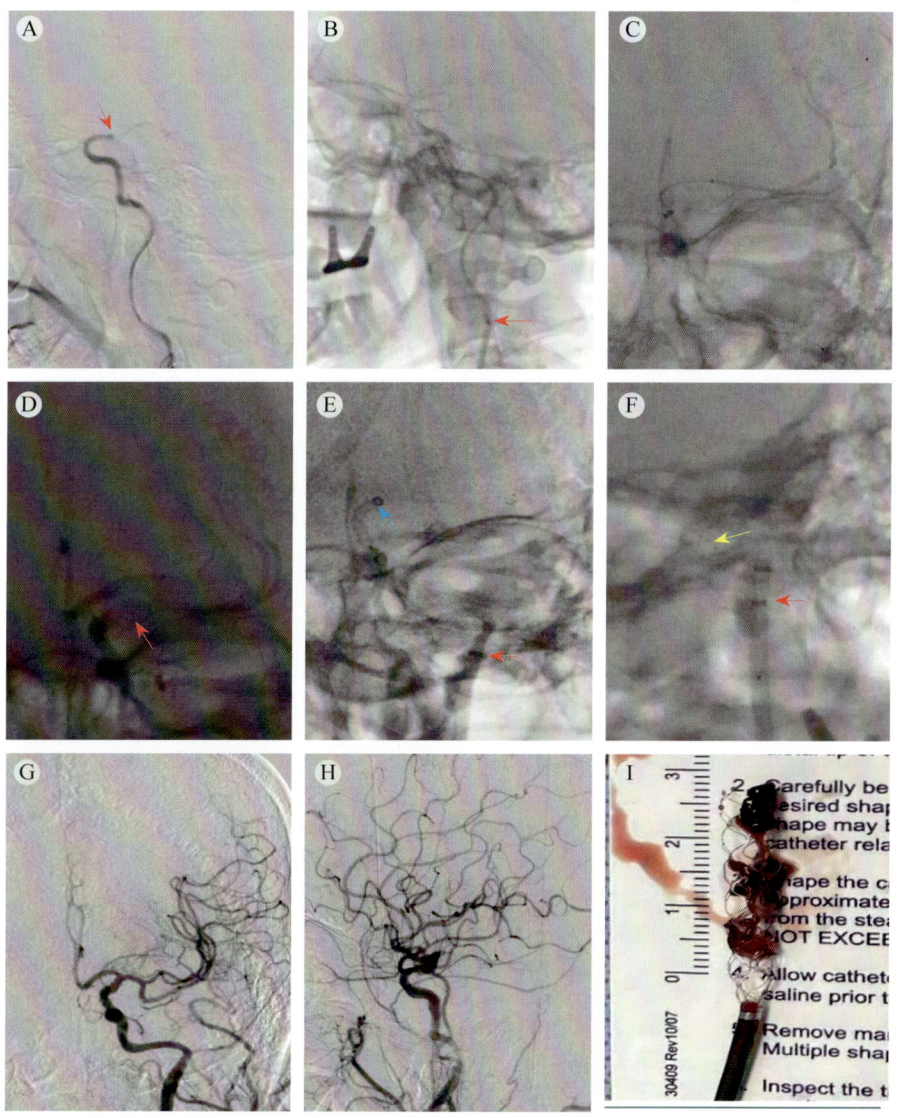

术中血管造影显示颈内动脉末端栓塞（A图，箭头所示）；球囊导引导管置于左侧颈内动脉C1近端（B图，红色箭头所示），同轴送入抽吸导管、微导管、微导丝，微导管通过闭塞段，造影证实位于大脑中动脉分支内（C图）；定位释放取栓支架，造影明确血栓位置（D图红色箭头所示）；推送抽吸导管接触血栓（E图蓝色箭头所示），同时球囊导引导管前推到C1末端（E图红色箭头所示）；充盈球囊，抽吸导管与球囊导引导管同时加负压，回拉抽吸导管-取栓支架-血栓复合体（F图，抽吸导管：红色箭头所示，取栓支架：黄色箭头所示）；治疗后血流复通（G~H图）；I图为取出的血栓。

图5-4-13 采用BADDASS技术取栓治疗左侧颈内动脉远端栓塞过程

本例患者为颈内动脉T分叉部的大负荷栓塞，是BADDASS技术的最佳适用类型。手术过程中，球囊充盈后，确切阻断颈内动脉前向血流，避免血栓逃逸。随后在双重抽吸下，取栓支架与中间导管整体撤出，降低血栓切割断裂风险。通过BADDASS的多项技术联用，本例患者顺利清除大负荷血栓，完成首次操作血管再通。

参考文献

[1] BAIK S H, JUNG C, KIM J Y, et al. Local intra-arterial thrombolysis during mechanical thrombectomy for refractory large-vessel occlusion: adjunctive chemical enhancer of thrombectomy[J]. AJNR Am J Neuroradiol, 2021, 42 (11) : 1986-1992.

[2] BAJRAMI A, GEYIK S, ERTUGRUL O, et al. Rapidpulse™ cyclic aspiration system for acute ischemic stroke due to large vessel occlusions[J]. Interv Neuroradiol, 2024: 15910199241239094.

[3] BERNAVA G, ROSI A, BOTO J, et al. Direct thromboaspiration efficacy for mechanical thrombectomy is related to the angle of interaction between the aspiration catheter and the clot[J]. J Neurointerv Surg, 2020, 12 (4) : 396-400.

[4] BOISSEAU W, ESCALARD S, FAHED R, et al. Direct aspiration stroke thrombectomy: a comprehensive review[J]. J Neurointerv Surg, 2020, 12 (11) : 1099-1106.

[5] BOSE A, HENKES H, ALFKE K, et al. The Penumbra system: a mechanical device for the treatment of acute stroke due to thromboembolism[J]. AJNR Am J Neuroradiol, 2008, 29 (7) 1409-1413.

[6] BOURCIER R, MARNAT G, LABREUCHE J, et al. Balloon guide catheter is not superior to conventional guide catheter when stent retriever and contact aspiration are combined for stroke treatment[J]. Neurosurgery, 2020, 88 (1) : 83-90.

[7] BOURCIER R, MAZIGHI M, LABREUCHE J, et al. Susceptibility vessel sign in the aster trial: higher recanalization rate and more favourable clinical outcome after first line stent retriever compared to contact aspiration[J]. J Stroke, 2018, 20 (3) : 416.

[8] CALIFF R M, TOPOL E J, STACK R S, et al. Evaluation of combination thrombolytic therapy and timing of cardiac catheterization in acute myocardial infarction: results of thrombolysis and angioplasty in myocardial infarction-phase 5 randomized trial[J]. Circulation, 1991, 83 (5) : 1543-1556.

[9] CHANG Y, LI Y Z, XUE L. Adjuvant intra-arterial thrombolysis during mechanical thrombectomy is an effective means of improving outcomes for patients with large vessel occlusion stroke: a systematic review and meta-analysis[J]. Clin Neurol Neurosurg, 2023, 232: 107898.

[10] CHAPOT R, HOUDART E, ROGOPOULOS A, et al. Thromboaspiration in the basilar artery: report of two cases[J]. AJNR Am J Neuroradiol, 2002, 23 (2) : 282-284.

[11] CLARK W M, ALBERS G W. The ATLANTIS rt-PA (Alteplase) acute stroke trial: final results[abstract][J]. Stroke, 1999, 30: 234.

[12] COLLEN D, STASSEN J M, DE COCK F. Synergistic effect of thrombolysis of sequential infusion of tissue-type plasminogen activator (t-PA) single-chain urokinase-type plasminogen activator (scu-PA) and urokinase in the rabbit jugular vein thrombosis model[J]. Thromb Haemost, 1987, 58 (3) : 943-946.

[13] CROCKETT M T, PHILLIPS T J, CHIU A H Y. Dual suction Headway27 microcatheter thrombectomy for the treatment of distal intracranial arterial occlusion strokes: initial experience with the micro-ADAPT technique[J]. J Neurointerv Surg, 2019, 11 (7) : 714-718.

[14] DEL ZOPPO G J, FERBERT A, OTIS S, et al. Local intra-arterial fibrinolytic therapy in acute carotid territory stroke: a pilot study[J]. Stroke, 1988, 19 (3) : 307-313.

[15] DEL ZOPPO G J, HIGASHIDA R T, FURLAN A J, et al. PROACT: a phase Ⅱ randomized trial of recombinant pro-urokinase by direct arterial delivery in acute middle cerebral artery stroke[J]. Stroke, 1998, 29 (1) : 4-11.

[16] DELGADO ALMANDOZ J E, KAYAN Y, WALLACE A N, et al. Larger ACE 68 aspiration catheter increases first-pass efficacy of ADAPT technique[J]. J Neurointerv Surg, 2019, 11 (2) : 141-146.

[17] DELGADO ALMANDOZ J E, KAYAN Y, YOUNG M L, et al. Comparison of clinical outcomes in patients with acute ischemic strokes treated with mechanical thrombectomy using either Solumbra or ADAPT techniques[J]. J Neurointerv Surg,

2016, 8 (11): 1123-1128.

[18] ENDO S, KUWAYAMA N, HIRASHIMA Y, et al. Results of urgent thrombolysis in patients with major stroke and atherothrombotic occlusion of the cervical internal carotid artery[J]. AJNR Am J Neuroradiol, 1998, 19 (6): 1169-1175.

[19] ERNST R, PANCIOLI A, TOMSICK T, et al. Combined intravenous and intra-arterial recombinant tissue plasminogen activator in acute ischemic stroke[J]. Stroke, 2000, 31 (11): 2552-2557.

[20] FLAHERTY M L, WOO D, KISSELA B, et al. Combined IV and intra-arterial thrombolysis for acute ischemic stroke[J]. Neurology, 2005, 64 (2): 386-388.

[21] FURLAN A, HIGASHIDA R, WECHSLER L, et al. Intra-arterial prourokinase for acute ischemic stroke. the PROACT II study: a randomized controlled trial[J]. JAMA, 1999, 282 (21): 2003-2011.

[22] GOTO S, OHSHIMA T, ISHIKAWA K, et al. A Stent-retrieving into an aspiration catheter with proximal balloon (ASAP) technique: a technique of mechanical thrombectomy[J]. World Neurosurg, 2018, 109: e468-e475.

[23] HACKE W, KASTE M, FIESCHI C, et al. Randomized double-blind placebo-controlled trial of thrombolytic therapy with intravenous alteplase in acute ischemic stroke (ECASS II)[J]. Lancet, 1998, 352 (9136): 1245-1251.

[24] HACKE W, ZEUMER H, FERBERT A, et al. Intra-arterial thrombolytic therapy improves outcome in patients with acute vertebrobasilar occlusive disease[J]. Stroke, 1988, 19 (10): 1216-1222.

[25] HAJJAR K, KERR D M, LEES K R, et al. Thrombolysis for acute ischemic stroke[J]. J Vasc Surg, 2011, 54 (3): 901-907.

[26] HAUSSEN D C, AL-BAYATI A R, EBY B, et al. Blind exchange with mini-pinning technique for distal occlusion thrombectomy[J]. J Neurointerv Surg, 2020, 12 (4): 392-395.

[27] HAUSSEN D C, REBELLO L C, NOGUEIRA R G. Optimizating clot retrieval in acute stroke: the push and fluff technique for closed-cell stentrievers[J]. Stroke, 2015, 46 (10): 2838-2842.

[28] HEIFERMAN D M, LI D D, PECORARO N C, et al. Intra-arterial alteplase thrombolysis during mechanical thrombectomy for acute ischemic stroke[J]. J Stroke Cerebrovasc Dis, 2017, 26 (12): 3004-3008.

[29] HEIT J J, WONG J H, MOFAFF A M, et al. Sofia intermediate catheter and the SNAKE technique: safety and efficacy of the Sofia catheter without guidewire or microcatheter construct[J]. J Neurointerv Surg, 2018, 10 (4): 401-406.

[30] HOPF-JENSENN S, PREIß M, MARQUES L, et al. Impact and effectiveness of dual aspiration technique in stent-assisted mechanical thrombectomy: recent improvements in acute stroke management[J]. Cardiovasc Intervent Radiol, 2016, 39 (11): 1620-1628.

[31] HU Y C, STIEFEL M F. Force and aspiration analysis of the ADAPT technique in acute ischemic stroke treatment[J]. J Neurointerv Surg, 2016, 8 (3): 244-246.

[32] HUDED V, DHOMNE S, SHRIVASTAVA M, et al. Intra-arterial thrombolysis in acute ischemic stroke: a single center experience[J]. Neurology India, 2009, 57 (6): 764-767.

[33] IMS Study Investigators. Combined intravenous and intra-arterial recanalization for acute ischemic stroke: the interventional management of stroke study[J]. Stroke, 2004, 35 (4): 904-911.

[34] JANKOWITZ B, GRANDHI R, HOREV A, et al. Primary manual aspiration thrombectomy (MAT) for acute ischemic stroke: safety, feasibility and outcomes in 112 consecutive patients[J]. J Neurointerv Surg, 2015, 7 (1): 27-31.

[35] JEONG D E, KIM J W, KIM B M, et al. Impact of balloon-guiding catheter location on recanalization in patients with acute stroke treated by mechanical thrombectomy[J]. AJNR Am J Neuroradiol, 2019, 40 (5): 840-844.

[36] KANG D H, KIM B M, HEO J H, et al. Effect of balloon guide catheter utilization on contact aspiration thrombectomy[J]. J Neurosurg, 2018, 131 (5): 1494-1500.

[37] KERIS V, RUDNICKA S, VORONA V, et al. Combined intraarterial/intravenous thrombolysis for acute ischemic stroke[J]. AJNR Am J Neuroradiol, 2001, 22 (2): 352-358.

[38] LAPERGUE B, BLANC R, GORY B, et al. Effect of endovascular contact aspiration vs. stent retriever on revascularization in patients with acute ischemic stroke and large vessel occlusion: The ASTER randomized clinical trial[J]. JAMA, 2017, 318 (5): 443-452.

[39] LEE K Y, KIM D I, KIM S H, et al. Sequential combination of intravenous recombinant tissue plasminogen activator and intra-arterial urokinase in acute ischemic stroke[J]. AJNR Am J Neuroradiol, 2004, 25 (9): 1470-1475.

[40] LEWANDOWSKI C A, FRANKEL M, TOMSICK T A, et al. Combined intravenous and intra-arterial r-tpa versus intra-

arterial therapy of acute ischemic stroke emergency management of stroke (EMS) bridging trial[J]. Stroke, 1999, 30 (12)：2598-2605.

[41] LI X M, TAN Y, SONG J Z, et al. Combined intravenous and intra-arterial thrombolysis in hyperacute cerebral ischemia without significant corresponding vascular occlusion/stenosis：a preliminary investigation[J]. Heliyon, 2024, 10 (9)：e29998.

[42] LIEBESKIND D S, SANOSSIAN N, YONG W H, et al. CT and MRI Early vessel signs reflect clot composition in acute stroke[J]. Stroke, 2011, 42 (5)：1237-1243.

[43] MAEGERLEIN C, MONCH S, BOECKH-BEHRENS T, et al. Further development of combined techniques using stent retrievers, aspiration catheters and BGC：the PROTECT[PLUS] technique[J]. Clin Neuroradiol, 2020, 30 (1)：59-65.

[44] MAEGERLEIN C, MÖNCH S, BOECKH-BEHRENS T, et al. PROTECT：proximal balloon occlusion together with direct thrombus aspiration during stent retriever thrombectomy-evaluation of a double embolic protection approach in endovascular stroke treatment[J]. J Neurointerv Surg, 2018, 10 (8)：751-755.

[45] MAKSIMENKO A V, TISCHENKO E G. New thrombolytic strategy：bolus administration of tPA and urokinase-fibrinogen conjugate[J]. J Thromb Thrombolysis, 1999, 7 (3)：307-312.

[46] MASSARI F, HENNINGER N, LOZANO J D, et al. ARTS (aspiration-retriever technique for stroke)：initial clinical experience[J]. Interv Neuroradiol, 2016, 22 (3)：325-332.

[47] MATSUMOTO H, NISHIYAMA H, TETSUO Y, et al. Initial clinical experience using the two-stage aspiration technique (TSAT) with proximal flow arrest by a balloon guiding catheter for acute ischemic stroke of the anterior circulation[J]. J Neurointerv Surg, 2017, 9 (12)：1160-1165.

[48] MAUS V, BEHME D, KABBASCH C, et al. Maximizing first-pass complete reperfusion with SAVE[J]. Clin Neuroradiol, 2018, 28 (3)：327-338.

[49] MAUS V, BREHM A, TSOGKAS I, et al. Stent retriever placement in embolectomy：the choice of the postbifurcational trunk influences the first-pass reperfusion result in M1 occlusions[J]. J Neurointerv Surg, 2019, 11 (3)：237-240

[50] MAZIGHI M, MESEGUER E, LABREUCHE J, et al. Bridging therapy in acute ischemic stroke：a systematic review and meta-analysis[J]. Stroke, 2012, 43 (5)：1302-1308.

[51] MCTAGGART R A, TUNG E L, YAGHI S, et al. Continuous aspiration prior to intracranial vascular embolectomy (CAPTIVE)：a technique which improves outcomes[J]. J Neurointerv Surg, 2017, 9 (12)：1154-1159.

[52] MIERZWA A T, AL KASAB S, NELSON A, et al. Comparing functional outcomes and safety profiles of first-line aspiration thrombectomy versus stentriever for acute basilar artery occlusion：propensity analysis of the PC-SEARCH thrombectomy registry[J]. Stroke, 2023, 54 (10)：2512-2521.

[53] MULLEN M T, PISAPIA J M, TILWA S, et al. Systematic review of outcome after ischemic stroke due to anterior circulation occlusion treated with intravenous, intra-arterial, or combined intravenous-intra-arterial thrombolysis[J]. Stroke, 2012, 43 (9)：2350-2355.

[54] National Institute of Neurological Disorders and Stroke rt-PA Stroke Study Group. Tissue plasminogen activator for acute ischemic stroke[J]. N Engl J Med, 1995, 333 (24)：1581-1587.

[55] NEKI H, KATANO T, MAEDA T, et al. Familiarization with contact aspiration using non-penetrating of the thrombus (CANP) technique as the initial procedure for acute ischemic stroke[J]. J Stroke Cerebrovasc Dis, 2021, 30 (11)：106066.

[56] NENCI G G, GRESELE P, TARAMELLI M, et al. Thrombolytic therapy of for thromboembolism of vertebrobasilar artery[J]. Angiology, 1983, 34 (9)：561-571.

[57] NIKOUBASHMAN O, ALT J P, NIKOUBASHMAN A, et al. Optimizing endovascular stroke treatment：removing the microcatheter before clot retrieval with stent-retrievers increases aspiration flow[J]. J Neurointerv Surg, 2017, 9 (5)：459-462.

[58] OH J S, YOON S M, SHIM J J, et al. Efficacy of balloon-guiding catheter for mechanical thrombectomy in patients with anterior circulation ischemic stroke[J]. J Korean Neurosurg Soc, 2017, 60 (2)：155-164.

[59] OSPEL J M, MCTAGGART R, KASHANI N, et al. Evolution of stroke thrombectomy techniques to optimize first-pass complete reperfusion[J]. Semin Intervent Radiol, 2020, 37 (2)：119-131.

[60] OSPEL J M, VOLNY O, JAYARAMAN M, et al. Optimizing fast first pass complete reperfusion in acute ischemic stroke

- the BADDASS approach (balloon guide with large bore distal access catheter with dual aspiration with stent-retriever as standard approach)[J]. Expert Rev Med Devices, 2019, 16 (11): 955-963.
[61] PANNELL R, BLACK J, GUREWICH V. Complementary modes of action of tissue-type plasminogen activator and pro-urokinase by which their synergistic effect on clot lysis may be explained[J]. J Clin Invest, 1988, 81 (3): 853-859.
[62] PARK M S, KIM J T, YOON W, et al. Intra-arterial thrombolysis after full-dose intravenous tpa via the "drip and ship" approach in patients with acute ischemic stroke: preliminary report[J]. Chonnam Med J, 2011, 47 (2): 99-103.
[63] PESSIN M S, DEL ZOPPO G J, FURLAN A J. Thrombolytic treatment in acute stroke: review and update of selective topics[M]//MOSKOWITZ M A, CAPLAN L R. Cerebrovascular diseases. Oxford: Butterworth-Heinemann, 1995: 409-418.
[64] PFAFF J A R, SIEKMANN R, SHAH Y P, et al. Delivery assist catheters: a new device class and initial experience in mechanical thrombectomy in acute ischemic stroke patients[J]. Clin Neuroradiol, 2019, 29 (4): 661-667.
[65] POPMA J J, CALIFF R M, ELLIS S G, et al. Mechanism of benefit of combination thrombolytic therapy for acute myocardial infarction: a quantitative angiographic and hematologic study[J]. J Am Coll Cardiol, 1992, 20 (6): 1305-1312.
[66] POWERS W J, RABINSTEIN A A, ACKERSON T, et al. Guidelines for the early management of patients with acute ischemic stroke: 2019 update to the 2018 guidelines for the early management of acute ischemic stroke: a guideline for healthcare professionals from the American Heart Association/American Stroke Association[J]. Stroke, 2019, 50 (12): e344-e418.
[67] PSYCHOGIOS M N, TSOGKAS I, BREHM A, et al. Clot reduction prior to embolectomy: mSAVE as a first-line technique for large clots[J]. PLoS One, 2019, 14 (5): e0216258.
[68] QURESHI A I, ALI Z, SURI M F, et al. Intra-arterial third-generation recombinant tissue plasminogen activator (reteplase) for acute ischemic stroke[J]. Neurosurgery, 2001, 49 (1): 41-48.
[69] RUBIERA M, RIBO M, PAGOLA J, et al. Bridging intravenous-intra-arterial rescue strategy increases recanalization and the likelihood of a good outcome in nonresponder intravenous tissue plasminogen activator-treated patients: a case-control study[J]. Stroke, 2011, 42 (4): 993-997.
[70] SEKORANJA L, LOULIDI J, YILMAZ H, et al. intravenous versus combined (intravenous and intra-arterial) thrombolysis in acute ischemic stroke: a transcranial color-coded duplex sonography-guided pilot study[J]. Stroke, 2006, 37 (7): 1805-1809.
[71] SHANG S Y, ZHAO W B, LI C H, et al. Intra-arterial thrombolysis improves the prognosis of acute ischemic stroke patients without large vessel occlusion[J]. Eur Neurol, 2018, 80 (5-6): 277-282.
[72] SINGH J, WOLFE S Q, JANJUA R M, et al. Anchor technique: use of stent retrievers as an anchor to advance thrombectomy catheters in internal carotid artery occlusions[J]. Interv Neuroradiol, 2015, 21 (6): 707-709.
[73] SPIOTTA A M, CHAUDRY M I, HUI F K, et al. Evolution of thrombectomy approaches and devices for acute stroke: a technical review[J]. J Neurointerv Surg, 2015, 7 (1): 2-7.
[74] SUAREZ J I, ZAIDAT O O, SUNSHINE J L, et al. Endovascular administration after intravenous infusion of thrombolytic agents for the treatment of patients with acute ischemic strokes[J]. Neurosurgery, 2002, 50 (2): 251-259.
[75] SUN D P, HUO X C, RAYNALD, et al. Intra-arterial thrombolysis *vs.* mechanical thrombectomy in acute minor ischemic stroke due to large vessel occlusion[J]. Front Neurol, 2022, 13: 860987.
[76] TENSER M S, AMAR A P, MACK W J. Mechanical thrombectomy for acute ischemic stroke using the MERCI retriever and penumbra aspiration systems[J]. World Neurosurg, 2011, 76 (6 Suppl): S16-23.
[77] TURK A S Ⅲ, SIDDIQUI A, FIFI J T, et al. Aspiration thrombectomy versus stent retriever thrombectomy as first-line approach for large vessel occlusion (COMPASS): a multicentre, randomised, open label, blinded outcome, non-inferiority trial[J]. Lancet, 2019, 393 (10175): 998-1008.
[78] TURK A S, SPIOTTA A, FREI D, et al. Initial clinical experience with the ADAPT technique: a direct aspiration first pass technique for stroke thrombectomy[J]. J Neurointerv Surg, 2014, 6 (3): 231-237.
[79] WIESMANN M, BROCKMANN M A, HERINGER S, et al. Active push deployment technique improves stent/vessel-wall interaction in endovascular treatment of acute stroke with stent retrievers[J]. J Neurointerv Surg, 2017, 9 (3): 253-256.
[80] WOLFE T, SUAREZ J I, TARR R W, et al. Comparison of combined venous and arterial thrombolysis with primary arterial therapy using recombinant tissue plasminogen activator in acute ischemic stroke[J]. J Stroke Cerebrovasc Dis, 2008, 17 (3): 121-128.

[81] YANG X Y, WANG Z L, CHEN H R, et al. Mechanical thrombectomy with intra-arterial alteplase provided better functional outcomes for AIS-LVO: a meta-analysis[J]. Front Neurosci, 2023, 17: 1137543.

[82] YE G F, CAO R Y, LU J, et al. Association between thrombus density and reperfusion outcomes using different thrombectomy strategies: a single-center study and meta-analysis[J]. Front Neurol, 2019, 10: 843.

[83] YI T Y, CHEN W H, WU Y M, et al. Adjuvant intra-arterial rt-PA injection at the initially deployed solitaire stent enhances the efficacy of mechanical thrombectomy in acute ischemic stroke[J]. J Neurol Sci, 2018, 386: 69-73.

[84] ZAIDAT O O, MUELLER-KRONAST N H, HASSAN A E, et al. Impact of balloon guide catheter use on clinical and angiographic outcomes in the stratis stroke thrombectomy registry[J]. Stroke, 2019, 50 (3): 697-704.

[85] ZAIDAT O O, SUAREZ J I, SANTILLAN C, et al. Response to intra-arterial and combined intravenous and intra-arterial thrombolytic therapy in patients with distal internal carotid artery occlusion[J]. Stroke, 2002, 33 (7): 1821-1826.

[86] ZHAO L A, QIU J, WANG L, et al. Intra-arterial tenecteplase is safe and may improve the first-pass recanalization for acute ischemic stroke with large-artery atherosclerosis: the BRETIS-TNK trial[J]. Front Neurol, 2023, 14: 1155269.

[87] 李强, 朱良付, 周腾飞, 等. SWIM技术在大脑中动脉急性闭塞治疗中的应用[J]. 介入放射学杂志, 2019, 28 (8): 717-720.

[88] 中国卒中学会, 中国卒中学会神经介入分会与中华预防医学会卒中预防与控制专业委员会介入学组. 急性缺血性卒中血管内治疗中国指南2023[J]. 中国卒中杂志, 2023, 18 (6): 684-711.

（陈康宁，彭亚，乔宏宇，李光建，朱旭成，关敏，陈林）

第五节 脑动脉串联病变的血管内治疗

一、脑动脉串联病变的定义

脑动脉串联病变的定义为闭塞脑血管的近端同时存在血管重度狭窄（狭窄率70%～99%）或闭塞。相对于仅需处理1处病变的单发脑血管狭窄或闭塞，同时处理远端和近端多处血管病变，意味着神经介入医师需要采用完全不同的治疗策略进行手术。串联病变给急性缺血性卒中的血管内治疗带来了技术挑战。

总体来说，串联病变在前循环大血管闭塞中的占比为17%～32%，在后循环大血管闭塞中的占比为25%～30%。前循环串联病变表现为颈总动脉或颈内动脉起始处重度狭窄或闭塞，伴同侧颈内动脉末端、大脑中动脉或大脑前动脉闭塞。其中，较为常见的类型为颈内动脉起始部重度狭窄或闭塞，伴大脑中动脉M1段栓塞性闭塞。后循环串联病变表现为椎动脉颅外段重度狭窄或闭塞，伴椎动脉颅内段、基底动脉或大脑后动脉闭塞。其中，较常见的类型是椎动脉开口处闭塞合并基底动脉栓塞性闭塞。广义上的串联病变包括颅外、颅内动脉急性闭塞合并远端血管的栓塞性闭塞。

二、脑动脉串联病变研究进展

（一）串联病变的病因和发病机制

脑动脉串联病变的发病机制多为动脉到动脉栓塞，串联病变的近端病变原因大部分为动脉粥样硬化性狭窄（60%～70%）、动脉夹层（20%～30%）或心源性疾病（10%～20%），其他少见病因主要有放射性损伤、颈动脉蹼、颈动脉发育异常、炎症性病变（如多发性大动脉炎）等。

动脉粥样硬化性狭窄或闭塞好发于颈动脉C1段或椎动脉V1段开口处。颈部动脉串联病变的机制多为动脉粥样硬化性斑块破裂，斑块或血栓脱落至远端血管，引起动脉到动脉栓塞。后循环串联病变的机制多为椎动脉开口处不稳定斑块破裂或椎动脉残腔综合征继发血栓脱落。椎动脉残腔综合征是同侧椎动脉起始处闭塞后，远端血流受限继发血栓或血栓扩大所致，其相关缺血事件的发生与血栓和低流量状态有关。椎动脉残端综合征患者卒中复发和预后不良的风险均较高，其中缺血性卒中的复发率约为25%。

动脉夹层是指动脉内膜破裂，血液从破裂处流入血管内膜和中膜之间或中膜和外膜之间所致病变。临床上动脉夹层相对少见，且通常发生在较年轻患者中，因动脉夹层而需要在取栓治疗的同时进行支架植入的患者较动脉粥样硬化性狭窄患者少。动脉夹层常见于颈内动脉C2～C4段或椎动脉V2～V4段，根据病因可分为自发性动脉夹层和外伤性动脉夹层。单纯颈总动脉夹层较少，多为主动脉夹层的并发症，需要进行复合手术。主动脉夹层延伸至颈总动脉的发生率约为30%，多数同时累及右侧颈总动脉和头臂干（同时累及右侧颈总动脉和头臂干 vs. 单独累及右侧颈总动脉：23% vs. 3%），这显著增加了患者血管内治疗前神经功能缺损的发生率。一项单中心回顾性研究纳入了73例A型主动脉夹层导致脑灌注不良的患者，发现此类患者在主动脉常规手术前后接受颈动脉支架植入术治疗是安全且有效的。当颅外动脉夹层病变未累及颅内动脉时，初始症状可能较轻微，仅表现为头晕、头痛或轻度神经功能缺损症状，其机制可能与微栓子脱落或远端流域低灌注有关。颈动脉夹层占青年急性缺血性卒中病因的20%~25%，其主要病理生理机制是动脉到动脉栓塞，栓塞的部位主要是同侧大脑中动脉。

少数心源性的栓子可停留在脑血管狭窄部位或颈内动脉分叉处，栓子还可能发生碎裂继而栓塞到颅内动脉，导致串联性病变。颈动脉颅内段闭塞在单时相CTA上表现为颈动脉起始段闭塞，又称为颈动脉"假性闭塞"。临床上可通过多时相CTA的延长征、单时相CTA的颈动脉环征、DSA的造影延迟显影鉴别颈动脉真假性闭塞。

正确识别脑动脉串联病变近端的病因，是处理好串联病变的关键因素。在动脉串联病变患者血管内治疗前的评估中，临床医师需要考虑患者的临床危险因素、病史、术前CTA/MRA/DSA等检查，综合判断串联病变的类型。

（二）串联病变血管内治疗的循证证据

在2015年之前的急性缺血性卒中静脉溶栓时代，有学者发现串联病变患者静脉溶栓的血管再通率和早期神经功能改善率均较低。Rubiera等的报道也显示串联病变是接受静脉溶栓患者预后不佳的独立危险因素。在仅有静脉溶栓治疗时，串联病变患者的血管再通率为30%~40%，发病90 d预后良好的比例仅为18.2%。此类患者静脉溶栓效果不佳的可能原因有：串联病变导致的血栓负荷大，溶栓药物难以到达远端血管闭塞部位；串联病变中的近端血管病变引起的低灌注和远端血管急性栓塞也影响脑侧支循环的形成，从而导致梗死核心体积的扩大和临床预后的恶化。因此，对于有串联病变的缺血性卒中患者，尽早开通闭塞血管至关重要。

目前，血管内治疗已经成为大血管闭塞性急性缺血性卒中患者的首选治疗方式。多数学者认同血管内治疗串联病变的可行性和有效性。多项随机对照试验及针对这些研究的meta分析（如HERMES）也已证实了血管内治疗可改善串联病变急性缺血性卒中患者的临床预后。TITAN、ACTUAL等登记研究结果显示，血管内治疗可以提高串联病变缺血性卒中患者的血管再通率，并改善其临床预后。《急性缺血性卒中血管内治疗中国指南2023》推荐：在急诊血管内治疗过程中，经筛选的串联病变患者，可以考虑进行血管内治疗（Ⅱa类推荐，B级证据）。

（三）前循环串联病变血管内治疗研究进展

1.直接血管内治疗或静脉溶栓桥接血管内治疗

当前，国内外相关指南建议，符合条件的急性缺血性卒中患者均应在血管内治疗前接受静脉溶栓治疗。随着取栓治疗获得批准，越来越多的卒中中心能够为急性缺血性卒中患者提供血管内治疗。由于静脉溶栓治疗大动脉闭塞的血管再通率低，静脉溶栓在大动脉闭塞性急性缺血性卒中患者治疗中的临床价值一直受到质疑。2023年，IRIS研究对多项血管内治疗急性缺血性卒中的随机对照试验进行了meta分析，比较了直接血管内治疗与静脉溶栓联合血管内治疗（桥接治疗）的疗效。该研究结果既未证实直接血管内治疗不劣于桥接取栓，也未证实桥接治疗优于单独血管内治疗。这表明虽然血管内治疗对大动脉闭塞性急性缺血性卒中患者的疗效显著，但是静脉溶栓潜在的治疗效应也不容忽视。因此，静脉溶栓不应阻止、延迟或优先于血管内治疗。虽然目前缺乏针对串联病变设计的随机对照试验，但是来自美国和西班牙的前瞻性、多中心队列登记数据显示，在串联病变患者中，与直接血管内治疗相比，桥接治疗并未增加颅内出血的风险，且可以提高患者发病90 d的功能预后。因此，目前的临床证据支持对脑动脉串联病变所致急性缺血性卒中患者进行桥接治疗。

2.串联病变的开通顺序

目前串联病变并没有最佳血管内治疗方式，前循环串联病变的血管内治疗主要有顺向开通和逆向开通两种处理方式。顺向开通是指先处理近端狭窄或闭塞的血管，后开通远端闭塞的血管；逆向开通是指先开通远端闭塞的血管，后处理近端狭窄或闭塞的血管。另外，还有学者提出了同时处理颅内外串联病变的SEIMLESS技术，以及先球囊扩张近端血管，紧接着处理颅内闭塞动脉，最后再处理近端病变的半前向法。

对于颈内动脉重度狭窄的患者，需根据患者的具体情况和术者操作习惯进行个体化的血管内治疗。2020年，Hellegering等对21项临床研究进行了meta分析，结果显示，串联病变患者90 d时mRS评分达到0~2分的比例为45%~53%，90 d死亡率为14.7%~16.0%，sICH发生率为4%~8%，成功血管再通率为71%~79%。研究还指出，对于串联病变患者，在发病90 d的mRS评分、死亡率和sICH发生率等方面，顺向开通和逆向开通治疗策略之间的差异均没有统计学意义。

3.串联病变近端血管的处理方式

目前，对串联病变近段闭塞血管处理策略的主要争议在于：是否应在近端血管进行急诊支架植入，以及支架的选择。

与择期颈动脉支架植入术相比，急诊颈动脉支架植入术最大的不同在于：①急诊患者通常在血管内治疗前未能接受充分的抗血小板治疗，术中只能通过静脉抗血小板药物避免急性支架内血栓形成。②串联病变患者常合并颅内动脉闭塞导致的脑组织缺血损伤，血管内治疗复通闭塞的动脉，又可能造成再灌注损伤。这两种损伤可能导致患者发生较严重的出血性转化，不得不停用抗血小板药物。这种矛盾成为了急诊颈动脉支架治疗的焦点问题。一项国际性多中心研究显示，颈动脉支架植入联合抗栓治疗可以改善缺血性卒中患者的脑血流灌注、提高血管再通率。目前，常见的血管内治疗方式大致可分为以下4类：①机械取栓+颈动脉支架植入+抗栓药物；②机械取栓+颈动脉支架植入；③机械取栓+颈动脉球囊成形术；④单纯机械取栓。TITAN

登记研究总结了2012—2016年18家高级卒中中心收治的前循环串联病变患者的病因、治疗方式和预后资料。通过对符合入组标准的482例接受急诊血管内治疗患者的分析，研究者认为，同期行机械取栓＋颈动脉支架植入＋抗栓药物的方案比另外3种治疗方案可获得更好的90 d预后良好率（56%）和更高的血管再通率（83%），并且不增加脑出血的发生风险（5%）。Anadani等2021年在Stroke上发表的对TITAN和ETIS登记研究的汇总分析，以及Zevallos等2022年在J Am Heart Assoc上发表的对9项研究的meta分析均显示，颈动脉支架植入组患者的临床预后显著优于非颈动脉支架植入组的患者，且两组的sICH发生率差异无统计学意义。

急诊颈动脉支架植入可以有效防止颈动脉再闭塞。但是，对于串联病变近端血管植入支架类型的选择，目前尚无明确共识。有研究者认为，双层密网孔支架可降低斑块碎片的脱落风险，因此适合处理串联病变中近端血管的病变。但也有报道提示双层密网孔支架可能增加支架内血栓形成的风险。选择闭环及网眼小的颈动脉支架，如Xact和Wallstent支架，可降低颈动脉再闭塞的发生率。而且，串联病变的急诊血管内治疗过程中，术者需要更多地处理颅内动脉异位栓塞及急性血栓形成情况。这就意味着可能需要通过颈动脉支架进行颅内动脉取栓治疗。如果选择颈动脉闭环支架，则有利于导引导管通过颈动脉支架。因此，在急诊进行串联病变血管内治疗时，闭环支架的应用较广泛。但是，在做具体支架选择时，神经介入医师还应综合考虑颈动脉病变处的血管迂曲程度、钙化情况，以及远端血管塌陷程度等多方面因素，必要时选择开环支架以顺应血管走向、防止血管痉挛、自适应血管管径，让支架达到充分的贴壁。

4.串联病变远端血管的处理方式

串联病变远端闭塞血管的取栓方式与单一血管闭塞取栓方式类似。目前临床常用的取栓方式主要有支架取栓、抽吸取栓，以及支架取栓联合抽吸取栓。目前研究结果提示，抽吸取栓与支架取栓在改善患者的90 d预后（mRS评分）方面的差异无统计学意义。值得注意的是，抽吸取栓的手术时间明显短于支架取栓，提示抽吸取栓治疗串联病变这一特殊类型的急性动脉闭塞可能具有一定优势。有研究提示抽吸取栓更适合串联病变的治疗，但这一结论仍有待进一步的研究证实。

对于远端闭塞位于大脑中动脉M1段的串联病变，血管内治疗的研究证据相对充分。但对于远端闭塞位于大脑中动脉M2段的串联病变，血管内治疗的获益目前尚不明确。HERMES发现，对于大脑中动脉M2段闭塞，血管内治疗并未给患者带来明确的获益。但HERMES中接受了血管内治疗的大脑中动脉M2段闭塞患者较少，导致统计模型不够稳定，可能会对研究结论有一定的影响。另外一项涵盖SWIFT、STAR、DEFUSE-2及IMS-Ⅲ等研究的meta分析发现，大脑中动脉M2段闭塞血管再通与患者功能独立显著相关。2023年的一项系统综述显示，对于中等血管闭塞的患者，支架取栓是一种有效的治疗方法，但可能导致颅内出血的风险有所增加。因此，对于远端闭塞位于大脑中动脉M2段的串联病变，应根据闭塞位置、路径和侧支循环代偿情况，进行个体化的血管内治疗选择。

(四) 后循环串联病变血管内治疗研究进展

椎基底动脉串联病变是指基底动脉闭塞合并近端颅外段椎动脉闭塞或>70%的狭窄。与单纯椎基底动脉栓塞相比,处理椎基底动脉串联病变往往需要更长的手术时间,且患者的预后较差。

目前针对后循环串联病变血管内治疗的研究报道较少,且多为小样本的观察性研究,因此关于后循环串联病变的最佳治疗策略尚不明确。后循环串联病变血管内治疗的主要争议点有:血管内治疗的入路选择、近端及远端血管的处理方式、狭窄病变的血管成形术,以及围手术期药物治疗选择等。韩国的Baik等探讨了椎基底动脉串联病变血管内治疗的特点及其对预后的影响,发现椎基底动脉串联闭塞是后循环缺血性卒中常见的病因,选择合适的通路和选择性的血管成形术有助于改善患者的预后。该研究还发现,未进行血管成形术治疗的椎基底动脉串联病变患者,在卒中亚急性期发生血管再闭塞的风险增加。

三、脑动脉串联病变的血管内治疗技术

(一) 串联病变血管内治疗前的血管评估

串联病变血管内治疗前的血管评估包括一系列影像学检查,如NCCT、多模式CT(CTA、CTP)、多模式MRI(DWI、PWI、MRA等序列检查)及HR-MRI等。

头颈部CTA和MRA检查有助于识别血管闭塞部位,指导血管内治疗,因此有条件的卒中中心应尽量在血管内治疗前完善缺血性卒中患者的CTA或MRA检查。此外,ASPECTS评分对梗死范围的评估,以及CTP对梗死核心和缺血半暗带的评估也有助于筛选有血管内治疗适应证的急性缺血性卒中患者。HR-MRI则有助于对血管闭塞病变性质的诊断。对闭塞血管近段形态、闭塞远端终止部位、侧支循环代偿状态、吻合途径、血栓位置和血栓负荷量及路径迂曲情况的评估,可以帮助临床医师制订血管内治疗策略。

血管造影近端的形态也有助于动脉串联病变近端病变的病因诊断。血管闭塞端呈笔杆征、线样征,提示血管狭窄导致的急性闭塞;血管闭塞端呈杯口状,提示栓塞性闭塞;血管双腔征则提示动脉夹层性闭塞。神经介入医师应根据不同的病因选择相应的治疗策略。陈文伙教授团队的研究发现,单时相CTA或多时相CTA动脉期的颈动脉环征是识别颈动脉C1段真性闭塞的可靠标志,其中,约70%的颈动脉C1段真性闭塞有颈动脉环征,而仅有不到8%的颈动脉假性闭塞有颈动脉环征(图5-5-1);另外,多时相CTA的颈动脉延迟征在颈动脉假性闭塞中更常见(94.9% *vs.* 7.7%),可用于区分颈动脉C1段真性闭塞和假性闭塞(图5-5-2)。

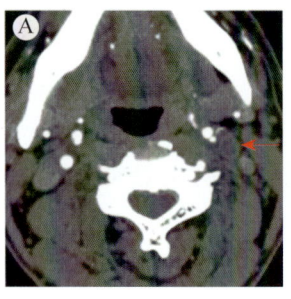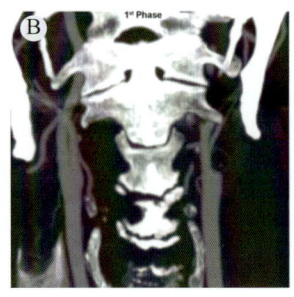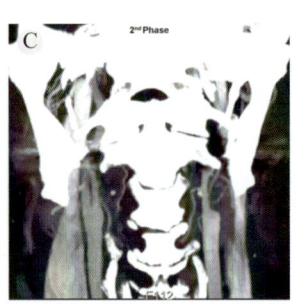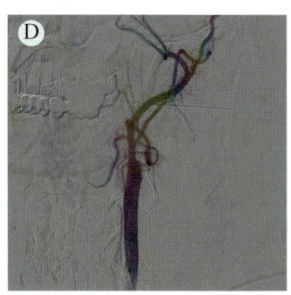

CTA显示颈动脉环征阳性（A图，箭头所示）；与多时相CTA动脉早期（B图）相比，多时相CTA动脉晚期（C图）没有显示出造影剂延迟充盈（颈动脉延迟征阴性）；DSA证实了此例患者为颈动脉C1段真性闭塞（D图）。

图5-5-1　颈动脉真性闭塞患者CTA影像特点

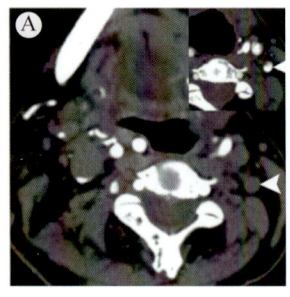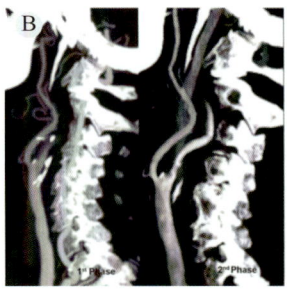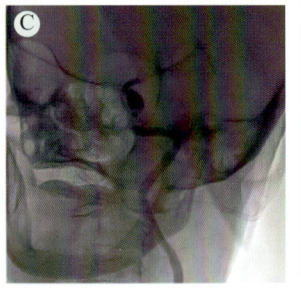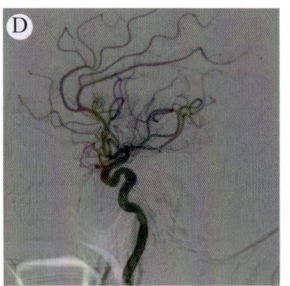

CTA中颈动脉环征阴性（A图）；与多时相CTA动脉早期（B图）相比，多时相CTA动脉晚期（C图）造影剂延迟充盈（颈动脉延迟征阳性）；DSA显示C3段及以远的血管通畅，在清除C5段血栓后，血管成功再通（D图）。

图5-5-2　颈动脉假性闭塞患者CTA影像特点

（二）前循环串联病变血管内治疗技术策略

1.狭窄性串联病变的治疗策略及技术要点

狭窄性串联病变常见的取栓方式包括顺向开通（如ReWiSed CARe技术），逆向开通（RETS技术），同时处理颅内外串联病变的SEIMLESS技术以及半前向法的PEARS技术。

（1）ReWiSed CARe技术　ReWiSed CARe技术的核心是将颈动脉球囊及支架沿取栓支架的导丝推送至近端血管病变，进行颈动脉球囊扩张+支架植入术（图5-5-3）。具体操作如下：先将取栓支架在颅内闭塞血管内展开，利用盲交换技术撤离微导管，沿着取栓支架的导丝送入颈动脉球囊、颈动脉支架完成颈动脉支架植入术，再将抽吸导管沿着取栓支架的导丝，越过颈动脉支架至血栓近端，以SWIM技术完成颅内闭塞血管的取栓操作。

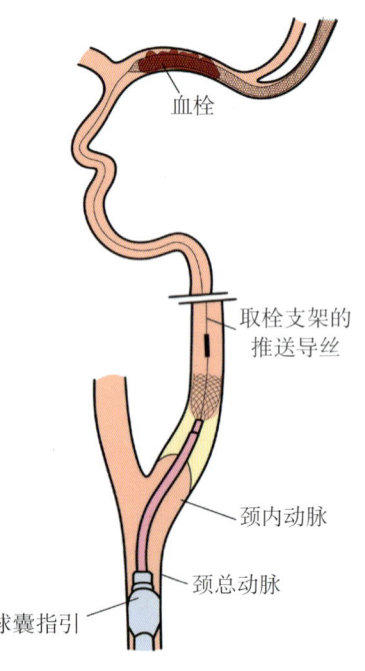

图5-5-3　ReWiSed CARe技术

ReWiSed CARe技术的优点是颅内取栓支架于颅内闭塞血管释放,可短暂打开颅内闭塞血管,颅内血流可获得部分恢复,减少脑缺血的时间;颅内取栓支架兼有保护伞及锚定的作用,提高手术的效率,相对简易、有效。ReWiSed CARe技术的缺点是在路径迂曲时,可能存在颅内取栓支架到位困难;在串联病变合并大负荷血栓时,颅内取栓支架可能无法捕捉到颈内动脉的全部血栓,易造成栓子远端异位。

(2) PEARS技术　PEARS是由陈文伙教授团队提出的脑动脉串联病变治疗技术,主要步骤包括:保护伞保护(P)、球囊扩张颈动脉闭塞处(E)、抽吸颈动脉支架远端的血栓(A)、颅内闭塞动脉再通(R)和颈内动脉支架植入(S)(图5-5-4)。串联病变中的颈内动脉C1段急性闭塞后大部分闭塞远端合并有新鲜血栓。在颈内动脉C1段闭塞处进行球囊扩张成形,一方面可能导致C1段的斑块脱落;另一方面,在球囊扩张后,颈内动脉内恢复的前向血流可能导致闭塞远端的血栓前移,可能造成颅内动脉新发血管的栓塞。PEARS技术采用了2个措施来减少这种隐患:一是保护伞的使用,二是在颈内动脉球囊泄气的同时跟进导引导管,阻断颈动脉血流前行。跟进导引导管和中间导管,撤出球囊,先对颈动脉的血栓进行清除,后对颅内闭塞动脉进行血栓清除,完成颅内动脉闭塞再通后,再次放入保护伞,负压下将导引导管退至颈总动脉,造影了解颈动脉起始段狭窄情况及颅脑实质情况,决定是否进行颈内动脉支架植入术。图5-5-5展示了PEARS技术治疗串联病变的实际操作过程。

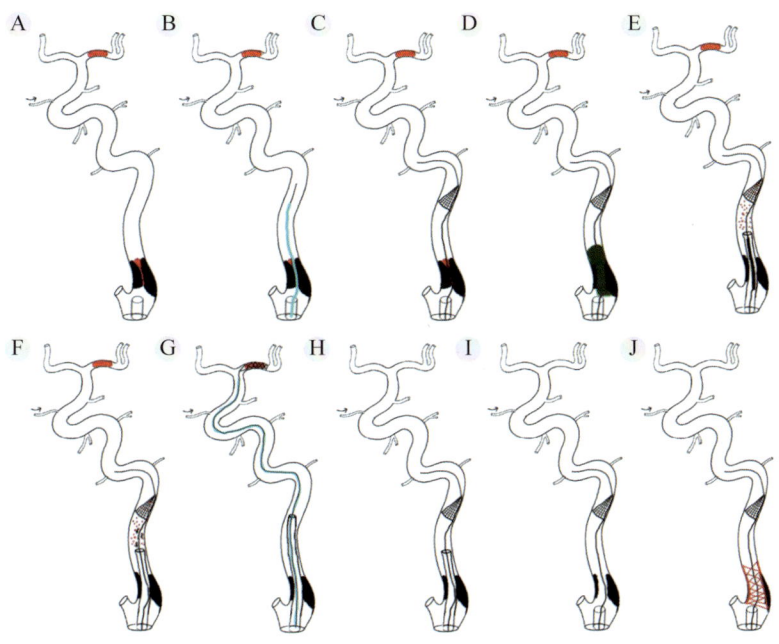

DSA检查明确串联病变(A图);微导丝通过近端闭塞处进入颈内动脉C1段(B图);微导丝引导保护伞释放在颈内动脉C1段末端(C图);颈动脉闭塞处进行球囊扩张成形(D图);导引导管沿球囊越过颈内动脉闭塞处(E图);导引导管抽吸清除保护伞近端的血栓和斑块后,撤出保护伞(F图);机械取栓再通远端闭塞的血管(G图);保护伞清洗干净后重新释放在颈内动脉C1段末端(H图);导引导管退入颈总动脉(I图);在颈内动脉狭窄处植入颈动脉支架(J图)。

图 5-5-4　PEARS 技术
图片由福建省陈文伙教授团队绘制。

PEARS技术的优势是保护伞的使用,可以防止颈动脉闭塞远端的血栓脱落导致的二次栓塞;缺点是保护伞释放、回收及清洗等步骤延长了血管内治疗的总操作时间和远端闭塞血管再通的时间。随着中间导管的广泛应用,研究者提出了避免PEARS技术上述缺点的操作方法:不放置保护伞,在小球囊扩张下通过中间导管阻断前向血流,之后利用中间导管的良好通过性对颈内动脉血栓进行抽吸。具体操作步骤如下:①导丝通过;②球囊扩张,同时利用球囊穿梭技术直接带中间导管通过闭塞段;③抽吸颈内动脉血栓;④对颅内闭塞血管进行抽吸取栓或支架取栓;⑤开通颅内血管后利用中间导管再置入保护伞;⑥对颈内动脉狭窄处进行球囊扩张术/支架植入术。该技术的优势是省略了保护伞放置过程,节约了颅内血管再通的时间,同时通过匹配管径球囊扩张同步阻断血流,避免颈动脉血栓异位。

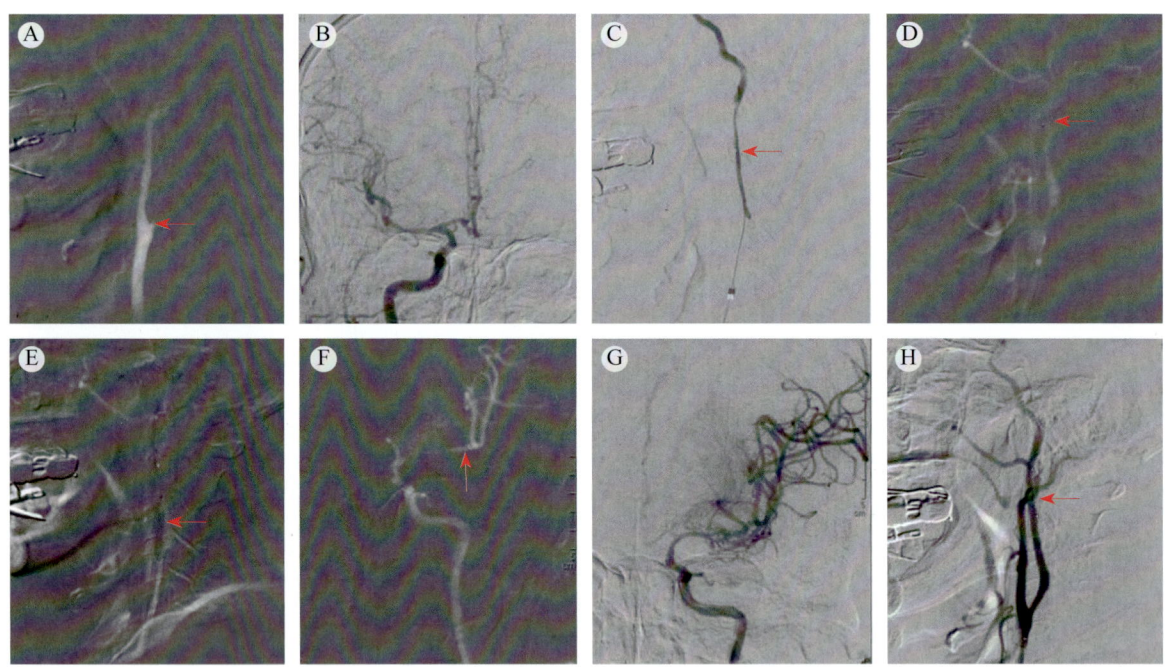

DSA检查见左侧颈内动脉C1段起始处闭塞,可见动脉残端(A图);右侧颈动脉造影见前交通动脉开放,右侧颈内动脉通过前交通动脉供应左侧大脑前动脉供血区(B图);微导丝和微导管通过颈内动脉C1段闭塞处,微导管造影确认其在颈内动脉真腔内(C图);保护伞通过闭塞段,释放于左侧颈内动脉C1段远端(D图);保护伞保护下,在颈内动脉闭塞处进行球囊扩张成形(E图);在左侧大脑中动脉闭塞处进行支架取栓(F图);取栓后左侧大脑中动脉再通(G图);在保护伞下退回导引导管,原颈动脉狭窄未回缩,残留轻度狭窄未进行颈内动脉支架植入术(H图)。

图 5-5-5　应用PEARS技术处理串联病变的临床实例

(3) RETS技术　RETS技术主要是应用球囊导引导管作为导引导管,具体的手术过程分为尽快恢复远端灌注(R)、球囊扩张(E)、支架或抽吸机械取栓(T)和颈动脉支架植入成形(S)4个步骤(图5-5-6)。

①尽快恢复远端灌注:微导管到位后在颈内动脉终末段及大脑中动脉M1段释放取栓支架。如果存在Willis环代偿,就可以恢复前向血流。这种操作比顺向开通至少可提前5~10 min恢复远端

灌注。②球囊扩张建立通道：利用取栓支架系统的微导丝送入扩张球囊（推荐尺寸3 mm×20 mm或4 mm×30 mm）。如果不对颈内动脉起始部动脉粥样硬化性闭塞进行球囊扩张成形，球囊导引导管就很难通过。如颈动脉闭塞为颈动脉夹层所致，则不需要使用球囊扩张颈动脉，而是使用中间导管越过动脉夹层。③支架或抽吸机械取栓：球囊导引导管沿球囊输送系统前进，越过狭窄部位，将球囊导引导管头端置于颈内动脉C1段。在此过程中，球囊导引导管尾端需要保持负压抽吸。撤出球囊输送系统，然后进行标准支架取栓，直至成功开通远端血管。④颈动脉支架植入成形：保留微导丝，球囊导引导管保持负压状态回撤至颈总动脉，观察颈动脉起始部狭窄形态。若需要颈内动脉支架植入，则充盈球囊导引导管的球囊，在单球囊近端保护下植入颈动脉支架。

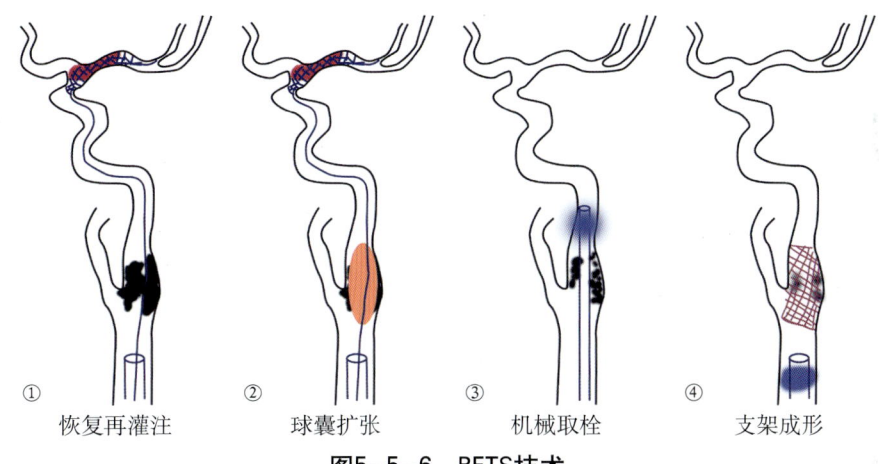

① 恢复再灌注　② 球囊扩张　③ 机械取栓　④ 支架成形

图5-5-6　RETS技术

图片由韩红星教授团队绘制。

（4）SEIMLESS技术　SEIMLESS技术是同时治疗串联病变的远端和近端病变的技术。在取栓支架嵌入远端血栓后，撤出微导管，在取栓支架释放等待的时间内，用球囊在颈内动脉近端狭窄处进行球囊成形术。血管成形术过程中，球囊导管充气用作近端保护；远端取栓支架尽量延伸至颈内动脉，覆盖大脑前动脉起始部，作为远端栓塞保护（图5-5-7）。

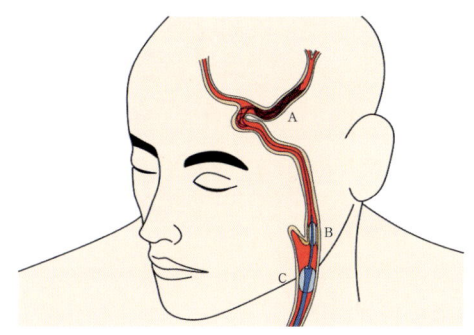

当取栓支架嵌入血栓（A）时，用球囊在颈内动脉近端狭窄处进行血管成形术（B）；近端的球囊导管（C）和远端取栓支架覆盖处大脑前动脉起始处，分别提供近端和远端保护。

图 5-5-7　SEIMLESS 技术

2.狭窄性串联病变血管内治疗典型病例

(1)狭窄性串联病例1：颈总动脉起始段闭塞串联颈内动脉颅内段闭塞　病例介绍：患者女性，50岁，以"发现右侧肢体无力5 h"入院。既往史：否认高血压、糖尿病、心脏病史。入院查体：血压：152/75 mmHg。神志清楚，完全性失语，查体欠合作；双侧瞳孔等大等圆，直径约3.0 mm，瞳孔对光灵敏，双眼球向左侧凝视，右侧鼻唇沟浅，右侧口角低，伸舌偏右；右侧肢体肌力0级，左侧肢体肌力5级，右侧疼痛觉减退，双侧病理征未引出。NIHSS评分21分。

影像学检查：颅脑NCCT检查显示基底节区低密度灶，ASPECTS评分为8分。CTA提示左侧颈总动脉起始段闭塞，左侧颈内动脉通过颈外动脉代偿，左侧颈内动脉颅内段闭塞。CTP提示左侧大脑半球低灌注，梗死核心体积11 mL，缺血半暗带体积45 mL，错配比为5.1（图5-5-8）。

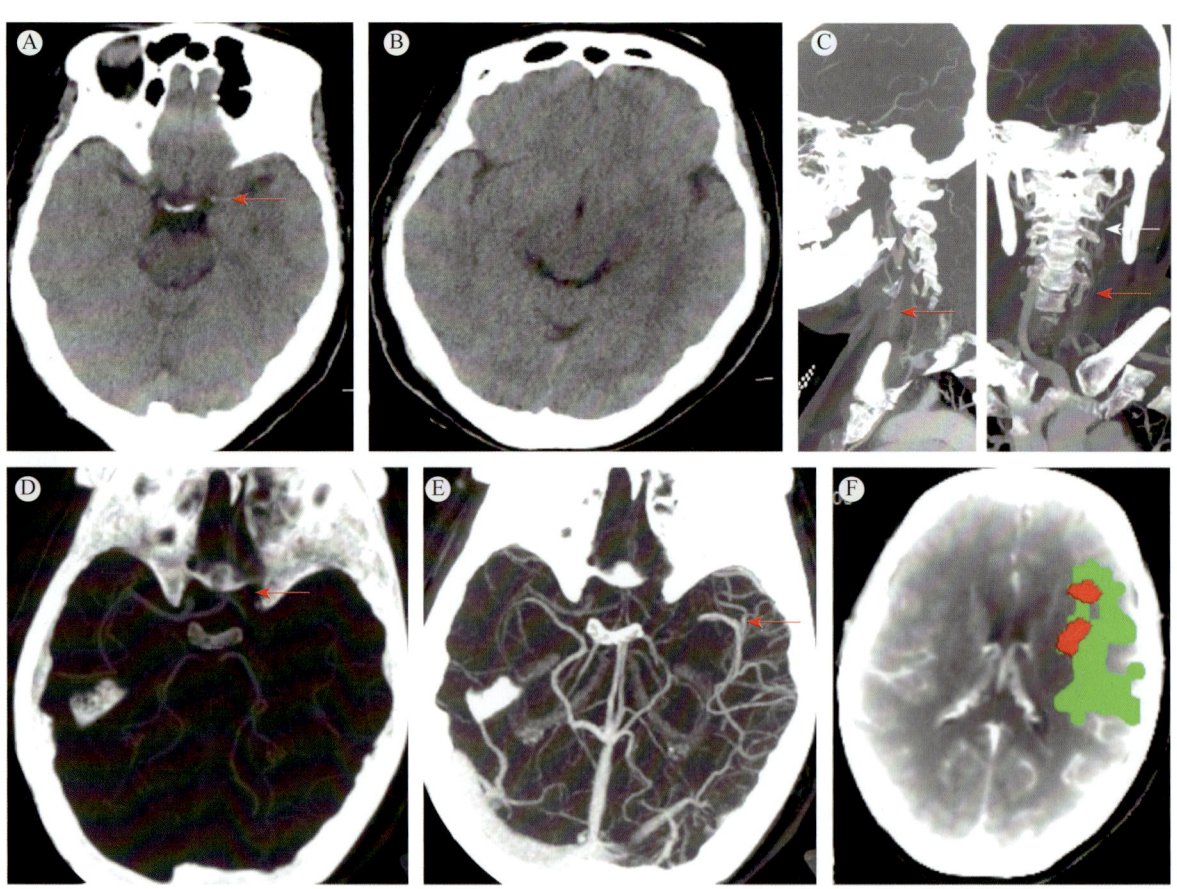

血管内治疗前颅脑NCCT,可见大脑中动脉致密征(A图,箭头所示),未见出血病灶(B图);CTA见左侧颈总动脉起始段闭塞(C图,红箭头所示),颈内动脉C1段闭塞,呈鼠尾征(C图,白箭头所示),左侧颈内动脉颅内段闭塞(D图,箭头所示),晚期见代偿逆流的血流,大脑中动脉远端可见显影(E图,箭头所示);CTP提示左侧大脑半球低灌注,梗死核心体积为11 mL,缺血半暗带体积为45 mL,错配比为5.1(F图)。

图5-5-8　颈总动脉起始段闭塞串联颈内动脉颅内段闭塞患者基线影像检查

术前诊断：急性缺血性卒中（左侧大脑半球）；急性左侧颈总动脉起始段闭塞、左侧颈内动脉颅内段闭塞、左侧大脑中动脉M1段闭塞；高血压病。

手术策略：根据症状及影像学检查，考虑左侧颈总动脉急性闭塞合并颈内动脉颅内段栓塞。本病例的手术难度在于如何通过主动脉弓上的颈总动脉闭塞段。拟先用椎动脉造影导管在主动脉弓上找到颈总动脉的闭塞残端，然后用V18导丝通过颈总动脉闭塞段，以便交换8 F导引导管到位。

手术过程：DSA见左侧颈总动脉闭塞；右侧颈内动脉通过前交通供应左侧大脑前动脉，后者经皮质代偿左侧大脑中动脉供血区域，左侧大脑中动脉及左侧颈内动脉未见显影；左侧颈升动脉、颈深动脉与枕动脉的血流吻合逆流到左侧颈外动脉然后进入左侧颈内动脉起始段，颈内动脉起始段以远未见造影剂充盈，考虑左侧颈总动脉闭塞合并左侧颈内动脉颅内段及大脑中动脉M1段闭塞（图5-5-9）。

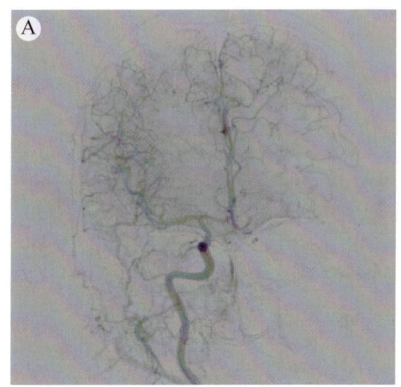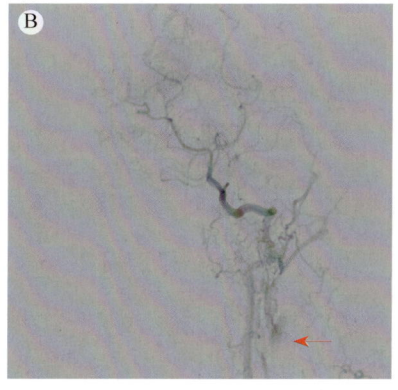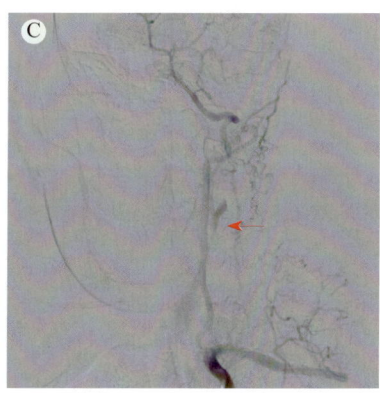

右侧颈内动脉造影见前交通动脉开放，右侧颈内动脉通过前交通动脉供应左侧大脑前动脉（A图）；颈升动脉、颈深动脉与枕动脉吻合逆流到颈外动脉然后到颈内动脉起始段（B～C图，箭头所示）。

图5-5-9　血管内治疗术前造影情况

将5 F椎动脉造影导管置于左侧颈总动脉开口处，V18导丝通过左侧颈总动脉闭塞段，退出椎动脉造影导管，沿V18导丝将8 F导引导管交换至左侧颈总动脉开口处。沿V18导丝将6 mm×30 mm球囊在颈总动脉闭塞处扩张，使用穿梭技术带8 F导引导管同轴送入颈总动脉，同时导引导管进行抽吸清除血栓。导引导管进入颈内动脉"冒烟"，见左侧颈内动脉眼动脉段以远的血管闭塞。将6 mm×30 mm的取栓支架植入大脑中动脉及颈内动脉末端，中间导管在左侧颈内动脉C5段"冒烟"，提示支架完全覆盖血栓（图5-5-10），负压撤出中间导管及取栓支架，复查造影示颈内动脉末端及大脑中动脉获得完全再通。然后，将保护伞置于左侧颈内动脉末端，同时回撤导引导管至颈总动脉，在确认颈动脉无残留血栓后再次回收保护伞。在颈总动脉开口狭窄处，植入8 mm×29 mm球囊扩张支架。血管内治疗后，复查造影示左侧颈动脉、大脑中动脉及其分支血流通畅，TICI分级3级（图5-5-11）。

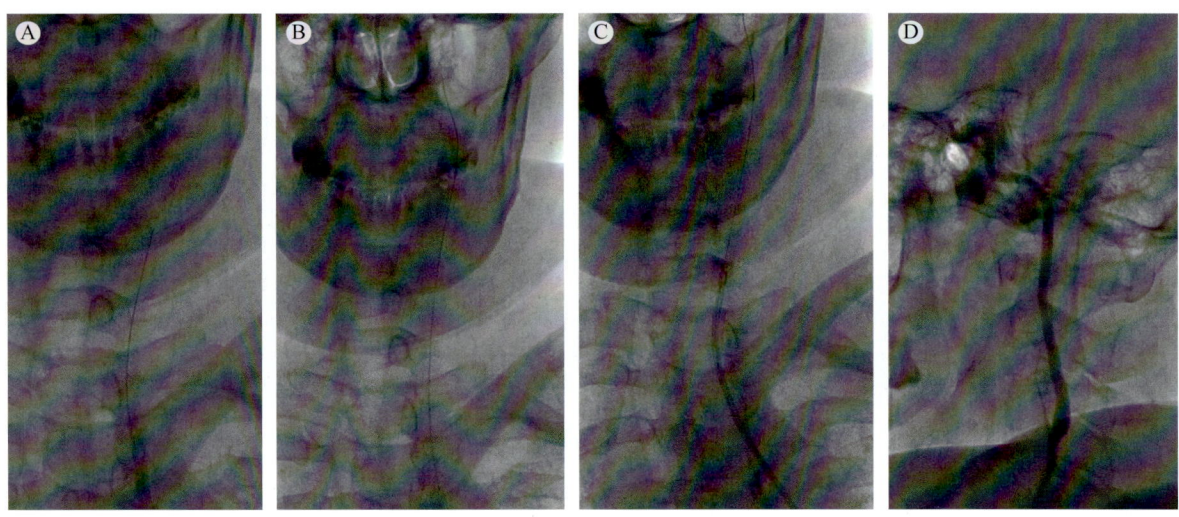

椎动脉管置于左侧颈总动脉开口处,V18导丝通过闭塞段(A图);将8 F导引导管交换到位,沿V18导丝将6 mm×30 mm波科球囊在颈总动脉全程扩张后,使用穿梭技术带8 F导引导管同轴送入颈总动脉,同时导引导管进行抽吸清除血栓(B~C图);进入颈内动脉"冒烟",可见左侧颈内动脉颅内段闭塞(D图)。

图5-5-10　颈总动脉起始段闭塞串联颈内动脉颅内段闭塞血管内治疗中抽吸取栓操作

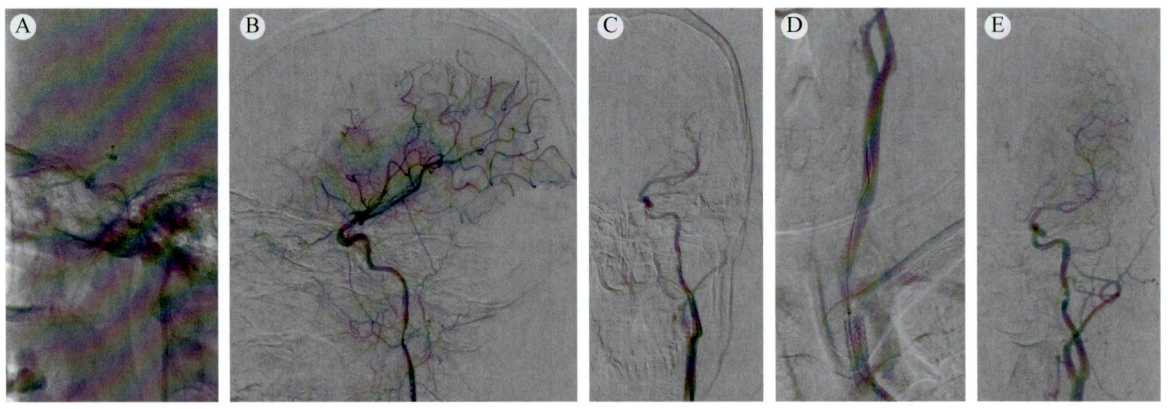

将6 mm×30 mm支架植入大脑中动脉及颈内段动脉,中间管置于左侧颈内动脉C5段,冒烟提示支架完全覆盖血栓(A图);取栓后大脑中动脉复通(B图);保护伞置于左侧颈内动脉,同时回撤导引导管,确认颈总动脉无血栓后再次回收保护伞(C图);在颈总动脉开口植入8 mm×29 mm球囊扩张支架(D图);左侧颈内动脉、大脑中动脉及其分支血流通畅,TICI分级3级(E图)。

图5-5-11　颈总动脉起始段闭塞串联颈内动脉颅内段闭塞血管内治疗中支架植入操作

随访结果:术后复查颈CTA及颅脑MRA,显示左侧颈动脉及左侧大脑中动脉全程通畅,颈段支架在位且通畅。术后7 d复查颅脑MRI,显示左侧基底节脑梗死伴脑实质出血性转化(图5-5-12)。术后90 d随访,患者病情明显好转,NIHSS评分2分,mRS评分2分。

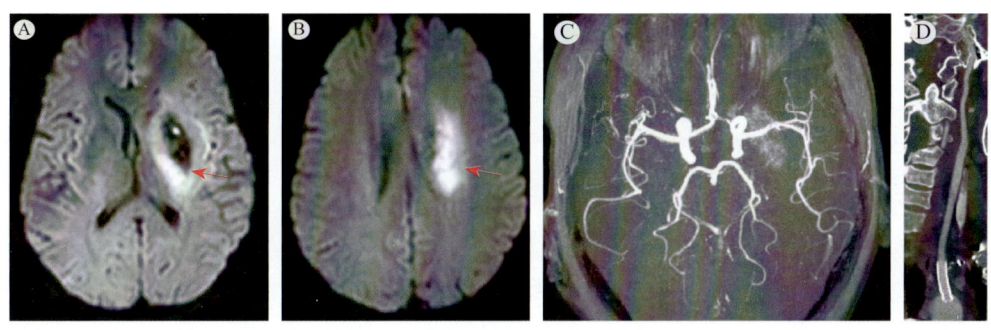

A~B图为术后颅脑MRI检查,可见左侧基底节急性脑梗死伴脑实质出血性转化(箭头所示);C图为术后MRA检查,可见左侧颈内动脉及左侧大脑中动脉血流通畅;D图为术后头颈部CTA检查,可见左侧颈总动脉支架在位通畅。

图5-5-12　狭窄性串联病例1术后复查

(2)狭窄性串联病例2:颈内动脉闭塞串联大脑中动脉闭塞　病例介绍:患者男性,65岁,以"突发右侧肢体无力16 h"入院。既往史:高血压病史。入院查体:血压:167/88 mmHg。神志清楚,混合性失语,查体欠合作,双瞳孔等大等圆,直径约3.0 mm,瞳孔对光灵敏,双眼球向左侧不全凝视,右侧鼻唇沟浅,右侧口角低,伸舌偏右,右侧肢体肌力3级,左侧肢体肌力5级,双侧病理征未引出。NIHSS评分为10分。

影像学检查结果:颅脑NCCT可见左侧基底节区低密度灶(图5-5-13);头颈部CTA见左侧颈内动脉起始段闭塞伴钙化,未见明显残端,左侧大脑中动脉M1段闭塞(图5-5-14)。

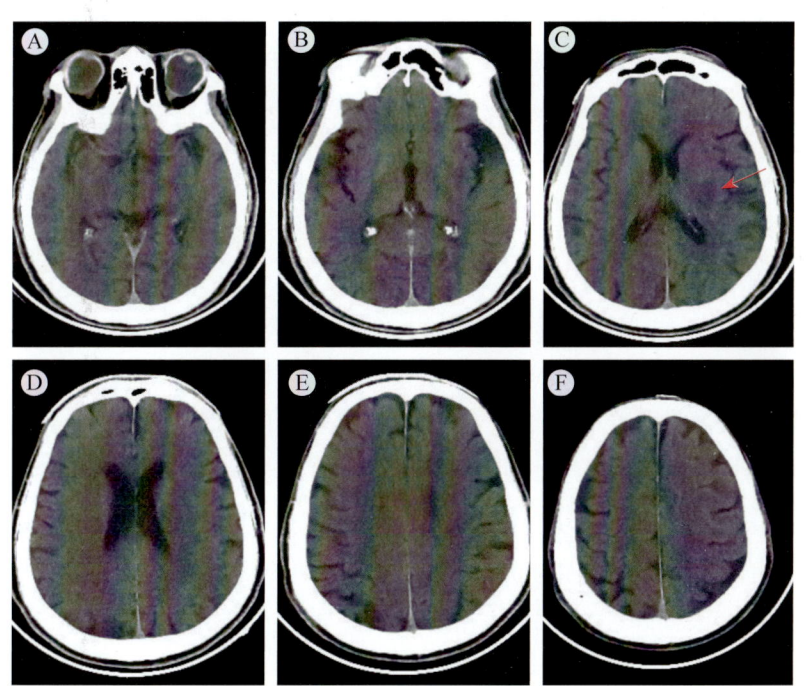

基线NCCT检查可见左侧基底节区低密度灶(箭头所示)。

图5-5-13　颈内动脉闭塞串联大脑中动脉闭塞患者基线NCCT检查

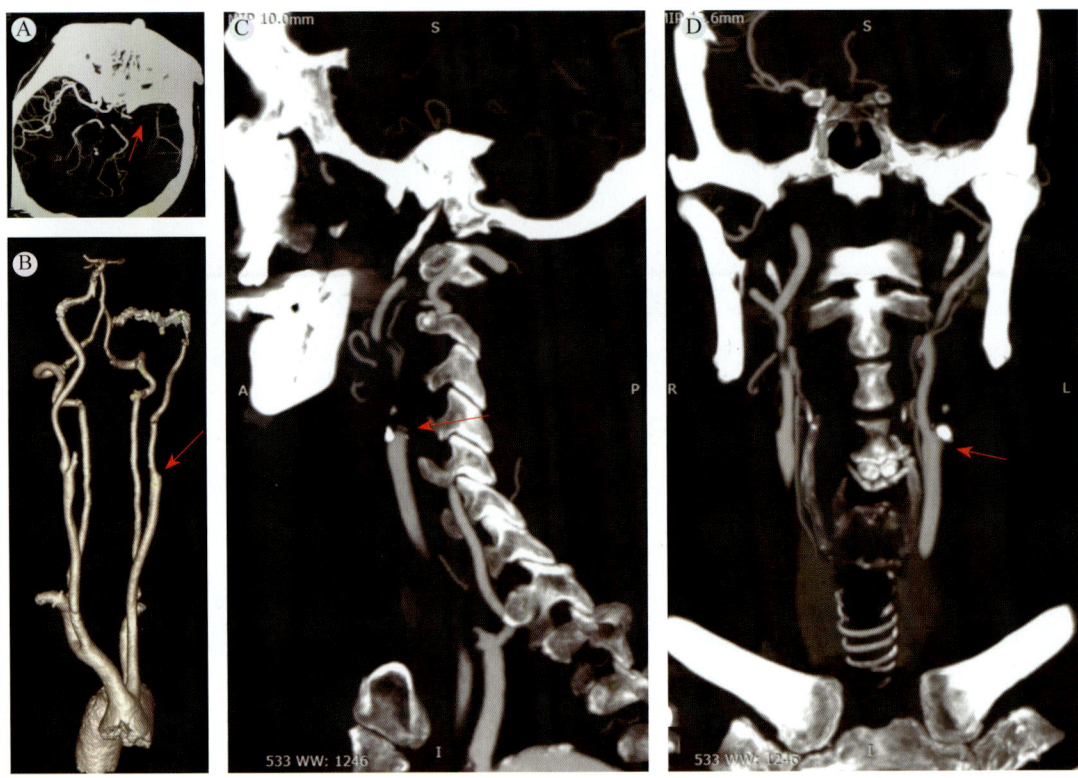

术前CTA提示左侧大脑中动脉M1段闭塞（A图，箭头所示），左侧颈内动脉起始段闭塞，起始段钙化，未见明显残端（B～D图，箭头所示）。

图5-5-14 颈内动脉闭塞串联大脑中动脉闭塞患者基线CTA检查

术前诊断：急性缺血性卒中（左侧大脑半球）；急性左侧颈内动脉起始段闭塞、左侧大脑中动脉M1段闭塞；高血压病。

手术策略：根据症状及影像学检查，考虑左侧颈内动脉急性闭塞合并大脑中动脉栓塞形成，拟行半前向法开通血管。

手术过程：左侧颈内动脉造影显示左侧颈内动脉起始段闭塞，可见小残端，考虑狭窄性闭塞可能性大；左侧颈外动脉通过眼动脉代偿左侧颈内动脉颅内段及左侧大脑前动脉，左侧大脑中动脉M1段以远闭塞。采用2.5 mm×15 mm球囊在颈内动脉闭塞处扩张后，利用球囊穿梭技术将6 F中间导管越过狭窄段至远端。在中间导管内给予负压抽吸，清除颈内动脉闭塞段血栓后，将中间导管送入颈内动脉C5段（图5-5-15）。对于大脑中动脉进行支架取栓，完全再通，TICI分级3级（图5-5-16）。维持中间导管负压，将中间管从颈内动脉颅内段退至颈内动脉C2段。通过中间管，在颈内动脉C1段释放5 mm保护装置。颈总动脉造影见左侧颈内动脉开口重度狭窄。5 mm×30 mm球囊在颈内动脉开口狭窄处进行球囊扩张后，植入(6～8) mm×40 mm闭环颈动脉支架。复查造影见颈内动脉狭窄解除，颅内动脉显影良好，未见明显血栓异位（图5-5-17）。

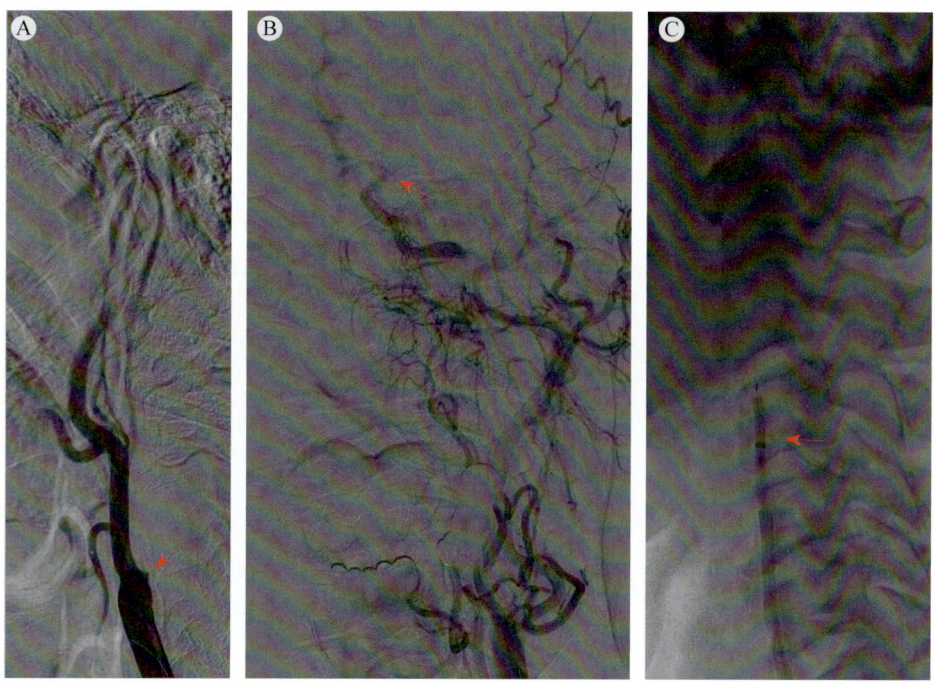

左侧颈内动脉造影显示左侧颈内动脉起始段闭塞,可见小残端(A图,箭头所示),眼动脉开放,向下逆流至C2段,向上代偿至左侧大脑前动脉,大脑中动脉闭塞(B图,箭头所示);球囊扩张左侧颈内动脉闭塞段,利用球囊穿梭技术将中间导管带到闭塞远端(C图,箭头所示)。

图5-5-15　颈内动脉闭塞串联大脑中动脉闭塞血管内治疗中颈内动脉球囊扩张成形术

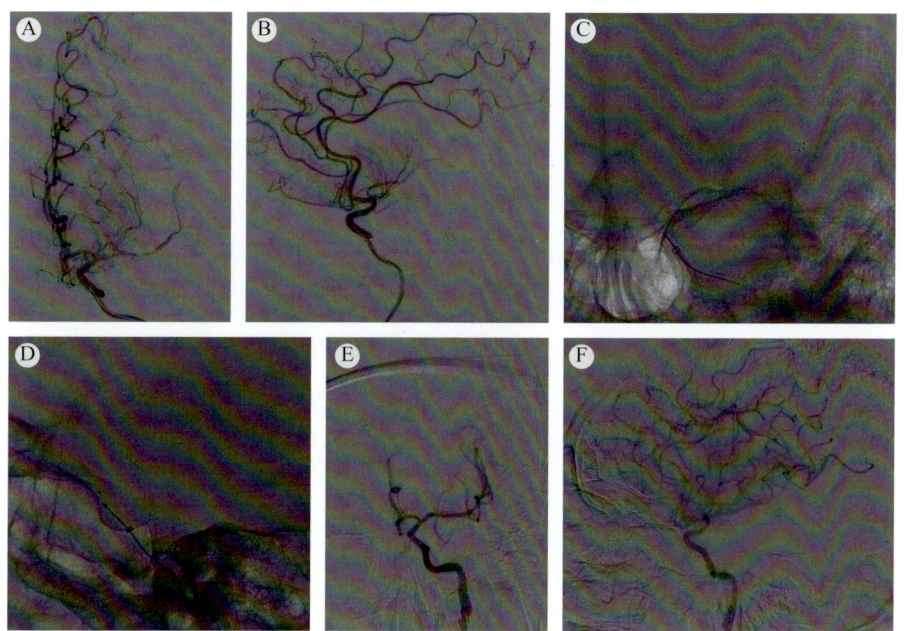

颅内动脉造影正位(A图)和侧位(B图),将4 mm×40 mm的取栓支架植入大脑中动脉后造影示支架完全覆盖血栓,侧位提示下干未见显影,支架释放效应阴性,提示血栓累及分叉;C图(正位)、D图(侧位)显示透视下支架多节段显影;E图(正位)、F图(侧位)显示取栓后左侧大脑中动脉复通,mTICI分级为3级。

图5-5-16　颈内动脉闭塞串联大脑中动脉闭塞血管内治疗中颅内动脉取栓术

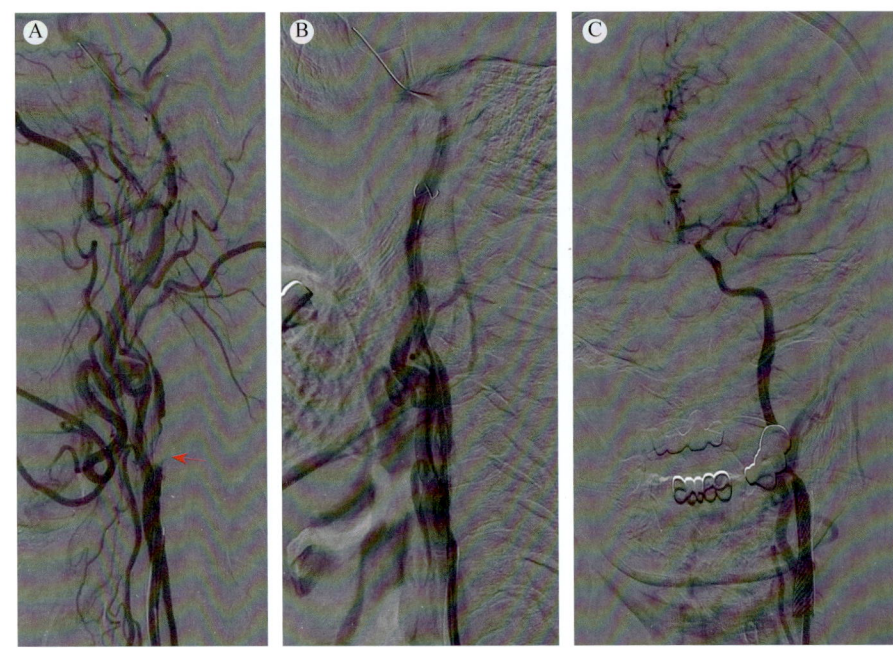

A图显示在颈内动脉C1段释放5 mm保护装置,左侧颈内动脉开口见重度狭窄(箭头所示);B图显示颈动脉开口狭窄处进行球囊扩张成形,狭窄有改善;C图显示植入颈动脉支架造影示支架在位,颈动脉起始段狭窄改善。

图5-5-17　颈内动脉闭塞串联大脑中动脉闭塞血管内治疗中颈动脉扩张成形及支架植入

(3) 狭窄性串联病变血管内治疗注意事项　狭窄性串联病变血管内治疗术中应注意以下事项。①在急性缺血性卒中诊疗过程中,应对颈内动脉闭塞的病因进行鉴别,结合病史及相关检查,判断颈内动脉病变性质。②狭窄性串联病变往往存在颈内动脉开口处的重度狭窄,如果导管通过狭窄困难,可以使用2.5 mm球囊对狭窄的血管进行预扩张,然后将中间导管沿着球囊送入颈内动脉狭窄的远端。这样操作的优点在于:匹配的中间导管进入狭窄远端,可以起到阻断颈内动脉血流作用;通过中间导管清除颈内动脉里的血栓,可最大程度地防止血栓异位到远端血管;颈内动脉狭窄部位不完全性扩张可让管道置于颈内动脉,起到类似球囊导引导管阻断血流的作用。③优先开通颅内动脉可最大程度保护缺血脑组织,从而更好地改善患者的预后。④急诊血管内治疗时,临床医师进行颈动脉支架植入术,可选择网眼较密的编织支架或自膨支架,并结合适当的抗血小板治疗。

3. 夹层性串联病变的治疗策略及技术要点

顺向开通中的ReWiSed CARe技术最初报道便是应用于颈动脉夹层病变的治疗,Marnat等的研究发现:相较于单纯颅内血管闭塞患者,颈动脉夹层合并串联闭塞患者的手术时间显著延长(中位时间增加约40 min)。合并颈动脉夹层的串联病变患者常较年轻,远端血管再通后可通过Willis环实现血流灌注。目前主流观点认为:若取栓装置能通过颈动脉病变部位,应优先采用"远—近"处理顺序,即微导管微导丝先通过夹层段,确定通过真腔后中间导管越过夹层段,进行颅内动脉取栓,之后在颈动脉夹层段释放颈动脉支架。

处理夹层性串联病变有别于狭窄性病变,在手术技巧上有以下经验供参考。①导引导管的选择:推荐使用长鞘系统,例如,Neuronmax长鞘、Infinity长鞘,以及Captivia、Longsheath、KDL等国产长鞘。长鞘系统的优势在于:在中间导管辅助下可高位抵达岩骨段,如夹层段累及岩骨段,可为岩骨段支架植入提供支撑。②中间导管的选择:内径为0.072 in的中间导管大于6 F导引导管(内径0.070 in),因此在没有长鞘的情况下,可以选择内径为0.072 in的中间导管。如果后期进行支架植入,可以选择通过6 F导引导管的颈动脉支架,如直径7 mm及以下的Wallstent支架、直径8 mm及以下的Precise支架。③支架选择:颈动脉夹层管腔狭窄或闭塞主要是内膜下血肿所致。选择支架应满足以下条件:适度的径向支撑力,以避免过度扩张加重动脉夹层;高网孔覆盖率,以预防血栓经网孔脱出引发支架内血栓;闭环设计,以增强支架的贴壁性。临床上经常选择闭环的颈动脉支架,如Wallstent支架。

4.夹层性串联病变取栓典型病例

病例介绍:患者女性,38岁,因"扭头后突发右侧肢体无力2 h"入院。既往体健。查体:神志清楚,反应迟钝,混合性失语,双眼球向左侧凝视,右侧鼻唇沟浅,右侧口角低,伸舌偏右侧;右侧肌力1级,左侧肌力5级,右侧指鼻试验、跟膝胫试验正常,四肢肌张力正常,四肢腱反射正常,病理征未引出。NIHSS评分18分。

术前影像学检查:CTA检查显示左侧颈内动脉C1段闭塞,残端呈鼠尾征,前交通动脉开放,左侧大脑中动脉M1段闭塞、大脑前动脉A3段闭塞(图5-5-18)。

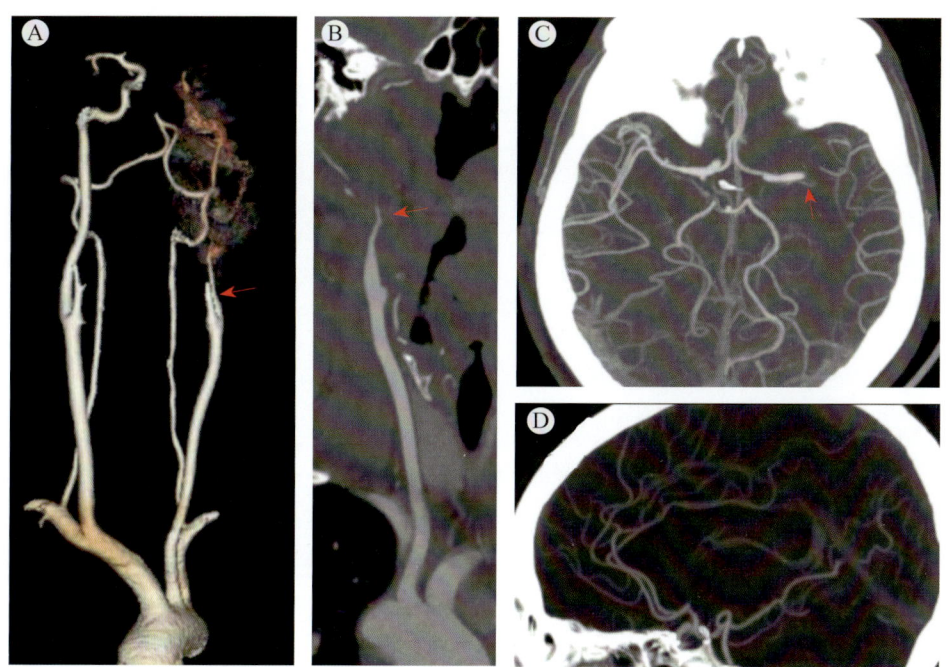

A~B图显示左侧颈内动脉C1段闭塞,残端呈鼠尾征(箭头所示);C图显示左侧大脑中动脉M1段闭塞(箭头所示);D图显示左侧大脑前动脉A3段闭塞(箭头所示)。

图5-5-18 夹层性串联病变患者基线CTA检查结果

术前诊断：急性左侧颈内动脉闭塞、左侧大脑中动脉闭塞、大脑前动脉闭塞；颈动脉夹层？

手术策略：拟行血管内治疗。

手术过程：造影示左侧颈内动脉起始段闭塞，可见鼠尾征，结合病史，考虑动脉夹层性闭塞可能性大。右侧颈内动脉造影显示，前交通动脉开放，右侧颈内动脉通过前交通动脉代偿左侧大脑前动脉，大脑前动脉显影稀疏。后循环造影显示大脑后动脉通过后交通动脉代偿左侧颈内动脉，左侧大脑中动脉M1段远端闭塞，侧位见大脑前动脉A3段闭塞（图5-5-19）。根据症状及影像学检查，考虑左侧颈内动脉急性闭塞，合并大脑中动脉、大脑前动脉栓塞，动脉夹层可能性大。

微导丝携带微导管小心通过闭塞段，微导管提示远端真腔段，中间管在微导丝、微导管引导下，同轴技术依次将中间导管及长鞘送至颈动脉C1末端，进行造影显示：左侧大脑中动脉M1段及左侧大脑前动脉A3段闭塞。微导丝携带微导管越过左侧大脑中动脉M1闭塞段远端，4 mm×20 mm支架释放于闭塞段，采用SWIM技术取栓1次，大脑中动脉完全复通，左侧大脑前动脉A3段仍闭塞（图5-5-20）。微导丝携带微导管小心通过闭塞段，将4 mm×20 mm支架释放于闭塞段，取栓1次，大脑前动脉复通，mTICI分级3级（图5-5-21）。将取栓支架保留于左侧颈内动脉颅内段，后退中间导管及导引导管至颈总动脉造影，显示左侧颈内动脉夹层样改变，证实术前动脉夹层的判断。利用同轴技术将中间导管及长鞘送至颈动脉C1段末端，退出中间导管，释放Wallstent 7 mm×50 mm支架，术后复查颅内正侧位造影见颈内动脉夹层修复，颅内血管显影良好，未见乏血管区（图5-5-22）。

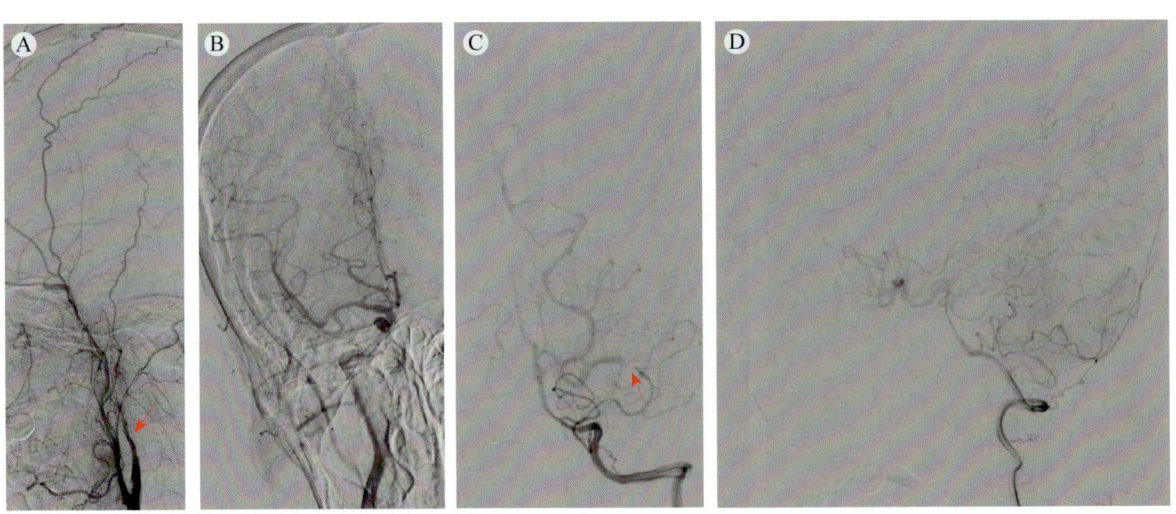

左侧颈内动脉起始段闭塞，呈鼠尾征（A图，箭头所示）；右侧颈内动脉通过前交通代偿左侧大脑前动脉（B图）；大脑后动脉通过后交通代偿，左侧大脑中动脉M1段远端闭塞（C图，箭头所示）；大脑前动脉A3段闭塞（D图）。

图5-5-19　夹层性串联病变患者血管内治疗术中DSA检查

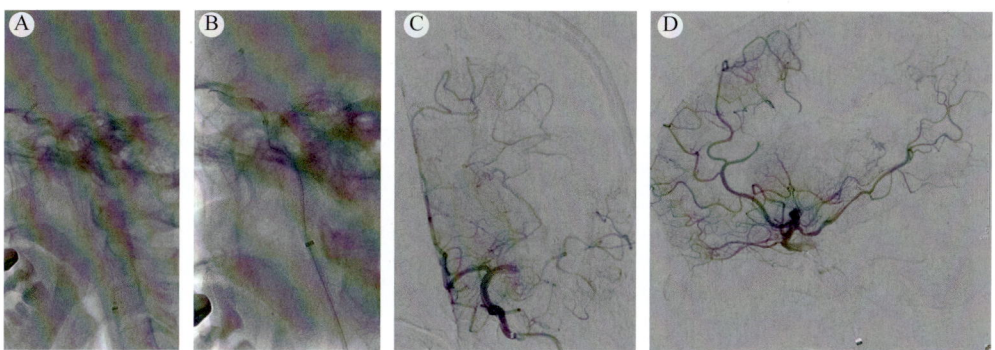

微导管"冒烟"提示在真腔(A图);同轴技术依次将中间导管及长鞘越过夹层段(B图);支架释放于左侧大脑中动脉造影,提示大脑中、前动脉闭塞(C图为正位,D图为侧位)。

图5-5-20　夹层性串联病变患者大脑中动脉取栓

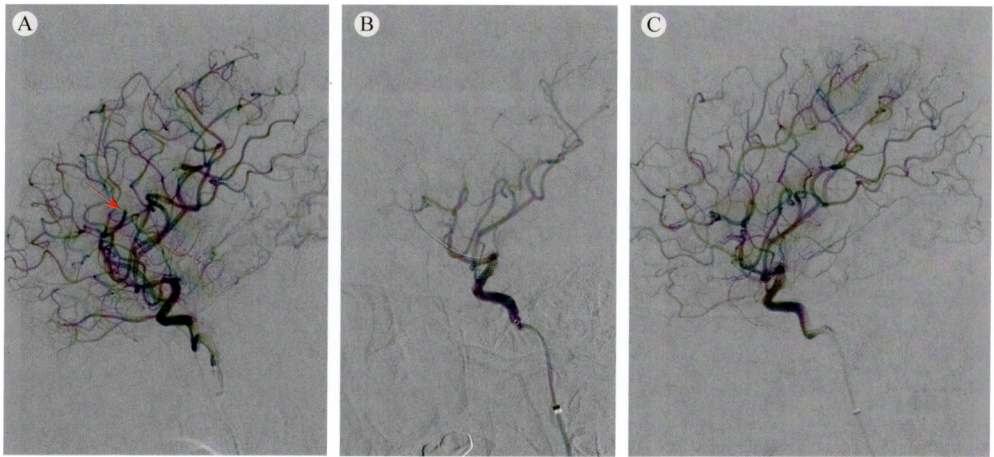

大脑中动脉完全复通,左侧大脑前动脉A3段仍闭塞(A图,箭头所示);支架释放于A3段(B图);取栓后见大脑前动脉复通,颅内未见乏血管区(C图)。

图5-5-21　夹层性串联病变患者大脑前动脉取栓

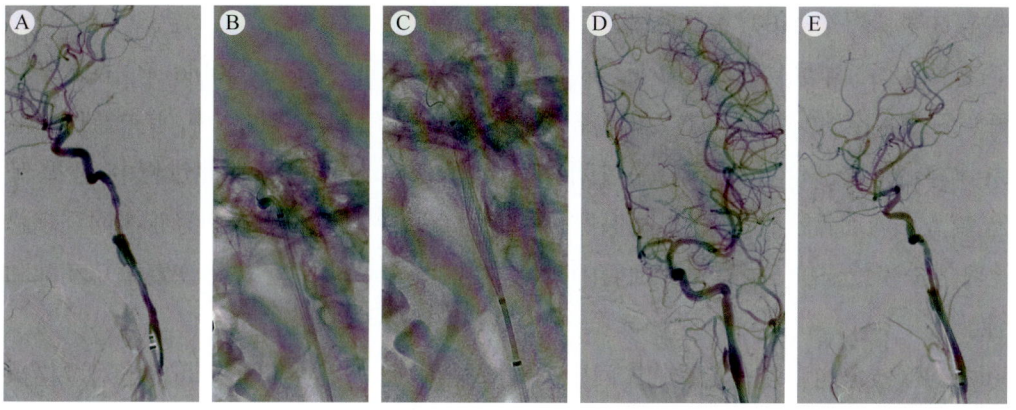

取栓支架半释放于颅内段,中间导管及长鞘退回颈总动脉,造影提示左侧颈动脉起始段夹层样改变,大脑中、前动脉及分支血流通畅,mTICI分级3级(A图);同轴技术将6 F长鞘送至左侧颈内动脉C1段远端(B图);释放Wallstent 7 mm×50 mm支架(C图);术后复查颅内正侧位造影,提示夹层修复,颅内动脉主干及其分支血流通畅,mTICI分级为3级(D~E图)。

图5-5-22　夹层性串联病变患者颈动脉支架植入

随访：术后复查颈动脉CTA，显示颈内动脉血流通畅，支架成形良好，无明显狭窄。颅内血流对称，MRI DWI序列显示左侧大脑中动脉、前动脉供血区多发脑梗死（图5-5-23）。

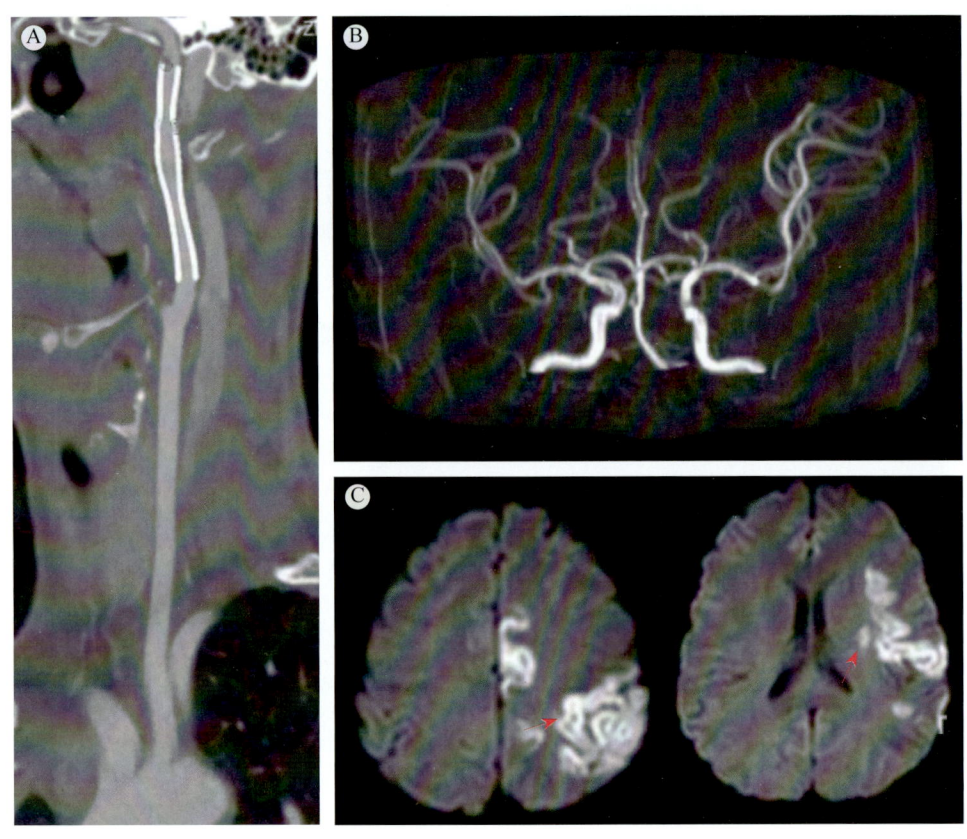

术后CTA（A图）、MRA（B图）提示颈动脉支架在位，夹层修复，颅内动脉主干及其分支血流通畅；C图为MRI DWI序列，可见左侧大脑中动脉、前动脉供血区多发脑梗死（箭头所示）。

图5-5-23　夹层性串联病变患者术后复查

5.栓塞性串联病变的治疗策略及技术要点

颈内动脉栓塞性串联病变相对少见。早期，陈文伙教授团队提出了double PT技术来应对这一病变（图5-5-24）。该技术可以通过2条通路来优化治疗效果。在实施过程中，首先通过一根0.35 in的泥鳅导丝穿过闭塞部位，引导导管通过闭塞段，进行颅内动脉取栓。在此过程中，栓塞保护装置通过微丝植入颈内动脉颈段远端，以确保保护措施的有效性。随后，将导引导管撤回至颈总动脉近端，在栓塞保护装置保护下进行近端血管的取栓。通过这一系列步骤，最终恢复颈总动脉和颅内动脉的血流。

double PT技术也存在一定的临床问题。首先，使用同一入路的保护伞可能会对取栓操作产生影响。其次，反复进行支架取栓操作可能会导致血栓破碎，产生细小血栓。细小血栓通过保护伞网眼进入颅内动脉，可进一步增加远端血管闭塞的风险。解决方案可以考虑双通路策略：一个通路放置保护伞，另一个通路进行支架取栓操作，或使用大口径抽吸导管进行血栓的抽吸。

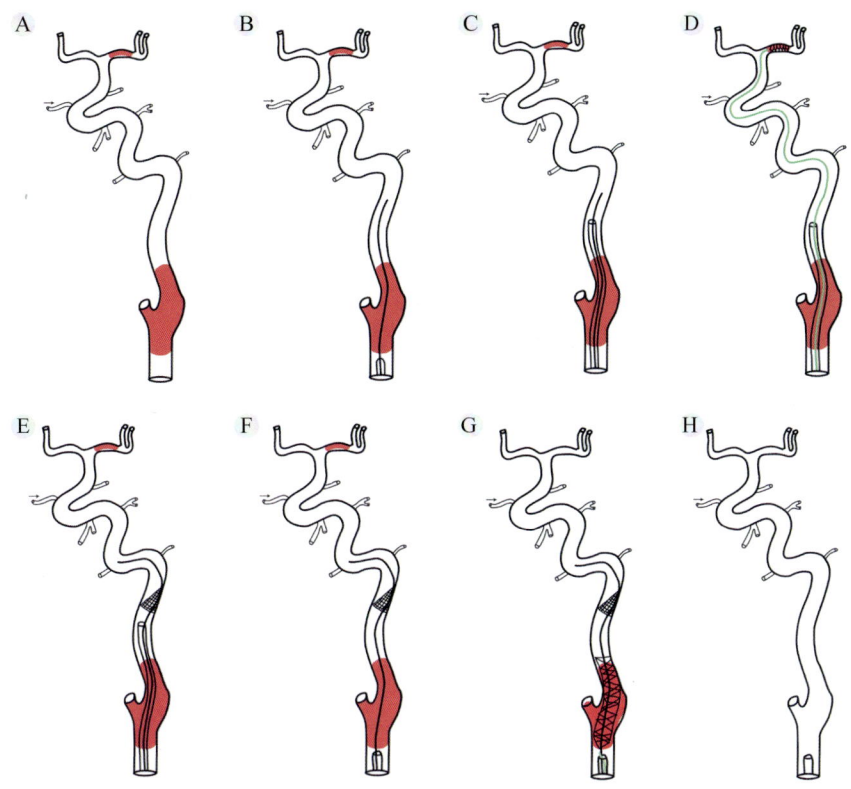

颈动脉栓塞性闭塞（A图）；泥鳅导丝穿过闭塞部位（B图）；泥鳅导丝引导导引导管通过血管闭塞段（C图）；颅内动脉闭塞处取栓（D图）；将栓塞保护装置置于颈内动脉颈段远端（E图）；将导引导管撤回闭塞的颈总动脉近端（F图）；在栓塞保护装置保护下进行近端血管取栓（G图）；操作后颈动脉和颅内动脉通畅（H图）。

图5-5-24　Double PT技术治疗栓塞性串联病变
图片由福建省陈文伙团队绘制。

此外，对于单纯的颈内动脉血栓，推荐使用网眼较小的密环颈动脉支架或带膜支架进行血栓覆盖，以防止血栓脱落进入颅内动脉并导致栓塞。需要特别注意的是，在支架释放后，如果局部出现狭窄表现，应避免进行球囊扩张，以防血栓挤入支架网眼内，引发继发性血栓，导致血管闭塞。

目前，临床中已经较少采用Double PT技术进行栓塞性串联病变的血管内治疗。对于颈内动脉栓塞性串联病变，更常用的方法是：大腔中间导管进行近端血栓抽吸，首先将颈动脉颈段至少清理至中段，然后更换为球囊导引导管，再对颅内闭塞动脉进行支架取栓操作。也可以联合中间导管抽吸取栓（即BADDASS技术），从而提高取栓效率。这种操作可以最大程度将栓塞的血栓清除，避免支架的植入。

对于颈内大负荷血栓，陈文伙教授团队进一步提出了RTRS技术（常被称为"刮栓技术"）。RTRS技术适用于颈内动脉颅内段闭塞并累及大脑前动脉和大脑中动脉的患者。操作过程如下：将取栓支架释放于大脑中动脉，充盈球囊导引导管，并在负压下撤离中间导管和取栓支架。操作过程中如球囊导引导管被血栓堵塞，负压回血不畅，可保持球囊导引导管的持续充盈，通过微导管将取栓支架直接送至球囊导引导管管头端不远处释放，改善取栓效果。RTRS技术操作灵活，可提高取栓的成功率和安全性（图5-5-25）。

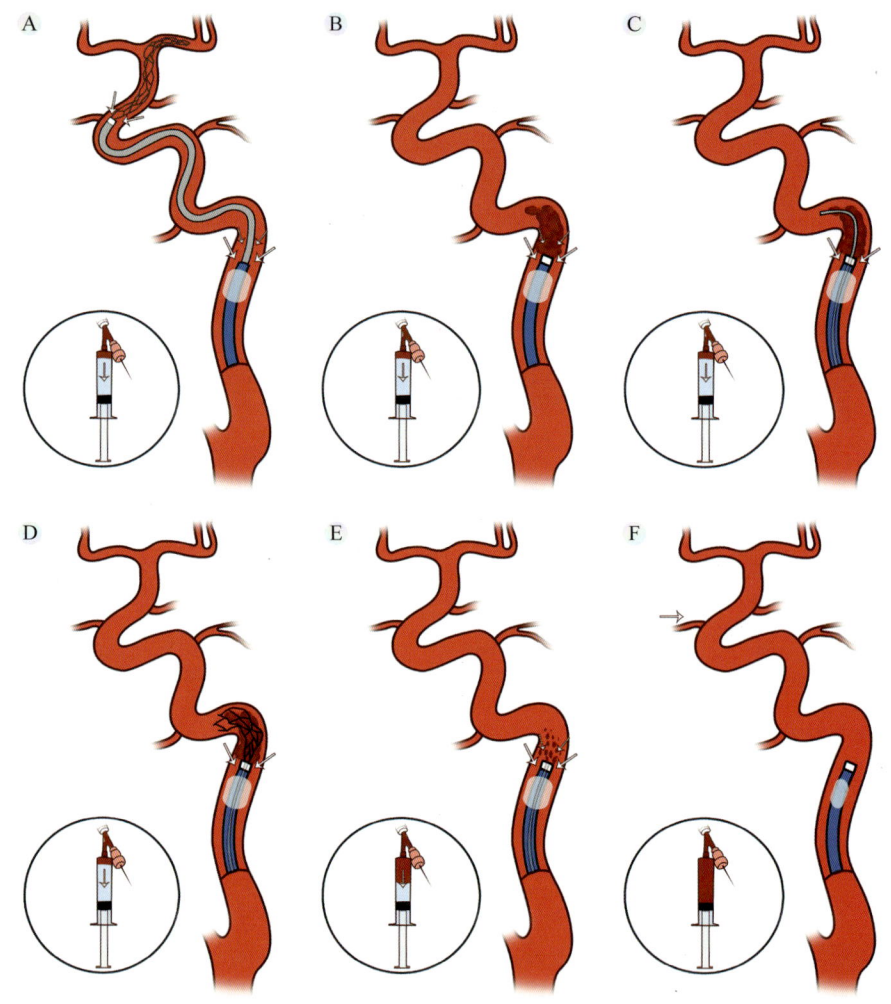

颈内动脉颅内段闭塞并累及大脑前动脉、大脑中动脉，取栓支架释放于大脑中动脉，充盈球囊导引导管，在负压下撤离中间导管及取栓支架（A图）；球囊导引导管被血栓堵塞，负压回血不通畅（B图）；球囊导引导管持续充盈，微导管将取栓支架直接送至球囊导引导管管头端不远处释放（C图）；释放取栓支架，无需等待，直接负压下撤离取栓支架（D图）；反复循环操作C图和D图所示步骤，直到球囊导引导管回血通畅，造影检查显示颅内动脉复通（E图）；球囊泄气，进行正、侧位造影了解血管再通情况（F图）。

图5-5-25 RTRS技术
图片由福建省陈文伙团队绘制。

RTRS技术作为一种高效的治疗大负荷血栓的方法，在缺血性卒中的血管内治疗中发挥了重要作用。在实际操作过程中，应注意以下事项。①多次"刮栓"后支架内没有血栓，但球囊导引导管仍不回血，这可能是由于球囊导引导管管头被迂曲的血管壁覆盖。但又不能排除球囊导引导管管头仍有血栓堵塞，因此需要"冒烟"判断，但"冒烟"又担心血栓往前移位，因此可将取栓支架半释放于颈动脉末段起到保护伞作用，防止血栓异位至颅内血管，导致反复取栓影响患者的预后。②球囊导引导管球囊顶栓法：正常球囊导引导管应该置于颈内动脉C1段末端，以提高取栓效率，但当C1中远段有血栓时，RTRS技术可能无法奏效。此时，可将球囊导引导管置于颈动脉血栓近端，然后充盈球囊导引导管的球囊，在取栓过程中，因取栓系统的反作用力，球囊导引导管向颈动脉远端移动，充盈球囊可将颈动脉近端血栓推向远端，然后被后撤的取栓系统捕捉并一起带出体外。上述方法能够有效处理位于颈内动脉C1段中远端的血栓，提高取栓成功率。

6. 栓塞性串联取栓典型病例

病例介绍：患者男性，67岁，以"突发右侧肢体无力7d，加重13h"入院。查体：血压118/80mmHg。神志清楚，混合性失语，查体不合作；双瞳孔呈圆形，对光灵敏，双眼球向左侧凝视，右侧鼻唇沟浅，右侧口角低，伸舌偏右，四肢肌力查体不合作，疼痛刺激左侧肢体可见活动，右侧肢体未见活动。NIHSS评分16分。发病前mRS评分0分，发病后mRS评分5分。

术前影像学检查：术前CTA见左侧颈内动脉C1段"甜甜圈"征，侧位见附壁血栓。DSA见左侧颈内动脉起始部血栓影，眼动脉段以远闭塞（图5-5-26）。

术前诊断：左侧颈内动脉闭塞；左侧颈内动脉血栓。

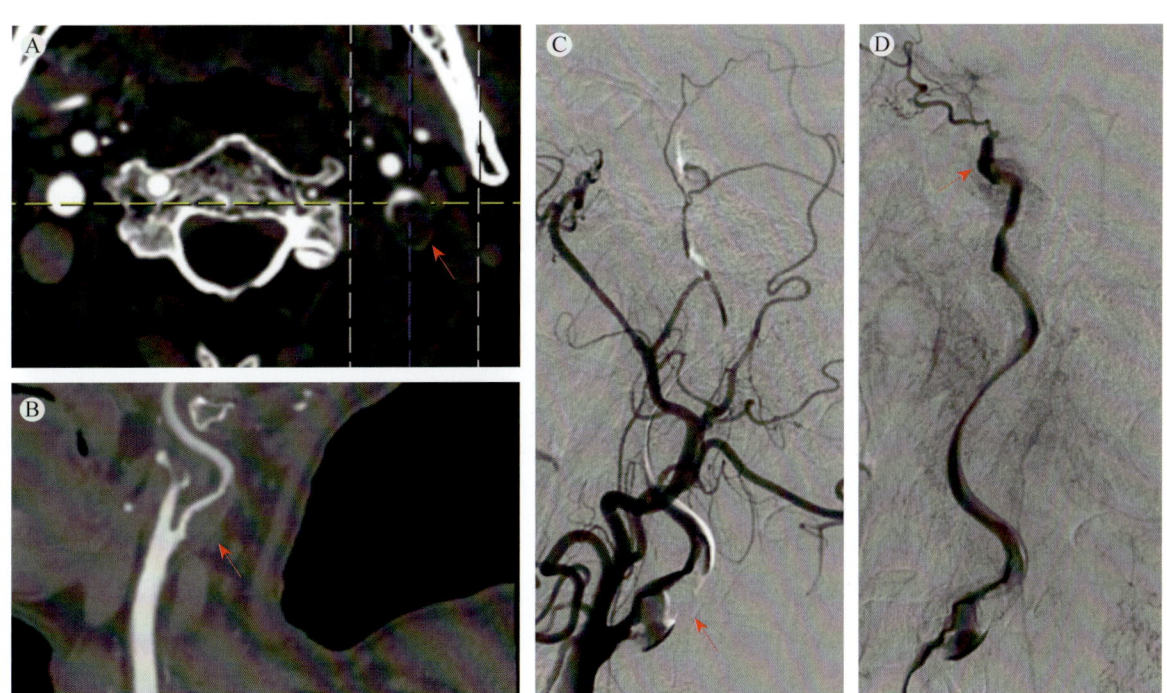

A图为CTA，显示左侧颈内动脉C1段"甜甜圈"征（箭头所示）；B图为CTA侧位，可见附壁血栓（箭头所示）；C图为DSA，可见左侧颈内动脉起始部血栓影（箭头所示）；D图为DSA，动脉晚期见眼动脉段以远闭塞（箭头所示）。

图5-5-26 栓塞性串联病变患者术前影像学检查

手术策略和手术过程：术前评估后拟行前向法开通左侧颈内动脉。8F导引导管置于左侧颈内动脉开口处，对血栓进行负压抽吸，抽吸出大量血栓后，见颈内动脉开口处血栓影消失。进行颅内动脉取栓术，术后血管再通良好（图5-5-27）。

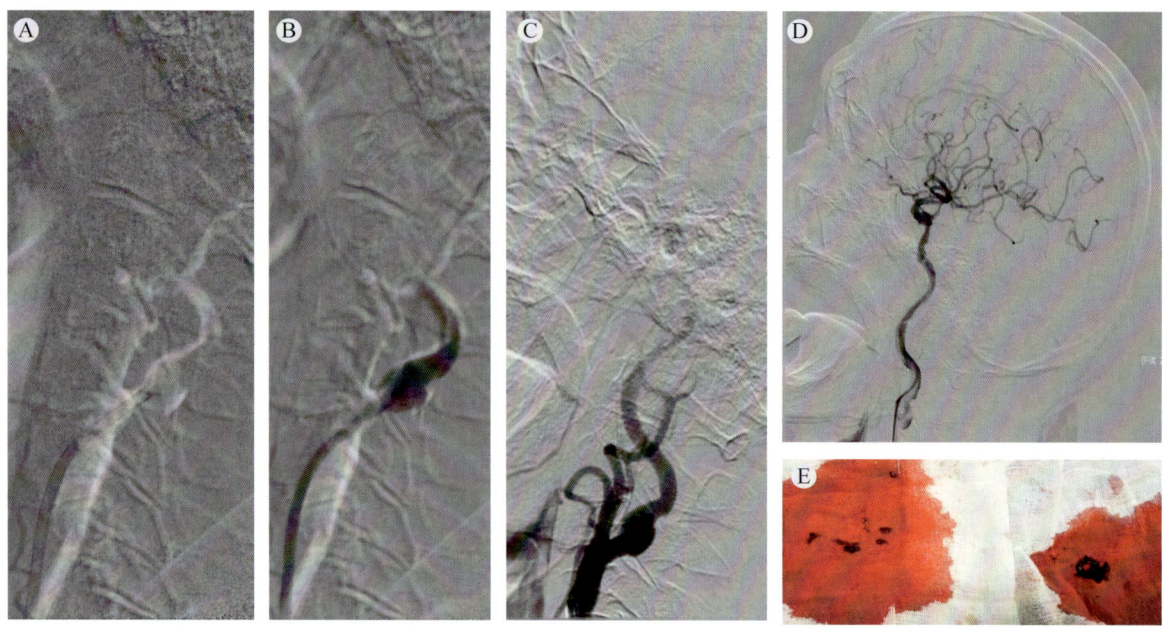

路图下8F导引导管到左侧颈内动脉血栓处(A图),进行负压抽吸(B图),抽吸后造影显示血栓清除(C图),颅内动脉取栓术后造影,显示成功血管再通(D图);E图显示取出的血栓。

图5-5-27 栓塞性串联病变患者取栓治疗及结果

(三)后循环串联病变血管内治疗技术策略

1.通路的选择和建立

后循环串联病变进行血管内治疗的难点在于椎动脉解剖结构变异(如发育不良、迂曲)较多,以及基底动脉双侧供血的特点。快速建立稳定的通路是后循环串联病变血管内治疗成功的关键。后循环串联病变较前循环串联病变更加复杂,需要在血管内治疗前对病变进行充分的评估,采用合适的通路及技术。建议血管内治疗前通过CTA或MRA评估椎动脉优势侧与非优势侧血管直径的差异、闭塞部位及对侧椎动脉的代偿能力。

因后循环双侧椎动脉供血的解剖学特征,其串联病变的血管内治疗有双侧入路选择。①未闭塞椎动脉侧入路:可以快速开通颅内闭塞血管,缩短脑干缺血时间。该入路适用于对侧椎动脉发育良好(直径≥3 mm)的患者,但未处理闭塞侧血管,其血栓如再次脱落,可导致颅内动脉再次闭塞。另外,未闭塞侧椎动脉常发育不良,导管不易到位,且取栓过程中可损伤发育不良的血管。②闭塞侧椎动脉入路:该入路可直接处理责任病变,降低再闭塞的风险,但可能延长开通颅内动脉的时间,不利于改善患者的预后。

2.开通顺序

对于椎动脉起始部闭塞,通常首选顺向开通方法。但椎动脉起始部常伴有狭窄或血管迂曲,通路建立常较困难。这种情况下,可采用球囊锚定技术(也被称为"特洛伊木马"技术)。具体操作:通过扩张的球囊将中间导管越过近端闭塞段至远端,同时又实现前向血流阻断,降低栓子逃逸的风险;在通过狭窄性病变后,可利用微导丝和微导管将中间导管进一步送至颅内闭塞动脉,进行血栓抽吸或支架取栓操作。此方法能够在降低栓子脱落风险的同时,保障血管顺利开通,提高手术的安全性和有效性,尤其适用于远端血栓的清除。

由于椎动脉固有的解剖学特点,顺向开通在实际操作时具有一定的挑战,特别是当患侧椎动脉起始部为"平头"形态,且没有明显的残端显影时,顺向开通的难度增大。此外,若对侧为非优势椎动脉,则无法通过该通路进入基底动脉取栓。如顺向开通失败时可尝试经颈升动脉—椎动脉侧支逆行入路。目前逆向开通椎动脉的报道较少,2018年,韩红星教授团队报道过1例通过微导丝经颈升动脉侧支代偿血管,超选进入椎动脉进行逆向开通的病例。通过这种方式,微导丝折向椎动脉近心端,寻找闭塞起始部并进行治疗。尽管逆向开通椎动脉的方法在临床中的应用较少,但对于顺向开通失败的病例,尤其是当后循环动脉解剖结构复杂或顺向路径无法成功建立时,逆行入路提供了一种有效的替代方案。逆向开通技术有助于扩大后循环血管内治疗的范围,尤其是在处理复杂椎动脉闭塞时,为患者提供更多的治疗选择。

3.椎动脉支架的选择

对于优势侧椎动脉狭窄或闭塞的治疗,如椎动脉V2段远端直径>5 mm,可以考虑在远端保护装置保护下,行近端球囊扩张,并植入自膨式颈动脉支架。这种操作方法可降低术中远端血管栓塞的风险,同时支架从椎动脉开口释放至近端锁骨下动脉,可降低后续从椎动脉建立后循环通路的难度。然而,需要注意的是,颈动脉支架在椎动脉开口处没有明确的适应证,因此应根据患者的具体情况谨慎考虑此操作。

目前裸球扩式支架在椎动脉开口闭塞的择期治疗中应用较广泛,但其再狭窄率高。对于串联性病变,尤其是急性闭塞病变,血管内治疗前通常未经过充分抗血小板治疗,且术后可能因为高灌注风险而停止或减少抗血小板和抗凝药物的使用,这样会显著增加支架内血栓形成、再狭窄和再闭塞的风险。药物涂层支架通过局部药物释放,有助于减轻血栓形成和血管内皮反应,从而降低再狭窄的发生率。后续应进行更多的临床研究以探索缺血性卒中急性期应用药物涂层支架进行血管内治疗的有效性和安全性。

4.后循环串联取栓病例

病例介绍:患者男性,73岁。以"突发肢体抽搐21 h,意识障碍12 h"入院。既往史:高血压病史10余年,癫痫6年,脑梗死病史,发病前mRS评分为1分。查体:血压140/65 mmHg;浅昏迷,查体不合作,双侧瞳孔直径约3.0 mm,对光灵敏,双眼球无凝视,双侧鼻唇沟浅,双侧口角低,四肢肌力检查不配合,疼痛刺激左侧肢体未见活动,右侧肢体未见活动,双侧巴宾斯基征阳性。NIHSS评分37分。

术前影像学检查:颅脑NCCT未见明显低密度灶,PC-ASPECTS评分为10分。头颈部CTA见基底动脉中段闭塞。DSA检查显示右侧椎动脉开口闭塞,可见少许残端,左侧椎动脉纤细,止于小脑后下动脉(图5-5-28)。

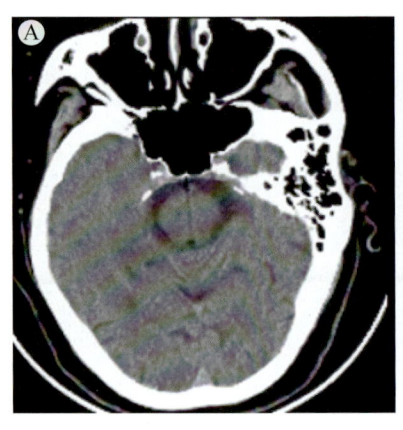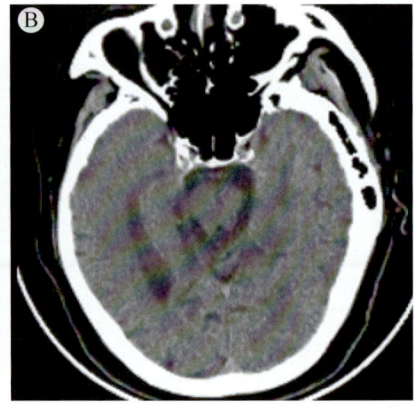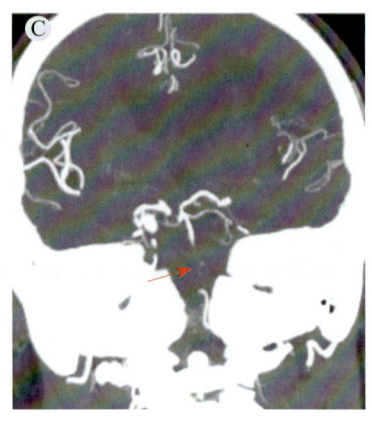

A~B图为颅脑NCCT检查,未见明显低密度灶,C图为CTA检查,可见基底动脉中段闭塞(箭头所示)。

图5-5-28　后循环串联病变患者术前影像学检查结果

治疗策略：考虑患者为右椎动脉重度狭窄后急性闭塞，合并基底动脉到动脉栓塞。因患者左侧椎动脉纤细，且未吻合基底动脉，故选择右侧椎动脉入路。

手术过程：微导丝携带微导管进入残端后，用2.5 mm×15 mm球囊在椎动脉V1段进行扩张，扩张后将中间导管送入基底动脉取栓。颅内再通血管后，行椎动脉开口处V1段支架植入术，支架植入术后见颅内血流良好，未见乏血管区（图5-5-29~图5-5-31）。

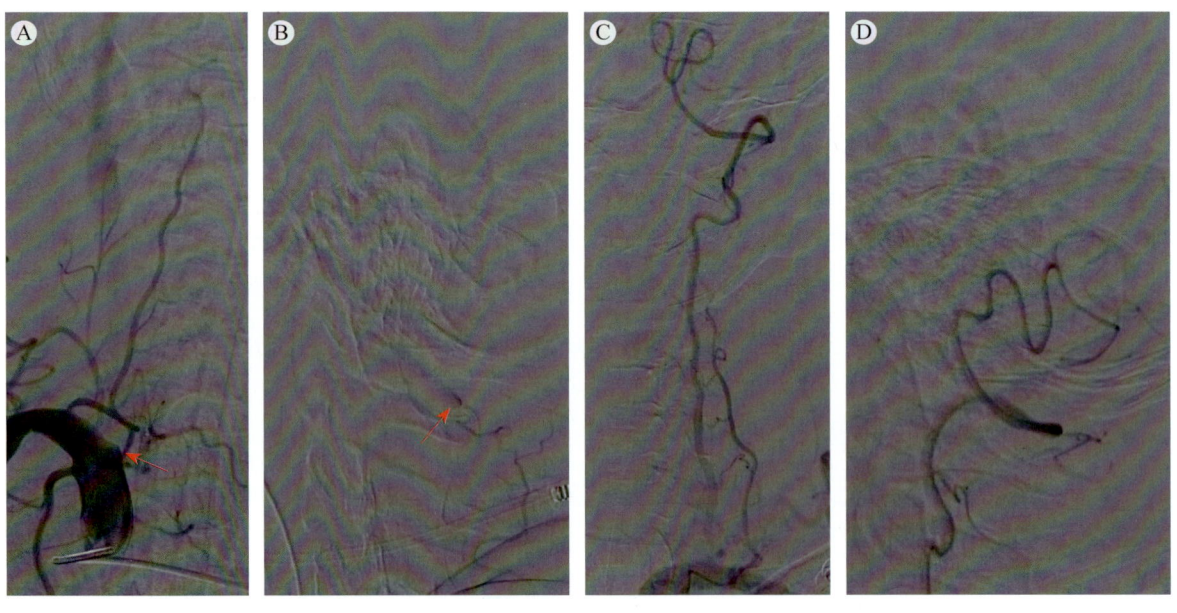

DSA检查见右侧椎动脉开口闭塞,可见可疑残端,侧支代偿,椎动脉V3段可见显影(A~B图,箭头所示);左侧椎动脉纤细(C~D图)。

图5-5-29　后循环串联病变患者血管内治疗术中造影

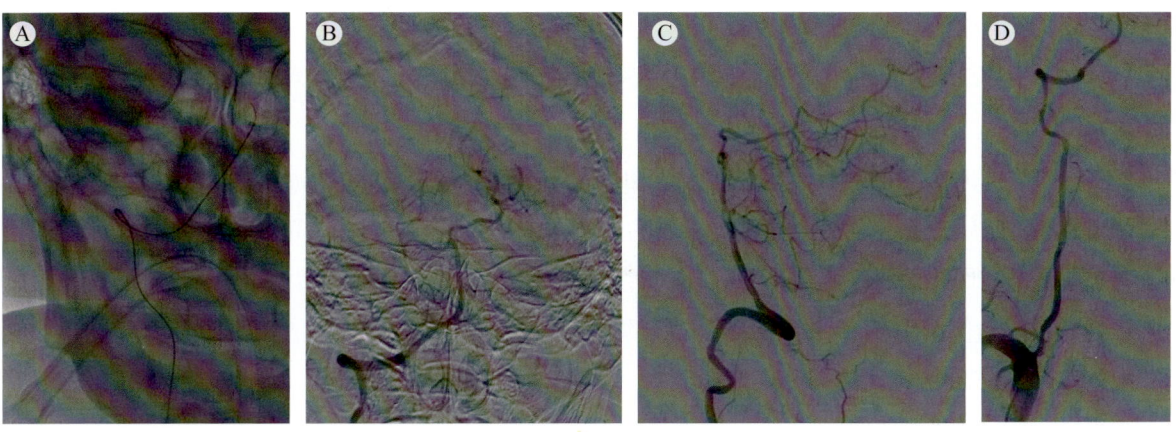

球囊扩张后微导丝携带微导管将中间导管送入基底动脉取栓(A图);取栓后正侧位造影(B~C图);导管退至椎动脉开口造影(D图)。

图5-5-30　后循环串联病变患者血管内治疗中取栓治疗

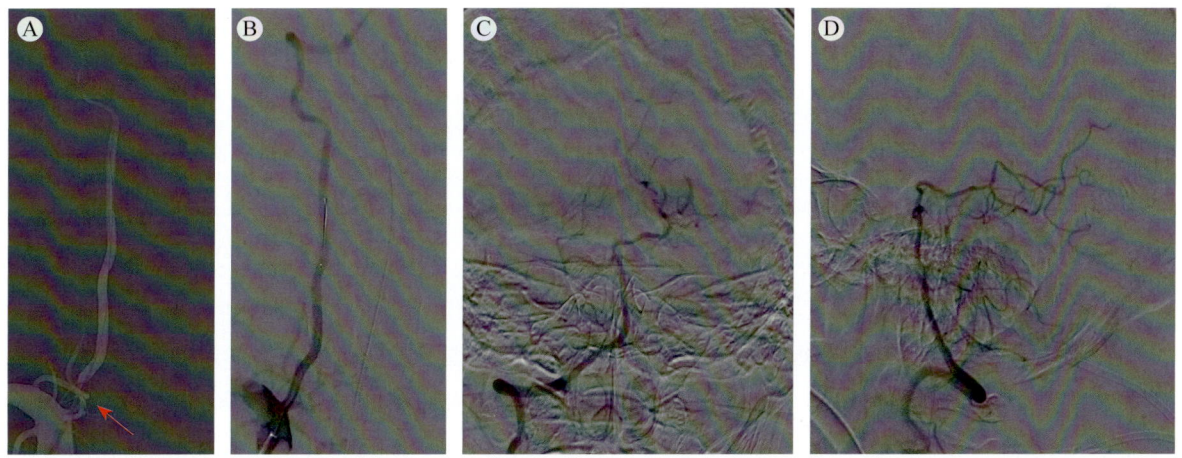

椎动脉开口狭窄,局部斑块(A图,箭头所示);椎动脉开口处V1段支架植入(B图);术后颅内正侧位造影,颅内血流良好,未见乏血管区(C~D图)。

图5-5-31　后循环串联病变患者血管内治疗中椎动脉开口支架植入

四、脑动脉串联病变血管内治疗围手术期管理

(一) 围手术期一般管理

脑动脉串联病变血管内治疗围手术期管理流程可参照一般缺血性卒中血管内治疗的管理流程。术中建议常规行平板CT检查,术后24 h内完成NCCT复查。平板CT是数字减影血管造影系统的一项新技术,也被称为C臂锥形束CT(CBCT),目前的CT设备,如Innova CT、XperCT、Dyna CT等,均可实现术中实时监测,便于及时发现术中不良事件(尤其是出血转化)。有研究表明,平板CT对多层螺旋CT提示颅内血肿的阳性检测率可达93.3%。平板CT高密度征的判定标准如下:在血管内治疗中行20 s的DSA扫描,3维后处理图像显示责任血管供血区出现异常高密度

信号聚集，或沿脑沟、脑回分布，密度高于周围灰质及白质。有研究显示，急性缺血性卒中血管内治疗术中平板CT高密度征预测出血转化的特异度为88%，高于普通螺旋CT（53%），且其阴性预测值为100%。

血管内治疗术中，在平板CT未见明显出血转化的情况下，可进行颈动脉、椎动脉支架植入术，以便围手术期血压控制。有研究发现，支架植入、存在软脑膜侧支循环、TICI分级2b～3级是降低颈内动脉再闭塞的保护因素。建议术后常规24 h复查颅脑NCCT排除出血转化，并根据脑水肿及出血情况，调整抗栓治疗策略；术后7 d内应复查颈动脉和椎动脉CTA，以评估急性期支架内血栓形成的风险，以及支架的形态学特征。

（二）围手术期血压管理

目前关于急性缺血性卒中血管内治疗围术期血压管理的策略并不明确。主流观点认为，过低的血压不利于术后神经功能的恢复。2019年，AHA/ASA的缺血性卒中早期管理指南及ESO相关指南均建议，在急性缺血性卒中血管内治疗术中和术后24 h内维持血压≤180/105 mmHg（Ⅱa类推荐，B级证据）；对于血管内治疗成功再灌注的患者，维持血压≤180/105 mmHg（Ⅱb类推荐，B级证据）。但对于串联病变患者，若支架植入后血管成形效果良好且远端血流恢复，需要更严格的血压管理策略（收缩压＜140 mmHg，舒张压＜90 mmHg），以预防高灌注综合征。血管内治疗术后应通过TCD、TCCD进行颅内双侧大脑中动脉血流监测，复查CTP判断脑灌注情况，并根据这些检查情况来进一步调整术后血压的管理方案。

（三）抗栓治疗策略

对于接受急诊颈动脉支架植入的缺血性卒中患者，最佳围手术期抗栓方案尚未达成共识。颈动脉支架植入后应采用抗栓治疗，但预防血栓形成和避免颅内出血是两个难以平衡的方面。血管内治疗是否联合了静脉溶栓、取栓治疗中是否植入支架对术后出血转化的影响尚存在争议，术后抗栓策略也未达成共识。TITAN研究证明，血管内治疗围术期使用抗血小板药物可以提高缺血性卒中患者的血管再通率，并改善其临床预后，且颈动脉支架术并不增加出血风险。

目前急性缺血性卒中患者支架植入术中抗栓方案相关研究结果的异质性较大，针对的药物种类也较多，例如，阿司匹林、氯吡格雷、替格瑞洛、普拉格雷、糖蛋白Ⅱb/Ⅲa受体拮抗剂等都有报道。术中全身肝素化治疗可能增加出血风险，但目前尚无标准剂量方案（不同研究中使用的肝素剂量范围为50～70 IU/kg）。最近有研究表明，联合使用阿司匹林和氯吡格雷可有效降低血管内治疗术后支架内血栓形成的风险。也有研究表明，血管内治疗围术期使用替罗非班、肝素与术后出血转化，以及90 d预后不良相关。因此，对于颈动脉支架植入的患者，目前多数学者仍倾向于首选双联抗血小板治疗。

血管内治疗术后24 h内，手术过程中给予的抗血小板药物可起到预防支架内血栓形成的作用。血管内治疗24 h后，推荐的抗血小板方案为口服双联抗血小板药物，持续4～12周。但在临床实际中，多根据患者是否发生出血事件，进行个体化抗血小板治疗。停止双联抗血小板治疗是否与晚期支架内血栓形成风险增加相关目前尚不明确。为此，Pop等在大型连续队列中，评估了串联病变取栓治疗联合颈动脉支架植入术后，抗血小板治疗方案对术后1 d以上支架内血栓形成风险的影响。研究结果显示，停止双联抗血小板治疗与术后1 d以上支架内血栓形成风险增加之间并无显著相关性。对于串联病变所致急性缺血性卒中患者，目前的研究证据尚不足以判断颈动脉支架植入术后双联抗血小板治疗的额外获益及最佳治疗持续时间。后续需要更深入的研究为这一治疗策略提供循证证据。

不论是由动脉粥样硬化还是动脉夹层引起的串联病变，支架植入均能有效改善患者的血流灌注，促进血管再通。但支架植入术往往伴随有支架内血栓形成的风险，因此双重抗血小板治疗（如阿司匹林联合氯吡格雷）可能是防止血栓形成的必要措施。临床研究中，双重抗血小板治疗的不良反应，特别是出血不良反应，也是不可忽视的问题。目前相关研究数量较少。TITAN研究表明，围手术期使用肝素并未显著改善患者的临床预后，而其他临床试验的事后分析提示，肝素的使用可能在改善患者90 d临床预后方面具有潜在的益处。同时，抗血小板药物的使用也一直是急诊支架植入术围手术期的重要问题，需要根据患者的实际情况来决定是否进行抗血小板治疗。考虑到支架植入术后的支架内血栓形成风险，较多研究在血管内治疗术中行CT排除出血后，在支架植入前或植入后，给予静脉负荷量阿司匹林和氯吡格雷以预防血栓形成。而关于其他抗血小板药物的使用（如糖蛋白Ⅱb/Ⅲa抑制剂），双联抗血小板治疗和糖蛋白Ⅱb/Ⅲa抑制剂联用是否会增加出血风险仍存在争议。RESCUE BT研究的亚组分析显示，针对动脉粥样硬化性急性缺血性卒中患者，术前使用糖蛋白Ⅱb/Ⅲa抑制剂可能改善预后，但该亚组中大部分患者并非串联病变。因此，目前尚缺乏针对串联病变患者血管内治疗围手术期抗栓治疗的策略共识，仍需更多临床研究证据来指导此类患者的抗凝及抗血小板治疗的具体应用。

（四）二期颈动脉支架植入/颈动脉内膜切除术

目前临床治疗串联病变常采用颈动脉支架植入术。如果局部血管形态不佳，或存在动脉夹层、重度狭窄等情况，更倾向于进行急性颈动脉支架植入治疗。颈动脉支架植入术的优势有：降低卒中复发率，改善脑灌注，减缓梗死的进展，有利于颅内血栓的溶解。不过，临床中有部分患者不适合进行急诊颈动脉支架植入，此时或可进行二期颈动脉支架植入或颈动脉内膜切除术。分期治疗（如二期颈动脉支架植入术或颈动脉内膜剥脱术）的可能优势有：降低高灌注综合征及抗血小板药物相关颅内出血风险；减少术中动脉到动脉栓塞事件，避免支架内血栓形成；避免支架术引起的心动过缓和低血压等不良反应。

五、脑动脉串联病变血管内治疗小结

在急性缺血性卒中的血管内治疗中，相比单一大血管病变，串联病变通常表现为更低的再通率和较差的临床结局。对串联病变的处理策略依然是临床上的研究热点和难点问题，特别是后循环串联病变的研究相对较少，亟需更多临床试验为临床诊疗提供证据。

目前的研究表明，血管内治疗是治疗脑动脉串联病变安全且有效的手段，越来越多的研究证明了缺血性卒中急性期进行颈动脉支架植入术的安全性和有效性。随着血管内治疗技术进步及手术材料的创新，血管内治疗在提高串联病变患者血管再通率、改善预后方面，已经可以取得与单一病变相似的效果，且并发症发生率的差异也无统计学意义。既往的研究结果显示，低龄、入院NIHSS评分低、良好的侧支循环、血管再通时间短和术后血管再通达到mTICI分级2b/3级均与串联病变患者预后良好相关。因此，神经介入医师在处理脑动脉串联病变时，应根据患者的影像学检查结果和血管条件（如血管迂曲程度、解剖变异等）来合理选择远近端处理顺序及近端血管的处理方式，确保迅速开通闭塞血管。此外，加强围手术期管理对优化患者的治疗效果和预后同样重要。

参考文献

[1] ASSIS Z, MENON B K, GOYAL M, et al. Acute ischemic stroke with tandem lesions: technical endovascular management and clinical outcomes from the ESCAPE trial[J]. J Neurointerv Surg, 2018, 10 (5): 429-433.

[2] RUBIERA M, RIBO M, DELGADO-MEDEROS R, et al. Tandem internal carotid artery/middle cerebral artery occlusion: an independent predictor of poor outcome after systemic thrombolysis[J]. Stroke, 2006, 37 (9): 2301-2305.

[3] JADHAV A P, ZAIDAT O O, LIEBESKIND D S, et al. Emergent management of tandem lesions in acute ischemic stroke[J]. Stroke, 2019, 50 (2): 428-433.

[4] BERKHEMER O A, FRANSEN P S S, BEUMER D, et al. A randomized trial of intraarterial treatment for acute ischemic stroke[J]. N Engl J Med, 2015, 372 (1): 11-20.

[5] JOVIN T G, CHAMORRO A, COBO E, et al. Thrombectomy within 8 hours after symptom onset in ischemic stroke[J]. N Engl J Med, 2015, 372 (24): 2296-2306.

[6] ZI W J, WANG H M, YANG D, et al. Clinical effectiveness and safety outcomes of endovascular treatment for acute anterior circulation ischemic stroke in China[J]. Cerebrovasc Dis, 2017, 44 (5/6): 248-258.

[7] YANG D, SHI Z H, LIN M, et al. Endovascular retrograde approach may be a better option for acute tandem occlusions stroke[J]. Interv Neuroradiol, 2019, 25 (2): 194-201.

[8] WALLOCHA M, CHAPOT R, NORDMEYER H, et al. Treatment methods and early neurologic improvement after endovascular treatment of tandem occlusions in acute ischemic stroke[J]. Front Neurol, 2019, 10: 127.

[9] BAIK S H, PARK H J, KIM J H, et al. Mechanical thrombectomy in subtypes of basilar artery occlusion: relationship to recanalization rate and clinical outcome[J]. Radiology, 2019, 291 (3): 730-737.

[10] BAIK S H, JUNG C, KIM B M, et al. Mechanical thrombectomy for tandem vertebrobasilar stroke: characteristics and treatment outcome[J]. Stroke, 2020, 51 (6): 1883-1885.

[11] ANADANI M, SPIOTTA A, ALAWIEH A, et al. Effect of extracranial lesion severity on outcome of endovascular thrombectomy in patients with anterior circulation tandem occlusion: analysis of the TITAN registry[J]. J Neurointerv Surg, 2019, 11 (10): 970-974.

[12] DESILLES J P, CONSOLI A, REDJEM H, et al. Successful reperfusion with mechanical thrombectomy is associated with reduced disability and mortality in patients with pretreatment diffusion-weighted imaging-alberta stroke program early computed tomography score≤6[J]. Stroke, 2017, 48 (4): 963-969.

[13] COHEN J E, LEKER R R, GOMORI J M, et al. Emergent revascularization of acute tandem vertebrobasilar occlusions: endovascular approaches and technical considerations-Confirming the role of vertebral artery ostium stenosis as a cause of vertebrobasilar stroke[J]. J Clin Neurosci, 2016, 34: 70-76.

[14] SUZUKI M, DEMBO T, HARA W, et al. Vertebral artery stump syndrome[J]. Intern Med, 2018, 57 (5): 733-736.

[15] KAWANO H, INATOMI Y, HIRANO T, et al. Vertebral artery stump syndrome in acute ischemic stroke[J]. J Neurol Sci, 2013, 324 (1/2): 74-79.

[16] KREIBICH M, DESAI N D, BAVARIA J E, et al. Common carotid artery true lumen flow impairment in patients with type A aortic dissection[J]. Eur J Cardiothorac Surg, 2020: ezaa322.

[17] AITA J F, AGRIPNIDIS T, TESTUD B, et al. Stenting in brain hemodynamic injury of carotid origin caused by type A aortic dissection: local experience and systematic literature review[J]. J Pers Med, 2022, 13 (1): 58.

[18] BENNINGER D H, GEORGIADIS D, KREMER C, et al. Mechanism of ischemic infarct in spontaneous carotid dissection[J]. Stroke, 2004, 35 (2): 482-485.

[19] MARNAT G, MOURAND I, EKER O, et al. Endovascular management of tandem occlusion stroke related to internal carotid artery dissection using a distal to proximal approach: insight from the RECOST study[J]. AJNR Am J Neuroradiol, 2016, 37 (7): 1281-1288.

[20] YI T Y, SUI Y, ZHENG D H, et al. Diagnostic performance of carotid ring sign on CT-angiography in internal carotid true occlusion[J]. Stroke, 2024, 55 (4): 1025-1031.

[21] POPPE A Y, JACQUIN G, ROY D, et al. Tandem carotid lesions in acute ischemic stroke: mechanisms, therapeutic challenges, and future directions[J]. AJNR Am J Neuroradiol, 2020, 41 (7): 1142-1148.

[22] LINFANTE I, LLINAS R H, SELIM M, et al. Clinical and vascular outcome in internal carotid artery versus middle cerebral artery occlusions after intravenous tissue plasminogen activator[J]. Stroke, 2002, 33 (8): 2066-2071.

[23] SALLUSTIO F, MOTTA C, PIZZUTO S, et al. CT angiography-based collateral flow and time to reperfusion are strong predictors of outcome in endovascular treatment of patients with stroke[J]. J Neurointerv Surg, 2017, 9 (10): 940-943.

[24] CHERIPELLI B K, HUANG X Y, MCVERRY F, et al. What is the relationship among penumbra volume, collaterals, and time since onset in the first 6 h after acute ischemic stroke? [J]. Int J Stroke, 2016, 11 (3): 338-346.

[25] HWANG Y H, KANG D H, KIM Y W, et al. Impact of time-to-reperfusion on outcome in patients with poor collaterals[J]. AJNR Am J Neuroradiol, 2015, 36 (3): 495-500.

[26] 汪文兵, 徐骏峰, 黄显军, 等. 急性大血管闭塞性卒中早期成功再通后恶性脑水肿发生的影响因素分析[J]. 中华神经科杂志, 2020, 53 (4): 274-281.

[27] GOYAL M, MENON B K, VAN ZWAM W H, et al. Endovascular thrombectomy after large-vessel ischaemic stroke: a meta-analysis of individual patient data from five randomised trials[J]. Lancet, 2016, 387 (10029): 1723-1731.

[28] SADEH-GONIK U, TAU N, FRIEHMANN T, et al. Thrombectomy outcomes for acute stroke patients with anterior circulation tandem lesions: a clinical registry and an update of a systematic review with meta-analysis[J]. Eur J Neurol, 2018, 25 (4): 693-700.

[29] ZAPATA-ARRIAZA E, DE ALBÓNIGA-CHINDURZA A, ORTEGA-QUINTANILLA J, et al. Clinical outcomes of mechanical thrombectomy in stroke tandem lesions according to intracranial occlusion location[J]. J Stroke, 2021, 23 (1): 124-127.

[30] ANADANI M, MARNAT G, CONSOLI A, et al. Endovascular therapy of anterior circulation tandem occlusions: pooled analysis from the TITAN and ETIS registries[J]. Stroke, 2021, 52 (10): 3097-3105.

[31] 中华医学会神经病学分会, 中华医学会神经病学分会脑血管病学组, 中华医学会神经病学分会神经血管介入协作组. 中国急性缺血性卒中早期血管内介入诊疗指南2022[J]. 中华神经科杂志, 2022, 55 (6): 565-580.

[32] MAJOIE C B, CAVALCANTE F, GRALLA J, et al. Value of intravenous thrombolysis in endovascular treatment for large-vessel anterior circulation stroke: individual participant data meta-analysis of six randomised trials[J]. Lancet, 2023, 402 (10406): 965-974.

[33] RODRIGUEZ-CALIENES A, GALECIO-CASTILLO M, FAROOQUI M, et al. Safety outcomes of mechanical thrombectomy versus combined thrombectomy and intravenous thrombolysis in tandem lesions[J]. Stroke, 2023, 54 (10): 2522-2533.

[34] 张汤钦, 陈楚, 黄显军, 等. 前循环串联病变研究进展[J]. 中华神经科杂志, 2021, 54 (3): 284-289.

[35] SULTAN-QURRAIE A, WITT T, DE HAVENON A, et al. SEIMLESS: simultaneous extracranial, intracranial management of (tandem) LESsions in stroke[J]. J Neurointerv Surg, 2019, 11 (9): 879-883.

[36] HELLEGERING J, UYTTENBOOGAART M, BOKKERS R P H, et al. Treatment of the extracranial carotid artery in

tandem lesions during endovascular treatment of acute ischemic stroke: a systematic review and meta-analysis[J]. Ann Transl Med, 2020, 8 (19) : 1278.

[37] PAPANAGIOTOU P, HAUSSEN D C, TURJMAN F, et al. Carotid stenting with antithrombotic agents and intracranial thrombectomy leads to the highest recanalization rate in patients with acute stroke with tandem lesions[J]. JACC Cardiovasc Interv, 2018, 11 (13) : 1290-1299.

[38] PAPANAGIOTOU P, ROTH C, WALTER S, et al. Carotid artery stenting in acute stroke[J]. J Am Coll Cardiol, 2011, 58 (23) : 2363-2369.

[39] ZEVALLOS C B, FAROOQUI M, QUISPE-OROZCO D, et al. Acute carotid artery stenting versus balloon angioplasty for tandem occlusions: a systematic review and meta-analysis[J]. J Am Heart Assoc, 2022, 11 (2) : e022335.

[40] BRICOUT N, PERSONNIC T, FERRIGNO M, et al. Day 1 extracranial internal carotid artery patency is associated with good outcome after mechanical thrombectomy for tandem occlusion[J]. Stroke, 2018, 49 (10) : 2520-2522.

[41] ZAPATA-ARRIAZA E, MEDINA-RODRIGUEZ M, ORTEGA-QUINTANILLA J, et al. Relevance of carotid reocclusion in tandem lesions[J]. J Atheroscler Thromb, 2023, 30 (6) : 636-648.

[42] SCHOFER J, MUSIAŁEK P, BIJUKLIC K, et al. A prospective, multicenter study of a novel mesh-covered carotid stent: the CGuard CARENET trial (carotid embolic protection using micronet) [J]. JACC Cardiovasc Interv, 2015, 8 (9) : 1229-1234.

[43] BERKEFELD J, TUROWSKI B, DIETZ A, et al. Recanalization results after carotid stent placement[J]. AJNR Am J Neuroradiol, 2002, 23 (1) : 113-120.

[44] WISSGOTT C, SCHMIDT W, BEHRENS P, et al. Experimental investigation of modern and established carotid stents[J]. Rofo, 2014, 186 (2) : 157-165.

[45] LAPERGUE B, BLANC R, COSTALAT V, et al. Effect of thrombectomy with combined contact aspiration and stent retriever vs stent retriever alone on revascularization in patients with acute ischemic stroke and large vessel occlusion: the ASTER2 randomized clinical trial[J]. JAMA, 2021, 326 (12) : 1158-1169.

[46] TURK A S 3rd, SIDDIQUI A, FIFI J T, et al. Aspiration thrombectomy versus stent retriever thrombectomy as first-line approach for large vessel occlusion (COMPASS) : a multicentre, randomised, open label, blinded outcome, non-inferiority trial[J]. Lancet, 2019, 393 (10175) : 998-1008.

[47] RANGEL-CASTILLA L, RAJAH G B, SHAKIR H J, et al. Management of acute ischemic stroke due to tandem occlusion: should endovascular recanalization of the extracranial or intracranial occlusive lesion be done first? [J]. Neurosurg Focus, 2017, 42 (4) : E16.

[48] MENON B K, HILL M D, DAVALOS A, et al. Efficacy of endovascular thrombectomy in patients with M2 segment middle cerebral artery occlusions: meta-analysis of data from the HERMES Collaboration[J]. J Neurointerv Surg, 2019, 11 (11) : 1065-1069.

[49] CAMPBELL B C V, HILL M D, RUBIERA M, et al. Safety and efficacy of solitaire stent thrombectomy: individual patient data meta-analysis of randomized trials[J]. Stroke, 2016, 47 (3) : 798-806.

[50] BILGIN C, HARDY N, HUTCHISON K, et al. First-line thrombectomy strategy for distal and medium vessel occlusions: a systematic review[J]. J Neurointerv Surg, 2023, 15 (6) : 539-546.

[51] COMPTER A, VAN DER HOEVEN E J, VAN DER WORP H B, et al. Vertebral artery stenosis in the basilar artery international cooperation study (BASICS) : prevalence and outcome[J]. J Neurol, 2015, 262 (2) : 410-417.

[52] DANG Q A, ANDRES W, CUCCHIARA B L, et al. Vessel wall magnetic resonance imaging of a nonstenotic craniocervical vertebral artery dissection[J]. Stroke, 2022, 53 (11) : e483-e484.

[53] MBABUIKE N, GASSIE K, BROWN B, et al. Revascularization of tandem occlusions in acute ischemic stroke: review of the literature and illustrative case[J]. Neurosurg Focus, 2017, 42 (4) : E15.

[54] BEHME D, KNAUTH M, PSYCHOGIOS M N. Retriever wire supported carotid artery revascularization (ReWiSed CARe) in acute ischemic stroke with underlying tandem occlusion caused by an internal carotid artery dissection: technical note[J]. Interv Neuroradiol, 2017, 23 (3) : 289-292.

[55] MAUS V, BEHME D, MAURER C, et al. The ReWiSed CARe technique: simultaneous treatment of atherosclerotic tandem occlusions in acute ischemic stroke[J]. Clin Neuroradiol, 2020, 30 (3) : 489-494.

[56] 孙洪扬, 王贤军, 王浩, 等. 恢复灌注-球囊扩张-机械取栓-支架成形技术在颈动脉串联病变中的应用[J]. 中华神经科杂志, 2022, 55 (1): 35-40.

[57] YI T Y, CHEN W H, WU Y M, et al. Another endovascular therapy strategy for acute tandem occlusion: protect-expand-aspiration-revascularization-stent (PEARS) technique[J]. World Neurosurg, 2018, 113: e431-e438.

[58] PATEL T, SHAH S, PANCHOLY S, et al. Balloon-assisted tracking: a must-know technique to overcome difficult anatomy during transradial approach[J]. Catheter Cardiovasc Interv, 2014, 83 (2): 211-220.

[59] CHEN W H, YI T Y, WU Y M, et al. Endovascular therapy strategy for acute embolic tandem occlusion: the pass-thrombectomy-protective thrombectomy (double PT) technique[J]. World Neurosurg, 2018, 120: e421-e427.

[60] OSPEL J M, VOLNY O, JAYARAMAN M, et al. Optimizing fast first pass complete reperfusion in acute ischemic stroke-the BADDASS approach (balloon guide with large bore distal access catheter with dual aspiration with stent-retriever as standard approach) [J]. Expert Rev Med Devices, 2019, 16 (11): 955-963.

[61] 惠鑫, 王浩, 韩红星, 等. 经侧支循环路径导丝逆行指引椎动脉慢性闭塞开通一例[J]. 中国脑血管病杂志, 2019, 15 (12): 657-659.

[62] STRUFFERT T, RICHTER G, ENGELHORN T, et al. Visualisation of intracerebral haemorrhage with flat-detector CT compared to multislice CT: results in 44 cases[J]. Eur Radiol, 2009, 19 (3): 619-625.

[63] NAKANO S, ISEDA T, KAWANO H, et al. Parenchymal hyperdensity on computed tomography after intra-arterial reperfusion therapy for acute middle cerebral artery occlusion: incidence and clinical significance[J]. Stroke, 2001, 32 (9): 2042-2048.

[64] PAYABVASH S, KHAN A A, QURESHI M H, et al. Detection of intraparenchymal hemorrhage after endovascular therapy in patients with acute ischemic stroke using immediate postprocedural flat-panel computed tomography scan[J]. J Neuroimaging, 2016, 26 (2): 213-218.

[65] MISTRY E A, MISTRY A M, NAKAWAH M O, et al. Systolic blood pressure within 24 hours after thrombectomy for acute ischemic stroke correlates with outcome[J]. J Am Heart Assoc, 2017, 6 (5): e006167.

[66] POP R, ZINCHENKO I, QUENARDELLE V, et al. Predictors and clinical impact of delayed stent thrombosis after thrombectomy for acute stroke with tandem lesions[J]. AJNR Am J Neuroradiol, 2019, 40 (3): 533-539.

[67] STAMPFL S, RINGLEB P A, MÖHLENBRUCH M, et al. Emergency cervical internal carotid artery stenting in combination with intracranial thrombectomy in acute stroke[J]. AJNR Am J Neuroradiol, 2014, 35 (4): 741-746.

[68] NEUBERGER U, MOTEVA K, VOLLHERBST D F, et al. Tandem occlusions in acute ischemic stroke-impact of antithrombotic medication and complementary heparin on clinical outcome and stent patency[J]. J Neurointerv Surg, 2020, 12 (11): 1088-1093.

[69] JACQUIN G, POPPE A Y, LABRIE M, et al. Lack of consensus among stroke experts on the optimal management of patients with acute tandem occlusion[J]. Stroke, 2019, 50 (5): 1254-1256.

[70] POP R, HASIU A, MANGIN P H, et al. Postprocedural antiplatelet treatment after emergent carotid stenting in tandem lesions stroke: impact on stent patency beyond day 1[J]. AJNR Am J Neuroradiol, 2021, 42 (5): 921-925.

[71] SALLUSTIO F, MOTTA C, KOCH G, et al. Endovascular stroke treatment of acute tandem occlusion: a single-center experience[J]. J Vasc Interv Radiol, 2017, 28 (4): 543-549.

[72] GRIGORYAN M, HAUSSEN D C, HASSAN A E, et al. Endovascular treatment of acute ischemic stroke due to tandem occlusions: large multicenter series and systematic review[J]. Cerebrovasc Dis, 2016, 41 (5/6): 306-312.

（陈文伙，甘淑娟，易婷玉）

第六节　颅内动脉粥样硬化性狭窄的血管内治疗

一、ICAS 所致急性缺血性卒中的临床表现和机制

ICAS是急性缺血性卒中常见的病因之一，其最常见的狭窄部位为大脑中动脉，其次是基底动脉、颈内动脉颅内段及椎动脉颅内段。ICAS在颅内大血管闭塞中所占的比例具有种族差异。有研究显示，在西方国家，急性大血管闭塞中ICAS的比例为5.5%，在亚洲国家则高达22.9%。ANGEL-ACT研究通过真实世界血管内治疗登记显示，在亚裔人群中，前循环大血管闭塞中ICAS的比例为29%，而后循环大血管闭塞中ICAS的比例则高达51%。针对大血管闭塞性急性缺血性卒中患者血管内治疗的临床研究显示，随着纳入人群发病时间的延长，其ICAS的比例也逐渐增高。DIRECT-MT研究纳入发病4.5 h的患者，其中ICAS的比例仅为5.8%~8.0%，EAST研究纳入发病12 h的患者，其ICAS的比例上升为33.6%，而RESCUE BT和ENCHANTED 2/MT纳入的是发病24 h的患者，其中ICAS的比例高达53%。针对后循环大血管闭塞性急性缺血性卒中患者血管内治疗的临床研究中，ICAS所致大血管闭塞的比例更高，例如，ATTENTION研究纳入发病12 h的患者，ICAS的比例为40%，BAOCHE纳入发病6~24 h的患者，ICAS的比例高达68.2%。

ICAS可以通过多种机制引发缺血性卒中，不同机制对应的临床表现也有一定差异。患者可隐匿发病，亦可骤达高峰，并且症状易波动、进展，甚至有可能在平稳或好转后突然加重。根据ICAS导致缺血性卒中的机制，可将梗死分为以下4种模式。①穿支模式：动脉狭窄部位发出的穿支动脉供血区皮质下梗死，其主要的机制是狭窄部位的粥样硬化斑块覆盖单支或多支穿支动脉。后循环缺血性卒中常见穿支型梗死。②流域模式：动脉狭窄远端供血区梗死，包括皮质、皮质下或两者同时存在，其主要的机制是动脉到动脉栓塞或是在动脉狭窄基础上合并原位血栓形成导致血管闭塞。③分水岭模式：梗死位于内分水岭（放射冠区、半卵圆中心）或皮质分水岭，发病机制主要是低灌注。皮质分水岭可分为皮质前型（位于大脑中动脉与大脑前动脉交界区）和皮质后型（位于大脑中动脉与大脑后动脉交界区）。④混合模式：同时发生上述两种及以上模式。混合模式中，合并分水岭梗死的患者往往代偿较差，卒中复发率高，这部分患者从急诊血管内治疗中获益的可能性大。

二、ICAS 所致急性缺血性卒中的症状学及影像学诊断

（一）症状学诊断

ICAS通常伴有动脉粥样硬化的危险因素，如高龄、高血压、糖尿病、高脂血症、高同型半胱氨酸血症、吸烟等。中国茂名市人民医院廖耿团队提出了ABC^2D评分，旨在判断大血管闭塞的病因。

该评分量表共有5个评分项目：心房颤动、高血压病史、神经功能缺损（入院首次NIHSS评分≥7分或<7分）、颅脑NCCT显示颅内动脉致密征及糖尿病病史（表5-6-1）。ABC^{2}D评分总分为7分，评分5分以上，则提示大血管闭塞性质为ICAS的可能性大。

表5-6-1 ABC^{2}D评分项目及标准

项目	描述	分值/分
心房颤动	有活动性心房颤动/心房扑动/心脏瓣膜病史	0
	无活动性心房颤动/心房扑动/心脏瓣膜病史	3
高血压病史	有	1
	无	0
神经功能缺损	入院首次NIHSS评分<7分	1
	入院首次NIHSS评分≥7分	0
致密征	颅脑NCCT显示颅内动脉致密征	0
	颅脑NCCT未显示颅内动脉致密征	1
糖尿病病史	有	1
	无	0
总分		

（二）影像学鉴别

1.基于颅脑NCCT的动脉致密征

动脉致密征定义为颅脑NCCT上显示病变动脉高密度改变，CT值为53~69 Hu。动脉致密征阳性（图5-6-1A）提示闭塞血管内存在红细胞占优势的血栓，血管闭塞与心脏来源的血栓栓塞有关；动脉致密征阴性（图5-6-1B）提示闭塞血管内的血栓富含纤维蛋白成分，血管闭塞为ICAS所致可能性大。但动脉致密征预测血管闭塞性质的敏感度、特异度均较低。

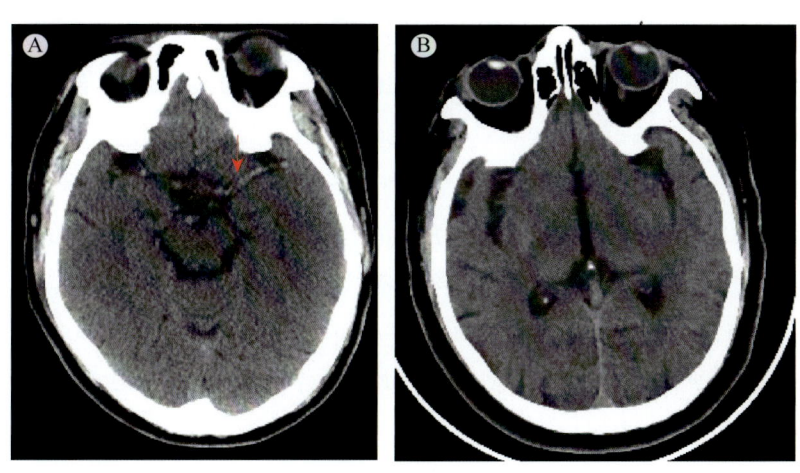

A图显示左侧大脑中动脉致密征阳性（箭头所示）；B图中动脉致密征阴性。

图5-6-1 NCCT中动脉致密征的表现

2.基于颅脑MRI的血管磁敏感征

血管磁敏感征是指在MRI磁敏感序列上病变血管呈低信号(图5-6-2)。血管磁敏感征阳性提示闭塞血管内存在红细胞占优势的血栓,血管闭塞与心脏来源的血栓栓塞有关;血管磁敏感征阴性提示闭塞血管内的血栓富含纤维蛋白成分,血管闭塞为ICAS所致可能性大。血管磁敏感征诊断ICAS性血管闭塞的敏感度较高,阳性预测值为42.9%,阴性预测值为100%,准确度为73.6%。其阳性预测值较低,可能与ICAS闭塞继发血栓形成也会出现阳性表现有关。

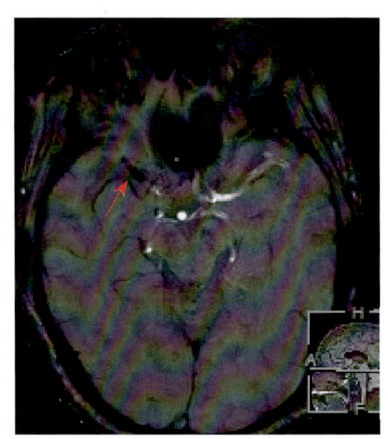

图5-6-2 颅脑MRI血管磁敏感征阳性

3.基于DSA的微导管首过效应和支架释放效应

微导管首过效应是由福建省漳州市医院在2018年报道。血管内治疗中,微导管、微导丝通过血管闭塞段至远端,微导丝保留在远端,微导管退回近端,如造影显示有缓慢的前向血流通过血管闭塞段,为微导管首过效应阳性;如造影显示没有血流通过血管闭塞段则为微导管首过效应阴性(图5-6-3)。微导管首过效应的产生主要是因ICAS性血管闭塞通常血栓负荷量较小,当微导管通过血管闭塞段,血栓将被推向远端,此过程中血栓可能溶解或被挤压至血管壁间,因此血管腔将出现一个小通道,允许血流通过。微导管首过效应对鉴别ICAS性血管闭塞有重要价值,其预测ICAS性血管闭塞的敏感度为90.9%,特异度为87.2%,阳性预测值为80.0%,阴性预测值为94.4%,准确度为88.5%。

2020年,福建省漳州市医院报道了支架释放效应现象:在大脑中动脉闭塞的血管内治疗术中,取栓支架释放后,如造影显示大脑中动脉没有分支减少,为支架释放效应阳性;如存在大脑中动脉分支减少,则为支架释放效应阴性(图5-6-4)。支架释放效应产生的主要原因是大脑中动脉远端闭塞常见于分叉前或其中的一干,ICAS性血管闭塞的血栓负荷小,故支架释放后闭塞的血管多会复通;大脑中动脉分叉部血栓常易累及双干,当支架释放后血栓会被挤到另一干,因此出现分支的减少。支架释放效应预测ICAS性血管闭塞的敏感度为100%,特异度为85%,阳性预测值为69%,阴性预测值为100%,准确度为88.7%。其阳性预测值较低的原因是在栓塞不累及双干的情况下,支架释放后也不会出现大脑中动脉分支减少的情况。因此，支架释放效应阴性提示栓塞的可能性大，且血栓累及双干，而此类患者的取栓难度往往较大。

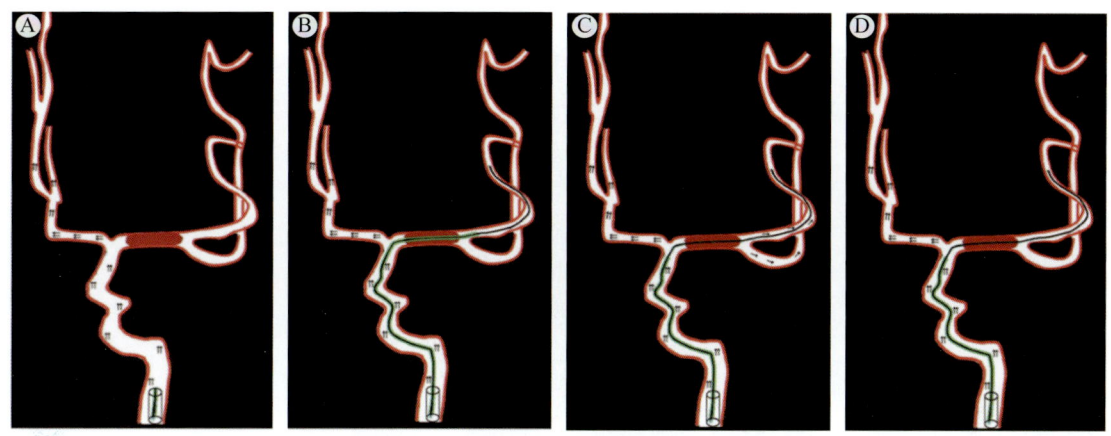

左侧大脑中动脉闭塞（A图）；血管内治疗中，微导管、微导丝通过大脑中动脉闭塞段至远端（B图）；微导丝保留在远端，微导管退回闭塞近端。此时进行造影，若大脑中动脉存在前向血流，则为微导管首过效应阳性（C图）；若大脑中动脉无前向血流，为微导管首过效应阴性（D图）。

图5-6-3 微导管首过效应
图片由福建省陈文伙团队绘制。

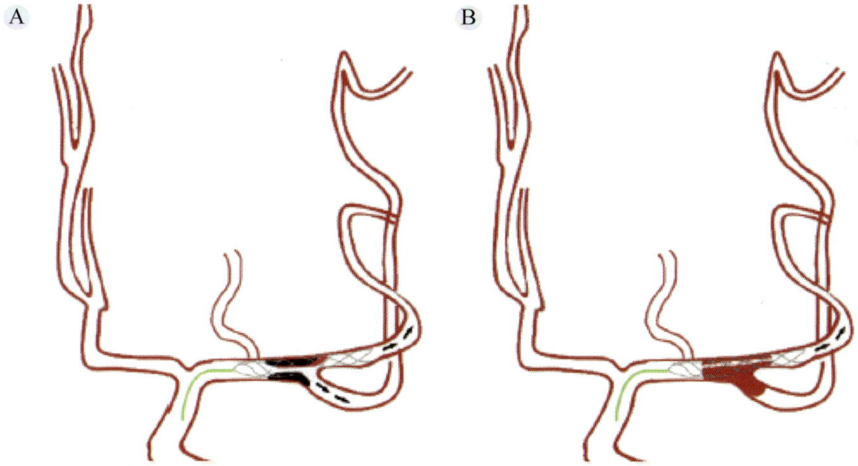

A图显示血管内治疗中，支架释放后未见大脑中动脉分支减少，为支架释放效应阳性；B图显示支架释放后，大脑中动脉分支减少，为支架释放效应阴性。

图5-6-4 支架释放效应
图片由福建省陈文伙团队绘制。

4.基于CTA的血栓增强征

血栓增强征是上海交通大学医学院附属第六人民医院朱悦琦团队在2021年提出的，其定义为CTA最大密度投影薄层重建影像中，责任血管有血栓征象。血栓增强征被认为与卒中病因和血栓成分有关。朱悦琦团队的报道中，血栓增强征阴性中76%为ICAS，血栓增强征阳性中92%为心源性栓塞或隐源性栓塞,血栓增强征阳性预测心源性栓塞或隐源性栓塞的敏感度为94%,特异度为71%。血栓增强征阴性和阳性的影像学表现分别见图5-6-5和图5-6-6。

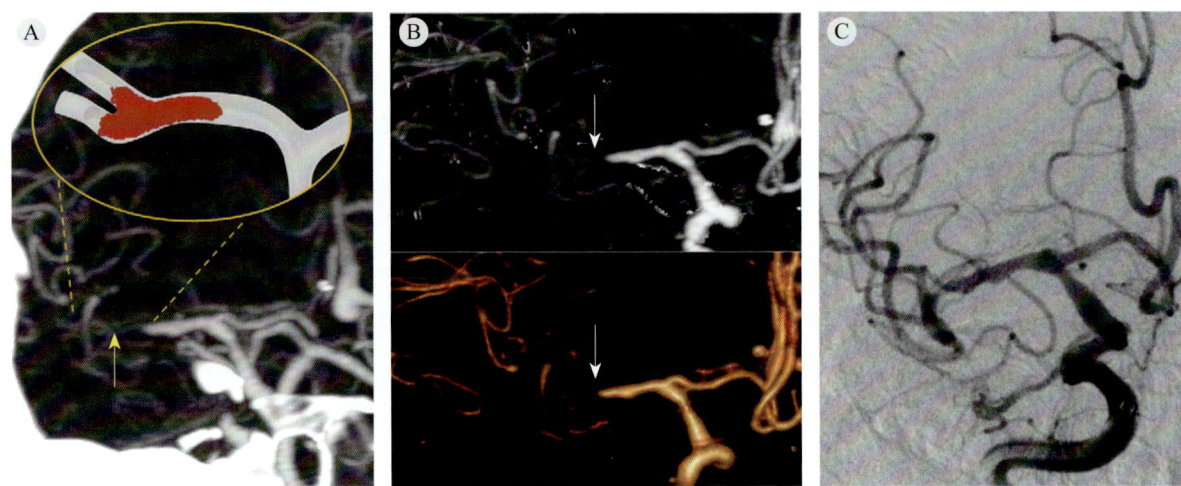

A图为CTA最大密度投影薄层重建影像,显示血栓增强征阴性(箭头所示);B图为最大密度投影薄层重建系列和容积重建系列,提示右侧大脑中动脉闭塞(箭头所示);C图为治疗后DSA检查,显示右侧大脑中动脉狭窄。

图5-6-5 血栓增强征阴性
(图片来源:上海朱悦琦团队。)

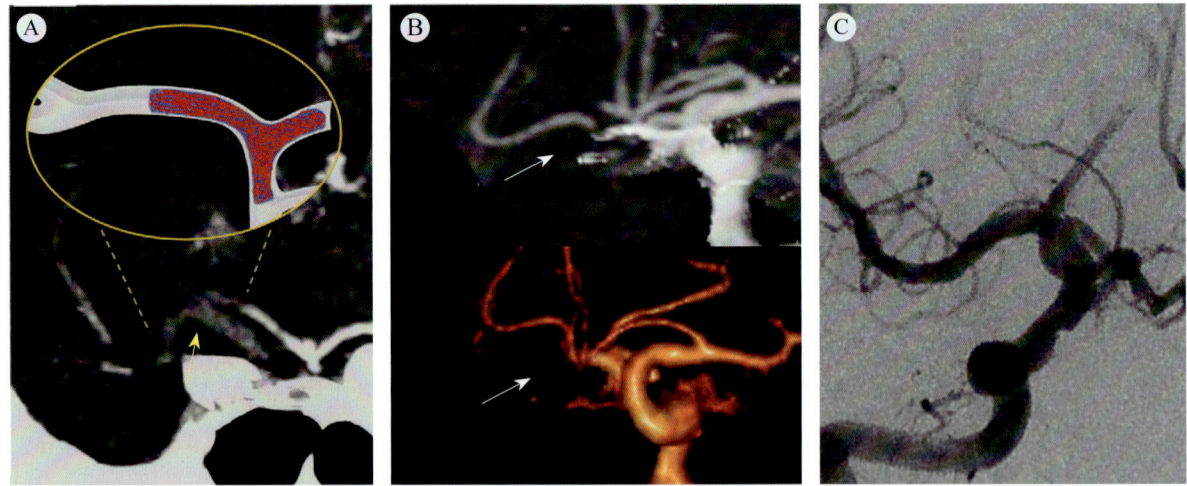

A图为CTA最大密度投影薄层重建影像,显示血栓增强征阳性(箭头所示);B图为最大密度投影薄层重建系列和容积重建系列,提示右侧颈内动脉颅内段闭塞(箭头所示);C图为治疗后DSA检查,显示血管无狭窄。

图5-6-6 血栓增强征阳性
(图片来源:上海朱悦琦团队。)

5.CTP参数与ICAS的关系

目前,越来越多的卒中中心会在缺血性卒中和血管内治疗前采用量化CTP对患者进行脑血流灌注评估。有研究显示,采用RAPID灌注软件量化的$T_{max}>4\ s$体积/$T_{max}>6\ s$体积比值≥2预测ICAS的敏感度为73%,特异度为52%。首都医科大学附属北京天坛医院缪中荣团队提出了极低灌注梗死速度的概念，即T_{max}>10 s体积/发病到影像学时间≤11.2 mL/h，并在血管内治疗大动脉闭塞性缺血性卒中的研究中证实，极低灌注梗死速度预测ICAS性血管闭塞的敏感度为79%，特异度为77%。

6. DSA血管闭塞残端形态

DSA中血管闭塞残端的影像学特点也可用于辅助判断闭塞的病因。吉林大学白求恩第三医院梁文昭团队的研究发现，血管闭塞残端在DSA中呈现锥形征，提示ICAS血管闭塞可能性大（见本章第三节，图5-3-8），而血管闭塞残端呈现截断征、爪征、新月征、轨道征等，则多见于栓塞性病变（见本章第三节，图5-3-4~图5-3-7）。

三、ICAS 所致急性缺血性卒中血管内治疗策略

（一）ICAS 性血管闭塞的病理分型

根据血管狭窄程度及血栓形成特点，可以将ICAS性血管闭塞分为3型：1型是轻、中度血管狭窄基础上不稳定斑块破裂血栓形成，导致急性闭塞；2型是重度血管狭窄基础上斑块破裂血栓形成闭塞合并闭塞远端血栓形成；3型是重度血管狭窄基础上斑块破裂血栓形成，导致血管急性闭塞，该类型的血栓量极少（图5-6-7）。

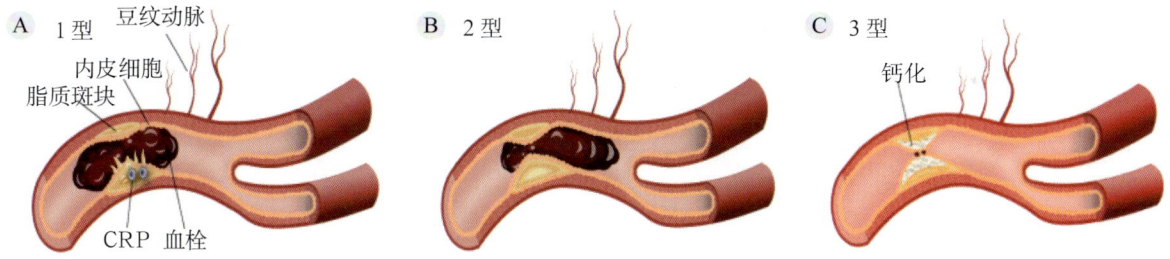

A图为轻、中度血管狭窄基础上不稳斑块破裂血栓形成，导致急性闭塞（1型）；B图为重度血管狭窄基础上斑块破裂血栓形成闭塞合并闭塞远端血栓形成（2型）；C图为重度血管狭窄基础上斑块破裂血栓形成，导致血管急性闭塞（3型）。

图5-6-7　ICAS性血管闭塞分型

图片由福建省陈文伙团队绘制。

（二）血管内治疗策略

随着多项血管内治疗随机对照试验的阳性结果公布，血管内治疗已经成为了大血管闭塞性急性缺血性卒中的标准治疗方案。常见的血管内治疗策略如支架取栓术、抽吸取栓术、急诊血管成形术，同样适用于ICAS性大血管闭塞。①支架取栓术：支架取栓术是目前指南推荐的常用血管开通方式；②抽吸取栓术：抽吸取栓术相对支架取栓术操作简单、学习曲线短、血管再通时间短，且费用更低，但抽吸取栓术在实际操作中可能需要更高比例的补救性治疗；③急诊血管成形术：包括球囊血管成形术、支架血管成形术，是ICAS性大血管闭塞常用的急诊血管内治疗策略。

(三) ICAS 所致急性缺血性卒中急诊血管内治疗的一线策略

1. 抽吸取栓术与支架取栓术的比较

抽吸取栓术并不适合作为ICAS性血管闭塞急诊血管内治疗的一线策略。因ICAS病变的局部存在狭窄,对狭窄病变近端的表面血栓,采用抽吸导管进行抽吸是可行的,但对于狭窄病变远端的血栓,依靠抽吸导管直接接触血栓进行抽吸的难度较大。这种情况下,采用取栓支架取栓,则可达到完全覆盖血栓段的效果,将血栓清除干净(图5-6-8)。

对于ICAS性大血管闭塞的治疗,与支架取栓术对比,抽吸取栓术治疗失败需要转换治疗方式的比率较高(40% $vs.$ 4.3%, OR 2.54, 95%CI 1.89~3.42),平均穿刺至首次再通时间(31 min $vs.$ 17 min, $P<0.001$)和整体手术时间(75.5 min $vs.$ 39 min, $P<0.001$)均较长,首次操作再通率较低(43.5% $vs.$ 77.6%, $P=0.001$),需要补救治疗的比例更高(59.7% $vs.$ 12.2%, $P<0.001$),医源性动脉夹层或动脉破裂的比例更高(29.0% $vs.$ 8.2%, $P=0.012$)。

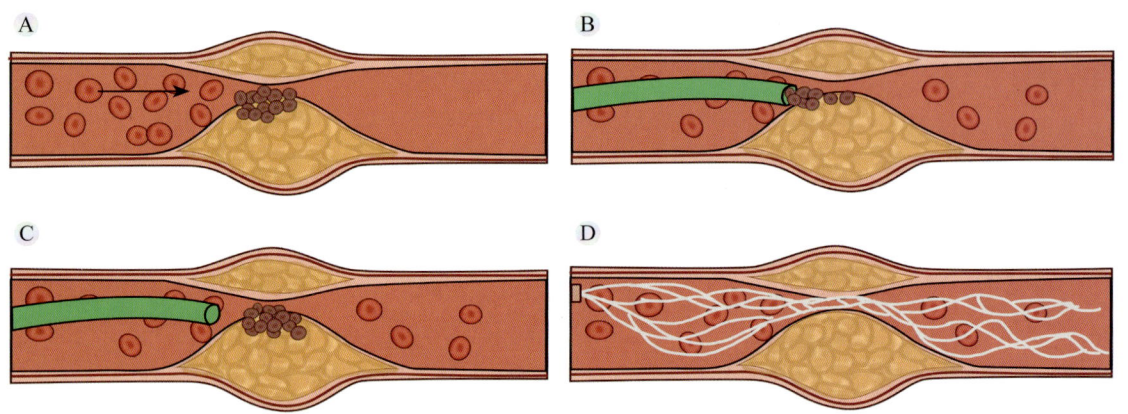

A图显示ICAS性原位血栓形成并致急性血管闭塞;B图显示狭窄部位近端表面血栓用抽吸管抽吸难度不大;C图显示狭窄部位的血栓及远端血栓,因狭窄部位管腔缩窄不规则,用抽吸管进行抽吸相对困难;D图显示取栓支架可以完全覆盖狭窄及血栓段,可将血栓完全清除。

图5-6-8 抽吸取栓与支架取栓治疗ICAS性血管闭塞的对比

2. 支架取栓术治疗ICAS性血管闭塞的优势

支架取栓术治疗ICAS性血管闭塞具有以下优势。①可明确血管闭塞的长度及病变部位的血栓情况(图5-6-9)。②取出血栓,防止后期血管成形术中血栓引起病变部位穿支闭塞或血栓向远端移位(图5-6-10)。③明确血管狭窄程度,为进一步行血管成形术提供依据。对于ICAS性血管闭塞分型为1型的患者,病理生理表现为不稳定斑块破裂血栓形成而致的急性闭塞,支架取栓术后血管狭窄程度为轻、中度,前向血流较好,则无需进一步的血管成形术治疗(图5-6-11)。对于ICAS性血管闭塞分型为3型,病理生理表现为重度狭窄基础上血栓形成而致的急性闭塞,支架取栓术后血管狭窄严重,前向血流不佳,则需要进一步的血管成形术治疗(图5-6-12)。

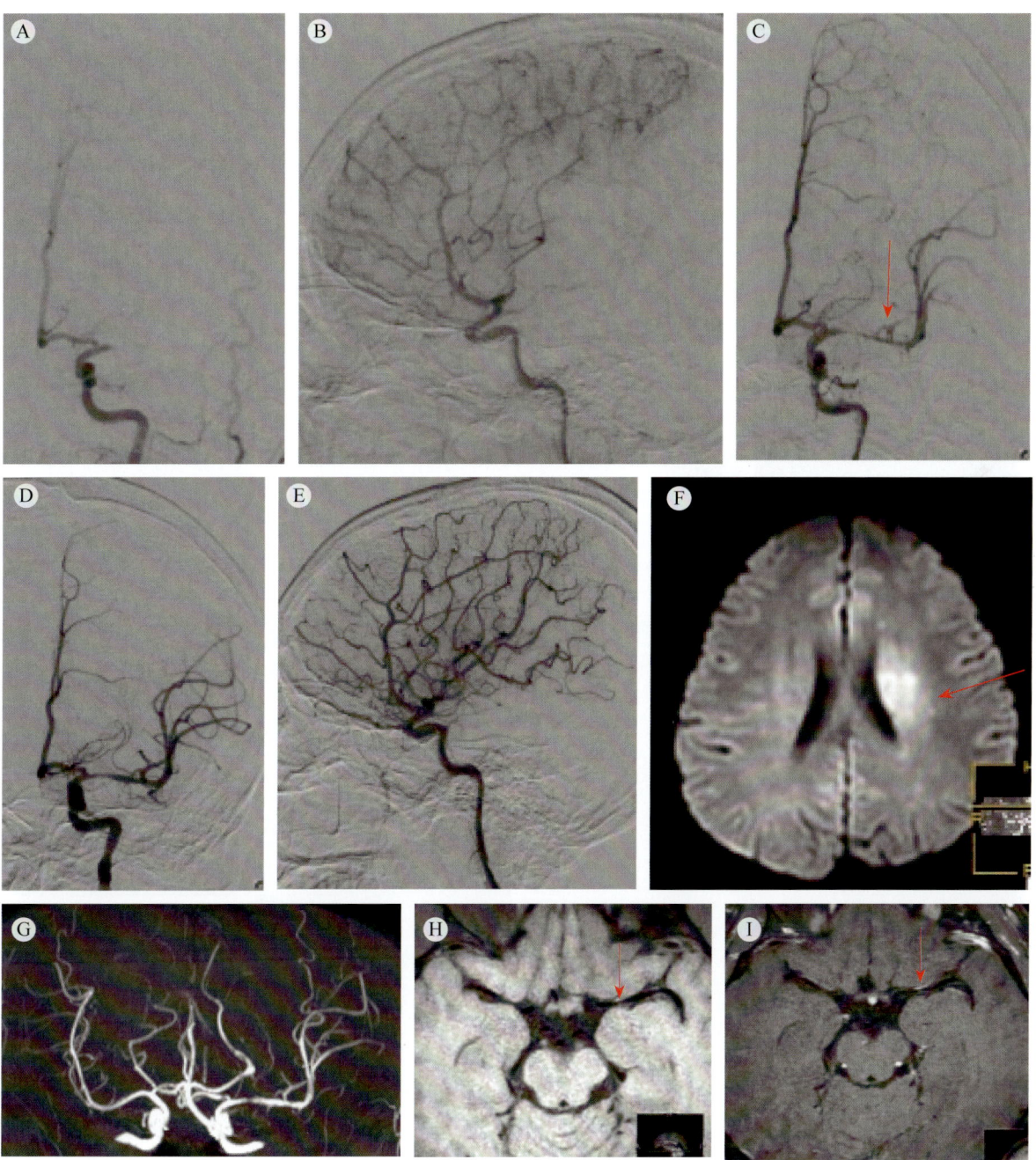

患者男性，28岁，因"突发右侧肢体无力伴失语4 h"入院，NIHSS评分18分。A~B图显示左侧大脑中动脉近端闭塞，左侧大脑前动脉通过脑膜支代偿左侧大脑中动脉供血区；C图显示支架释放后，提示病变长度长，远端可见血栓（箭头所示）；D~E图显示支架一次取栓后左侧大脑中动脉复通，mTICI分级3级，近端可见轻度狭窄；F图为术后MRI DWI检查，显示左侧侧脑室旁脑梗死（箭头所示）；G图为术后MRA检查，提示左侧大脑中动脉及其分支通畅，近端可见轻度狭窄；H~I图为术后HR-MRI检查提示左侧大脑中动脉斑块，伴有强化（箭头所示）。

图5-6-9 支架取栓术治疗左侧大脑中动脉ICAS性闭塞过程及影像特点
（术中准确判断闭塞血管长度）

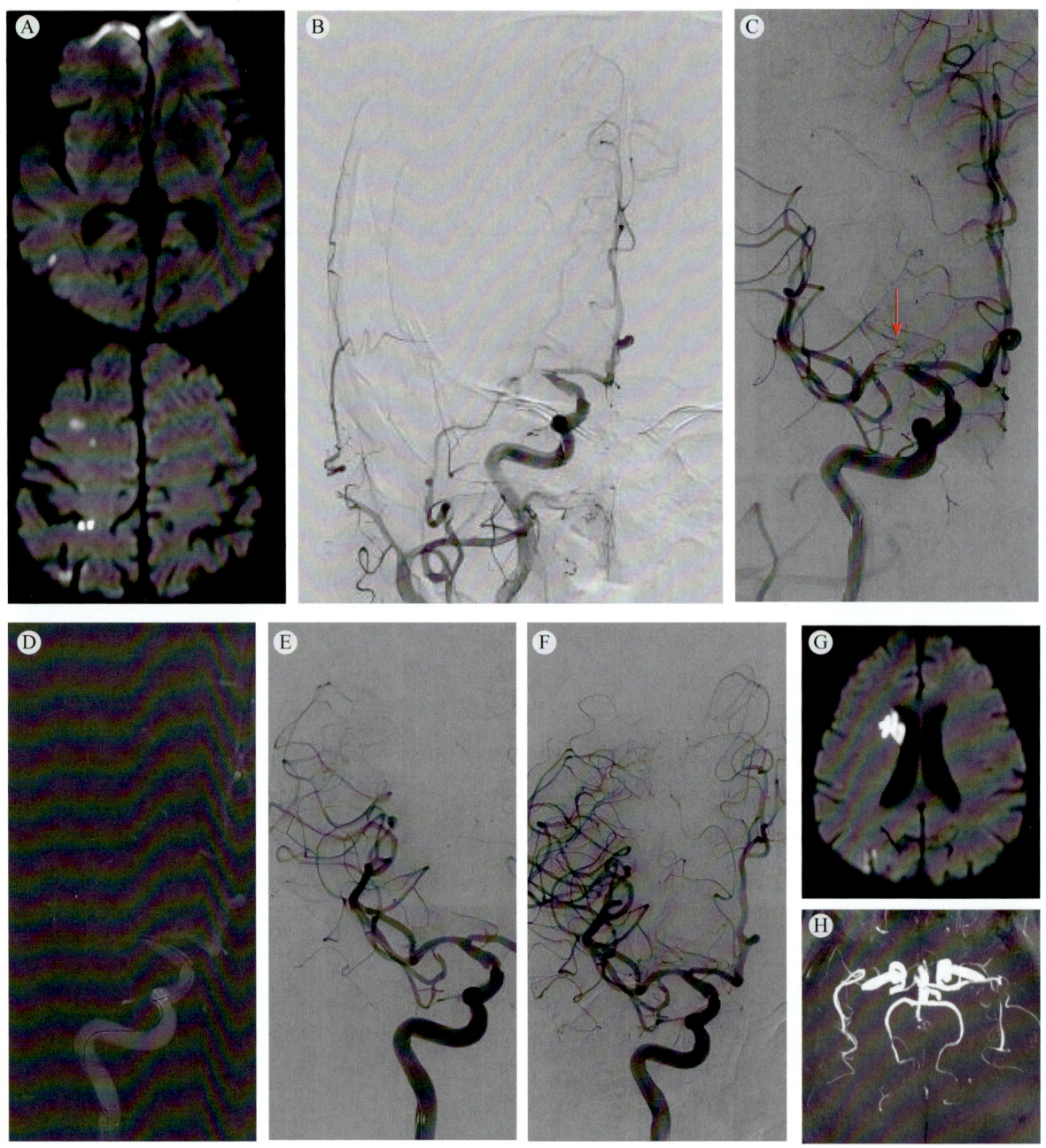

患者男性，67岁，因"进行性左侧肢体无力12 h"入院，NIHSS评分14分。A图为术前颅脑DWI，显示右侧大脑半球皮质后型、皮质下型分水岭梗塞；B图为右侧颈总动脉造影，显示右侧大脑中动脉闭塞；C图可见微导管首过效应阳性，右侧大脑中动脉可见血栓（箭头所示）；D图为直接行右侧大脑中动脉支架植入血管成形术；E图为支架植入后造影，显示右侧大脑中动脉成形良好，但豆纹动脉未见显影；F图显示给予动脉替罗非班0.175 mg后豆纹动脉显影；G图为术后复查DWI，显示右侧尾状核头梗死，考虑与术中豆纹动脉闭塞有关；H图为术后MRA，显示右侧大脑中动脉主干信号丢失，考虑为支架引起的信号丢失，大脑中动脉远端分支正常。

图5-6-10　支架取栓术治疗右侧大脑中动脉ICAS性闭塞过程及影像特点

第五章　急性缺血性卒中血管内治疗操作流程

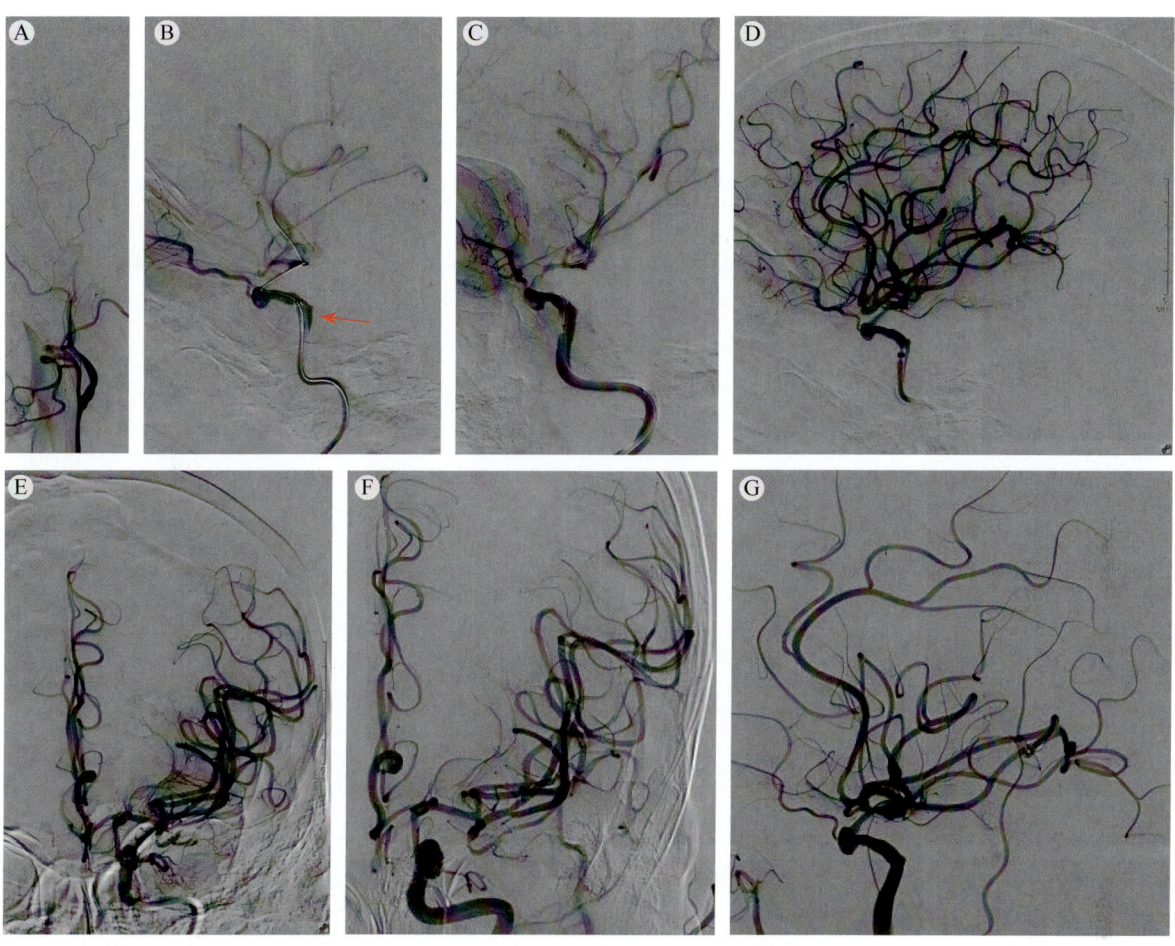

患者男性，71岁，因"突发右侧肢体无力16 h，加重3 h"入院，NIHSS评分13分。左侧颈总动脉造影中左侧颈内动脉C1远端未见显影（A图）；术中微导管首过效应阳性，左侧颈内动脉末段一重度狭窄（B图，箭头所示）；Solitaire 6 mm×30 mm支架释放于左侧颈内动脉末段（C图）；支架取栓一次，左侧颈内动脉颅内段复通，狭窄程度中等，mTICI分级3级，观察20 min血流无明显变化，未予急诊血管成形术（D~E图）；术后3个月复查的DSA示左侧颈内动脉末段中度狭窄，大脑中、前动脉主干及其分支血流通畅（F~G图）。

图5-6-11　支架取栓术（无血管成形术）治疗左侧颈内动脉ICAS性闭塞过程及影像特点

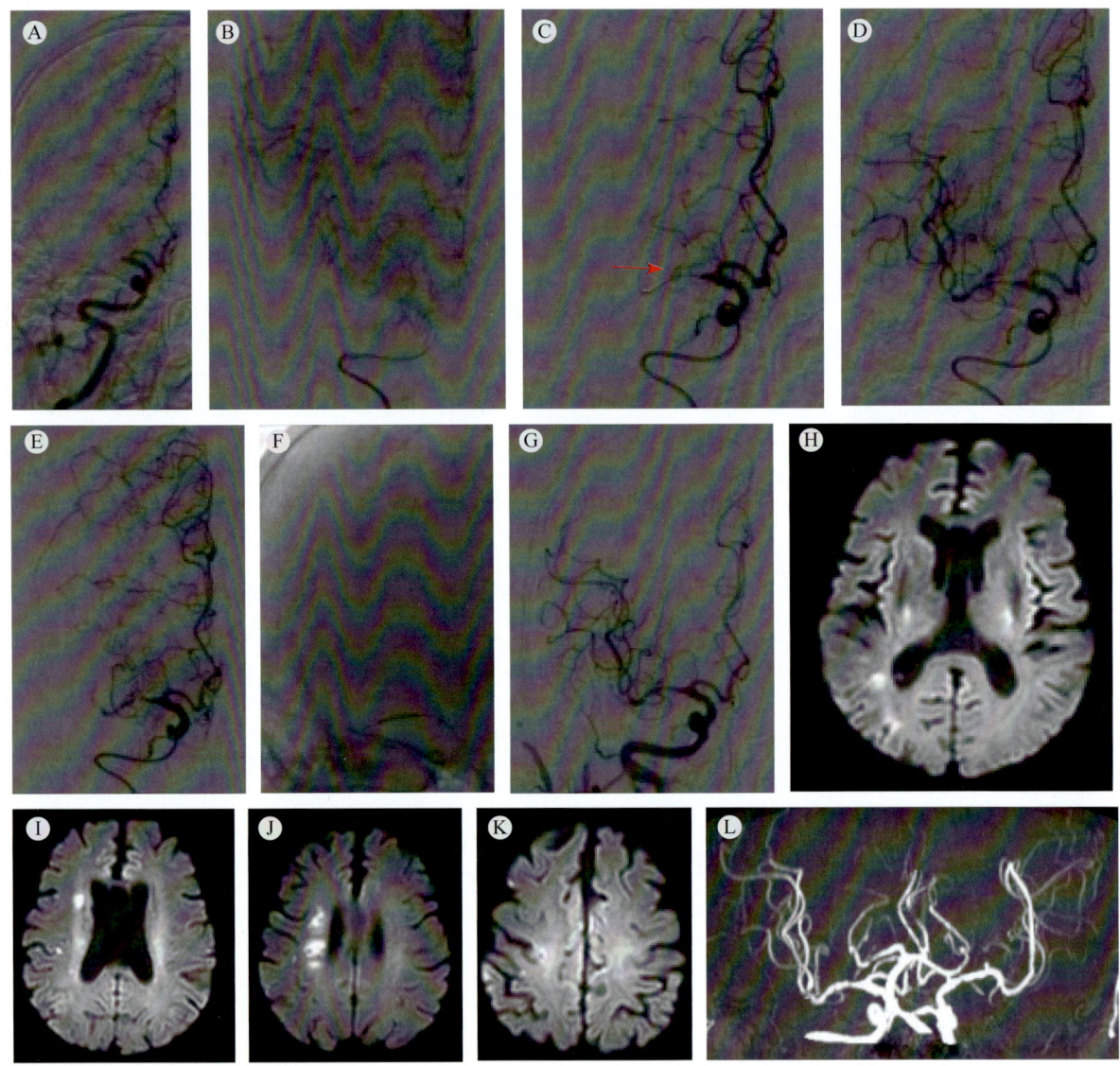

患者男性，67岁，因"突发左侧肢体无力8 h"入院，NIHSS评分6分。右侧颈总动脉造影示右侧大脑中动脉闭塞，右侧大脑前动脉通过脑膜支代偿右侧大脑中动脉供血区(A～B图)；微导管首过效应阳性，远端可见豆纹动脉共干(C图，箭头所示)；支架取栓一次，右侧大脑中动脉复通，远端分支血流通畅，大脑中动脉可见一重度狭窄，mTICI分级3级(D图)，观察过程中发现右侧大脑中动脉血流速度明显减慢，mTICI分级2a级(E图)；急诊行右侧大脑中动脉球囊扩张成形术(F图)；球囊扩张后右侧大脑中动脉狭窄程度明显改善，前向血流佳，mTICI分级3级(G图)；术后颅脑MRI DWI复查，提示右侧大脑半球多发散在脑梗死(H～K图)；术后颅脑MRA示右侧大脑中动脉通畅(L图)。

图5-6-12　支架取栓术联合球囊扩张成形术治疗右侧大脑中动脉ICAS性闭塞过程及影像特点

3.急诊血管成形术治疗ICAS性血管闭塞性病变。

(1) 球囊和(或)支架血管成形术在ICAS性血管闭塞性病变治疗中的作用　有研究显示，血管内治疗后血管有残余狭窄（动脉闭塞程度2级）的病变，54.1%的病因是ICAS，动脉闭塞程度与术后早期血管再闭塞密切相关。急诊球囊和(或)支架血管成形术是ICAS性血管闭塞性病变的重要补救性措施。

急诊球囊和（或）支架血管成形术不作为ICAS性血管闭塞性病变的一线血管内治疗措施。因为急性ICAS性血管闭塞性病变一般合并有血栓，如果直接行急诊球囊和（或）支架血管成形术，可能会引起穿支动脉的闭塞。但在某些特殊情况下，如微导管首过效应提示前向血流通畅清晰可见，无血栓或责任血管未发出任何穿支，这种情况下直接行急诊球囊和（或）支架血管成形术是可行的。

(2) 支架血管成形术中支架的选择　颅内支架包括球囊扩张支架和自膨支架。这两种支架的选择主要取决于以下几个方面（图5-6-13）。①病变血管直径：病变血管直径为2~2.25 mm及以上可以选择球囊扩张支架，直径在1.5 mm以上可以选择自膨支架；②病变长度：病变长度<10 mm时选择球囊扩张支架，更长的病变选择自膨支架；③病变血管近远端的直径是否匹配：匹配则选择球囊扩张支架，错配则选择自膨支架；④病变血管的迂曲程度：血管走行不迂曲的选择球囊扩张支架，血管迂曲的选择自膨支架。

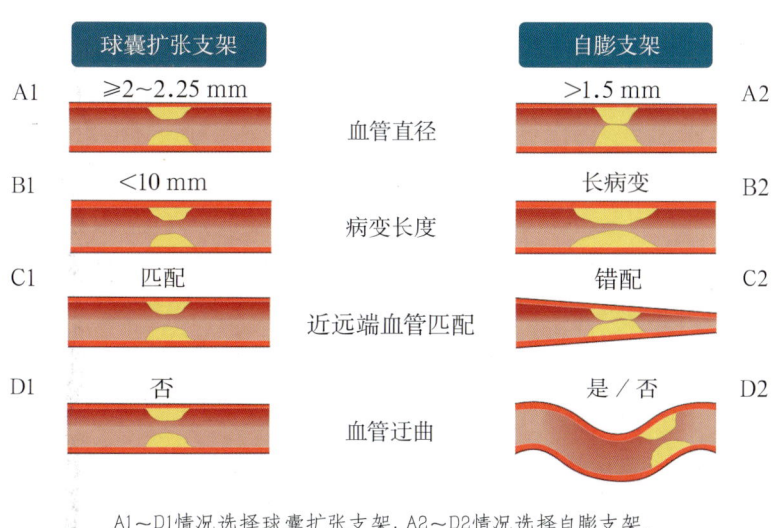

A1~D1情况选择球囊扩张支架；A2~D2情况选择自膨支架。

图5-6-13　ICAS性血管闭塞血管成形术中支架选择建议

4.静脉抗血小板药物在急性ICAS性血管闭塞血管内治疗中的应用

静脉应用抗血小板药物是急性ICAS性血管闭塞血管内治疗中不可或缺的辅助措施。静脉抗血小板治疗的代表药物为血小板糖蛋白Ⅱb/Ⅲa抑制剂替罗非班，该药物起效快，作用时间短。INSPIRE研究结果显示，在急性ICAS性血管闭塞患者的血管内治疗中，静脉应用替罗非班比不使用或动脉应用替罗非班具有更高的安全性和有效性（表5-6-2）：静脉替罗非班组的血管再通率、3个月预后良好率均高于未使用替罗非班组和动脉替罗非班组，3个月死亡率低于未使用替罗非班组和动脉替罗非班组。血管内治疗术中，替罗非班一般先采用负荷剂量（10.0~0.15 μg/kg，稀释至5 mL，在3 min内给药），之后的维持剂量为0.1~0.15 μg/(kg·min)，持续12~24 h。

表5-6-2　ICAS性血管闭塞血管内治疗术中应用替罗非班对患者结局的影响（INSPIRE研究）

单位：%

指标	未使用替罗非班组（354例）	动脉替罗非班组（79例）	静脉替罗非班组（70例）	P值
PH	21.5	22.4	10.0	0.077
PH 2型	13.0	9.2	5.7	0.172
sICH	13.6	17.1	7.3	0.577
血管再通率	77.7	76.0	92.9	0.011
3个月预后良好	42.2	35.5	62.5	0.003
3个月预后不良	33.1	36.8	20.3	0.082
3个月死亡率	19.5	25.0	6.3	0.013
住院期间死亡率	2.3	21.5	2.9	<0.001

四、ICAS所致急性缺血性卒中血管内治疗特殊情况处理

（一）伪血栓斑块

急性ICAS性血管闭塞往往合并不稳定斑块，在DSA影像上表现为充盈缺损的类似血栓影像（伪血栓），临床应注意鉴别。①从形态学上，动脉粥样硬化斑块往往是不规则的，但血栓的形态通常较规则；②动脉粥样硬化斑块一般不易被取栓支架取出，但血栓较易被支架取出（图5-6-14）。

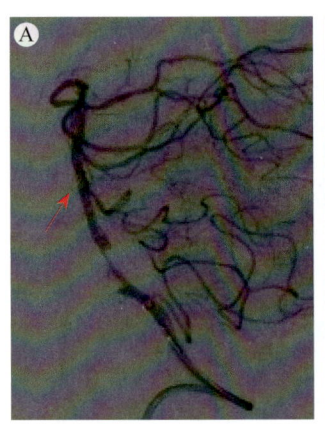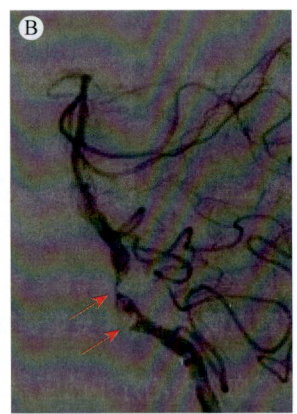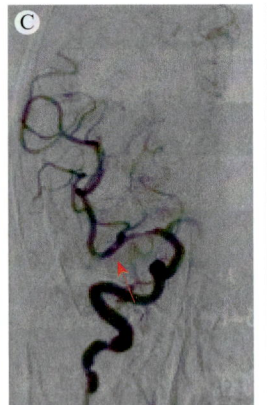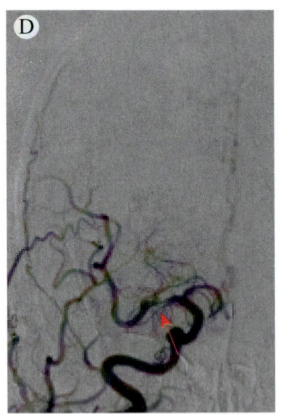

A~B图为1例左侧椎动脉V4段闭塞患者的DSA影像，其中A图显示Solitaire 6 mm×30 mm支架释放于左侧椎动脉闭塞段（箭头指示支架的头端），B图为支架取栓一次后的图像，可见椎动脉重度狭窄，狭窄近端有斑块，在DSA图像中类似血栓（箭头所示）；C~D图为1例右侧大脑中动脉闭塞患者的DSA影像，C图显示Solitaire 4 mm×20 mm支架释放于右侧大脑中动脉闭塞段，狭窄远端可见血栓（箭头所示），D图为支架取栓一次后的图像，重度狭窄远端有伪血栓的斑块（箭头所示）。

图5-6-14　血管内治疗中的伪血栓斑块

正确识别伪血栓的动脉粥样硬化斑块有助于制订或调整血管内治疗的策略。如果病变血管狭窄程度重，前向血流未能维持在mTICI分级2b级以上，可行急诊球囊和（或）支架血管成形术（图5-6-15）；或者通过增加静脉替罗非班的用量（图5-6-16），观察前向血流。不建议多次支架取栓，因反复操作易造成动脉夹层（图5-6-17）。

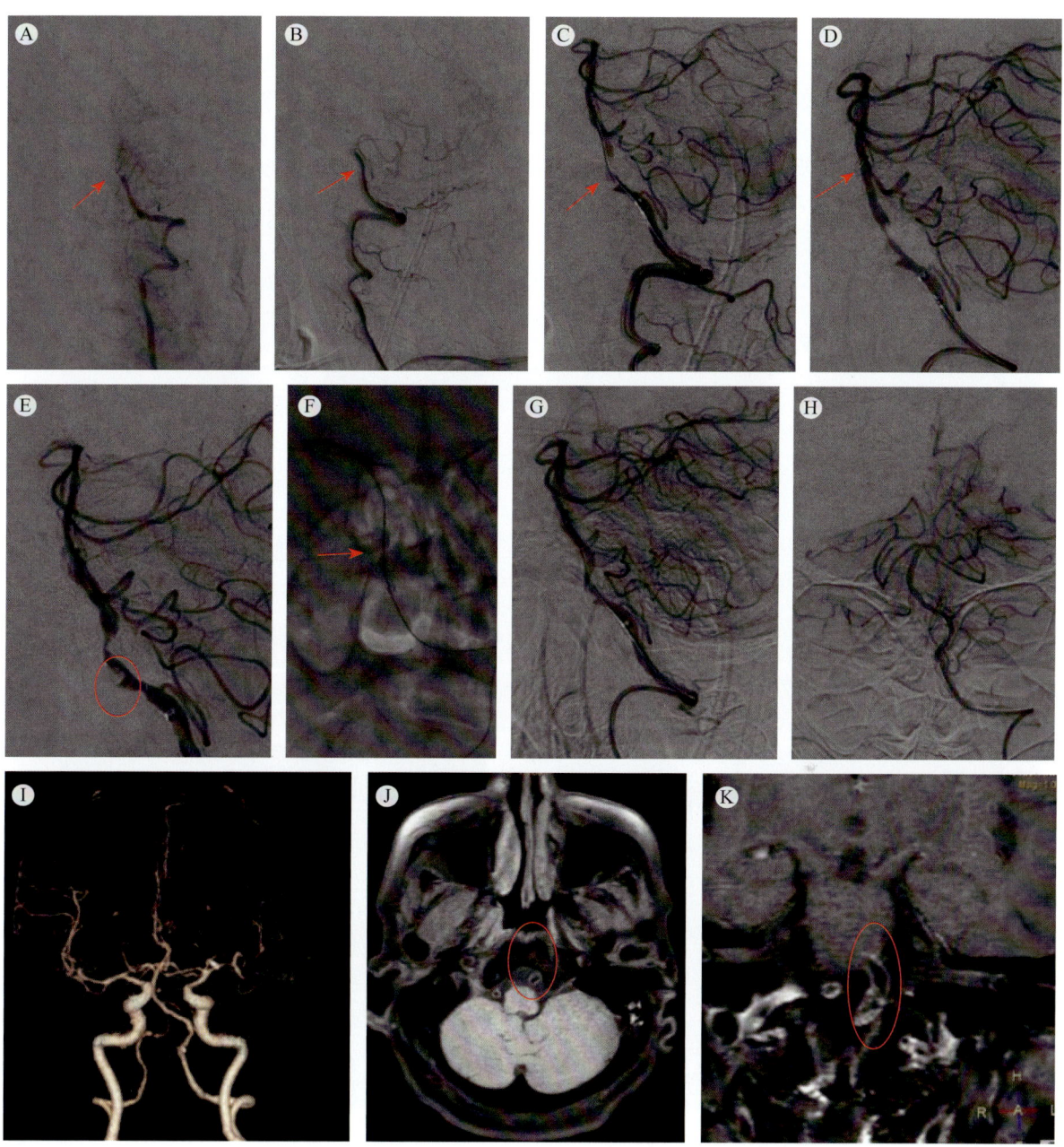

患者女性，79岁，因"头晕4 d，加重并意识障碍2 h"入院，NIHSS评分16分。血管内治疗术中DSA见左侧椎动脉发出小脑后下动脉后闭塞，左侧小脑后下动脉通过脑膜支代偿小脑半球（A~B图，箭头所示）；微导管首过效应阳性，左侧椎动脉可见前向血流，局部有重度狭窄（C图，箭头所示）；Solitaire 6 mm×30 mm支架释放于左侧椎动脉闭塞段（D图，箭头指示支架远端标记）；支架取栓一次后见椎动脉颅内段一重度狭窄，近端有充盈缺损，类似血栓信号，但因形态不规则，考虑为斑块（E图，红圈所示）；予球囊扩张血管成形术（F图，箭头指示球囊位置）；急诊血管成形术后血管成形良好，无明显狭窄，前向血流佳（G~H图）；术后CTA显示血管再通良好（I图）；术后HR-MRI显示左侧椎动脉颅内段有偏心斑块（J图，红圈所示）；增强HR-MRI显示斑块轻度强化（K图，红圈所示）。

图5-6-15　支架取栓术联合球囊扩张成形术治疗左侧椎动脉ICAS性闭塞过程及影像特点

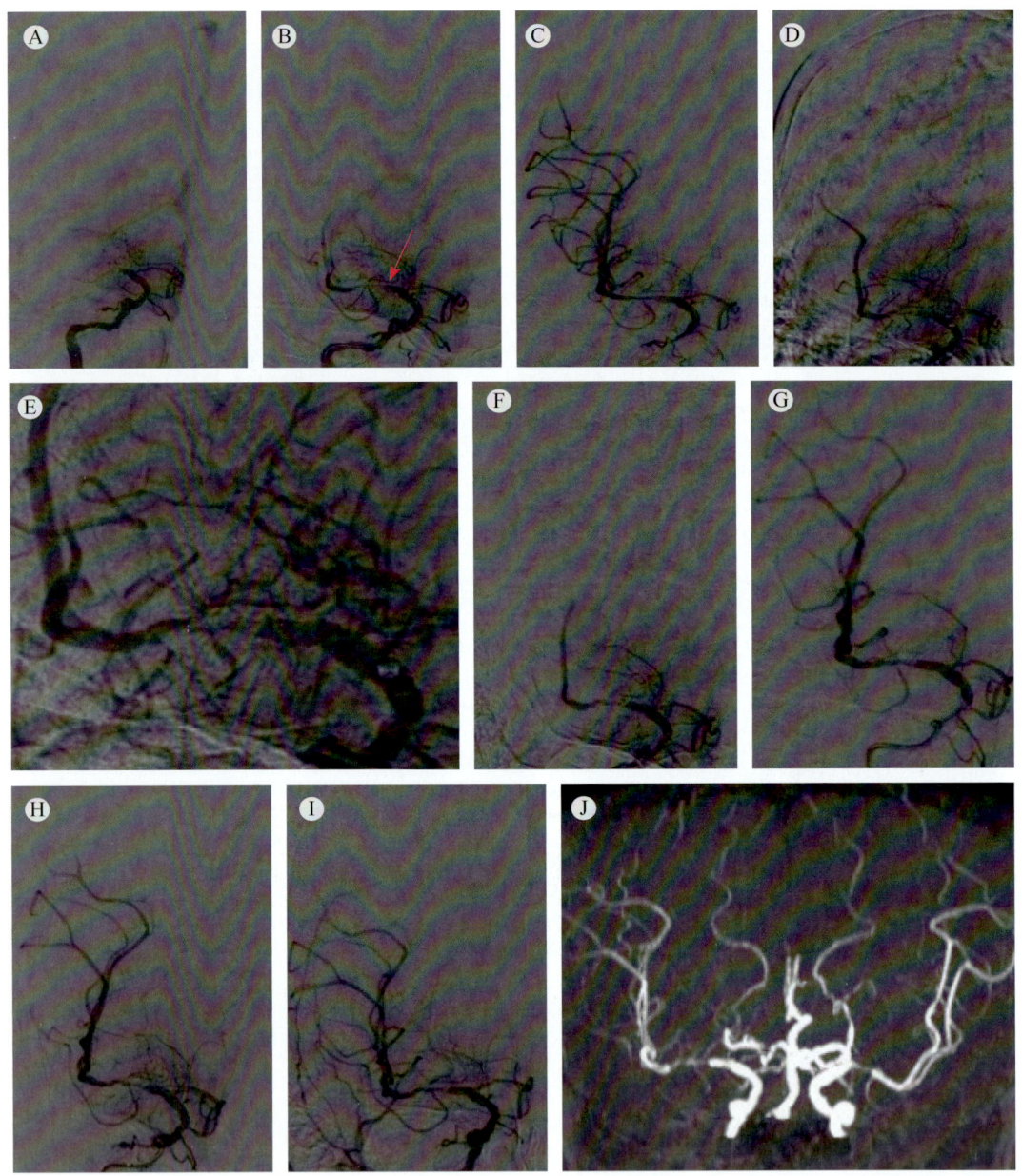

患者男性，61岁，因"突发左侧肢体无力7 h"入院，NIHSS评分5分。右侧颈总动脉造影显示右侧大脑中动脉闭塞（A图）；微导管首过效应阳性，可见右侧大脑中动脉有缓慢前向血流（B图，箭头所示）；予Solitaire 4 mm×20 mm支架取栓，术中在取栓支架释放时予静脉应用替罗非班（0.5 mg负荷量），之后以0.3 mg/h速度持续静脉泵入，取栓一次后右侧大脑中动脉复通，前向血流mTICI分级达2b级（C图）；5 min后复查造影示右侧大脑中动脉前向血流明显变慢，mTICI分级达2b（D图），右侧大脑中动脉局部放大图提示狭窄段有长节段不规则的充盈缺损，将替罗非班的剂量调到0.4 mg/h，并局部动脉注射替罗非班0.125 mg，8 min后再次复查造影，显示右侧大脑中动脉血流速度更慢（E图），将Solitaire 4 mm×20 mm支架再次释放于右侧大脑中动脉，同时将替罗非班调到0.5 mg/h持续泵入（F图）；5 min后将取栓支架原位回收，将微导丝送至大脑中动脉病变远端，将微导管退回病变近端，复查造影，见右侧大脑中动脉血流速度较前改善，但仍较慢，将替罗非班调整到0.55 mg/h（G图）；在调整替罗非班剂量后5 min、10 min、15 min复查造影，可见血流速度明显改善（H图）；mTICI分级3级（I图）；术后TOF-MRA示右侧大脑中动脉血流通畅，主干长节段不规则狭窄（J图）。

图5-6-16　支架取栓术联合静脉替罗非班治疗右侧大脑中动脉ICAS性闭塞过程及影像特点

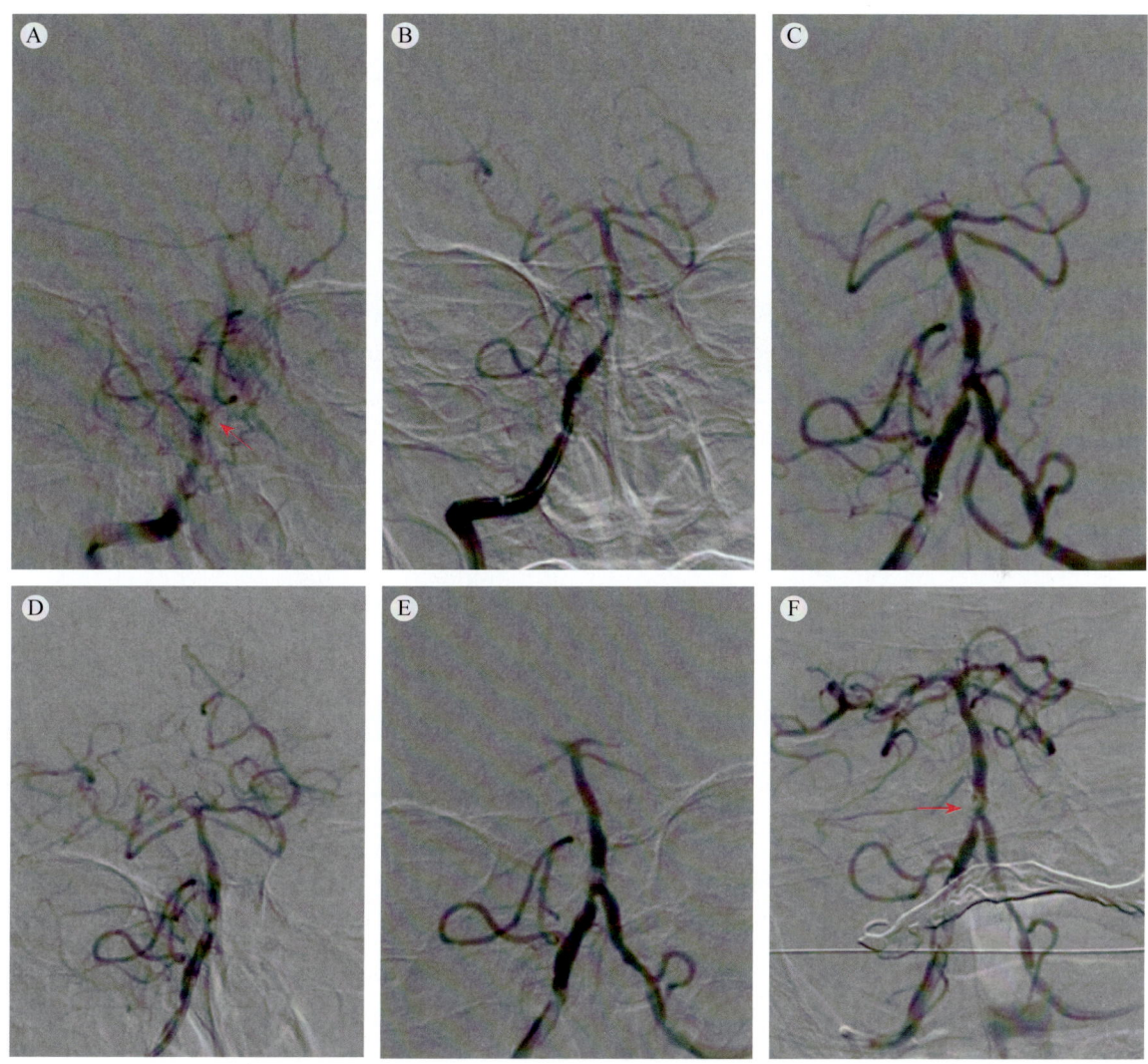

患者女性，62岁，因"眩晕伴视物旋转7 d"入院，NIHSS评分12分。血管内治疗中造影显示右侧椎动脉颅内段闭塞（A图，箭头所示）；将Solitaire 6 mm×30 mm支架释放于闭塞段（B图）；支架取栓1次复查造影示右侧椎动脉颅内段复通，右侧椎基底动脉汇合处重度狭窄，局部可见充盈缺损，类血栓信号（C图）；第2次取栓支架释放（D图）；第2次取栓后仍有充盈缺损的类血栓信号，进行第3次支架取栓（E图）；第3次支架取栓后仍有充盈缺损的类血栓信号，同时出现基底动脉夹层（F图，箭头所示）。

图5-6-17　支架取栓术多次操作治疗右侧椎动脉颅内段ICAS性闭塞过程及影像特点

（二）特殊类型低灌注——豆纹动脉低灌注

1.豆纹动脉变异

豆纹动脉是穿通性分支动脉，多起源于大脑中动脉水平段，通常从大脑中动脉M1段发出2～10支，平均为8.1支。但临床中可观察到豆纹动脉起源部位变异——从大脑中动脉M2段（大部分是上干）发出（图5-6-18）。正常豆纹动脉是从近端到远端依次从大脑中动脉主干发出，呈洋葱皮样排列，近端发出的分支较细，越往远端发出的分支越粗。如果表现为2～3根豆纹动脉从同一个主要干发出，临床上称之为豆纹动脉共干（图5-6-18）。

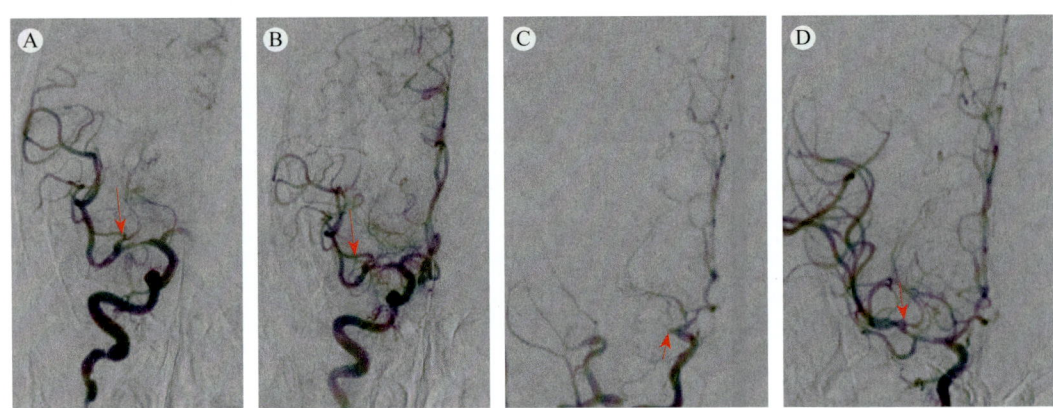

A~B图为1例急性右侧大脑中动脉闭塞经血管内治疗成功开通患者的DSA影像,显示豆纹动脉从大脑中动脉上干发出(箭头所示)。
C~D图为1例急性右侧大脑中动脉闭塞经血管内治疗成功开通患者的DSA影像,显示豆纹动脉共干从远端发出(箭头所示)。

图5-6-18 豆纹动脉变异

2.豆纹动脉共干低灌注理论

当大脑中动脉闭塞,如豆纹动脉存在共干且起源点变异位于闭塞远端,则豆纹动脉共干的血供主要来自代偿的大脑前动脉脑膜支,而且位置位于脑膜支最远端。这种情况易因血流动力学障碍引起低灌注,临床上称这种低灌注情况为豆纹动脉共干低灌注(图5-6-19)。

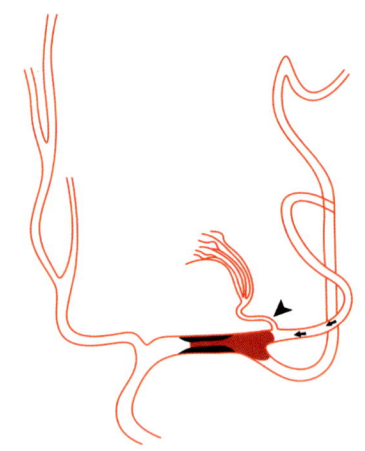

图5-6-19 豆纹动脉(共干)低灌注示意图

图片由福建省陈文伙团队绘制。

3.豆纹动脉共干的临床意义

福建省漳州市医院陈文伙团队研究发现,对于急性大脑中动脉闭塞进展型脑梗死患者,约48.5%的病例存在豆纹动脉共干。与无豆纹动脉共干的对照组相比,豆纹动脉共干组术前MRI检查出现基底节脑梗死的比例较高(81.3% vs. 29.4%, $P<0.005$)(表5-6-3)。根据豆纹动脉低灌注理论,推测基底节区梗死是由豆纹动脉低灌注引起的。通过成功开通大脑中动脉,恢复豆纹动脉的血流,可以改善此类患者的临床预后。该研究发现,尽管豆纹动脉共干组基底节梗死的发生率较高,

但其预后良好率（68.8% vs. 76.5%，$P=0.708$）、出血率（6.3% vs. 0，$P=0.485$）与无豆纹共干组相比，差异无统计学意义（表5-6-4）。该研究结果提示，豆纹动脉共干供应的区域处于缺血期而不是坏死期。

表5-6-3 豆纹动脉共干与无豆纹动脉共干的影像学特点差异

单位：例（%）

指标	整体患者（33例）	豆纹动脉共干组（16例）	豆纹动脉无共干组（17例）	P值
术前梗死部位				
基底节区	18（54.5）	13（81.3）	5（29.4）	0.005
深流域	25（75.8）	13（81.3）	12（70.6%）	0.688
皮质分水岭				
前皮质分水岭	18（54.5）	10（62.5）	8（47.1）	0.491
后皮质分水岭	21（63.6）	12（75.0）	9（52.9）	0.282
ACG分级≥3级	22（66.7）	10（62.5）	12（70.6）	0.721
mTICI分级≥2b	33（100）	16（100）	17（100）	
血管内治疗方式				
直接血管成形术	5（15.2）	2（12.5）	3（17.6）	>0.001
血栓抽吸加血管成形术	18（54.5）	7（43.8）	11（64.7）	0.303
抽吸取栓术	10（30.3）	7（43.8）	3（17.6）	0.141

注：ACG——美国介入及治疗神经放射学会/介入放射学会侧支循环分级系统。

表5-6-4 豆纹动脉共干与无豆纹动脉共干组的临床资料

	整体患者（33例）	豆纹动脉共干组（16例）	豆纹动脉无共干组（17例）	P值
女性/例（%）	23（69.7）	14（87.5）	9（52.9）	0.057
年龄/岁	60±12	62±14	57±11	0.194
吸烟史/例（%）	18（54.5）	10（62.5）	8（47.1）	0.491
高血压/例（%）	19（57.6）	8（50.0）	11（64.7）	0.491
糖尿病/例（%）	8（24.2）	3（18.8）	5（29.4）	0.688
高脂血症/例（%）	11（33.3）	6（40.0）	5（33.3）	1.000
心房颤动和（或）风湿性心脏病/例（%）	2（6.10）	1（6.3）	1（5.9）	1.000
基线NIHSS评分/分	12（10~15）	12（11~14）	13（10~15）	0.657
TOAST分型/例（%）				
大动脉粥样硬化	31（93.9）	15（93.8）	16（94.1）	1.000
心源性栓塞	1（3.0）	1（5.9）	0（0）	1.000
无法确定病因分型	1（3.0）	0（1.0）	1（6.3）	0.485
sICH/例（%）	1（3.0）	1（6.3）	0（0）	0.485
90 d预后良好（mRS评分≤2分）/例（%）	24（72.7）	11（68.8）	13（76.5）	0.708
死亡率/例（%）	1（3.0）	1（6.3）	0	0.485

（三）ICAS病变特殊技术——BASIS和球囊穿梭技术

1. BASIS技术

ICAS性血管闭塞分型2型是重度狭窄性闭塞合并闭塞远端血栓形成。这一类型病变中，如近端狭窄程度重，远端血栓负荷量大，近端狭窄可能会影响远端血栓的取出，如果先行近端狭窄扩张，恢复血流，远端的血栓可能会向前移位。这种情况下，可利用支架锚定将中间导管越过狭窄段进行取栓，但这种操作可能带来病变部位发生夹层的风险。陈文伙团队提出的BASIS技术（图5-6-20～图5-6-21）可以解决这类病变血管内治疗的困境。

BASIS技术除了可用于急性ICAS性血管闭塞外，还可以用于慢性脑血管闭塞再通，尤其适合于路径迂曲病变的血管内治疗。该技术操作时，球囊是沿着取栓支架导丝穿行，因取栓支架起到锚定作用，可最大化保证球囊到位，同时也因支架的稳定，可防止出现类似微导丝前窜引起的血管穿孔事件。BASIS技术对器械的适配性有较高的要求，技术的关键点是球囊的内腔能沿着取栓支架导丝进行输送，并可以回收取栓支架主体部分。目前大部分颅内球囊的内腔为0.0165 in或0.017 in，其所能容纳的导丝直径最大不超过0.015 in。目前符合这类要求的支架有Syphonet取栓支架全系列、Trevo XP（直径3 mm）支架、Solitaire X（直径3 mm）支架。早期因为没有与颅内球囊内腔适配的取栓支架，因此只能在释放取栓支架后退出微导管，再沿中间导管另外使用一根微导丝通过病变至远端，以辅助后续的颅内球囊扩张术。这种操作相对耗时，同时无法避免后用的微导丝进入狭窄病变的内膜下，造成血管夹层的可能。

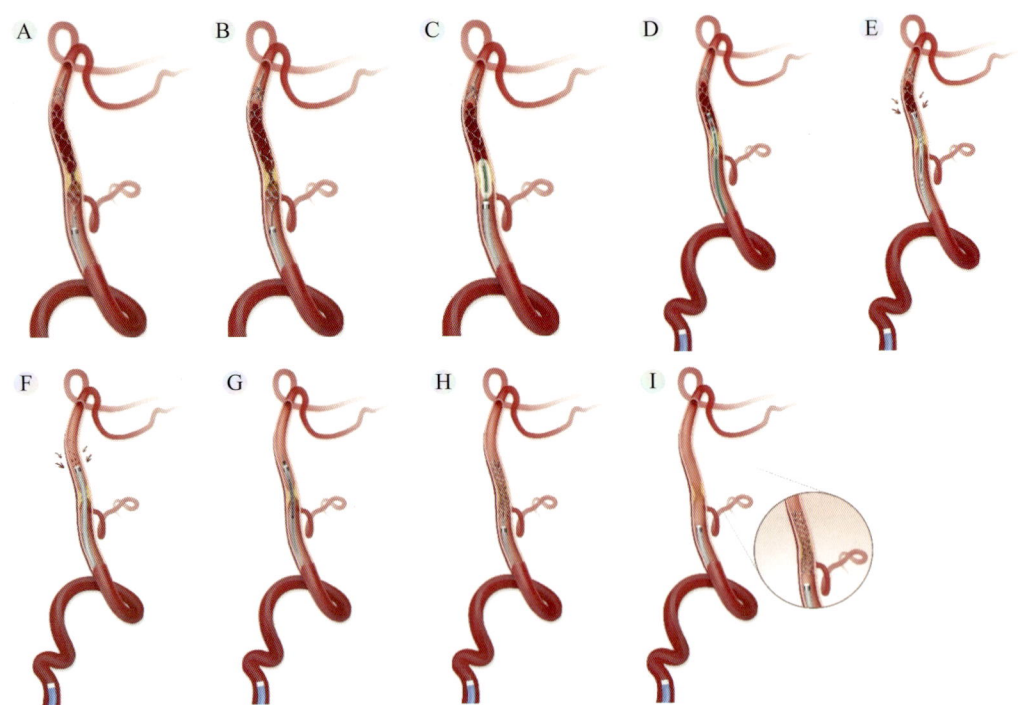

基底动脉狭窄合并远端高负荷血栓，取栓支架释放（A图）；退出微导管（B图）；球囊沿取栓支架导丝送至狭窄部位并部分回收取栓支架，然后进行球囊扩张（C图）；球囊扩张成形后，球囊泄气的同时将中间导管越过近端狭窄段（D图），负压下撤出取栓支架（E图）；继续抽吸至回血（F图）；微导管内套取栓支架送至中间导管前端后释放（G图）；负压下将中间导管后撤至近端进行造影（H图）；若狭窄程度能接受，回收支架，若存在严重狭窄，予自膨式支架植入（I图）。

图5-6-20　远端取栓支架保护下近端球囊扩张（BASIS）技术

图片由福建省陈文伙团队绘制。

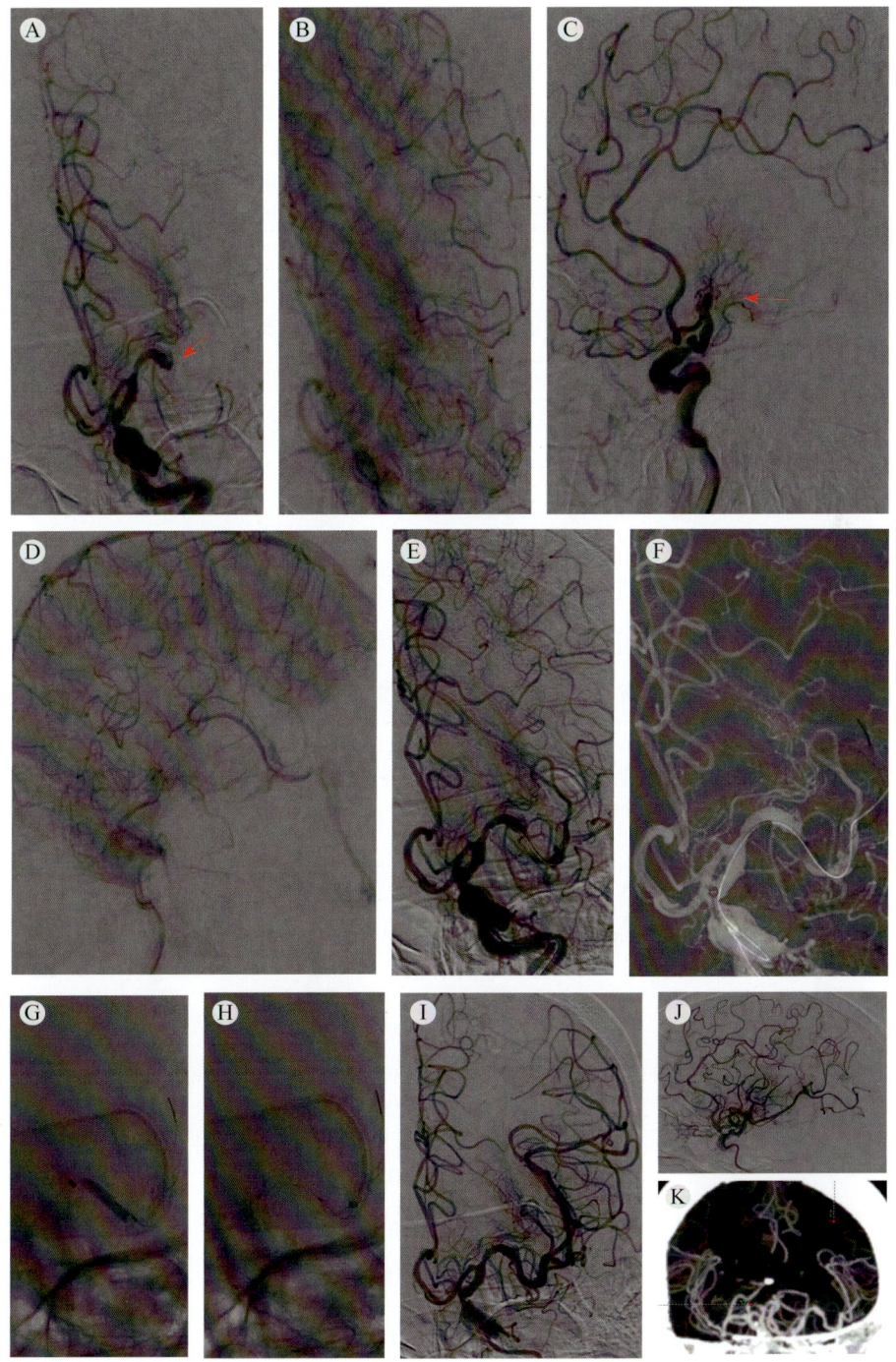

患者女性，87岁，因"突发右侧肢体无力1 d"入院，NIHSS评分32分。血管内治疗中DSA检查显示左侧大脑中动脉闭塞，大脑前动脉通过脑膜支代偿大脑中动脉供血区（A～D图，箭头所示）；微导管首过效应阳性，狭窄远端大脑中动脉上、下干均有血栓（E图，箭头所示）；Syphonet 4 mm×30 mm支架释放于闭塞段（F图）；退出微导管，沿取栓支架送入Maverick 2 mm×15 mm的球囊于狭窄位置进行扩张（G图）；扩张后球囊泄气的同时将中间导管越过狭窄进行远端支架取栓（H图）；取栓后造影，显示左侧大脑中动脉残余轻度狭窄，mTICI分级3级（I～J图）；术后复查CTA显示左侧大脑中动脉及远端分支血流通畅（K图）。

图5-6-21　BASIS技术治疗ICAS性血管闭塞2型患者操作过程

BASIS技术可以同时处理近端狭窄病变和远端的血栓，优化ICAS闭塞后远端高负荷血栓的血管内治疗策略，缩短穿刺至再通时间，减少因反复支架取栓造成的闭塞部位动脉夹层、闭塞远端血管的异位闭塞，从而改善急性ICAS性血管闭塞患者的预后。随着医疗器械的不断创新，BASIS技术因球囊扩张导管的优化（图5-6-22），其操作进一步简化。操作中需要注意的是，球囊扩张导管的微导管头端与球囊头端有10 mm的距离。改良BASIS技术操作过程见图5-6-23。

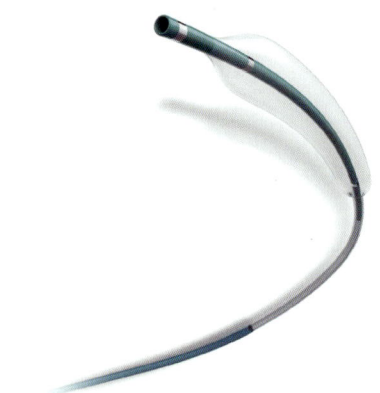

图5-6-22　球囊扩张导管（Fastunel）

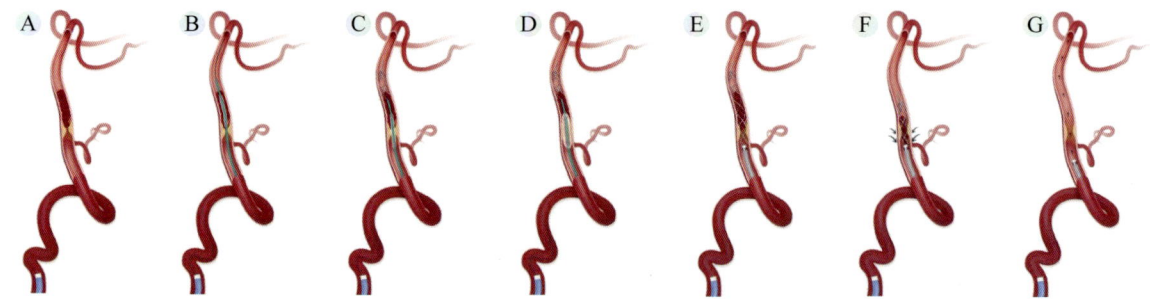

基底动脉狭窄性血管闭塞合并远端高负荷血栓（A图）；球囊扩张导管（0.017 in）在微导丝辅助下通过闭塞段（B图）；沿球囊扩张导管送入取栓支架（适配直径为0.017 in 的取栓支架），将球囊扩张微导管的球囊调整至狭窄部位（C图）；缓慢扩张球囊（D图）；球囊扩张后中间导管靠近病变（E图）；负压下撤出取栓支架（F图）；造影观察狭窄程度和血流分级（G图）。

图5-6-23　改良BASIS技术

图片由福建省陈文伙团队绘制。

球囊微导管兼有微导管和球囊的功能，血管内治疗中器械的选择应考虑微导管的尺寸（0.017 in和0.021 in系列）和球囊的尺寸。球囊微导管的外径比普通的微导管粗，0.017 in系列微导管的外径相当于普通微导管0.021 in系列的外径。因此，对于急性ICAS性血管闭塞性病变，选择0.017 in系列微导管会更易通过病变，然后沿微导管送入取栓支架覆盖病变后调整球囊微导管的位置以确保球囊完全覆盖狭窄后，进行扩张，扩张后造影，根据情况决定是否进行支架取栓治疗。

2.球囊穿梭技术

首都医科大学北京宣武医院高鹏教授提出的球囊穿梭技术也适用于ICAS性血管闭塞2型病变

的血管内治疗。球囊穿梭技术的核心在于球囊"半含",即球囊一半隐藏于抽吸导管内,另外一半露出抽吸导管外,位于狭窄处,然后充盈球囊。借助充盈球囊,减少大口径抽吸导管与微导丝的缝隙,降低边缘效应,形成无缝隙载体向前推送,使抽吸导管顺利越过狭窄,到达远端直接抽吸血栓。具体操作实例见图5-6-24。

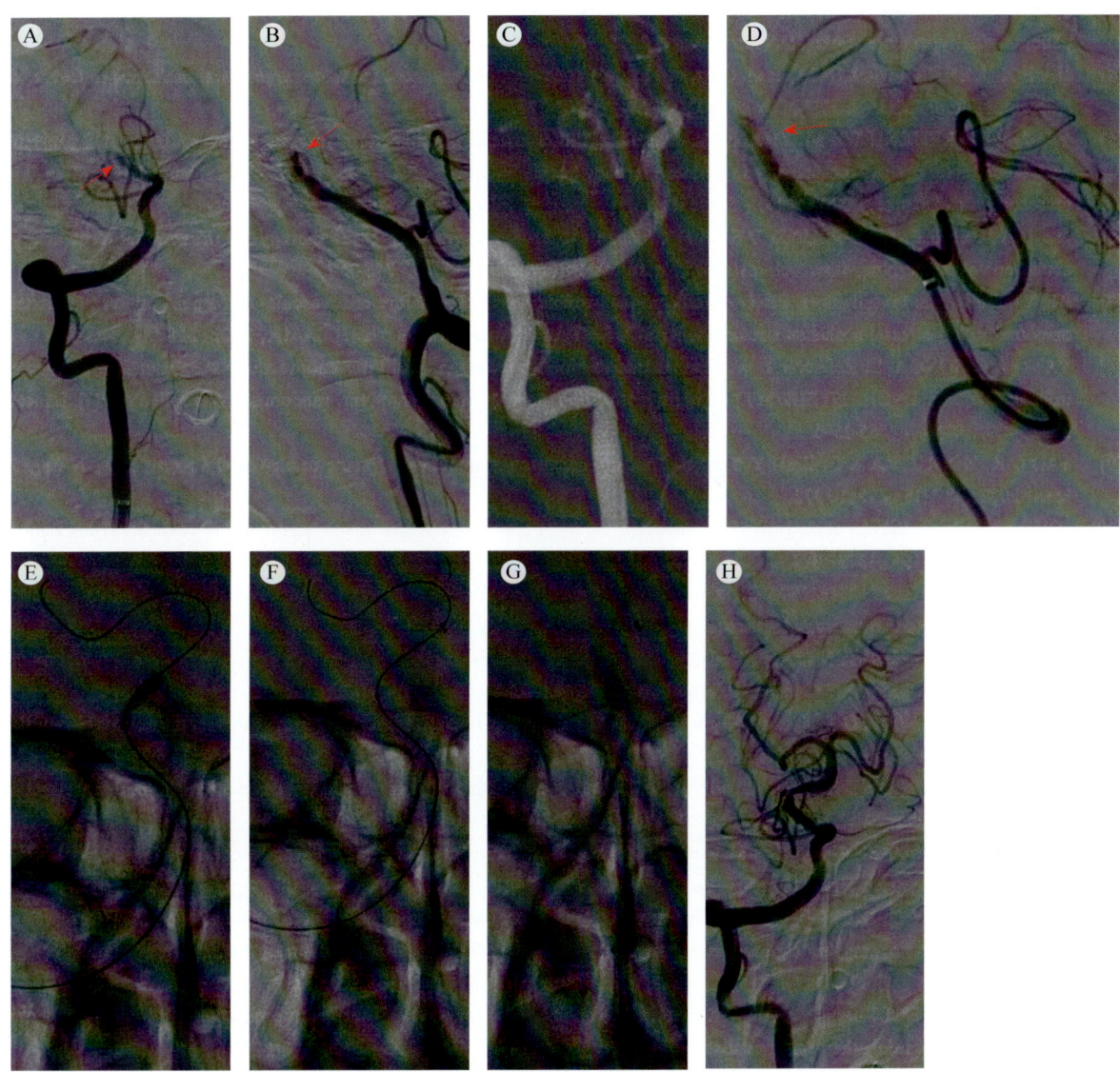

血管内治疗前DSA影像显示基底动脉中远端闭塞,头端类似截断征,考虑栓塞可能(A~B图,箭头所示);血管内治疗中,中间导管抵达但无法越过闭塞部位,只能在近闭塞部位进行抽吸(C图);抽吸后造影示闭塞部位复通,残余重度狭窄,远端有血栓(D图,箭头所示);微导丝置于右侧大脑后动脉,沿微导丝送入球囊,置于狭窄部位,缓慢扩张(E图);球囊泄气的同时将中间导管送至狭窄远端(F图);退出球囊和微导丝,保持中间导管进行抽吸(G图);基底动脉完全复通,残余中度狭窄,mTICI分级3级(H图)。

图5-6-24 球囊穿梭技术治疗ICAS性血管闭塞2型患者操作过程

参考文献

[1] BANERJEE C, CHIMOWITZ M I. Stroke caused by atherosclerosis of the major intracranial arteries[J]. Circ Res, 2017, 120(3)：502-513.

[2] GASCOU G, LOBOTESIS K, MACHI P, et al. Stent retrievers in acute ischemic stroke：complications and failures during the perioperative period[J]. AJNR Am J Neuroradiol, 2014, 35(4)：734-740.

[3] YOON W, KIM S K, PARK M S, et al. Endovascular treatment and the outcomes of atherosclerotic intracranial stenosis in patients with hyperacute stroke[J]. Neurosurgery, 2015, 76(6)：680-686.

[4] JIA B X, REN Z G, MOKIN M, et al. Current status of endovascular treatment for acute large vessel occlusion in China：a real-world nationwide registry[J]. Stroke, 2021, 52(4)：1203-1212.

[5] YANG P F, TREURNIET K M, ZHANG L, et al. Direct intra-arterial thrombectomy in order to revascularize AIS patients with large vessel occlusion efficiently in Chinese tertiary hospitals：a multicenter randomized clinical trial (DIRECT-MT) - protocol[J]. Int J Stroke, 2020, 15(6)：689-698.

[6] JIA B X, FENG L, LIEBESKIND D S, et al. Mechanical thrombectomy and rescue therapy for intracranial large artery occlusion with underlying atherosclerosis[J]. J Neurointerv Surg, 2018, 10(8)：746-750.

[7] RESCUE BT Trial Investigators. Effect of intravenous tirofiban vs placebo before endovascular thrombectomy on functional outcomes in large vessel occlusion stroke：the RESCUE BT randomized clinical trial[J]. JAMA, 2022, 328(6)：543-553.

[8] YANG P F, SONG L L, ZHANG Y W, et al. Intensive blood pressure control after endovascular thrombectomy for acute ischaemic stroke (ENCHANTED2/MT)：a multicentre, open-label, blinded-endpoint, randomised controlled trial[J]. Lancet, 2022, 400(10363)：1585-1596.

[9] TAO C R, NOGUEIRA R G, ZHU Y Y, et al. Trial of endovascular treatment of acute basilar-artery occlusion[J]. N Engl J Med, 2022, 387(15)：1361-1372.

[10] JOVIN T G, LI C, WU L, et al. Trial of thrombectomy 6 to 24 hours after stroke due to basilar-artery occlusion[J]. N Engl J Med, 2022, 387(15)：1373-1384.

[11] LÓPEZ-CANCIO E, MATHEUS M G, ROMANO J G, et al. Infarct patterns, collaterals and likely causative mechanisms of stroke in symptomatic intracranial atherosclerosis[J]. Cerebrovasc Dis, 2014, 37(6)：417-422.

[12] WABNITZ A M, DERDEYN C P, FIORELLA D J, et al. Hemodynamic markers in the anterior circulation as predictors of recurrent stroke in patients with intracranial stenosis[J]. Stroke, 2019, 50(1)：143-147.

[13] KIM S K, YOON W, HEO T W, et al. Negative susceptibility vessel sign and underlying intracranial atherosclerotic stenosis in acute middle cerebral artery occlusion[J]. AJNR Am J Neuroradiol, 2015, 36(7)：1266-1271.

[14] YI T Y, CHEN W H, WU Y M, et al. Microcatheter "first-pass effect" predicts acute intracranial artery atherosclerotic disease-related occlusion[J]. Neurosurgery, 2019, 84(6)：1296-1305.

[15] CHEN W H, YI T Y, ZHAN A L, et al. Stent-unsheathed effect predicts acute distal middle cerebral artery atherosclerotic disease-related occlusion[J]. J Neurol Sci, 2020, 416：116957.

[16] WEI L M, ZHU Y Q, DENG J S, et al. Visualization of thrombus enhancement on thin-slab maximum intensity projection of CT angiography：an imaging sign for predicting stroke source and thrombus compositions[J]. Radiology, 2021, 298(2)：374-381.

[17] HAUSSEN D C, BOUSLAMA M, DEHKHARGHANI S, et al. Automated CT perfusion prediction of large vessel acute stroke from intracranial atherosclerotic disease[J]. Interv Neurol, 2018, 7(6)：334-340.

[18] SUN D P, HUO X C, RAYNALD, et al. Prediction of intracranial atherosclerotic acute large vessel occlusion by severe hypoperfusion volume growth rate[J]. J Stroke Cerebrovasc Dis, 2022, 31(11)：106799.

[19] LIANG W Z, WANG Y M, DU Z H, et al. Intraprocedural angiographic signs observed during endovascular thrombectomy in patients with acute ischemic stroke：a systematic review[J]. Neurology, 2021, 96(23)：1080-1090.

[20] BERKHEMER O A, FRANSEN P S S, BEUMER D, et al. A randomized trial of intraarterial treatment for acute ischemic stroke[J]. N Engl J Med, 2015, 372(1)：11-20.

[21] CAMPBELL B C V, MITCHELL P J, KLEINIG T J, et al. Endovascular therapy for ischemic stroke with perfusion-imaging selection[J]. N Engl J Med, 2015, 372(11)：1009-1018.

[22] GOYAL M, DEMCHUK A M, MENON B K, et al. Randomized assessment of rapid endovascular treatment of ischemic stroke[J]. N Engl J Med, 2015, 372 (11): 1019-1030.

[23] SAVER J L, GOYAL M, BONAFE A, et al. Stent-retriever thrombectomy after intravenous t-PA vs. t-PA alone in stroke[J]. N Engl J Med, 2015, 372 (24): 2285-2295.

[24] ALBERS G W, MARKS M P, KEMP S, et al. Thrombectomy for stroke at 6 to 16 hours with selection by perfusion imaging[J]. N Engl J Med, 2018, 378 (8): 708-718.

[25] NOGUEIRA R G, JADHAV A P, HAUSSEN D C, et al. Thrombectomy 6 to 24 hours after stroke with a mismatch between deficit and infarct[J]. N Engl J Med, 2018, 378 (1): 11-21.

[26] POWERS W J, RABINSTEIN A A, ACKERSON T, et al. 2018 guidelines for the early management of patients with acute ischemic stroke: a guideline for healthcare professionals from the American Heart Association/American Stroke Association[J]. Stroke, 2018, 49 (3): e46-e110.

[27] LAPERGUE B, BLANC R, GORY B, et al. Effect of endovascular contact aspiration vs stent retriever on revascularization in patients with acute ischemic stroke and large vessel occlusion: the ASTER randomized clinical trial[J]. JAMA, 2017, 318 (5): 443-452.

[28] TURK A S 3rd, SIDDIQUI A, FIFI J T, et al. Aspiration thrombectomy versus stent retriever thrombectomy as first-line approach for large vessel occlusion (COMPASS): a multicenter, randomized, open label, blinded outcome, non-inferiority trial[J]. Lancet, 2019, 393 (10175): 998-1008.

[29] KANG D H, YOON W. Current opinion on endovascular therapy for emergent large vessel occlusion due to underlying intracranial atherosclerotic stenosis[J]. Korean J Radiol, 2019, 20 (5): 739-748.

[30] KANG D H, YOON W, BAEK B H, et al. Front-line thrombectomy for acute large-vessel occlusion with underlying severe intracranial stenosis: stent retriever versus contact aspiration[J]. J Neurosurg, 2019, 132 (4): 1202-1208.

[31] YOO J, LEE S J, HONG J H, et al. Immediate effects of first-line thrombectomy devices for intracranial atherosclerosis-related occlusion: stent retriever versus contact aspiration[J]. BMC Neurol, 2020, 20 (1): 283.

[32] WU C J, CHANG W S, WU D, et al. Angioplasty and/or stenting after thrombectomy in patients with underlying intracranial atherosclerotic stenosis[J]. Neuroradiology, 2019, 61 (9): 1073-1081.

[33] YI T Y, CHEN W H, WU Y M, et al. Special endovascular treatment for acute large artery occlusion resulting from atherosclerotic disease[J]. World Neurosurg, 2017, 103: 65-72.

[34] LEE J S, LEE S J, HONG J M, et al. Endovascular treatment of large vessel occlusion strokes due to intracranial atherosclerotic disease[J]. J Stroke, 2022, 24 (1): 3-20.

[35] SIEBLER M, HENNERICI M G, SCHNEIDER D, et al. Safety of tirofiban in acute ischemic stroke: the SaTIS trial[J]. Stroke, 2011, 42 (9): 2388-2392.

[36] KWON J H, SHIN S H, WEON Y C, et al. Intra-arterial adjuvant tirofiban after unsuccessful intra-arterial thrombolysis of acute ischemic stroke: preliminary experience in 16 patients[J]. Neuroradiology, 2011, 53 (10): 779-785.

[37] YANG J H, WU Y F, GAO X, et al. Intraarterial versus intravenous tirofiban as an adjunct to endovascular thrombectomy for acute ischemic stroke[J]. Stroke, 2020, 51 (10): 2925-2933.

[38] CHEN W H, YI T Y, ZHAN A L, et al. Clinical significance of common-stem lenticulostriate arteries in patients with internal watershed infarction[J]. Neurol Sci, 2019, 40 (11): 2303-2309.

[39] YI T Y, CHEN W H, WU Y M, et al. Intra-arterial injection of thrombin as rescue therapy of vessel perforation during mechanical thrombectomy for acute ischemic stroke[J]. Brain Sci, 2022, 12 (6): 760.

[40] ALEXANDER M J, ZAUNER A, CHALOUPKA J C, et al. WEAVE trial: final results in 152 on-label patients[J]. Stroke, 2019, 50 (4): 889-894.

[41] TAKAYANAGI A, CHENG P K, FENG L. A novel technique for stenting of intracranial stenosis using the neuroform atlas stent and gateway balloon catheter[J]. Interv Neuroradiol, 2021, 27 (6): 770-773.

(易婷玉，曾立三，林定来，伍美华，陈文伙)

第七节　大梗死核心患者的血管内治疗

大梗死核心患者的血管内治疗是急性缺血性卒中诊疗领域的重要议题之一。虽然多项随机对照试验已为其提供了高级别的循证证据，相关指南也进行了针对性的推荐更新，但在临床实践中仍存在诸多亟待解决的争议。

2015年，MR CLEAN、EXTEND-IA、ESCAPE、SWIFT PRIME、REVASCAT 5项大型随机对照试验证明，对于前循环大血管闭塞性缺血性卒中患者，早期血管内治疗可显著改善其临床预后。这些临床研究的结果也直接推动了急性缺血性卒中血管内治疗相关指南的重大更新。随着血管内治疗技术的快速发展和循证证据的积累，缺血性卒中血管内治疗相关指南在随后3年内进一步拓展了对治疗时间窗的推荐——从最初的发病6 h内延长至发病24 h内，同时强调通过多模式影像学检查精准筛选可能从血管内治疗中获益的患者。研究证实，即使发病时间超过了传统血管内治疗时间窗，若影像评估显示梗死核心较小且存在可挽救的缺血半暗带脑组织，患者仍可能从血管内治疗中获益。目前，大梗死核心缺血性卒中患者的血管内治疗效果仍存争议，但这种争议也推动了该领域临床研究的发展。

一、大梗死核心血管内治疗的背景

目前，血管内治疗在大梗死核心（如ASPECTS评分＜5分或梗死体积＞70 mL）缺血性卒中患者中的价值存在争议。尽管缺血性卒中的血管内治疗在中国已获得了全面推广，其手术量从2015年的3000余例/年激增至2024年的近10万例/年，但仍有约75%的潜在适宜患者未能接受血管内治疗，其中相当一部分患者是因为被判定存在大梗死核心而被排除在血管内治疗之外。

既往急性缺血性卒中血管内治疗相关临床研究为了筛选获益可能性大的人群，通常将大梗死核心患者排除在外，因此，这部分患者的血管内治疗获益缺乏高质量的证据支持。随着血管内治疗技术的推广和发展，以及医疗条件的改善，如何在保证安全性的前提下，筛选可能从血管内治疗中获益的大梗死核心患者，成为了临床实践中的重要挑战。

目前对大梗死核心缺血性卒中的定义尚未统一，不同研究采用的标准（如ASPECTS评分、梗死体积或梗死范围）存在差异，这也增加了临床决策的复杂性。奠定了缺血性卒中血管内治疗地位的5大研究（MR CLEAN、EXTEND-IA、ESCAPE、SWIFT PRIME和REVASCAT研究）虽然采用了不同的患者纳入和排除标准，但实际纳入患者的中位ASPECTS评分集中在8~9分区间，这提示其结论主要适用于梗死核心较小的患者群体。其中，MR CLEAN研究采用较宽松的入选标准（未设ASPECTS下限）；EXTEND-IA研究通过严格的影像筛选，将梗死范围超过大脑中动脉供血区1/3，或梗死体积≥70 mL作为界定大梗死核心的标准，并将这部分患者排除在血管内治疗之外；ESCAPE研究排除大梗死核心的标准为ASPECTS评分<6分；SWIFT-PRIME研究的标准是ASPECTS评分<6分，或梗死体积≥100 mL；REVASCAT研究的标准是ASPECTS评分<7分。综合而言，上述研究的结论主要适用于中、小梗死核心缺血性卒中患者的血管内治疗，对于ASPECTS评分<6分或梗死体积≥70 mL的大梗死核心患者，血管内治疗的获益风险比仍需更多研究进行探索。

二、大梗死核心血管内治疗的探索

多项研究表明，针对大梗死核心缺血性卒中患者进行血管内治疗，面临血栓负荷重、操作难度大、再通时间长、出血风险高及预后差等问题。在探索大梗死核心患者血管内治疗的临床获益性时，首先需要明确大梗死核心的定义。目前临床研究中主要采用两种梗死核心评估方法：ASPECTS和梗死核心体积测量。ASPECTS作为一种半定量的评估方法，具有临床普及性高的优势，但其评估者间的一致性相对较差。在梗死核心体积测量方面，目前主要有3种方法。①基于灌注成像rCBF的测量：依赖不同软件的参考阈值，结果存在平台间差异，且可能错估实际梗死范围；②基于MRI DWI的测量：对急性梗死敏感度高、便于量化，但DWI高信号区再灌注后逆转的可能性较高；③基于CTP测量：需要特定的灌注参数阈值设定。

ASPECTS因临床可及性强，仍是目前最实用的大梗死核心筛选工具。通过细化分层（如0~2分、3~5分、6~10分）可提高评估者间的一致性。值得注意的是，对既往研究的meta分析显示，ASPECTS评分3~5分的缺血性卒中患者似乎也可从血管内治疗中获益：与未进行血管内治疗的患者相比，接受血管内治疗患者的90 d整体功能残疾程度较低（mRS评分分布，*aOR* 2.00，95%*CI* 1.16~3.46），预后良好（mRS评分0~2分）率较高（31% *vs.* 16%，a*OR* 4.27，95%*CI* 1.62~11.25）。未来研究需进一步优化和统一影像评估标准，以更准确地筛选可能从血管内治疗中获益的大梗死核心患者。

基于前期探索性研究的结果，后续TENSION、LASTE、TESLA、RESCUE-Japan LIMIT、SELECT 2、ANGEL-ASPECT等研究均以大梗死核心急性缺血性卒中患者为研究对象，评估了血管内治疗在这一患者群体中的有效性和安全性。上述6项研究均主要采用ASPECTS来评估梗死核心，部分研究结合了基于灌注成像计算的梗死核心体积或DWI影像评估结果，将其作为补充筛选指标（表5-7-1）。

表5-7-1 大梗死核心缺血性卒中血管内治疗领域重要研究的基本入组信息

研究名称	患者筛选标准				主要结局
	影像学检查	NIHSS评分/分	年龄/岁	发病时间/h	
TENSION	基于CT或DWI的ASPECTS评分3~5分	<26	>18	<12	90 d mRS评分变化
LASTE	基于CT或DWI的ASPECTS评分0~5分	>5	≥18	<6.5	90 d mRS评分
TESLA	基于CT的ASPECTS评分2~5分	>6	18~85	<24	90 d mRS评分

续表

研究名称	患者筛选标准				主要结局
	影像学检查	NIHSS评分/分	年龄/岁	发病时间/h	
RESCUE-Japan LIMIT	基于CT或DWI的ASPECTS评分3~5分	≥6	>18	<6	90 d mRS评分0~3分
SELECT 2	ASPECTS 3~5分； rCBF评估梗死核心体积≥50 mL； DWI评估梗死核心体积≥50 mL	≥6	18~85	<24	90 d mRS评分变化
ANGEL-ASPECT	ASPECTS评分3~5分； 或ASPECTS评分>5分，梗死核心体积70~100 mL； 或ASPECTS评分<3分，梗死核心体积70~100 mL	6~30	18~80	<24	90 d mRS评分

三、大梗死核心血管内治疗的突破

在大梗死核心缺血性卒中血管内治疗前期探索性研究的背景下，首个评估大梗死核心血管内治疗疗效的随机对照试验——RESCUE-Japan LIMIT在2022年发表了其研究结果。该研究基于CT或MRI DWI计算ASPECTS评分，纳入了203例ASPECTS评分为3~5分的患者。研究结果显示，血管内治疗组中90 d mRS评分0~3分（预后良好）的患者比例为31.0%，标准药物治疗组中为12.7%，差异有统计学意义（$P=0.002$）。血管内治疗组和标准药物治疗组入院后48 h NIHSS评分下降≥8分的患者比例分别为31.0%和8.8%（RR 3.51，95%CI 1.76~7.00）。

RESCUE-Japan LIMIT结果表明，大梗死核心患者血管内治疗具有临床获益，但该结论仍存在一些需要探讨的问题：首先，该研究主要基于MRI DWI检查评估梗死范围，可能因高估缺血核心而低估基线严重程度，导致ASPECTS评分偏低；其次，研究主要针对发病时间较短（<6 h）的患者，没有验证血管内治疗对发病时间更长患者的疗效；最后，该研究的主要有效性终点为mRS评分0~3分，这个标准未能全面反映患者神经功能的改善情况。值得注意的是，RESCUE-Japan LIMIT中，血管内治疗较标准药物治疗增加了sICH的风险，因此，需要谨慎评估血管内治疗的风险获益比。综上，RESCUE-Japan LIMIT结论的普适性仍需更多高质量临床研究加以验证，尤其是在不同发病时间窗、更精准的影像筛选标准，以及更全面的终点评估指标等方面。

在TENSION、LASTE、TESLA、RESCUE-Japan LIMIT、SELECT 2、ANGEL-ASPECT这6项研究中，ANGEL-ASPECT研究的样本量最大，且影像学评估标准较为复杂。研究设计时未采用当时相关指南的最高推荐标准，同时为避免因梗死核心体积过大导致的统计复杂性，研究者最终选择了ASPECTS评分3~5分的患者群体作为主要研究对象。该研究共纳入了456例患者，其中血管内治疗组231例，标准药物治疗组225例。血管内治疗组90 d的mRS评分分布、mRS评分0~2分的比例、mRS评分0~3分的比例均优于标准药物治疗组。两组48 h内sICH的发生率和90 d死亡率差异无统计学意义，但血管内治疗组中任何颅内出血的发生率高于标准药物治疗组。

同期公布的SELECT 2研究同样证明了血管内治疗对大梗死核心缺血性卒中具有显著的临床获益。值得注意的是，ANGEL-ASPECT和SELECT 2这两项研究均采用双重影像学标准（基于CT的ASPECTS和梗死核心体积评估）进行患者筛选，这种严格的入组标准确保了研究设计的科学性。另外，SELECT 2研究的长期随访数据显示，对于大梗死核心患者，血管内治疗能够带来持续性的远期获益。

第4个发布结果的是TESLA研究。TESLA研究纳入了300例大梗死核心缺血性卒中患者，其中血管内治疗组152例，标准药物治疗组148例。研究结果显示，血管内治疗组和标准药物治疗组在主要有效性和安全性终点方面的差异均无统计学意义，但血管内治疗在有效性方面有优于标准药物治疗的趋势。在次要有效性终点中，血管内治疗组患者达到mRS评分0~3分的比例高于标准药物治疗组。TESLA研究结果为阴性可能与仅采取CT评估基线ASPECTS评分，以及较长的发病时间窗有关。

TENSION研究是启动最早的、在大梗死核心缺血性卒中患者中评估血管内治疗有效性和安全性的研究。研究结果证明，在发病12 h内进行血管内治疗，较标准药物治疗可进一步改善前循环大梗死核心患者的预后，降低其死亡率，且不增加出血风险。与既往研究多采用CTP或MRI评估梗死核心不同，TENSION研究中有超过80%的患者仅采用CT结果进行ASPECTS评估。

LASTE研究是一项在法国和西班牙开展的多中心、随机对照试验。该研究的主要入组标准为基线ASPECTS评分≤5分（其中84%的患者采用MRI评估），且未设置梗死核心体积上限。该研究共纳入了333例患者，其中血管内治疗组166例，标准药物治疗组167例。研究结果显示，血管内治疗组的90 d mRS评分中位数为4分，显著优于标准药物治疗组（6分）；在安全性方面，血管内治疗组的90 d全因死亡率为36.1%，较标准药物治疗组（55.5%）降低，血管内治疗组的sICH发生率为9.6%，标准药物治疗组为5.7%。

LASTE研究的独特之处在于，其是这6项研究中唯一纳入了ASPECTS评分0~2分的患者，且无梗死核心体积限制的研究。数据分析显示，该研究中基线ASPECTS评分0~2分患者的比例高达56%，中位梗死核心体积达135 mL，均显著高于同期其他5项研究。这使得LASTE研究中患者的死亡率和严重残疾率均高于其他5项研究。考虑到同类研究已证实血管内治疗的获益，LASTE研究被提前终止。

四、大梗死核心血管内治疗的实践与未来

大梗死核心缺血性卒中患者的血管内治疗仍面临严峻的临床挑战。尽管已有随机对照试验证实了血管内治疗的安全性和有效性，但真实世界数据显示，在进行了血管内治疗的缺血性卒中患者中，预后不良的比例约为50%，而在大梗死核心患者中，这一比例高达70%~80%。这一差异提示，需要更深入地理解血管内治疗获益的边界条件。当患者同时存在极低的ASPECTS评分（0~2分）和大梗死核心体积（>100 mL）时，其治疗获益将显著降低，这凸显了精准选择患者的重要性。

急性缺血性卒中血管内治疗的临床决策需综合考量多重因素，其中血栓负荷量和技术可行性是首要问题。大梗死核心缺血性卒中患者的预后往往较差，其血管内治疗不仅需要经验丰富的神经介入团队进行评估和执行，还需要有专业的神经重症监护团队为患者提供规范的术后管理和必要的治疗支持，如全面的生命体征监测、持续颅内压监测，以及必要时可行去骨瓣减压术等干预治疗。从更宏观的角度来看，血管内治疗在大梗死核心患者中的应用还涉及卫生经济学和伦理学考量。对大梗死核心患者进行血管内治疗时，其家庭的经济支出大，但患者不一定拥有良好预后，在此情况下，患者家属的治疗意愿可能降低。这些临床实际情况提示，在推进血管内治疗技术发展的同时，还需要建立更完善的多学科决策机制和医患沟通体系。

未来研究应当着重于建立整合临床评分、影像特征和灌注参数的多维梗死核心预测模型，并开展系统的卫生经济学评估，在循证证据与临床现实需求之间找到平衡点。这既需要技术创新，也需要决策模式的优化。当前证据虽然支持在严格筛选条件下对大梗死核心缺血性卒中患者进行血管内治疗，但如何将这一治疗方式更合理地应用于临床实践，仍需要医学研究者进行持续的探索和讨论。

参考文献

[1] JOVIN T G, CHAMORRO A, COBO E, et al. Thrombectomy within 8 hours after symptom onset in ischemic stroke[J]. N Engl J Med, 2015, 372 (24)：2296-2306.

[2] BERKHEMER O A, FRANSEN P S, BEUMER D, et al. A randomized trial of intraarterial treatment for acute ischemic stroke[J]. N Engl J Med, 2015, 372 (1)：11-20.

[3] CAMPBELL B C, MITCHELL P J, KLEINIG T J, et al. Endovascular therapy for ischemic stroke with perfusion-imaging selection[J]. N Engl J Med, 2015, 372 (11)：1009-1018.

[4] GOYAL M, DEMCHUK A M, MENON B K, et al. Randomized assessment of rapid endovascular treatment of ischemic stroke[J]. N Engl J Med, 2015, 372 (11)：1019-1030.

[5] SAVER J L, GOYAL M, BONAFE A, et al. Stent-retriever thrombectomy after intravenous t-PA *vs.* t-PA alone in stroke[J]. N Engl J Med, 2015, 372 (24)：2285-2295.

[6] ROMÁN L S, MENON B K, BLASCO J, et al. Imaging features and safety and efficacy of endovascular stroke treatment：a meta-analysis of individual patient-level data[J]. Lancet Neurol, 2018, 17 (10)：895-904.

[7] BENDSZUS M, FIEHLER J, SUBTIL F, et al. Endovascular thrombectomy for acute ischaemic stroke with established large infarct：multicentre, open-label, randomised trial[J]. Lancet, 2023, 402 (10414)：1753-1763.

[8] COSTALAT V, JOVIN T G, ALBUCHER J F, et al. Trial of thrombectomy for stroke with a large infarct of unrestricted size[J]. N Engl J Med, 2024, 390 (18)：1677-1689.

[9] YOO A J, ZAIDAT O O, SHETH S A, et al. Thrombectomy for stroke with large infarct on noncontrast CT：the TESLA randomized clinical trial[J]. JAMA, 2024, 332 (16)：1355-1366.

[10] YOSHIMURA S, SAKAI N, YAMAGAMI H, et al. Endovascular therapy for acute stroke with a large ischemic region[J]. N Engl J Med, 2022, 386 (14)：1303-1313.

[11] SARRAJ A, HASSAN A E, ABRAHAM M G, et al. Trial of endovascular thrombectomy for large ischemic strokes[J]. N Engl J Med, 2023, 388 (14)：1259-1271.

[12] HUO X C, MA G T, TONG X, et al. Trial of endovascular therapy for acute ischemic stroke with large infarct[J]. N Engl J Med, 2023, 388 (14)：1272-1283.

（霍晓川，白晋）

第八节 低 NIHSS 评分大血管闭塞患者的血管内治疗

一、低 NIHSS 评分缺血性卒中的定义

低NIHSS评分缺血性卒中，又被称为轻型缺血性卒中，是指症状轻微，仅表现为轻度神经功能缺损的缺血性卒中。目前界定轻型缺血性卒中的标准尚未达成共识。2010年，Fischer等在 *Stroke* 上发表的研究对6种不同的轻型卒中定义进行了比较，基于对患者获得最佳预后的考虑，初步推荐了两种界定轻型卒中的标准：NIHSS评分中每个分项得分≤1分且意识项为0分，或NIHSS评分≤3分。

在缺血性卒中相关的临床研究中，研究者多采用NIHSS评分≤5分或≤3分作为轻型缺血性卒中的标准。一项基于中国卒中联盟百万数据库的分析显示，以NIHSS评分≤5分为定义标准，轻型缺血性卒中占总体缺血性卒中的46.9%；以NIHSS评分≤3分为定义标准，轻型缺血性卒中占总体缺血性卒中的35.4%。不过，单纯使用NIHSS评分定义轻型缺血性卒中有一定局限性：NIHSS评分不能反映颅内外血管及脑组织灌注的状态；该评分倾向于反映优势大脑半球梗死的症状，对后循环缺血症状的评估能力不足；另外，NIHSS评分无法评价认知障碍、抑郁等其他神经功能缺损表现。鉴于NIHSS评分的局限性，Torres等提出以波士顿急性卒中影像量表定义轻型缺血性卒中：颅脑CT或MRI DWI序列检查显示有明确的梗死灶，或CTA/MRA显示有颅内外大血管闭塞，定义为重型缺血性卒中，否则为轻型缺血性卒中。结合影像学检查结果来界定轻型缺血性卒中，可以更好地预测患者预后，不仅适用于后循环梗死，还可直观反映责任血管的情况，为轻型缺血性卒中的超早期治疗提供更合理的依据。

2015年，多项大型国际随机对照试验证实了在前循环大血管闭塞性缺血性卒中患者中，血管内治疗的有效性和安全性，随后发表的DEFUSE 3和DAWN研究将血管内治疗的时间窗延长至24 h。鉴于以上大型研究的标准，以及目前各国急性缺血性卒中相关指南多将NIHSS评分≥6分作为血管内治疗的标准，因此目前在缺血性卒中血管内治疗相关研究中，多以NIHSS评分≤5分作为界定轻型缺血性卒中的标准。

二、低 NIHSS 评分大血管闭塞的流行病学

目前，低NIHSS评分大血管闭塞性缺血性卒中的发病率尚不明确。在真实世界研究报道的大血管闭塞性急性缺血性卒中患者中，低NIHSS评分的比例从20%到50%不等。这种较大差异的原因是不同研究中轻型卒中的定义、血管检查的方法，以及对血管闭塞定义的异质性较大。Rajajee等的研究发现，在NIHSS评分≤5分的急性缺血性卒中患者中，病因为大血管闭塞的占18%，在NIHSS评分≤8分的患者中，该比例为39%。美国麻省总医院进行的一项大样本研究发现，在大血管闭塞性急

性缺血性卒中患者中，NIHSS评分<6分的患者比例接近1/3。

三、低NIHSS评分大血管闭塞患者的临床预后

低NIHSS评分缺血性卒中患者通常有比较好的临床预后，但大血管闭塞所致轻型缺血性卒中却具有较高的早期神经功能恶化及不良预后风险。有研究显示，对于低NIHSS评分大血管闭塞患者，如果不能及时开通血管，约1/3会遗留功能残疾。一项基于美国"跟着指南走"项目住院患者质量控制数据库的研究发现，有10.6%的低NIHSS评分缺血性卒中患者存在大血管闭塞，而这些患者中有19.7%在24 h内发生了早期神经功能恶化。日本的RESCUE-Japan Registry 2研究中有11.2%的大血管闭塞患者表现为低NIHSS评分，其中23.5%的患者90 d预后不良。Coutts等对334例患者进行了2年随访，发现血管狭窄或闭塞是导致低NIHSS评分缺血性卒中患者神经功能恶化的主要原因。鉴于上述研究结果，对于低NIHSS评分缺血性卒中患者应尽早进行血管病变的筛查，对合并大血管闭塞者，发病24 h内应该严密观察患者的神经功能变化。

低NIHSS评分缺血性卒中患者临床预后不佳的主要原因是早期神经功能恶化和卒中复发。目前认为此类患者发生早期神经功能恶化的机制可能有：侧支循环不良、血栓延伸或继发性血栓栓塞。有研究显示，近端大血管闭塞和血栓长度>9 mm是预测低NIHSS评分缺血性卒中患者早期神经功能恶化的重要因素。对于合并大血管闭塞的低NIHSS评分缺血性卒中患者，应尽早进行侧支循环状态评估，例如，基于灌注成像评估T_{max}>10 s的脑组织，以识别早期神经功能恶化风险。对于早期神经功能恶化风险高、侧支循环不良的患者，尽早进行血管内治疗是可以考虑的选择。

四、低NIHSS评分大血管闭塞患者的血管内治疗

积极的药物治疗是低NIHSS评分大血管闭塞患者治疗的基础，但此类患者的再灌注治疗策略仍存在争议。目前国内外相关指南对低NIHSS评分大血管闭塞再灌注治疗（静脉溶栓和血管内治疗）的推荐都较为保守，只对致残性轻型缺血性卒中较为明确地推荐进行静脉溶栓治疗，而血管内治疗则需要充分评估风险及获益后才能决定。

虽然进行了积极的内科治疗，但仍有20%~40%的低NIHSS评分大血管闭塞患者会出现神经功能恶化和预后不良。此外，大血管闭塞是卒中复发的高危因素，约33.3%的患者会在1年内出现卒中复发。因此，对于低NIHSS评分大血管闭塞患者，无论是从减少残疾还是从预防卒中复发考虑，早期行血管内治疗都可能是合理的。有两项队列研究发现，低NIHSS评分大血管闭塞患者进行血管内治疗后，成功血管再通（mTICI分级≥2b级）患者的90 d预后优于未成功血管再通的患者。

虽然有研究支持再灌注治疗对低NIHSS评分大血管闭塞患者有益，但血管内治疗是否应作为此类患者的首选治疗方式，目前仍存在较大的争议。2014年，Urra等报道了一项多中心、前瞻性研究，比较了血管内治疗与标准药物治疗NIHSS评分≤5分的大血管闭塞性急性缺血性卒中的研究结果，发现血管内治疗组相较于标准药物治疗组有更高的血管再通率（91.2% vs. 63.4%，

$P=0.006$），但其sICH发生率也更高（11.8% *vs.* 0，$P=0.033$）。3个月随访时，两组患者的梗死体积、预后良好率等指标的差异没有统计学意义。该研究结果提示，血管内治疗较标准药物治疗虽然有更高的血管再通率，但sICH的发生率也更高，且与标准药物治疗相比，血管内治疗并没有改善患者的神经功能，因此，血管内治疗不应作为低NIHSS评分大血管闭塞患者的常规治疗方式。

2018年，Haussen等基于多中心数据库，回顾性比较了NIHSS评分≤5分的大血管闭塞患者接受血管内治疗及标准药物治疗的有效性和安全性。该研究共纳入了118例患者，其中标准药物治疗组88例，血管内治疗组30例。研究结果显示，血管内治疗是患者NIHSS评分降低，以及3～6个月预后良好的独立预测因素。基于年龄、发病时NIHSS评分及接受rt-PA静脉溶栓治疗的匹配分析发现，与标准药物治疗组比较，血管内治疗组出院时的NIHSS评分更低，住院期间NIHSS评分降低更明显，3～6个月mRS评分≤2分的患者比例更高，两组的颅内出血发生率相似。该研究结果提示，对于低NIHSS评分大血管闭塞患者，血管内治疗能改善患者预后，且不增加颅内出血的风险。

2020年，Goyal等的多中心回顾性研究比较了血管内治疗与标准药物治疗在低NIHSS评分（≤5分）大血管闭塞患者中的有效性和安全性。该研究共纳入251例患者，其中血管内治疗组138例，标准药物治疗组113例，研究结果显示，血管内治疗组中mRS评分≤1分、mRS评分≤2分的患者比例与标准药物治疗组的差异没有统计学意义，但血管内治疗组sICH的发生率更高（17.5% *vs.* 4.6%，$P=0.002$）。该研究同时对4项针对低NIHSS评分缺血性卒中的研究（共843例患者）进行了meta分析，也得到了相同的结论。该研究结果提示，对于低NIHSS评分大血管闭塞患者，血管内治疗与标准药物治疗有相似的临床结局。同时作者指出，两组患者的基线特点和基础治疗差异（如血管内治疗组的基线NIHSS评分更低，近端血管闭塞和接受rt-PA静脉溶栓的比例更高）可能对研究结果有一定的影响。

2021年发表的一篇关于低NIHSS评分大血管闭塞患者血管内治疗的系统综述，较全面地总结了轻型卒中血管内治疗的相关研究结果。其中有6项单臂研究讨论了血管内治疗的可行性和安全性，显示患者血管再通率为78%～97%，围手术期sICH的发生率为0～10%；有2项研究报道了血管内治疗术后90 d预后的情况，患者均表现出了较好的神经功能恢复趋势。该系统综述显示，血管内治疗在低NIHSS评分大血管闭塞患者的治疗中是安全、可行的。

2022年，Alexandre等回顾性分析了16个高容量卒中中心的患者数据，比较了血管内治疗与药物治疗在孤立性大脑中动脉M2段闭塞所致低NIHSS评分（≤5分）缺血性卒中患者中的有效性和安全性。该研究共纳入了388例患者，数据分析显示，早期血管内治疗组与药物治疗+补救性血管内治疗组在有效性和安全性指标上的差异均没有统计学意义。研究结果提示，对于大脑中动脉M2段闭塞所致低NIHSS评分患者，先进行药物治疗，再以血管内治疗作为补救治疗措施是安全的。

2022年，Seners等在大血管闭塞性轻型缺血性卒中患者中比较了静脉溶栓桥接血管内治疗（桥接治疗）与单纯静脉溶栓的效果。研究共纳入了569例患者，其中桥接治疗组和静脉溶栓组分别为

172例和397例。研究结果显示，与单纯静脉溶栓相比，桥接治疗与较低的预后良好率相关。该研究同时发现，错配体积显著影响治疗的效果，在错配体积≤40 mL的患者中，桥接治疗的效果更差。该研究结果提示后续研究应考虑增加错配指标（如基于灌注成像的错配评估）作为血管内治疗患者的筛选标准。

2023年，Schwarz等对SITS-ISTR数据库中低NIHSS评分（≤5分）大血管闭塞患者血管内治疗与静脉溶栓治疗的数据进行了倾向评分匹配分析。研究结果发现，血管内治疗组（312例）90 d时mRS评分≤1分（57.5% vs. 72.4%，$P=0.001$）或≤2分（68.8% vs. 78.9%，$P=0.019$）的患者比例均低于静脉溶栓组（312例），颅内出血和蛛网膜下腔出血的发生率均低于静脉溶栓组。研究结果提示血管内治疗与不良预后相关。Safouris等对11项观察性研究进行了meta分析，共纳入了2019例接受血管内治疗和3171例接受内科治疗，且NIHSS≤5分的前循环大血管闭塞性缺血性卒中患者。数据分析显示，两组患者90 d mRS评分≤1分和≤2分的比例差异无统计学意义，但血管内治疗组的sICH发生率较高。

基于上述血管内治疗相关研究的结果，《始发表现为轻型卒中的急性大血管闭塞的血管内治疗中国专家共识2023》推荐：①对于始发表现为轻型卒中的急性大血管闭塞患者，积极的内科药物治疗是基础（Ⅰ类推荐，B级证据）。②在高容量卒中中心，急诊行血管内治疗的安全性能得到保证的前提下，对于合并较差的侧支代偿、颈内动脉或大脑中动脉M1段闭塞、串联病变、心房颤动的致残性轻型卒中患者，尤其是伴有短期内神经功能恶化，NIHSS评分24 h内提高≥4分的患者，发病6 h内进行桥接血管内治疗或者单纯血管内治疗是安全、有效的（Ⅱa类推荐，B级证据）；对于发病6~24 h的患者，如高级影像学检查提示有影像错配，积极进行血管内治疗是安全、有效的（Ⅱa类推荐，C级证据）。③对于非致残性轻型卒中，以及考虑为动脉粥样硬化所致大血管闭塞的轻型卒中，其侧支代偿往往较好，而手术开通过程更为复杂，不建议进行积极的血管内治疗（Ⅱb类推荐，C级证据）。

综上所述，低NIHSS评分患者在大血管闭塞性急性缺血性卒中患者中所占的比例并不低，且有1/4~1/3的患者会出现神经功能恶化导致最终预后不良。低NIHSS评分大血管闭塞患者的血管内治疗仍充满争议，如何筛选出高危患者，以及可能从血管内治疗中获益的患者，目前尚缺乏灵敏度高、特异性强的预测指标。目前有多项针对低NIHSS评分大血管闭塞患者的血管内治疗研究正在进行中（如MILD-MT、MOSTE、ENDOLOW等），期待这些研究及未来更多的相关研究为低NIHSS评分大血管闭塞患者的血管内治疗提供更多安全性和有效性的循证证据。

五、低NIHSS评分大血管闭塞患者血管内治疗的典型病例

1.病例1——低NIHSS评分颈内动脉闭塞患者的血管内治疗

病例介绍：患者男性，58岁，因"左侧肢体无力7 h"入院。既往有高血压史。入院查体：神志清楚，言语流利，左侧鼻唇沟略浅，左侧上下肢肌力4级。NIHSS评分3分。

影像学检查：入院后急诊行CTA和CTP检查，显示右侧颈内动脉C6段重度狭窄或闭塞，右侧大脑半球大面积低灌注（图5-8-1）。

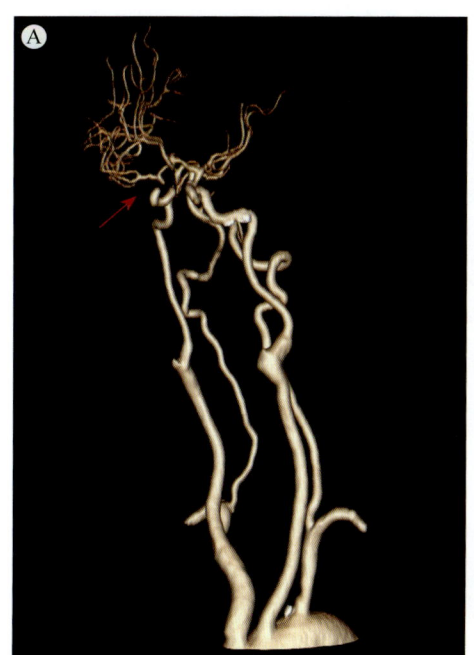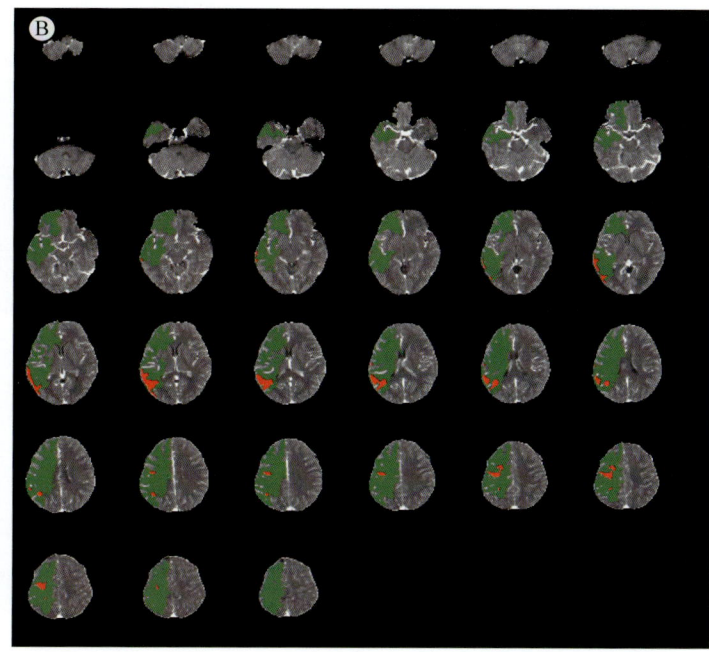

A图为基线颅脑CTA检查，显示右侧颈内动脉C6段重度狭窄或闭塞（箭头所示）；B图为颅脑CTP检查，显示右侧大脑半球大面积低灌注，且存在明显的错配（梗死核心体积为12 mL，缺血半暗带体积为240 mL，错配体积为228 mL，错配比为20.00）。

图5-8-1　低NIHSS评分颈内动脉闭塞患者的基线影像学检查

诊疗经过：患者入院后因症状较轻，家属要求保守治疗，静脉应用替罗非班抗血小板治疗，2 h后患者症状加重，出现言语不清，左侧肢体肌力下降至3级，NIHSS评分升高至7分。因患者症状逐渐进展，与家属沟通后进行血管内治疗。

血管内治疗术中造影显示右侧颈内动脉C6段次全闭塞，前后交通动脉部分代偿。给予Gateway球囊（2.25 mm×15.00 mm）扩张闭塞部位，配合动脉内应用替罗非班治疗，扩张后狭窄明显改善，观察20 min，狭窄部位未见回缩，结束手术（图5-8-2）。术后患者肢体无力即刻得到改善，24 h后仅遗留轻微面瘫。复查CTA见血管狭窄部位扩张后维持良好（图5-8-3）。7 d后，患者的症状完全消失。

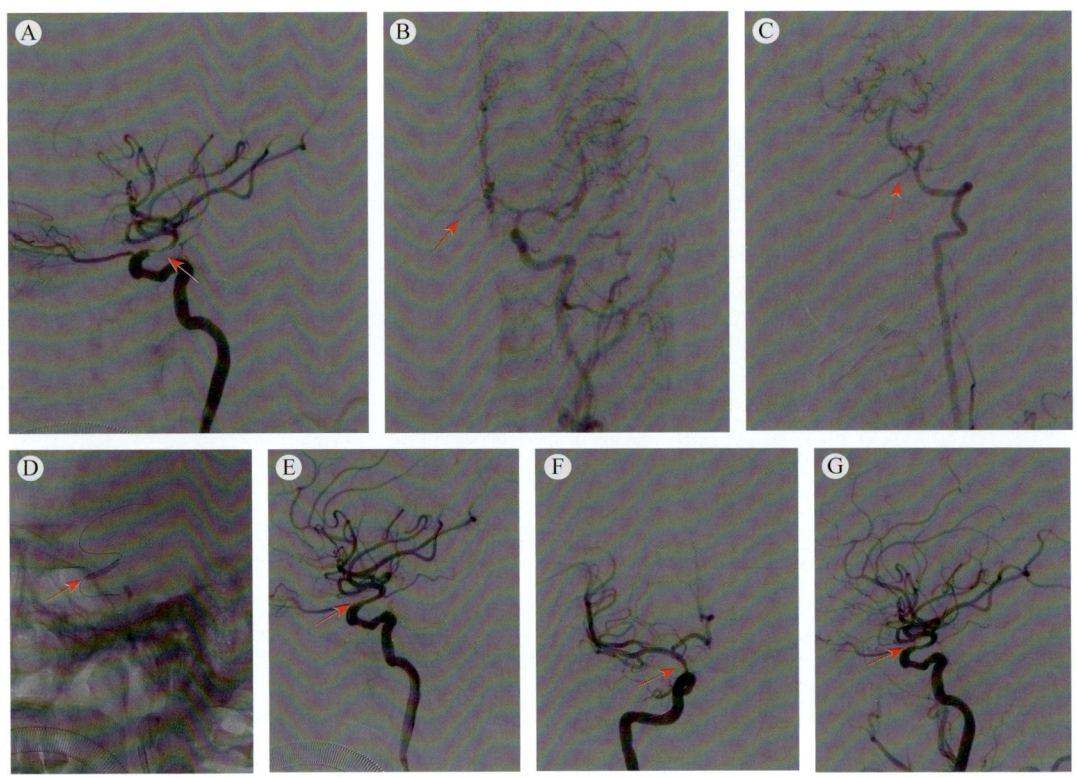

术中造影显示右侧颈内动脉C6段次全闭塞(A图,箭头所示),前交通动脉部分代偿(B图,箭头所示),后交通动脉部分代偿(C图,箭头所示);应用Gateway球囊(2.25 mm×15.00 mm)扩张闭塞血管(D图);治疗后造影正、侧位显示血管狭窄明显改善(E~F图,箭头所示);观察20 min,狭窄部位未见回缩(G图)。

图5-8-2 低NIHSS评分颈内动脉闭塞患者的血管内治疗过程

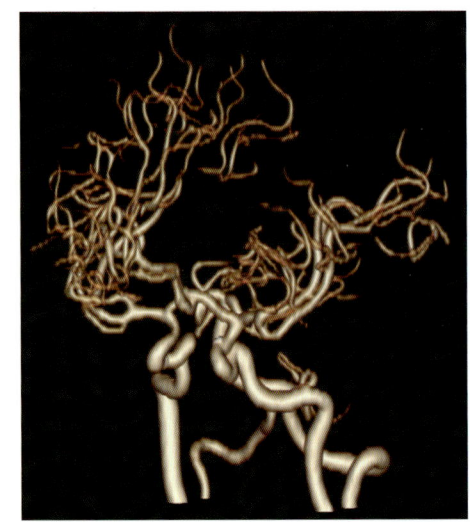

术后24 h颅脑CTA检查显示狭窄部位扩张后维持良好。

图5-8-3 低NIHSS评分颈内动脉闭塞患者血管内治疗后复查结果

2.病例2——低NIHSS评分基底动脉闭塞患者的血管内治疗

病例介绍：患者男性，72岁，因"头晕、视物模糊1 d"入院。既往有高血压史、吸烟和饮酒史。入院查体：神志清楚，言语流利，视物模糊，四肢肌力正常。NIHSS评分0分。

影像学检查：急诊颅脑MRI检查，DWI序列见双侧枕叶新发脑梗死，MRA检查见基底动脉重度狭窄（图5-8-4）。

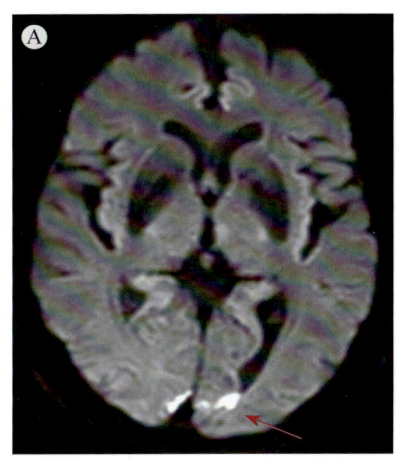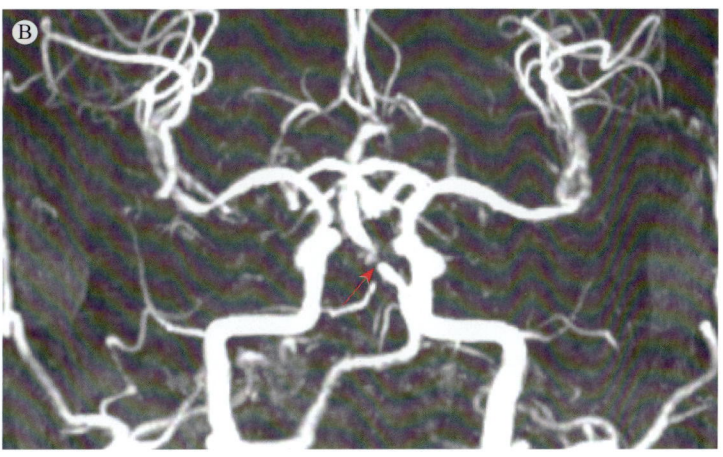

A图为颅脑MRI DWI序列检查，显示双侧枕叶新发脑梗死（箭头所示）；B图为颅脑MRA检查，显示基底动脉重度狭窄（箭头所示）。

图5-8-4　低NIHSS评分基底动脉闭塞患者的基线影像学检查

诊疗经过：患者入院后给予替罗非班抗血小板治疗，住院第2日，患者症状加重，出现右侧肢体活动不利、言语不清、口角歪斜，伴意识模糊。查体：嗜睡，右侧中枢性面舌瘫，构音障碍，右侧肢体肌力3级。NIHSS评分9分。复查颅脑CT未见出血。考虑患者病情进展，决定进行血管内治疗。

血管内治疗术中造影见基底动脉闭塞，存在首过效应，证实为动脉粥样硬化性狭窄病变，给予Gateway球囊（2 mm×15 mm）扩张狭窄部位，观察10 min，效果不能维持，遂给予Wingspan支架（2.5 mm×15.0 mm）植入，血管成功再通（图5-8-5）。术后，患者症状即刻完全消失。

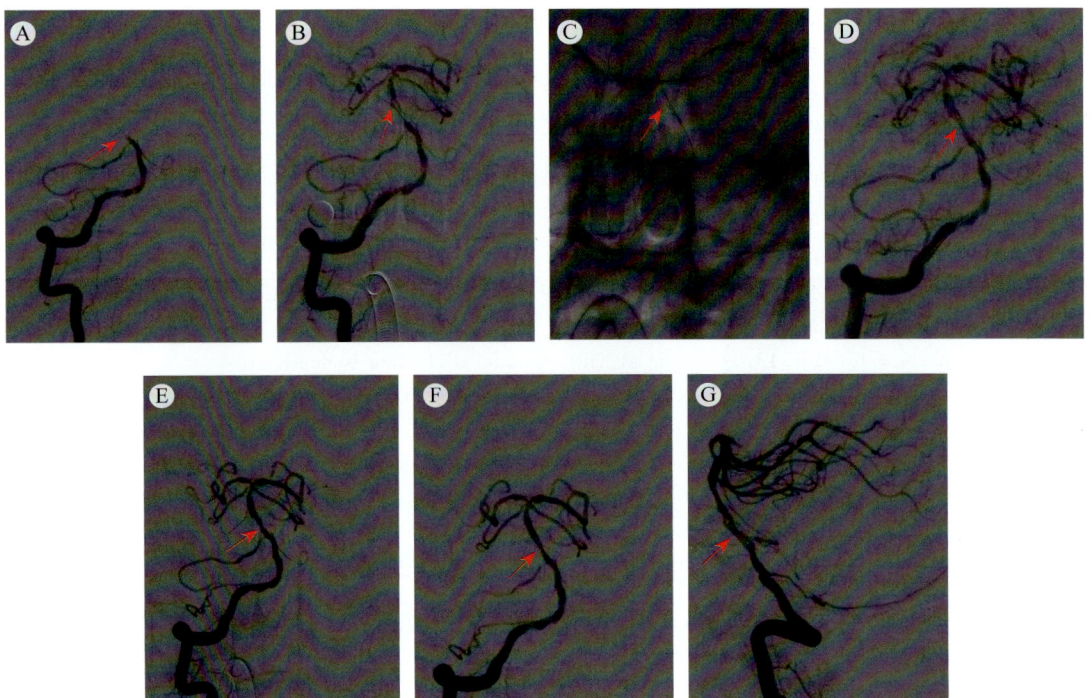

术中造影显示基底动脉闭塞(A图,箭头所示);首过效应阳性,证实为动脉粥样硬化性狭窄病变(B图,箭头所示);应用Gateway球囊(2 mm×15 mm)扩张闭塞血管(C~D图);治疗后10 min造影显示效果不能维持(E图,箭头所示);给予Wingspan支架(2.5 mm×15.0 mm)植入,血管再通(F~G图)。

图5-8-5 低NIHSS评分基底动脉闭塞患者的血管内治疗过程

参考文献

[1] FISCHER U, BAUMGARTNER A, ARNOLD M, et al. What is a minor stroke? [J]. Stroke, 2010, 41 (4): 661-666.

[2] XIONG Y Y, GU H Q, ZHAO X Q, et al. Clinical characteristics and in-hospital outcomes of varying definitions of minor stroke: from a large-scale nation-wide longitudinal registry[J]. Stroke, 2021, 52 (4): 1253-1258.

[3] MAAS M B, FURIE K L, LEV M H, et al. National Institutes of Health stroke scale score is poorly predictive of proximal occlusion in acute cerebral ischemia[J]. Stroke, 2009, 40 (9): 2988-2993.

[4] TORRES-MOZQUEDA F, HE J, YEH I B, et al. An acute ischemic stroke classification instrument that includes CT or MR angiography: the Boston acute stroke imaging scale[J]. AJNR Am J Neuroradiol, 2008, 29 (6): 1111-1117.

[5] JOVIN T G, CHAMORRO A, COBO E, et al. Thrombectomy within 8 hours after symptom onset in ischemic stroke[J]. N Engl J Med, 2015, 372 (24): 2296-2306.

[6] SAVER J L, GOYAL M, BONAFE A, et al. Stent-retriever thrombectomy after intravenous t-PA *vs.* t-PA alone in stroke[J]. N Engl J Med, 2015, 372 (24): 2285-2295.

[7] BERKHEMER O A, FRANSEN P S, BEUMER D, et al. A randomized trial of intraarterial treatment for acute ischemic stroke[J]. N Engl J Med, 2015, 372 (1): 11-20.

[8] CAMPBELL B C V, MITCHELL P J, KLEINIG T J, et al. Endovascular therapy for ischemic stroke with perfusion-imaging selection[J]. N Engl J Med, 2015, 372 (11): 1009-1018.

[9] GOYAL M, DEMCHUK A M, MENON B K, et al. Randomized assessment of rapid endovascular treatment of ischemic stroke[J]. N Engl J Med, 2015, 372 (11): 1019-1030.

[10] NOGUEIRA R G, JADHAV A P, HAUSSEN D C, et al. Thrombectomy 6 to 24 hours after stroke with a mismatch between deficit and infarct[J]. N Engl J Med, 2018, 378 (1): 11-21.

[11] ALBERS G W, MARKS M P, KEMP S, et al. Thrombectomy for stroke at 6 to 16 hours with selection by perfusion imaging[J]. N Engl J Med, 2018, 378 (8): 708-718.

[12] HELDNER M R, CHALOULOS-IAKOVIDIS P, PANOS L, et al. Outcome of patients with large vessel occlusion in the anterior circulation and low NIHSS score[J]. J Neurol, 2020, 267 (6): 1651-1662.

[13] ASDAGHI N, YAVAGAL D R, WANG K F, et al. Patterns and outcomes of endovascular therapy in mild stroke[J]. Stroke, 2019, 50 (8): 2101-2107.

[14] HELDNER M R, ZUBLER C, MATTLE H P, et al. National Institutes of Health stroke scale score and vessel occlusion in 2152 patients with acute ischemic stroke[J]. Stroke, 2013, 44 (4): 1153-1157.

[15] HAUSSEN D C, BOUSLAMA M, GROSSBERG J A, et al. Too good to intervene? Thrombectomy for large vessel occlusion strokes with minimal symptoms: an intention-to-treat analysis[J]. J Neurointerv Surg, 2017, 9 (10): 917-921.

[16] ROMANO J G, SMITH E E, LIANG L, et al. Outcomes in mild acute ischemic stroke treated with intravenous thrombolysis: a retrospective analysis of the get with the guidelines-stroke registry[J]. JAMA Neurol, 2015, 72 (4): 423-431.

[17] SALEEM Y, NOGUEIRA R G, RODRIGUES G M, et al. Acute neurological deterioration in large vessel occlusions and mild symptoms managed medically[J]. Stroke, 2020, 51 (5): 1428-1434.

[18] SAITO T, ITABASHI R, YAZAWA Y, et al. Clinical outcome of patients with large vessel occlusion and low National Institutes of Health stroke scale scores: subanalysis of the RESCUE-Japan Registry 2[J]. Stroke, 2020, 51 (5): 1458-1463.

[19] COUTTS S B, HILL M D, ELIASZIW M, et al. Final 2 year results of the vascular imaging of acute stroke for identifying predictors of clinical outcome and recurrent ischemic events (VISION) study[J]. BMC Cardiovasc Disord, 2011, 11: 18.

[20] GWAK D S, KWON J A, SHIM D H, et al. Perfusion and diffusion variables predict early neurological deterioration in minor stroke and large vessel occlusion[J]. J Stroke, 2021, 23 (1): 61-68.

[21] SENERS P, DELEPIERRE J, TURC G, et al. Thrombus length predicts lack of post-thrombolysis early recanalization in minor stroke with large vessel occlusion[J]. Stroke, 2019, 50 (3): 761-764.

[22] POWERS W J, RABINSTEIN A A, ACKERSON T, et al. Guidelines for the early management of patients with acute ischemic stroke: 2019 update to the 2018 guidelines for the early management of acute ischemic stroke: a guideline for healthcare professionals from the American Heart Association/American Stroke Association[J]. Stroke, 2019, 50 (12): e344-e418.

[23] 刘丽萍,周宏宇,段婉莹,等. 中国脑血管病临床管理指南（第2版）（节选）——第4章 缺血性脑血管病临床管理推荐意见[J]. 中国卒中杂志, 2023, 18 (8): 910-933.

[24] BERGE E, WHITELEY W, AUDEBERT H, et al. European Stroke Organisation (ESO) guidelines on intravenous thrombolysis for acute ischaemic stroke[J]. Eur Stroke J, 2021, 6 (1): I-LXII.

[25] HU Y, HUANG S H, LI G B, et al. Clinical effect of successful reperfusion in patients presenting with NIHSS<6 and large vessel occlusion[J]. J Stroke Cerebrovasc Dis, 2022, 31 (10): 106684.

[26] KAESMACHER J, CHALOULOS-IAKOVIDIS P, PANOS L, et al. Clinical effect of successful reperfusion in patients presenting with NIHSS<8: data from the BEYOND-SWIFT registry[J]. J Neurol, 2019, 266 (3): 598-608.

[27] URRA X, SAN ROMÁN L, GIL F, et al. Medical and endovascular treatment of patients with large vessel occlusion presenting with mild symptoms: an observational multicenter study[J]. Cerebrovasc Dis, 2014, 38 (6): 418-424.

[28] HAUSSEN D C, LIMA F O, BOUSLAMA M, et al. Thrombectomy versus medical management for large vessel occlusion strokes with minimal symptoms: an analysis from STOPStroke and GESTOR cohorts[J]. J Neurointerv Surg, 2018, 10 (4): 325-329.

[29] GOYAL N, TSIVGOULIS G, MALHOTRA K, et al. Medical management vs. mechanical thrombectomy for mild strokes: an international multicenter study and systematic review and meta-analysis[J]. JAMA Neurol, 2020, 77 (1): 16-24.

[30] MCCARTHY D J, TONETTI D A, STONE J, et al. More expansive horizons: a review of endovascular therapy for patients with low NIHSS scores[J]. J Neurointerv Surg, 2021, 13 (2): 146-151.

[31] ALEXANDRE A M, VALENTE I, PEDICELLI A, et al. Mechanical thrombectomy in acute ischemic stroke due to large vessel occlusion in the anterior circulation and low baseline National Institute of Health stroke scale score: a multicenter retrospective matched analysis[J]. Neurol Sci, 2022, 43 (5): 3105-3112.

[32] SENERS P, ARQUIZAN C, FONTAINE L, et al. Perfusion imaging and clinical outcome in acute minor stroke with large

[33] SCHWARZ G, BONATO S, LANFRANCONI S, et al. Intravenous thrombolysis + endovascular thrombectomy versus thrombolysis alone in large vessel occlusion mild stroke: a propensity score matched analysis[J]. Eur J Neurol, 2023, 30 (5): 1312-1319.

[34] SAFOURIS A, PALAIODIMOU L, NARDAI S, et al. Medical management versus endovascular treatment for large-vessel occlusion anterior circulation stroke with low NIHSS[J]. Stroke, 2023, 54 (9): 2265-2275.

[35] 中国卒中学会神经介入分会. 始发表现为轻型卒中的急性大血管闭塞的血管内治疗中国专家共识2023[J]. 中国卒中杂志, 2023, 18 (12): 1429-1449.

[36] ARQUIZAN C, LAPERGUE B, GORY B, et al. Evaluation of acute mechanical revascularization in minor stroke (NIHSS score≤5) and large vessel occlusion: the MOSTE multicenter, randomized, clinical trial protocol[J]. Int J Stroke, 2023, 18 (10): 1255-1259.

（韩红星，孙洪扬）

第九节 中等血管闭塞患者的血管内治疗

一、中等血管闭塞血管内治疗的循证证据

（一）中等血管闭塞的定义和分类

中等血管闭塞通常是指大脑中动脉M2段/M3段、大脑前动脉A2段/A3段、大脑后动脉P2段/P3段闭塞，闭塞血管的直径一般为0.75~2.00 mm。以上仅基于血管解剖分段的中等血管闭塞定义目前仍存争议，因为不同部位中等血管闭塞的临床意义不同。例如，大脑中动脉M2段闭塞也可能导致较严重的神经功能受损，有学者认为应将此类功能性M2段闭塞划分到大血管闭塞的范畴。因此，界定中等血管闭塞应综合考虑闭塞血管的解剖节段、直径，以及患者的临床症状等多个方面。

根据病因，中等血管闭塞可分为原发性中等血管闭塞和继发性中等血管闭塞。原发性中等血管闭塞是由于血管本身病变导致的原位闭塞（常见原因为动脉粥样硬化），而继发性中等血管闭塞则分为自发性继发中等血管闭塞和治疗后继发中等血管闭塞。其中自发性继发中等血管闭塞是在没有任何干预和治疗的情况下，血栓破碎并迁移到中等血管并导致血管闭塞；治疗后继发中等血管闭塞可发生在静脉溶栓或血管内治疗之后，原因是治疗后栓子移位或破碎栓子栓塞到远端中等血管。

（二）中等血管闭塞血管内治疗的研究背景

研究显示，25%~40%的急性缺血性卒中是由中等血管闭塞所致，其中大脑中动脉M2段闭塞占比最高。由于中等血管闭塞的复杂性和多样性，其最佳治疗方案仍然存在争议。目前相关指南推荐中，中等血管闭塞的标准治疗方法是静脉溶栓。INTERRSeC和PRoveIT研究发现，对中等血管闭塞所致急性缺血性卒中进行rt-PA静脉溶栓治疗，只有47.2%的患者可实现血管再通；在包括静脉溶栓在内的标准药物治疗下，只有50%的患者获得了良好预后（mRS评分0~1分）。上述研究结果提示，对中等血管闭塞的缺血性卒中，需要探寻更为积极有效的治疗方法。

血管内治疗目前已经成为了大血管闭塞性缺血性卒中的标准治疗方法。随着技术的进步和介入器械的优化，中等血管闭塞的血管内治疗也开始受到关注。尽管中等血管闭塞影响的脑区相对较小，但其导致的残疾率（57%）和死亡率（27%）并不低，尤其是闭塞血管是优势半球供血血管时。因此，越来越多的卒中中心开始尝试对中等血管闭塞的缺血性卒中患者进行血管内治疗。

（三）中等血管闭塞血管内治疗研究和技术的进展

Miura等在RESCUE-Japan Registry 2研究的亚组分析中，对比了血管内治疗与药物治疗对大脑中动脉M2段闭塞患者的治疗效果，发现血管内治疗比药物治疗更加有效且安全。Sarraj等通

过多中心回顾性队列研究,对大脑中动脉M2段闭塞血管内治疗的安全性和有效性进行了探索,发现血管内治疗的预后良好率高于标准药物治疗,且两种治疗方法的安全性相似。Findakly等对15项研究中1105例大脑中动脉M2段闭塞患者的资料进行了meta分析,结果显示血管内治疗的成功再灌注率为75.4% (95%CI 67.7%~84.1%),预后良好率为58.3% (95%CI 51.7%~63.8%),sICH发生率为5.1% (95%CI 4.2%~8.3%),3个月死亡率为12.5% (95%CI 10.4%~16.3%)。总体来说,血管内治疗在大脑中动脉M2段闭塞患者中显示出了较好的有效性和安全性。ARISE Ⅱ研究的前期分析中,接受血管内治疗的大脑中动脉M2段闭塞患者的预后良好率高达70.2%,且显著高于接受药物治疗的患者。上述研究均证明了对大脑中动脉M2段闭塞进行血管内治疗的有效性和安全性,但仍需更大规模的前瞻性随机对照试验来进一步佐证。HERMES协作组对2015年发表的5大血管内治疗研究进行了meta分析,发现大脑中动脉M2段闭塞患者进行血管内治疗的效果有优于标准药物治疗的趋势,但差异没有统计学意义 (OR 1.28, 95%CI 0.51~3.21)。SEER研究协作组对SWIFT PRIME、ESCAPE、EXTEND-IA和REVASCAT这4项应用Solitaire^{TM}支架取栓的随机对照试验进行了meta分析,结果显示,在大脑中动脉M2段闭塞患者中,与标准药物治疗相比,支架取栓有改善临床预后的趋势,但差异没有统计学意义。对SWIFT、STAR、DEFUSE 2和IMS Ⅲ研究的meta分析提示,对于大脑中动脉M2段闭塞的患者,成功再灌注与预后良好 (mRS评分0~1分) 密切相关 (OR 2.2, 95%CI 1.0~4.7)。综合上述研究结果,目前认为对大脑中动脉M2段闭塞进行血管内治疗有潜在的获益,但应权衡患者的血管功能、临床症状,以及血管内治疗的操作难度,以制订最佳的干预策略,在增加患者临床获益的同时,尽可能地降低并发症风险。

大脑前动脉A3段和大脑中动脉M3段等前循环更远端血管分支闭塞,对血管内治疗技术的要求更高,其治疗更具有挑战性。临床上,单纯大脑前动脉A3段和大脑中动脉M3段闭塞相对少见,通常为近端栓子逃逸后栓塞到远端血管导致的继发性中等血管闭塞。有研究显示,在大脑中动脉闭塞中,M3段闭塞仅占12%。在远端血管闭塞中,M3段闭塞仅占6.1%。部分大脑前动脉A3段和大脑中动脉M3段的远端分支支配重要的神经功能区供血,如果不及时开通闭塞的血管,同样会导致严重的神经功能缺损。随着血管内治疗技术的成熟,医疗器械的改进,开通远端血管分支也逐渐受到神经介入医师的关注。

目前尚没有专门针对大脑前动脉A3段和大脑中动脉M3段闭塞进行血管内治疗的随机对照试验。有限的可分析数据均来自包含大脑中动脉M3段的血管内治疗研究。2015年的一项研究显示,与近端血管闭塞相比,远端血管闭塞患者有更高的良好预后率 (72.7% $vs.$ 50.9%, P=0.018)、较低的再灌注成功率 (47.3% $vs.$ 73.8%, P<0.001),以及较低的sICH发生率 (3.6% $vs.$ 4.5%)。STAR登记研究的子研究同样发现,远端血管闭塞患者有更高的良好预后率及较低的再灌注成功率,但与近端血管闭塞患者相比,出血性并发症、死亡率及手术相关并发症的发生率差异无统计学意义。以上研究均表明,对于远端血管 (如大脑中动脉M3段) 闭塞,血管内治疗是安全有效的。既往研究

中，对大脑中动脉M3段闭塞进行血管内治疗的血管成功再通率在47.3%~92%之间，预后良好率在72%左右，出血发生率在3.6%~14.39%之间。

大脑中动脉M3段分支血管的直径较细，因此，选择合适的取栓器材对保障手术成功非常关键。由于Trevo支架具有更小尺寸的规格，目前在大脑中动脉M3段的血管内治疗中多选择Trevo取栓支架。在一项关于Trevo XP支架治疗远端血管闭塞的研究中，5例大脑中动脉M3段闭塞患者均实现了成功血管再通，且没有发生蛛网膜下腔出血及动脉穿孔等并发症。另外，近年来出现的Tigertriever是一种径向可调节取栓支架系统，允许术者根据目标血管直径调节支架径向膨胀程度，以更好地适应闭塞血管。有研究报道其成功血管再通率为84.4%，sICH和蛛网膜下腔出血的发生率分别为7.0%和14.0%。除了支架取栓，对远端血管闭塞还可以进行直接抽吸取栓治疗。Penumbra 3MAX导管常用于远端血管闭塞的再通治疗，有研究显示，Penumbra 3MAX导管抽吸取栓的成功血管再通率为69%，且蛛网膜下腔出血的发生率仅为4%。此外，一些血管内治疗复合技术也可用于远端血管闭塞的再通，例如微型强制动脉抽吸取栓技术通过XT-27微导管与中间导管联合抽吸取栓，可提高首次操作血管再通率；DCT技术通过3.0 mm×20 mm Trevo取栓支架搭配Penumbra 3MAX导管联合取栓，其首次操作血管再通率显著高于非联合取栓技术（92% *vs.* 54%）。

对于大脑前动脉A3段和大脑中动脉M3段这样相对纤细、走行较迂曲的血管，支架过强的支撑力意味着拉栓阻力的增大，可增加出血和血管痉挛的风险。为了减少术中并发症，应尽量避免反复操作，取栓最好不要超过2次。一旦发生术中血管穿孔或出血，可在血管近端使用球囊压迫阻断血流止血。有研究者报道了1例大脑中动脉M3段闭塞患者，在血管内治疗中出现蛛网膜下腔出血。术者通过近端球囊阻断血流5 min，达到了止血效果，患者术后恢复良好。

对于大脑中动脉M3段远端血管，如果血管走行迂曲，不应强行进行血管内治疗，一项meta分析显示，对于远端闭塞血管，静脉溶栓治疗与支架取栓的临床结局差异没有统计学意义，支架取栓可作为一项可选择的治疗方式。

针对大脑后动脉闭塞患者，TOPMOST研究探讨了不同血管内治疗技术的有效性和安全性，发现不同技术的成功血管再通率和良好预后率都较高，sICH及死亡率均较低，差异没有统计学意义。发表在*Stroke*上的PLATO研究结果显示，对于大脑后动脉闭塞的患者，尽管与药物治疗组相比，血管内治疗组的sICH发生率和死亡率较高，但血管内治疗组的预后良好率也较高。

超选动脉溶栓的技术操作难度和风险均较低，可以作为中等血管闭塞患者支架取栓技术的替代方法。对PROACT Ⅱ研究中大脑中动脉M2段闭塞患者的亚组分析显示，动脉溶栓治疗的成功血管再通（TICI分级2~3级）率为53.6%，90 d预后良好（mRS评分0~2分）率为53.3%。Rahme等的meta分析显示，大脑中动脉M2段闭塞动脉溶栓后成功血管再通（TICI分级2~3级）率为49.2%，90 d预后良好（mRS评分0~2分）率为58.1%；血管再通组的SICH发生率高于未再通组

(17.4% vs. 0)，且血管再通并未降低患者的死亡率(19.4% vs. 15.6%)。综合目前相关研究结果，动脉溶栓治疗大脑中动脉M2段闭塞的成功血管再通率为43%~82%，90 d预后良好率为41%~76%；相较于静脉溶栓，动脉溶栓的血管再通率更高，但并未改善患者的90 d预后。目前，DISTAL、ESCAPE-MeVO等针对中等血管闭塞的血管内治疗研究正在进行中，期待这些研究为此类患者群体的诊疗提供更多的临床证据。

2024年发布的《急性缺血性卒中中等血管闭塞管理中国专家共识2024》指出：①时间窗内静脉溶栓是急性缺血性卒中治疗的基础，发病时间窗内的中等血管闭塞患者应积极接受静脉溶栓治疗（Ⅰ级推荐）；②即使接受了静脉溶栓治疗，中等血管闭塞的血管再通率仍然不高，尤其是在血栓负荷较大时，因此，对于接受了静脉溶栓治疗的中等血管闭塞患者，应严密观察其神经功能缺损的变化，做好进一步血管内治疗的准备（Ⅰ级推荐）；③动脉溶栓治疗中等血管闭塞性急性缺血性卒中的有效性和安全性尚待进一步研究。

中等血管闭塞血管内治疗患者的筛选目前主要依据相关指南中推荐的大血管闭塞性患者血管内治疗的筛选标准。相对于前循环大血管闭塞患者，多数中等血管闭塞患者的缺血半暗带体积相对较小，可能会降低血管内治疗的获益。目前临床上多选择对症状明显，肢体肌力下降明显的中等血管闭塞患者进行血管内治疗。既往研究中此类患者的中位NIHSS评分多为14~16分，同时ASPECTS评分较高。此类患者闭塞的血管往往为重要的神经功能区供血，缺血半暗带明显，如不及时开通血管，挽救缺血半暗带脑组织，患者的神经功能将进一步下降。因此，应谨慎筛查可能从血管内治疗中获益的中等血管闭塞患者，避免漏筛，对症状较重的患者应积极给予血管内治疗。

综上所述，尽管临床上积累了一些中等血管闭塞血管内治疗的经验，相关临床研究也取得了一定的进展，但目前该领域的血管内治疗仍面临多种挑战。首先，中等血管闭塞的病变范围小，血管内治疗操作难度大，需要术者具有精准的手术技巧和丰富的临床经验；其次，中等血管闭塞的血管内治疗缺乏统一的标准和规范，需要进一步积累证据；最后，中等血管闭塞的血管内治疗存在较高的并发症（如出血、血管痉挛）风险，需要重视并发症的预防和处理。

（四）中等血管闭塞血管内治疗的策略和技术

中等血管闭塞血管内治疗的主要策略和器械选择建议如下。①抽拉结合：中间导管的抽吸功能与取栓支架相配合，可更好地实现血管再通。临床工作中，术者多根据闭塞血管的实际管腔直径选用手术器材，目前取栓支架多选择直径相对较小的第3代取栓支架（如Trevo Pro、Aperio等），这类支架可覆盖直径1.5 mm~4 mm直径的血管。②抽吸取栓：对于栓塞性血管闭塞的患者，直接抽吸取栓的效果较好，但应注意部分患者可能存在血栓逃逸的风险。目前应用的抽吸导管已可进行中等血管闭塞的抽吸取栓治疗。③单纯支架取栓：由于中等血管直径小，可能走行迂曲，当中间导管到位困难时，单纯支架取栓可作为替代方案。④超选动脉溶栓：中等血管闭塞也可用微导管进行超选动脉溶栓。动脉溶栓的优势在于技术要求较低，药物直接作用于栓子内部或栓子附近，具有选择性高、药物用量少、局部药物浓度高、全身不良反应少等优点,可以作为支架取栓和抽吸取栓的替代治疗方法。

中等血管闭塞血管内治疗的特点及技术建议如下。①抽拉结合技术:中等血管相对靠近皮质,因此无论是支架取栓还是抽吸取栓都需要更好的近端支撑,应尽量将中间导管送远以提供足够的支撑。中等血管的管腔相对迂曲,微导丝塑形前应注意观察目标血管走行,弯度尽量贴合管腔形态,以便微导丝更好地通过病变部位。中等血管的管腔较细,管壁较薄,微导管通过病变部位后撤出微导丝时,需要通过微导管造影确认血管真腔,并进一步了解远端血管的情况,避免微导丝穿出管腔。支架覆盖病变主体后,可经中间导管手推造影确定血栓长度及位置,之后尽量跟进中间导管至贴近血栓,负压抽吸的同时回收取栓支架。为尽量避免血管损伤,取栓支架应缓慢回收。②直接抽吸取栓技术:中等血管管腔迂曲,需要在微导丝、微导管的辅助下实现抽吸导管到位。微导丝到位的操作同上述抽拉结合技术。微导管跟进至血栓近端不通过血栓,以避免血栓逃逸。抽吸导管紧贴血栓或部分嵌入血栓,可通过接入抽吸泵,进行持续稳定的负压抽吸。

二、中等血管闭塞血管内治疗的典型病例

1.病例1:右侧大脑中动脉M2段闭塞

病例介绍:患者女性,66岁,因"突发左侧肢体无力4 h 20 min"入院。既往有心动过缓、高血压病史。神经系统查体:轻度构音障碍,双眼向右凝视,左上肢肌力2级,左下肢肌力3级,左侧病理征阳性。NIHSS评分7分。

辅助检查:血常规、血糖检查无明显异常;心电图检查显示窦性心动过缓。

急诊影像学检查(图5-9-1):颅脑NCCT检查未见早期缺血改变;颅脑CTP检查显示右侧大脑中动脉供血区CBF降低,CBV未见明显下降;头颈部CTA检查提示右侧大脑中动脉M2段闭塞;DSA检查显示右侧大脑中动脉M2段闭塞。

临床诊断:急性缺血性卒中(大动脉粥样硬化型),右侧大脑中动脉闭塞。

病情分析:患者为老年女性,急性发病,主要表现为左侧肢体无力,既往有长期高血压病史。结合患者的临床特征和辅助检查结果可定性为缺血性脑血管病。根据患者入院时查体,可定位于右侧大脑半球。DSA检查提示右侧大脑中动脉M2段闭塞,CTP检查提示右侧颞顶额叶存在缺血半暗带,考虑此次卒中发病为右侧大脑中动脉M2段闭塞所致。

血管内治疗策略:右侧大脑中动脉M2段支架取栓术。

手术器材及术中用药:导引导管采用8 F Guide Catheter,内径0.088 in、长度90 cm;导丝采用泥鳅导丝,直径0.035 in、长度150 cm;中间导管采用Catalyst 6,外径0.081 in、内径0.068 in、长度132 cm;微导管采用TJMC-16,内径0.021 in、长度150 cm;微导丝采用Synchro 2,直径0.014 in、长度200 cm;取栓支架采用Aperio,直径3.5 mm、长度28 mm。术中抗栓药物应用了普通肝素和替罗非班。

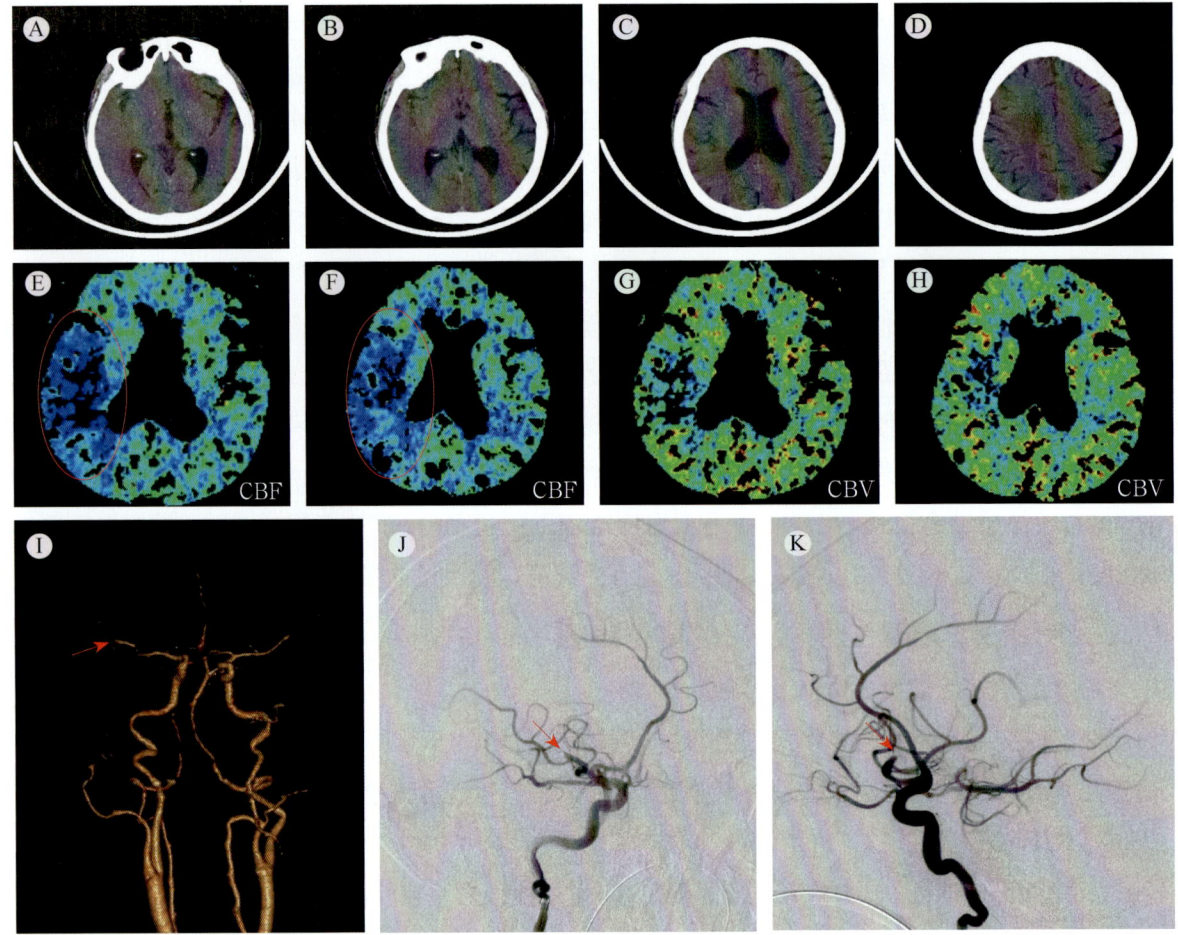

A~D图为颅脑NCCT检查，未见明显异常；E~H图为颅脑CTP检查，显示右侧大脑中动脉供血区CBF降低（红色圆圈所示），CBV未见明显下降；I图为头颈部CTA，显示右侧大脑中动脉M2段闭塞（箭头所示）；J~K图为DSA检查，显示右侧大脑中动脉M2段上干闭塞（箭头所示）。

图5-9-1 右侧大脑中动脉M2段闭塞患者急诊影像学检查结果

手术过程：采用全身麻醉方式。右侧股动脉穿刺成功后置入8 F动脉鞘，造影显示右侧大脑中动脉上干近段闭塞。在泥鳅导丝及Catalyst 6中间导管辅助下，将8 F导引导管头端置于右侧颈内动脉C1段远端，Catalyst 6中间导管头端置于右侧颈内动脉C4段。撤出泥鳅导丝，Synchro 2微导丝携带TJMC-16微导管经中间导管送入，路图下微导丝小心通过大脑中动脉闭塞段至M2段远端，跟进微导管后撤出微导丝。经微导管造影确定其位于血管真腔内并了解远端血管床情况后。经微导管送入Aperio取栓支架，在大脑中动脉闭塞病变处定位准确后释放支架。5 min后跟进中间导管至支架尾端，回收取栓支架的同时经中间导管尾端负压抽吸，吸出暗红色血栓。复查造影见大脑中动脉M2段闭塞段完全再通，前向血流通畅，远端分支显影良好，无造影剂外渗。撤出导引导管等器械，封堵股动脉穿刺口并局部加压包扎，结束手术（图5-9-2）。

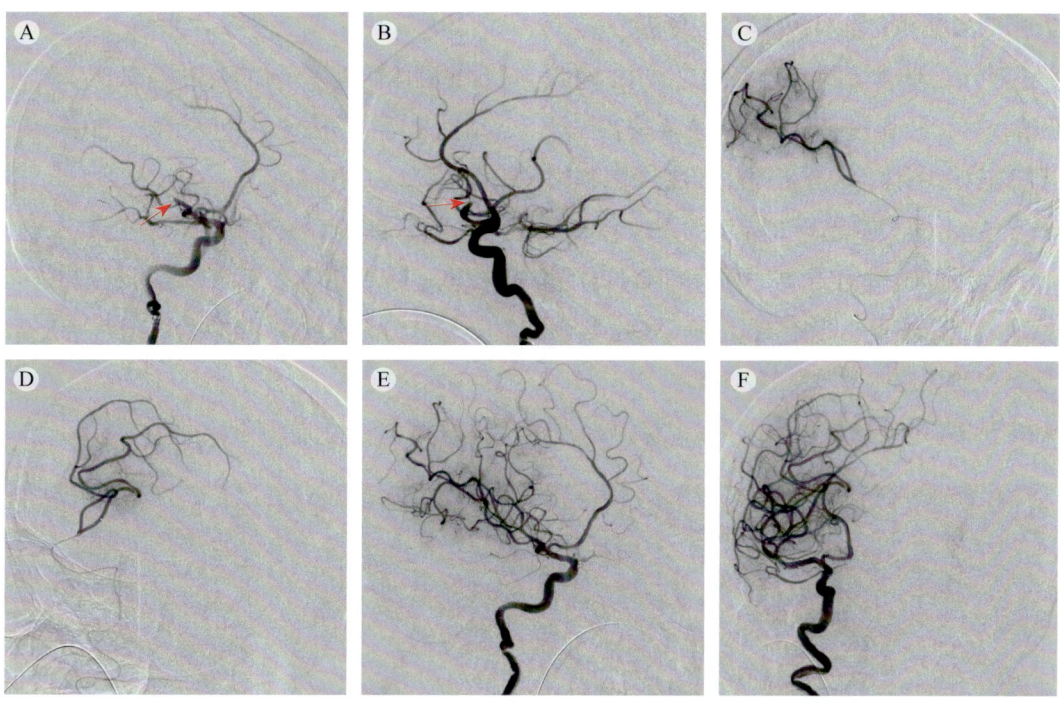

血管内治疗术中造影显示右侧大脑中动脉M2段上干闭塞（A~B图，箭头所示）；微导管造影确认真腔（C~D图）；首次操作血管再通eTICI分级3级（E~F图）。

图5-9-2　右侧大脑中动脉M2段闭塞患者血管内治疗过程

术后处理及随访：术后即刻复查NCCT，未见明显异常（图5-9-3），转入重症监护病房继续治疗。给予替罗非班6 mL/h持续泵入，同时给予神经保护、对症支持治疗。患者病情平稳，术后24 h复查NCCT，显示右侧颞叶小片低密度灶（图5-9-3）。给予阿司匹林100 mg口服，每日1次；氯吡格雷75 mg口服，每日1次。口服抗血小板药物后4 h后停用替罗非班。术后24 h复查NIHSS评分1分。术后90 d电话随访，患者恢复良好，无明显后遗症，mRS评分0分。

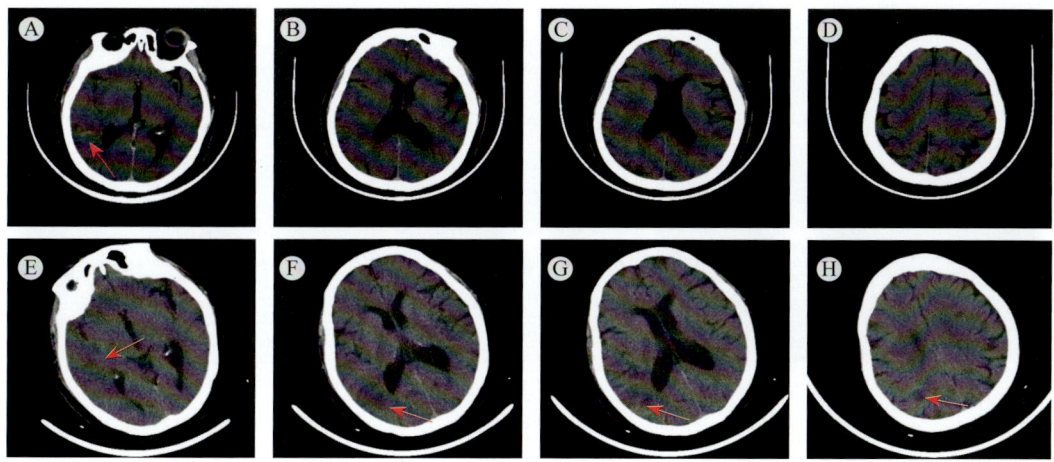

A~D图为术后即刻NCCT检查，未见明显异常；E~H图为术后24 h复查NCCT，显示右侧颞叶小片低密度灶（箭头所示）。

图5-9-3　右侧大脑中动脉M2段闭塞患者血管内治疗后影像学检查结果

2.病例2：左侧大脑中动脉M2段闭塞

病例介绍：患者女性，81岁，醒后卒中，因"发现右侧肢体活动不灵伴言语笨拙3 h"入院。既往有糖尿病病史、高血压史。神经系统查体：不完全运动性失语，右侧中枢性面舌瘫，右侧上肢肌力4级，右下肢肌力4级，右侧病理征阳性。NIHSS评分6分。

辅助检查：急诊血糖为7.7 mmol/L。心电图检查显示窦性心律，I度房室传导阻滞。

急诊影像学检查（图5-9-4）：颅脑NCCT检查未见早期缺血改变；CTP检查提示左侧大脑中动脉供血区CBF降低，CBV未见明显下降；头颈部CTA检查显示左侧大脑中动脉M2段闭塞；DSA检查显示左侧大脑中动脉M2段闭塞。

临床诊断：急性缺血性卒中（大动脉粥样硬化性），左侧大脑中动脉闭塞。

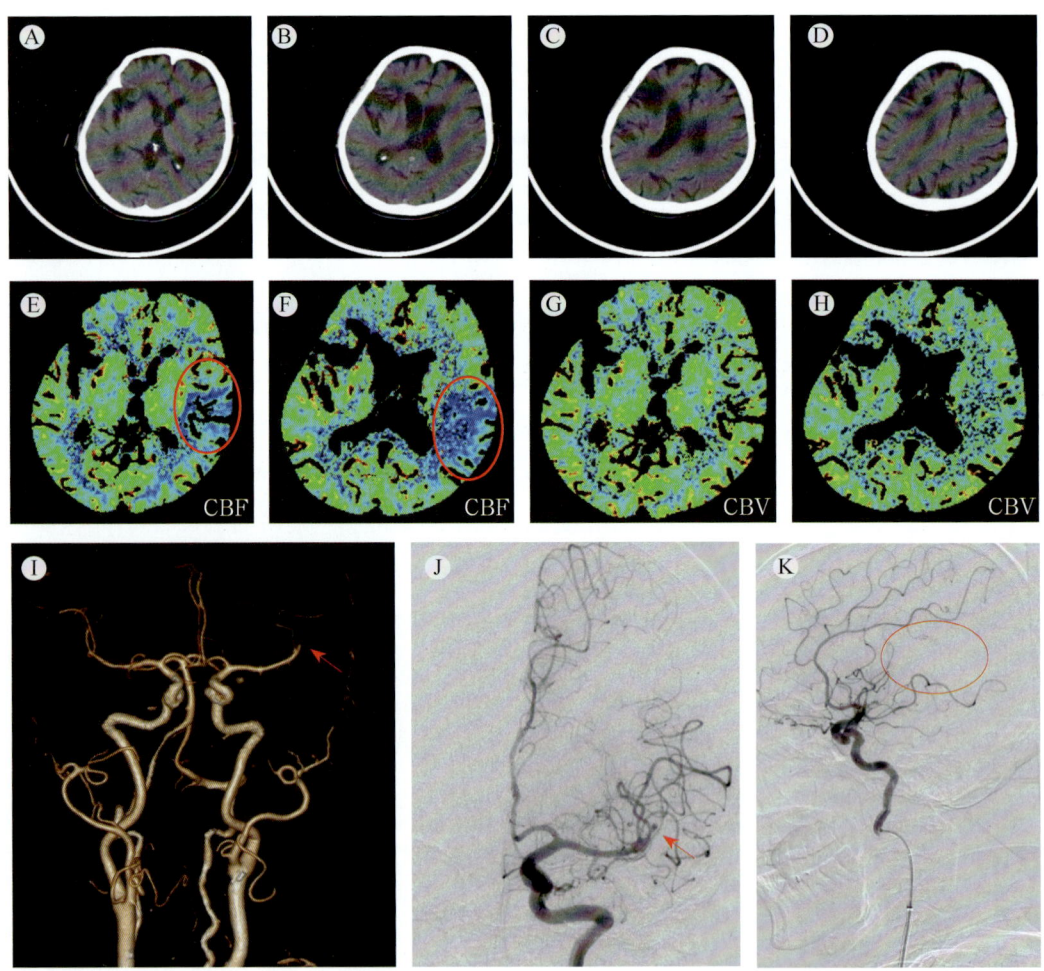

A～D图为颅脑NCCT检查，未见明显异常；E～H图为颅脑CTP检查，显示左侧大脑中动脉供血区CBF降低（红色圆圈所示），CBV未见明显下降；I图为头颈部CTA，显示左侧大脑中动脉M2段闭塞（箭头所示）；J～K图为DSA检查，显示左侧大脑中动脉M2段闭塞（箭头及红色圆圈所示）。

图5-9-4　左侧大脑中动脉M2段闭塞患者急诊影像学检查结果

第五章 急性缺血性卒中血管内治疗操作流程

病情分析：患者为老年女性，醒后卒中，主要表现为右侧肢体活动不灵伴言语笨拙，既往有长期糖尿病、高血压病史，结合辅助检查可定性为缺血性卒中。根据入院时查体情况，可定位于左侧大脑半球。DSA检查显示左侧大脑中动脉M2段闭塞，CTP检查提示左侧颞顶叶有缺血半暗带。此次发病考虑为左侧大脑中动脉闭塞所致。

血管内治疗策略：左侧大脑中动脉M2段抽吸取栓术。

手术器械及术中用药：导引导管采用6 F Neuron MAX，内径0.088 in，长度90 cm；导丝采用泥鳅导丝，直径0.035 in、长度150 cm；抽吸导管采用ACE 60，外径0.070 in、内径0.060 in、长度132 cm；微导管采用Trevo Pro-18，内径0.021 in、长度150 cm；微导丝采用Synchro 2，直径0.014 in、长度200 cm。术中抗栓药物应用普通肝素。

手术过程：采用全身麻醉方式。右侧股动脉穿刺成功置入8 F动脉鞘，造影示左侧大脑中动脉M2段闭塞，在泥鳅导丝及多功能导管辅助下将6 F Neuron MAX导引导管超选至左侧颈内动脉C1远端，撤出泥鳅导丝及多功能导管。将200 cm Synchro2微导丝、Trevo Pro-18微导管、ACE 60抽吸导管同轴经导引导管送至颈内动脉C4段。路图下微导丝小心尝试后成功通过左侧大脑中动脉闭塞处并跟进至M2段远端，跟进微导管及抽吸导管至血栓近端。撤出微导丝及微导管，经抽吸导管负压抽吸，抽出数枚暗红色血栓。经抽吸导管复查造影见左侧大脑中动脉M2段部分再通，但仍有一分支血管闭塞。微导丝携带微导管经抽吸导管送入，路图下微导丝小心通过闭塞部位。在微导丝、微导管辅助下跟进抽吸导管至血栓近端，撤出微导丝、微导管。经抽吸导管负压抽吸，抽出1枚暗红色血栓。经抽吸导管造影见左侧大脑中动脉成功再通，远端分支血管显影良好，无造影剂外渗，eTICI分级3级。回撤抽吸导管及导引导管至左侧颈总动脉再次造影同前，撤出导引导管等器械，结束手术（图5-9-5）。

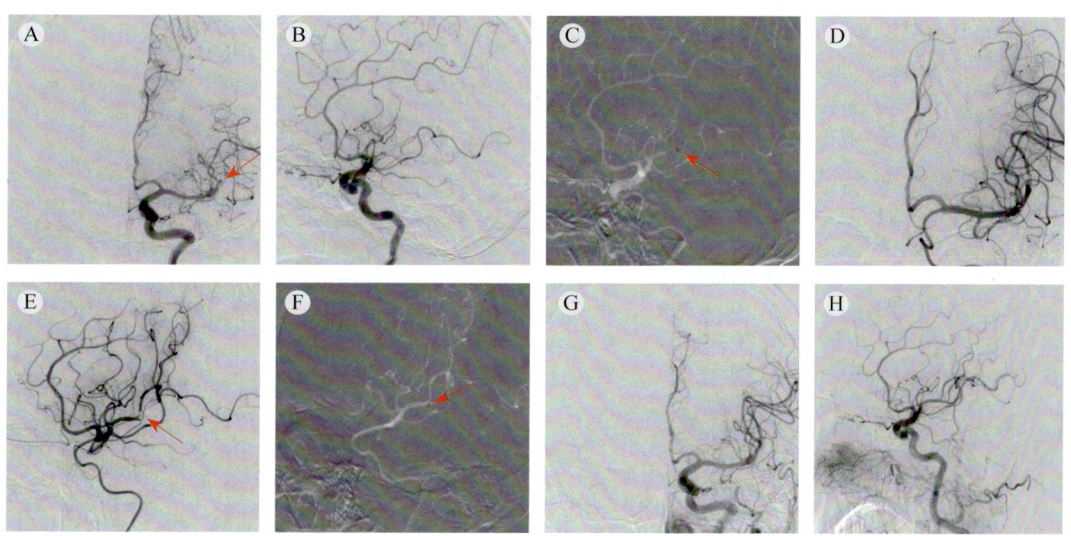

血管内治疗术中造影显示左侧大脑中动脉M2段下干闭塞（A～B图，箭头所示）；ACE 60抽吸导管接触血栓并抽吸（C图，箭头所示）；第1次抽吸后栓子逃逸至远端（D～E图，箭头所示）；ACE 60抽吸导管接触血栓后再次抽吸（F图，箭头所示）；第2次抽吸后实现完全血管再通（G～H图）

图5-9-5　左侧大脑中动脉M2段闭塞患者血管内治疗过程

术后处理及随访：术后复查颅脑CT见左侧岛叶皮质脑沟内少许造影剂渗出（图5-9-6），患者转入重症监护病房继续治疗。给予神经保护、对症支持治疗。术后24 h复查NCCT显示渗出吸收（图5-9-6）。给予阿司匹林100 mg口服，每日1次；氯吡格雷75 mg口服，每日1次。术后90 d电话随访，患者仅遗留轻度运动性失语，日常生活不受限，mRS评分为1分。

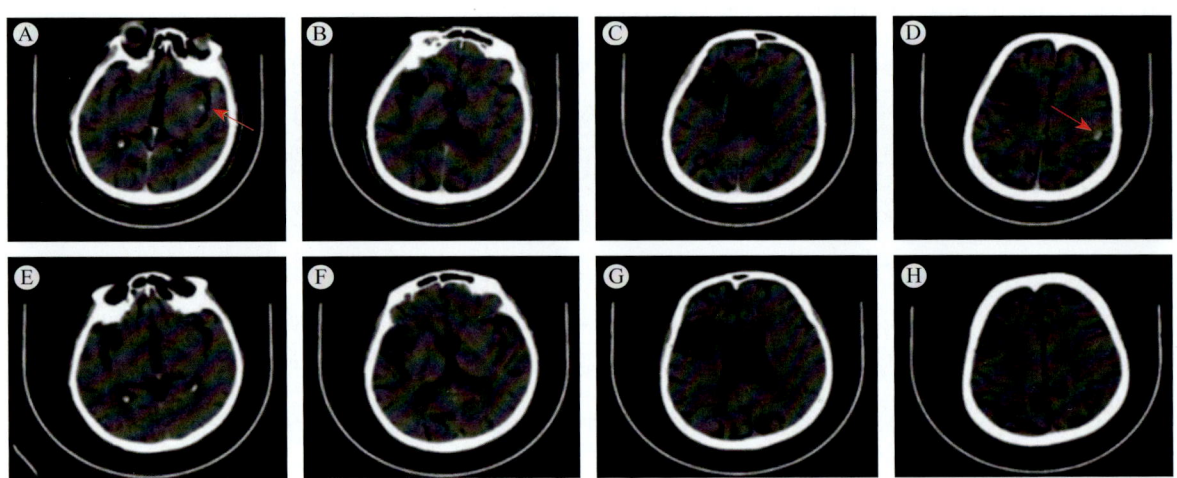

A~D图为术后即刻NCCT检查，见左侧岛叶皮质脑沟内少许造影剂渗出（箭头所示）；E~H图为术后24 h复查NCCT，可见CT渗出吸收。

图5-9-6　左侧大脑中动脉M2段闭塞患者血管内治疗后影像学检查结果

参考文献

[1] 中国卒中学会神经介入分会. 急性缺血性卒中中等血管闭塞管理中国专家共识2024[J]. 中国卒中杂志, 2024, 19 (11)：1333-1358.

[2] DULOQUIN G, GRABER M, GARNIER L, et al. Incidence of acute ischemic stroke with visible arterial occlusion: a population-based study (Dijon stroke registry) [J]. Stroke, 2020, 51 (7)：2122-2130.

[3] OSPEL J M, MENON B K, DEMCHUK A M, et al. Clinical course of acute ischemic stroke due to medium vessel occlusion with and without intravenous alteplase treatment[J]. Stroke, 2020, 51 (11)：3232-3240.

[4] SAVER J L, GOYAL M, BONAFE A, et al. Stent-retriever thrombectomy after intravenous t-PA vs. t-PA alone in stroke[J]. N Engl J Med, 2015, 372 (24)：2285-2295.

[5] JOVIN T G, CHAMORRO A, COBO E, et al. Thrombectomy within 8 hours after symptom onset in ischemic stroke[J]. N Engl J Med, 2015, 372 (24)：2296-2306.

[6] GOYAL M, DEMCHUK A M, MENON B K, et al. Randomized assessment of rapid endovascular treatment of ischemic stroke[J]. N Engl J Med, 2015, 372 (11)：1019-1030.

[7] CAMPBELL B C V, MITCHELL P J, KLEINIG T J, et al. Endovascular therapy for ischemic stroke with perfusion-imaging selection[J]. N Engl J Med, 2015, 372 (11)：1009-1018.

[8] BERKHEMER O A, FRANSEN P S S, BEUMER D, et al. A randomized trial of intraarterial treatment for acute ischemic stroke[J]. N Engl J Med, 2015, 372 (1)：11-20.

[9] NOGUEIRA R G, JADHAV A P, HAUSSEN D C, et al. Thrombectomy 6 to 24 hours after stroke with a mismatch between deficit and infarct[J]. N Engl J Med, 2018, 378 (1)：11-21.

[10] ALBERS G W, MARKS M P, KEMP S, et al. Thrombectomy for stroke at 6 to 16 hours with selection by perfusion imaging[J]. N Engl J Med, 2018, 378 (8)：708-718.

[11] RAI A T, DOMICO J R, BUSEMAN C, et al. A population-based incidence of M2 strokes indicates potential expansion of large vessel occlusions amenable to endovascular therapy[J]. J Neurointerv Surg, 2018, 10 (6) : 510-515.

[12] MUNICH S A, HALL S L, CRESS M C, et al. To treat or not to treat M2 occlusions? The question (and answer) from a single institution[J]. Neurosurgery, 2016, 79 (3) : 428-436.

[13] MIURA M, YOSHIMURA S, SAKAI N, et al. Endovascular therapy for middle cerebral artery M2 segment occlusion: subanalyses of RESCUE-Japan registry 2[J]. J Neurointerv Surg, 2019, 11 (10) : 964-969.

[14] SARRAJ A, SANGHA N, HUSSAIN M S, et al. Endovascular therapy for acute ischemic stroke with occlusion of the middle cerebral artery M2 segment[J]. JAMA Neurol, 2016, 73 (11) : 1291-1296.

[15] FINDAKLY S, MAINGARD J, PHAN K, et al. Endovascular clot retrieval for M2 segment middle cerebral artery occlusion: a systematic review and meta-analysis[J]. Intern Med J, 2020, 50 (5) : 530-541.

[16] DE HAVENON A, NARATA A P, AMELOT A, et al. Benefit of endovascular thrombectomy for M2 middle cerebral artery occlusion in the ARISE II study[J]. J Neurointerv Surg, 2021, 13 (9) : 779-783.

[17] GOYAL M, MENON B K, VAN ZWAM W H, et al. Endovascular thrombectomy after large-vessel ischaemic stroke: a meta-analysis of individual patient data from five randomised trials[J]. Lancet, 2016, 387 (10029) : 1723-1731.

[18] CAMPBELL B C V, HILL M D, RUBIERA M, et al. Safety and efficacy of solitaire stent thrombectomy: individual patient data meta-analysis of randomized trials[J]. Stroke, 2016, 47 (3) : 798-806.

[19] LEMMENS R, HAMILTON S A, LIEBESKIND D S, et al. Effect of endovascular reperfusion in relation to site of arterial occlusion[J]. Neurology, 2016, 86 (8) : 762-770.

[20] NOGUEIRA R G, MOHAMMADEN M H, HAUSSEN D C, et al. Endovascular therapy in the distal neurovascular territory: results of a large prospective registry[J]. J Neurointerv Surg, 2021, 13 (11) : 979-984.

[21] ARNOLD M, SLEZAK A, EI-KOUSSY M, et al. Occlusion location of middle cerebral artery stroke and outcome after endovascular treatment[J]. Eur Neurol, 2015, 74 (5-6) : 315-321.

[22] ANADANI M, ALAWIEH A, CHALHOUB R, et al. Mechanical thrombectomy for distal occlusions: efficacy, functional and safety outcomes: insight from the STAR collaboration[J]. World Neurosurg, 2021, 151: e871-e879.

[23] HAUSSEN D C, LIMA A, NOGUEIRA R G. The Trevo XP 3×20 mm retriever ('Baby Trevo') for the treatment of distal intracranial occlusions[J]. J Neurointerv Surg, 2016, 8 (3) : 295-299.

[24] FISCHER S, WILL L, PHUNG T, et al. The Tigertriever 13 for mechanical thrombectomy in distal and medium intracranial vessel occlusions[J]. Neuroradiology, 2022, 64 (4) : 775-783.

[25] HAUSSEN D C, EBY B, AL-BAYATI A R, et al. A comparative analysis of 3MAX aspiration versus 3 mm Trevo Retriever for distal occlusion thrombectomy in acute stroke[J]. J Neurointerv Surg, 2020, 12 (3) : 279-282.

[26] 王建儿, 高宇海, 周育苗, 等. Mini FAST技术治疗大脑中动脉M3段急性闭塞脑梗死2例[J]. 心电与循环, 2022, 41 (2) : 190-192.

[27] MIURA M, SHINDO S, NAKAJIMA M, et al. Stent retriever-assisted continuous aspiration for distal intracranial vessel embolectomy: the distal combined technique[J]. World Neurosurg, 2019, 131: e495-e502.

[28] KIM H, JIN S C, LEE H. Salvage treatment with stenting and temporary balloon occlusion for subarachnoid hemorrhage after stent retrieval following acute proximal M3 occlusion treatment[J]. J Cerebrovasc Endovasc Neurosurg, 2022, 24 (2) : 172-175.

[29] WAQAS M, KUO C C, DOSSANI R H, et al. Mechanical thrombectomy versus intravenous thrombolysis for distal large-vessel occlusion: a systematic review and meta-analysis of observational studies[J]. Neurosurg Focus, 2021, 51 (1) : E5.

[30] MEYER L, STRACKE C P, JUNGI N, et al. Thrombectomy for primary distal posterior cerebral artery occlusion stroke: the TOPMOST study[J]. JAMA Neurol, 2021, 78 (4) : 434-444.

[31] NGUYEN T N, QURESHI M M, STRAMBO D, et al. Endovascular versus medical management of posterior cerebral artery occlusion stroke: the PLATO study[J]. Stroke, 2023, 54 (7) : 1708-1717.

[32] RAHME R, ABRUZZO T A, MARTIN R H, et al. Is intra-arterial thrombolysis beneficial for M2 occlusions? Subgroup analysis of the PROACT-II trial[J]. Stroke, 2013, 44 (1) : 240-242.

[33] RAHME R, YEATTS S D, ABRUZZO T A, et al. Early reperfusion and clinical outcomes in patients with M2 occlusion: pooled analysis of the PROACT II, IMS, and IMS II studies[J]. J Neurosurg, 2014, 121 (6) : 1354-1358.

(王守春, 石明超, 李超)

第十节 脑动脉夹层病变的血管内治疗

一、脑动脉夹层的概念和分类

脑动脉夹层可发生于任何年龄段,但主要发生于中青年人群,是青年卒中的常见病因。动脉夹层的病理改变主要是动脉壁的结构完整性受损后,血液在动脉壁层间聚集形成血肿和假腔。动脉假腔的形成可造成动脉真腔狭窄甚至血流中断,导致远端脑组织低灌注;也可形成血栓,脱落后造成远端血管阻塞,从而引发相应脑栓塞症状;也可直接引起血管撕裂造成脑出血,或局部膨大形成夹层动脉瘤。脑动脉夹层的总体发病率和复发率均较低,且患者个体差异较大,临床诊断难度较大。尤其是在急性缺血性卒中的病因诊断中,即便是在血管内治疗术中,明确脑动脉夹层诊断都具有一定的挑战性。

脑动脉夹层根据病因可分为自发性脑动脉夹层和创伤性脑动脉夹层两大类。自发性脑动脉夹层可发生于几乎所有的脑供血动脉。创伤性脑动脉夹层通常仅累及脑动脉颅外段,如颈动脉颅外段和椎动脉颅外段,多与颈部按摩、颈部外伤及医源性有创操作有关。其中医源性脑动脉夹层主要发生于神经介入手术中,常累及颅内动脉。

脑动脉夹层按部位可分为颅外颈部动脉夹层和颅内动脉夹层。文献报道显示,颅外颈部动脉夹层的年发生率为(2.5~3.0)/10万,颅内动脉夹层的年发生率为(3.6~4.4)/10万。尽管颅外颈部动脉夹层的发病率不高,但其是45岁以下人群急性缺血性卒中的常见病因,占总体病因的8%~25%。另外,在大血管闭塞性急性缺血性卒中患者中,有20%的颅内血管闭塞患者同时合并颅外颈部动脉夹层。这部分患者采用rt-PA静脉溶栓治疗的血管再通率较低(仅31%),预后往往不佳,尤其颅内血管病变位于大脑中动脉时,患者多数预后不良。颅内动脉夹层在影像学检查中多显示为夹层动脉瘤。不同血管动脉夹层的发生风险不同,发生风险较高的依次有椎动脉、颈内动脉、基底动脉和大脑中动脉。动脉夹层病变相关卒中的主要临床表现有蛛网膜下腔出血和脑缺血事件,二者预后有所不同。研究显示,非出血型颅内动脉夹层中79%的患者预后良好,其预后不良的独立危险因素主要是年龄和夹层病变累及基底动脉。而表现为蛛网膜下腔出血的患者,预后往往要差于非出血型动脉夹层患者。

二、脑动脉夹层的发病机制和影像学表现

脑动脉夹层导致急性缺血性卒中的机制有动脉到动脉栓塞、血管狭窄/闭塞引起的血流动力学障碍,或两种机制共存,其中85%~95%的缺血性卒中与动脉到动脉栓塞机制有关。

脑动脉夹层可在CTA、MRA或DSA上表现出双腔征、内膜瓣、长节段锥形闭塞、线样征、火焰征、串珠样狭窄、夹层动脉瘤、假腔内对比剂滞留等征象,其中双腔征和内膜瓣为脑动脉夹层的直

接征象，其余为间接征象。对于直接征象不典型者，血管内治疗术中可结合3D旋转造影或微导管造影来进一步明确动脉夹层诊断（图5-10-1）。

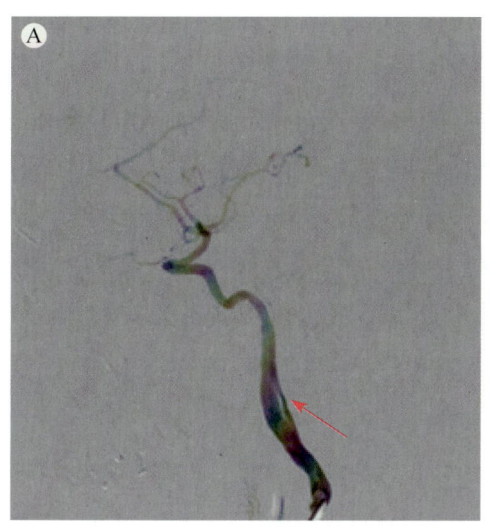 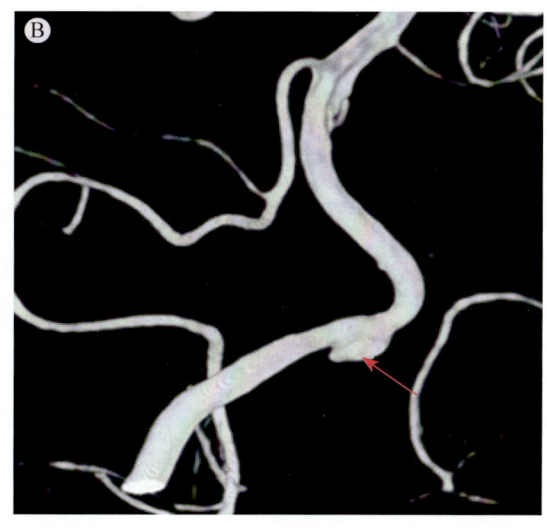

DSA检查显示内膜瓣为动脉夹层的直接征象（A图，箭头所示），可用以确诊动脉夹层；在没有直接征象时，可结合3D旋转造影或微导管造影辅助诊断（B图，箭头所示）。

图5-10-1　动脉夹层的影像学表现

三、脑动脉夹层所致急性缺血性卒中的再灌注治疗策略

急性缺血性卒中再灌注治疗的短期目标是恢复存在缺血但尚未梗死脑组织的供血，长期目标是降低卒中所致失能和死亡，改善患者的结局。目前已被循证证据证实的急性缺血性卒中再灌注治疗措施有静脉溶栓治疗和血管内治疗。既往由于神经介入技术和材料的限制，对动脉夹层所致急性缺血性卒中进行血管内治疗的难度大，且术中易出现夹层撕裂蔓延，甚至压迫真腔中断血流等并发症，严重影响患者的预后。随着介入技术及材料学的进步，血管内治疗在脑动脉夹层中的优势正在逐步展现。

对于发病超时间窗，且影像学检查显示没有可挽救脑组织的缺血性卒中患者，因不能进行血管内治疗，很难对脑动脉夹层这一潜在病因进行诊断。颈部外伤史可协助创伤性脑动脉夹层的诊断，另外，还需要结合患者的年龄、临床特点、多模式影像学检查结果，以及血管内治疗术中多角度的造影等来综合判断脑动脉夹层的可能性。临床上应重视对脑血管闭塞的病因学检查，不能忽视动脉夹层这一虽不常见，但对患者预后有极大影响的病因。

灌注成像检查有助于制订脑动脉夹层患者的干预策略。如果脑动脉夹层所致缺血性卒中患者的灌注成像检查中同时存在脑灌注充盈延迟和充盈减少，则缺血半暗带的面积可能会被高估，Willis环不完整时更容易发生低灌注。脑灌注成像虽然有一定的局限性，但有助于识别高卒中复发风险，且可能从血管内治疗中获益的脑动脉夹层患者。对于没有脑灌注不足的脑动脉夹层患者，进行急诊血管内治疗仍存在争议。

（一）自发性颅外颈部动脉夹层所致急性缺血性卒中的血管内治疗推荐

根据《中国卒中学会急性缺血性卒中再灌注治疗指南2024》，对于符合静脉溶栓治疗条件的大血管闭塞患者（包括动脉夹层所致闭塞），在时间窗内采取静脉溶栓治疗是可以获益的。观察性研究发现，对颅外颈部动脉夹层进行血管内治疗是安全的，但其远期治疗价值尚不明确。对于自发性颅外颈部动脉夹层所致急性缺血性卒中患者，颈动脉支架植入术可有效解除管腔狭窄，并覆盖动脉内膜撕裂部分，从而防止血栓形成，及时恢复脑灌注，挽救缺血半暗带脑组织。在此类患者中，颈动脉支架植入术可作为传统药物治疗的替代治疗方法。此外，ESO相关指南提出，如颅外颈部动脉夹层患者发生缺血性卒中，其急性期治疗与一般缺血性卒中患者的急性期治疗原则相同，可通过再灌注治疗（包括静脉溶栓和血管内治疗）来清除血栓，恢复正常血流；后续还应持续进行基础药物治疗数月，以避免损伤的动脉发生新的栓塞。AHA在2024年发布的成人颈部动脉夹层治疗科学声明中指出，对于因颈部动脉夹层导致大血管闭塞且其他方面都符合条件的患者，进行机械取栓治疗是合理的；对于颅外颈部动脉夹层并发近端颅内动脉串联性闭塞的患者，可以考虑进行血管内治疗；在椎动脉和基底动脉夹层所致缺血性卒中患者中，血管内治疗的获益尚未得到证实。

（二）自发性颅内动脉夹层所致急性缺血性卒中的血管内治疗推荐

对于颅内动脉夹层合并远端栓塞的患者，可以考虑进行血管内治疗。但是否进行血管内治疗以及具体的血管内治疗策略，需要对支架植入后抗血小板治疗相关出血风险、颅内动脉夹层的部位、病变的解剖特点等多种因素进行综合评估。如果夹层引起了血流动力学变化，则应考虑进行局部球囊扩张成形术，必要时联合支架植入充分覆盖夹层部位，以维持正常的脑灌注。

（三）血管内治疗术中医源性脑动脉夹层的治疗推荐

血管内治疗术中的操作有导致医源性脑动脉夹层的风险。在急性缺血性卒中血管内治疗术中，对狭窄部位进行球囊扩张后，尝试微导丝通过时，经常可以看到明确的动脉夹层病变。此时血管内膜撕裂游离，血流动力学不稳定，如不处理，后续易发生脑缺血。支架植入术可降低血流速度和血流的冲击力，改善血流的不稳定性，支架诱导的血流动力学变化有助于防止夹层增长，并促进夹层的愈合。对于没有急性大面积脑梗死的患者，一般直接进行支架植入，以确保血流通畅。对合并有急性大面积脑梗死的患者，则需要区分情况处理：血流动力学未受到明显影响的患者，可暂时进行双联抗血小板或抗凝治疗，密切观察病情变化；血流动力学明显受影响的患者，则应考虑进行球囊扩张成形术，必要时联合支架植入术，以充分覆盖夹层，维持正常的脑血流。

四、脑动脉夹层所致急性缺血性卒中的治疗措施

（一）一般处理原则

脑动脉夹层患者出现急性缺血性卒中时，应遵循缺血性卒中的一般治疗原则，进行血压、血糖及其他代谢指标的管理，以及静脉补液、气道管理等综合治疗。综合评估患者进行静脉溶栓和（或）血管内治疗的获益风险比后，可采取适宜的再灌注治疗措施。对接受了静脉溶栓治疗的患

者，溶栓24 h内避免使用抗血小板药物和抗凝药物。另外，对经过评估适合进行血管内治疗的患者，可进行桥接治疗。

随着介入材料和技术的进步，急诊支架植入术成为了治疗动脉夹层所致急性缺血性卒中的有效手段。从理论上来说，支架植入可以保证主干血管的通畅，从而防止动脉夹层复发和卒中复发。此外，当动脉夹层患者存在低灌注时，急诊支架植入术可有效改善患者的脑灌注。对于合并动脉夹层远端栓塞的患者，可考虑同时进行机械取栓治疗。

（二）血管内治疗技术要点

对大血管闭塞性急性缺血性卒中患者进行血管内治疗时，术者应有"所有血管闭塞段都不能排除是夹层引起"的意识。除非有确切证据排除了动脉夹层的可能（如近期明确的血管狭窄且血压不高、未服用抗凝药物的患者），否则，对于大血管闭塞性急性缺血性卒中患者，术中均应重视对动脉夹层的判断。

具体的血管内治疗策略应根据患者具体情况进行个体化分析：如闭塞血管近端有明确血栓，则先行抽吸取栓治疗，注意根据血管的直径，选择适合的抽吸导管（血管直径越大，适配的抽吸导管直径也应越大）；抽吸导管到达真正闭塞处仍不能明确闭塞原因时，通常先以内腔大于0.014 in微导丝外径的支架微导管，配合微导丝尝试通过闭塞段，将微导管送至远端血管真腔并进行造影证实，然后交换300 cm的微导丝并在保留微导丝的同时下撤微导管，边撤边造影从而了解整个闭塞段的血管情况。若见有双腔征、内膜瓣则可明确诊断动脉夹层；若微导丝上行时走行僵直，经过闭塞节段时导丝呈螺旋状上升、微导管难以通过，或显影血管腔应该有分支血管发出却不显影，也应该考虑有动脉夹层。

微导管、微导丝超选远端血管真腔可借鉴以下经验：①注意微导丝头端的塑形，建议将微导丝塑成"J"形，以便操控超选真腔，同时配合以稍粗的微导管，如2.1 F或2.7 F支架微导管（必要时可通过微导管局部"冒烟"或造影），小心沿微导丝上行，直至"冒烟"或造影证实微导管到达远端正常管腔，期间尽量避免导丝成襻直接推行；上行过程中还需要注意微导丝、微导管两者的配合和张力情况，遇到阻力应及时回撤，切忌暴力上行；微导丝配合微导管通过病变节段使微导管进入远端真腔，是顺利修复动脉夹层的关键环节，通过夹层段寻找远端真腔时需要耐心、谨慎操作。②微导丝、微导管通过夹层段远端进入真腔后，尽量保留微导丝在真腔内，不要轻易撤下。这是因为处理夹层的难点是在不引起夹层扩展的情况下使微导丝和（或）微导管一起越过夹层段远端进入真腔。在交换器械时一旦微导丝从远端血管真腔脱落，再次超选可能失败，并有可能造成灾难性后果。③微导管到达远端血管真腔后，通过常规造影判断夹层远端血管内有无继发血栓和血栓负荷情况，以及远端分支血管有无因栓子逃逸引发的阻塞。如有远端栓塞，则建议保留或交换微导丝，然后沿微导丝引入远端通路或抽吸导管先行抽吸取栓。如抽吸导管上行困难可沿微导丝选取小球囊预扩张夹层段，以帮助抽吸导管上行。通常是在球囊部分泄气时顺势上引抽吸导管越过夹层段到达远端，必要时可再引入支架拉栓系统，或可引入稍细的中间导管，在支架取栓时联合抽吸取栓。④如果近端夹层血管存在血流动力学障碍，远段无大量血栓形成，则可先尝试对夹层血管进行球囊扩张成形术，并根据以往的经验在狭窄处植入支架。选取的球囊扩张压力不需要过大，以避免医源性的病变范围扩大。此外，尽可能选取长支架，保证完全覆盖远近端病变。颅内段动脉夹层建议使用直径较大的自膨式支架，贴壁可能更好。颅外段动脉夹层建议优先使用金属覆盖率较高的支架，如Wallstent支架，以保证覆盖夹层。⑤支架植入后，对卒中前未接受抗血小板治疗的患者应静脉推注负荷剂量替罗非班（0.25 mg/kg）预防血栓形成。

（三）并发症分析

脑动脉夹层行血管内治疗时还应注意避免操作相关并发症，例如，微导丝、微导管通过夹层进入假腔引起管壁撕裂蔓延；迂曲血管扩张时引发新的夹层形成等。

其中最主要且严重的并发症为微导丝进入假腔，使夹层内壁血肿扩大，栓子脱落，从而导致神经功能缺损加重，甚至造成颅内出血。一项多中心研究比较了血管内治疗与药物治疗颈动脉夹层的有效性和安全性，结果发现，血管内治疗的并发症发生率较药物治疗更高，其原因可能是取栓过程中反复抽吸造成了血管壁的损伤。另外，需要注意的是，该研究中血管内治疗组患者的基线神经功能缺损情况较药物治疗组更加严重，发生出血转化的可能性更大。

相较于动脉粥样硬化性缺血型卒中患者，动脉夹层所致缺血性卒中患者急性期的支架植入应该更加严格，建议遵循简单、快速、有效的原则进行急诊血管开通，血管开通后如果前向血流通畅，可结合具体情况择期处理局部病变。

五、总结

对于动脉夹层所致大血管闭塞性急性缺血性卒中患者，尽管目前血管内治疗在技术上仍存在一定的困难，但现有的研究显示，血管内治疗对于此类患者相对安全和有效。因此，不应将动脉夹层所致大血管闭塞性急性缺血性卒中患者排除在血管内治疗之外。在急性缺血性卒中血管内治疗过程中，一旦发现存在动脉夹层，或术中新发动脉夹层，都需要及时调整治疗方案。建议参考本节介绍的夹层处理办法，耐心、仔细地寻找真腔，根据实际情况选择球囊扩张成形术和（或）支架植入术治疗，及时恢复前向血流，保证足够的脑灌注，从而改善患者预后。

六、脑动脉夹层病变血管内治疗的典型病例

1.病例1——颈动脉夹层合并大脑中动脉闭塞

病例介绍：患者女性，29岁，因"言语不能伴右侧肢体无力2 h"入院。神经系统查体：神志清楚，不完全性运动性失语，双眼向左侧凝视，右侧中枢性面瘫，右上肢肌力0级，右下肢肌力0级，右侧肢体痛觉减退，右侧Babinski征阳性。NIHSS评分为18分。患者发病7 d前曾行颈部按摩。既往史：无明确血管危险因素。

急诊影像学检查：颅脑MRI提示左侧大脑半球多发梗死（图5-10-2）。

诊断：急性缺血性卒中，左侧大脑中动脉闭塞。

病因分析：患者为青年卒中，无大动脉粥样硬化高危因素，既往无心房颤动病史，7 d前有颈部按摩史，初步判断颈动脉夹层导致缺血性卒中可能性大。

血管内治疗技术关键：微导丝头端塑为"J"形，在内径0.027 in微导管的配合下多角度路图超选至夹层远端，保留微导丝并进行造影，证实远端在真腔内，沿微导丝、微导管上行抽吸导管至大脑中动脉，行支架取栓治疗。取栓1次后可见远端血管再通，保留微导丝并上行颈动脉支架完全覆盖夹层病变，血管完全再通（图5-10-2）。

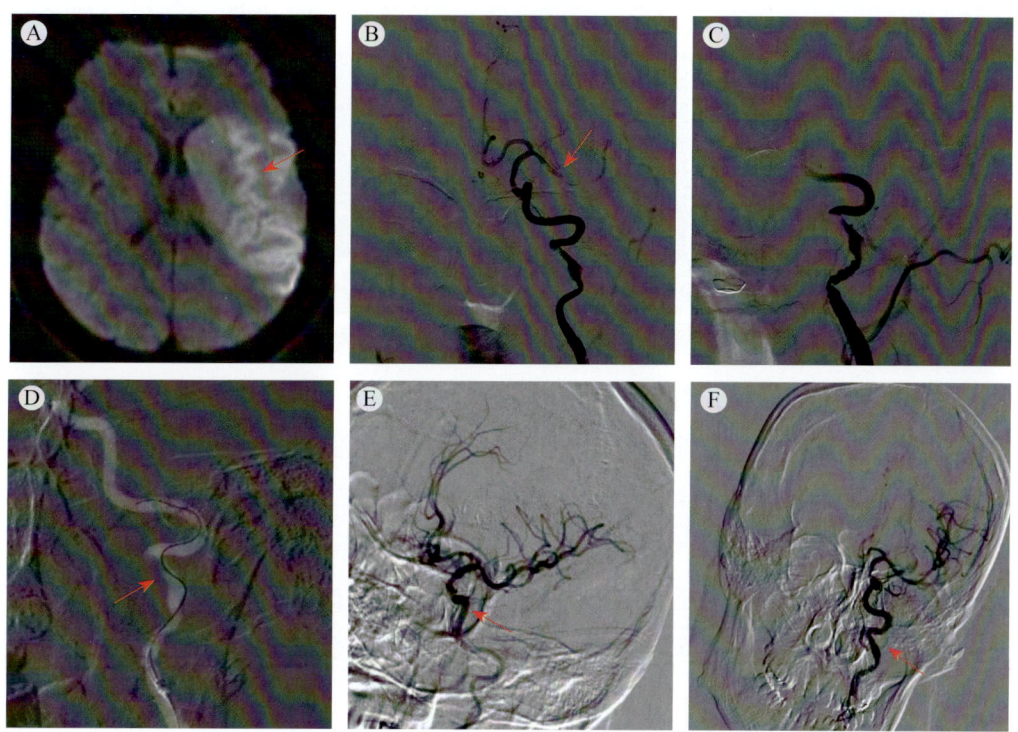

A图为血管内治疗前颅脑MRI，显示左侧大脑中动脉供血区梗死；B～C图为血管内治疗术中DSA正、侧位造影，显示大脑中动脉闭塞（箭头所示）；D图显示导丝顺利通过颈动脉夹层段，到达真腔；E图显示夹层远端血管再通（箭头所示）；F图为治疗后即刻造影，显示血流通畅。

图5-10-2　颈动脉夹层合并大脑中动脉闭塞患者血管内治疗过程

随访情况：术后患者明显好转，术后3个月随访mRS评分为2分。

病例要点回顾：近端动脉夹层合并远端栓塞是动脉夹层病变急诊血管内治疗中常见的情况。本例患者为青年卒中，无动脉粥样硬化高危因素，无心房颤动病史，颈部按摩史明确。在血管内治疗过程中，造影证实夹层撕裂蔓延，这提示在动脉夹层病变的处理中，微导丝、微导管一旦进入真腔，要注意保留微导丝在真腔内，尤其是未应用近端保护装置时。微导管、微导丝进入真腔后可沿微导丝抽吸远端血栓，如抽吸导管上行困难可沿微导丝选取小球囊预扩张，帮助抽吸导管上行。本中心处理此类病变的经验为先处理远端栓塞,后处理近端动脉夹层病变。

2.病例2——椎动脉夹层

病例介绍:患者男性,48岁,因"意识障碍2 h"入院。浅昏迷,查体不配合。NIHSS评分为24分。既往无明确血管危险因素。

急诊影像学检查:颅脑MRI检查显示脑干多发梗死,MRA检查显示左侧椎动脉及基底动脉闭塞(图5-10-3)。

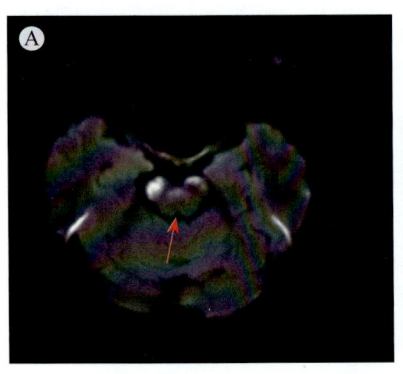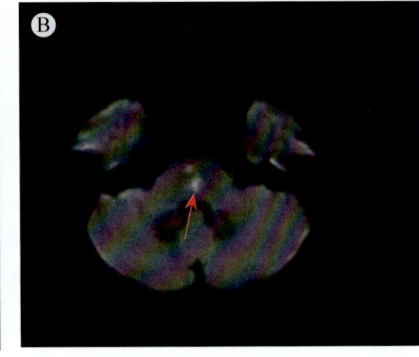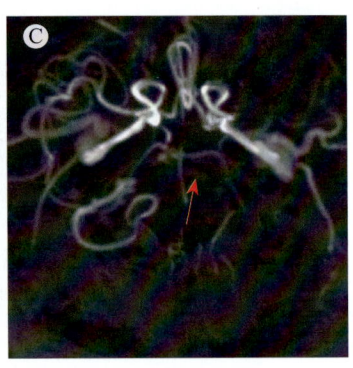

A~B图为颅脑MRI检查,显示脑干多发梗死(箭头所示);C图为MRA检查,显示左侧椎动脉及基底动脉闭塞(箭头所示)。

图5-10-3 椎动脉夹层患者急诊影像学检查结果

诊断:急性缺血性卒中,基底动脉闭塞。

病因分析:患者发病2 h入院,符合大血管闭塞性急性缺血性卒中表现,并有血管内治疗指征。

血管内治疗技术关键:DSA检查提示左侧椎动脉闭塞,右侧椎动脉发育不良,考虑左侧椎动脉为动脉夹层所致闭塞。将微导丝塑成"J"形,配合微导管小心上行,遇到阻力及时后撤,小心通过夹层。后沿微导丝建立的轨道上行2.75 mm×15.00 mm球囊,自上而下对闭塞段全程进行扩张。扩张后夹层仍然存在,遂选取LVIS4.5-30支架覆盖,造影证实血流通畅,夹层修复满意(图5-10-4)。

随访情况:术后3个月随访,mRS评分为1分。术后1年随访,复查DSA可见左侧椎动脉血流通畅(图5-10-5)。患者无遗留症状,持续进行抗血小板治疗。

病例要点回顾:本例患者是自发性椎动脉夹层,特点为夹层病变较长。在血管内治疗过程中,微导丝、微导管超选真腔困难,上行过程中不断地遇到阻力。经及时后撤,耐心寻找,最终进入真腔。考虑到夹层病变撕裂较长,通过球囊扩张成形术修复夹层病变,扩张过程中将球囊压力控制在3个标准大气压内。扩张后夹层较前好转,支架植入后血流稳定。

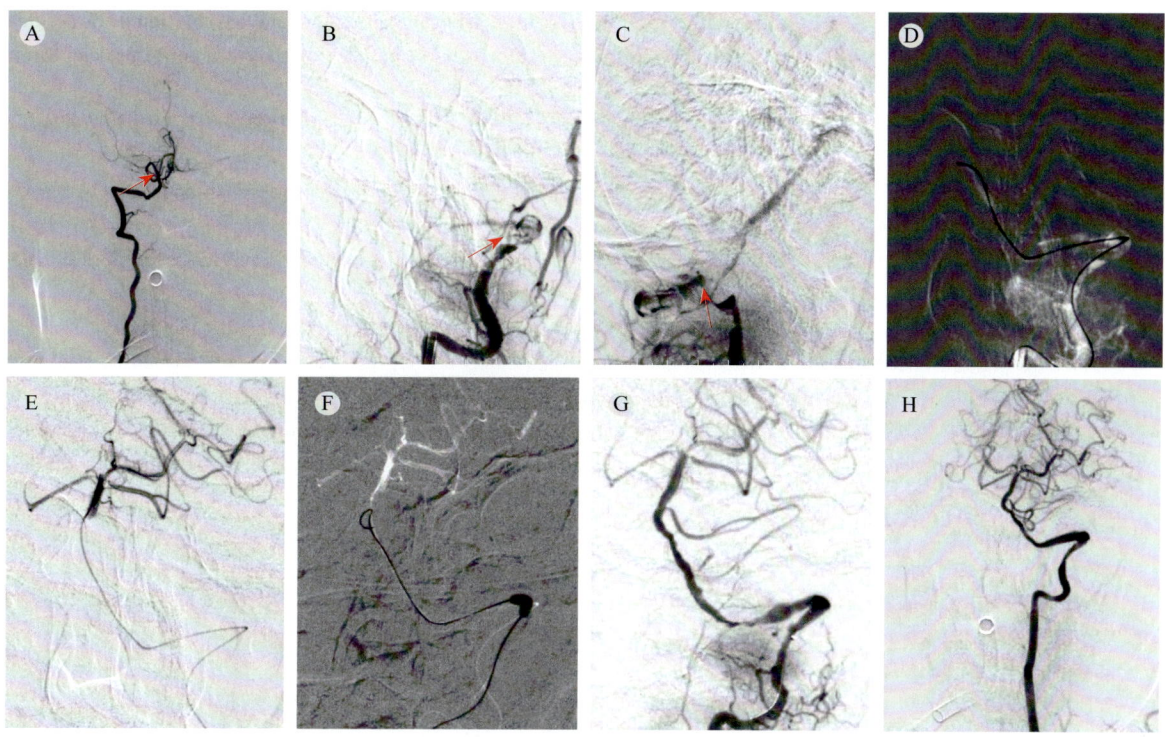

A~C图为血管内治疗前造影，显示左侧椎动脉夹层所致闭塞（箭头所示）；D~H图为血管内治疗操作过程。

图5-10-4　椎动脉夹层患者的血管内治疗过程

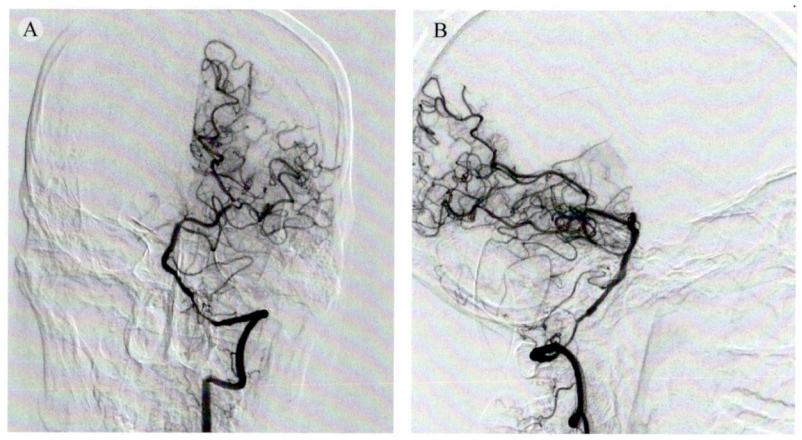

术后1年复查DSA，A图为正位、B图为侧位，显示左侧椎动脉流域血流通畅。

图5-10-5　椎动脉夹层患者术后复查结果

参考文献

[1] DEBETTE S, COMPTER A, LABEYRIE M A, et al. Epidemiology, pathophysiology, diagnosis, and management of intracranial artery dissection[J]. Lancet Neurol, 2015, 14 (6)：640-654.

[2] SERKIN Z, LE S, SILA C. Treatment of extracranial arterial dissection：the roles of antiplatelet agents, anticoagulants, and stenting[J]. Curr Treat Options Neurol, 2019, 21 (10)：48.

[3] BILLER J, SACCO R L, ALBUQUERQUE F C, et al. Cervical arterial dissections and association with cervical manipulative therapy: a statement for healthcare professionals from the American Heart Association/American Stroke Association[J]. Stroke, 2014, 45 (10): 3155-3174.

[4] 中华医学会神经病学分会, 中华医学会神经病学分会脑血管病学组. 中国颈部动脉夹层诊治指南2015[J]. 中华神经科杂志, 2015, 48 (8): 644-651.

[5] BENNINGER D H, GEORGIADIS D, KREMER C, et al. Mechanism of ischemic infarct in spontaneous carotid dissection[J]. Stroke, 2004, 35 (2): 482-485.

[6] MOREL A, NAGGARA O, TOUZÉ E, et al. Mechanism of ischemic infarct in spontaneous cervical artery dissection[J]. Stroke, 2012, 43 (5): 1354-1361.

[7] 中国卒中学会. 中国卒中学会急性缺血性卒中再灌注治疗指南2024[J]. 中国卒中杂志, 2024, 19 (12): 1460-1478.

[8] BERNARDO F, NANNONI S, STRAMBO D, et al. Efficacy and safety of endovascular treatment in acute ischemic stroke due to cervical artery dissection: a 15-year consecutive case series[J]. Int J Stroke, 2019, 14 (4): 381-389.

[9] BAUMGARTNER R W, GEORGIADIS D, NEDELTCHEV K, et al. Stent-assisted endovascular thrombolysis versus intravenous thrombolysis in internal carotid artery dissection with tandem internal carotid and middle cerebral artery occlusion[J]. Stroke, 2008, 39 (2): e27-e28.

[10] KURRE W, BANSEMIR K, AGUILAR PÉREZ M, et al. Endovascular treatment of acute internal carotid artery dissections: technical considerations, clinical and angiographic outcome[J]. Neuroradiology, 2016, 58 (12): 1167-1179.

[11] FISHER M. The ischemic penumbra: a new opportunity for neuroprotection[J]. Cerebrovasc Dis, 2006, 21 (Suppl 2): 64-70.

[12] DEBETTE S, MAZIGHI M, BIJLENGA P, et al. ESO guideline for the management of extracranial and intracranial artery dissection[J]. Eur Stroke J, 2021, 6 (3): XXXIX-LXXXVIII.

[13] YAGHI S, ENGELTER S, DEL BRUTTO V J, et al. Treatment and outcomes of cervical artery dissection in adults: a scientific statement from the American Heart Association[J]. Stroke, 2024, 55: e91-e106.

[14] FAVRUZZO F, DE ROSA L, SALIMBENI A F, et al. Mechanical thrombectomy in cervical artery dissection-related stroke[J]. World Neurosurg, 2023, 177: e657-e664.

[15] COMPAGNE K C J, GOLDHOORN R B, UYTTENBOOGAART M, et al. Acute endovascular treatment of patients with ischemic stroke from intracranial large vessel occlusion and extracranial carotid dissection[J]. Front Neurol, 2019, 10: 102.

[16] JENSEN J, SALOTTOLO K, FREI D, et al. Comprehensive analysis of intra-arterial treatment for acute ischemic stroke due to cervical artery dissection[J]. J Neurointerv Surg, 2017, 9 (7): 654-658.

(管生，李进一)

第六章
急性缺血性卒中血管内治疗并发症

既往研究已经证实了血管内治疗作为大血管闭塞性缺血性卒中标准治疗的地位。血管内治疗在为缺血性卒中患者带来更好临床预后的同时，也存在一定的并发症风险。这些并发症大致可分为两类：第一类是与血管状态及术中操作相关的并发症，包括血管痉挛、动脉夹层、血管穿孔或破裂、新发部位栓塞、腹股沟血肿、动静脉瘘等；第二类是与脑组织缺血及闭塞血管再通后再灌注相关的并发症，包括出血转化、脑水肿、再灌注损伤、脑疝等。早期识别血管内治疗并发症对改善患者的神经功能预后具有重要意义。本章对急性缺血性卒中血管内治疗的重要并发症及其危险因素、潜在病理生理机制进行总结，并介绍并发症的早期识别、预防和治疗策略。

一、血管穿孔或破裂

在前循环缺血性卒中血管内治疗相关随机对照试验报道中，血管穿孔或破裂的发生率为0.6%~4.9%，可导致高达75%的残疾，以及超过50%的死亡。据报道，钙化性血栓由于硬度和脆性较大，会造成取栓治疗过程中血管壁机械性损伤的风险上升，升高血管穿孔的发生率。目前，血管内治疗的适应证逐渐扩展到中等动脉甚至远端小动脉闭塞，这种趋势也可能导致血管穿孔或破裂的发生率增加。

1.血管穿孔或破裂的常见原因

（1）器械相关因素　①微导丝或微导管穿透血管壁：微导丝或微导管穿透血管壁是血管穿孔的常见原因之一。如术中微导丝头端走行过远、位置不合适，或在路径迂曲情况下后撤球囊、支架输送系统时，微导丝前窜可能穿破远端血管（图6-0-1）。②器械选择不当：球囊或支架选择的尺寸过大,特别是在其通过血管狭窄或钙化病变部位时,可能导致血管破裂。③操作技术问题:在血管迂曲部位操作时,导丝、球囊、支架送入过程可能导致血管移位过大,撕裂血管。

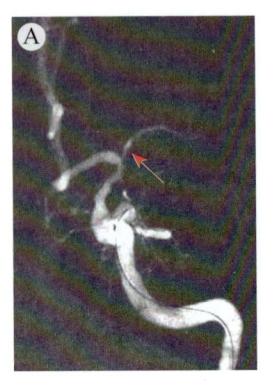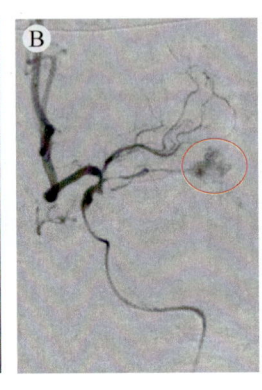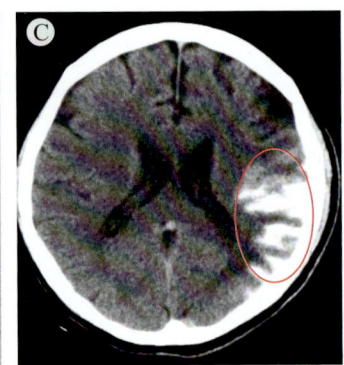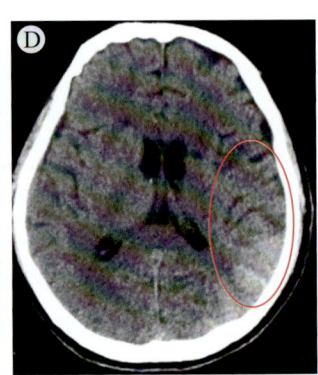

患者男性,67岁,因"右侧肢体无力伴言语不清5 h"入院。患者NIHSS评分12分,左侧大脑中动脉闭塞。血管内治疗术中微导丝损伤脉络膜前动脉,导致颅内出血,立即进行球囊导引导管近端封堵以及中和肝素、控制血压等治疗。术后72 h复查颅脑CT,显示出血基本被吸收。A图:术前DSA检查显示左侧大脑中动脉闭塞(箭头所示);B图:微导丝损伤脉络膜前动脉,导致颅内出血,红圈内为造影剂外渗,提示出血;C图:术后即刻行颅脑CT检查,显示颅内出血(红圈内);D图:术后72 h复查颅脑CT,显示出血基本被吸收(红圈内)。

图6-0-1　血管内治疗术中微导丝损伤脉络膜前动脉导致颅内出血

(2) 血管解剖及病变特点因素　脑血管的解剖学特点和狭窄血管的病变特点本身也可能导致血管穿孔或破裂。①血管解剖特点:闭塞血管直径较小、成角明显时,血管内治疗中血管穿孔或破裂的风险增高;②病变特点:严重的血管钙化性病变、富含血栓的病变更易在血管内治疗操作中发生血管穿孔或破裂。

(3) 术中操作相关因素　血管内治疗术中的不当操作也可造成血管穿孔或破裂。①牵拉力量过大:在支架取栓操作时,牵拉力量过大或反复进行取栓操作,易造成血管穿孔或破裂出血;②球囊扩张问题:在成角病变中,球囊扩张或支架释放可能导致穿支动脉撕裂出血;③导丝误入穿支动脉:导丝误入穿支动脉可能导致血管痉挛,暴力牵拉则可能拉断穿支动脉导致出血。

2.血管穿孔或破裂的预防措施

(1) 导丝操作技巧　①导丝头端塑形:将导丝头端塑成"J"形或弓背状,缓慢前行穿过动脉闭塞部位或其远端,可有效降低血管穿孔的风险。操作时避免将导丝头端置于血管分叉处(如基底动脉尖、大脑中动脉分叉处),应尽量将其置于平直血管段。②导丝推送与旋转:推送导丝时应轻柔,避免暴力操作。旋转导丝时,注意手感和影像反馈,确保导丝头端无阻力地前行。如导丝头端摆动异常,回撤时有阻力,或透视下导丝位置偏离路图,提示导丝可能进入穿支动脉导致痉挛,此时应避免暴力牵拉。③导丝交换与定位:进行导丝交换时,务必保持导丝头端位置固定,避免导丝移位。导丝定位时,需确保导丝尖端准确到达血管远端,为后续操作做好准备。

(2) 支架选择及释放技巧　①支架选择:针对中型动脉或远端小动脉取栓,应选择适合较小血管直径的支架或采用半释放技术,以减少支架对动脉壁和穿支动脉的牵拉。②支架释放:应通过回撤微导管释放取栓支架,而不是将支架推出微导管,尤其是在血管分叉部位,以减少血管穿孔的风险。如果血管解剖结构不清晰,可使用微导管造影确定支架的最佳放置区域。

(3) 血管成形技巧　①预扩张球囊或支架型号应稍小于靶血管直径,使用压力泵缓慢加压。推荐采用亚满意扩张技术。②在成角病变中,球囊扩张或支架释放时需谨慎操作,避免撕裂穿支动脉。

3.血管穿孔或破裂的处理措施

(1) 避免立即撤回器械　当发现血管穿孔或破裂时,不应立即拉回导致穿孔的器械,否则可能引起穿孔部位的血管闭塞。

(2) 控制活动性出血　①使用可解脱弹簧圈:在血管损伤部位放置合适的可解脱弹簧圈。注意弹簧圈的尺寸应与穿孔血管的直径相匹配。②球囊封堵止血:在相关部位充盈球囊封堵止血,但该操作的准备时间较长。③闭塞血管:如果放置弹簧圈或充盈球囊后(每次尝试5~10 min)仍存在出血,可考虑解脱弹簧圈或注射液体栓塞剂(如Onyx胶)永久闭塞穿孔部位的血管。

(3) 降低血压　发生血管穿孔或破裂出血时,应暂时降低血压,减少血流灌注,并进行中和肝素治疗。

(4) 神经外科评估和干预　行动态CT确定出血的范围和位置,决定是否即刻进行神经外科干预,如开颅血管修补术和动脉夹闭术。

二、新发部位栓塞

新发部位栓塞是指在血管内治疗后,闭塞血管的邻近分支或次级分支动脉出现新的栓塞,通常被认为是机械取栓过程中血栓碎裂所致。在少数情况下,这种栓塞事件可能在手术前已经存在。新发部位栓塞可能造成新的缺血性病变,并通过影响侧支循环加重缺血,从而导致患者预后恶化。既往研究显示,在前循环缺血性卒中血管内治疗期间,新发部位栓塞的发生率为4%~6%;在后循环缺血性卒中血管内治疗期间,其发生率更高,可达30%,这可能与缺乏后循环血流阻断技术有关。

1.新发部位栓塞的常见原因

(1) 血栓的物理和组织学特性　血栓的硬度、脆性及成分(如富含红细胞或纤维蛋白)会影响其在血管内治疗过程中的稳定性。脆性较高的血栓在血管内治疗操作中更易碎裂,因此,新发部位栓塞的风险更高。

(2) 静脉溶栓　术前静脉溶栓可能改变血栓的物理特性,使其更易碎裂。静脉溶栓可使部分血栓溶解,也可能增加栓子移位的风险。

(3) 术中操作因素　①机械取栓方式:与支架取栓装置相比,采用接触式抽吸取栓方式可能会降低栓子碎裂的风险。②栓子移位与碎裂:在血管内治疗过程中,栓子可能发生移位或碎裂,进而导致闭塞动脉的邻近分支或次级分支动脉栓塞（图6-0-2）。反复取栓操作或牵拉力量过大可增加栓子碎裂的风险。③导丝或导管操作不当：血管内治疗中，导丝或导管的不当操作可能导致斑块脱落，还可能引起血管痉挛，从而造成新发部位栓塞。

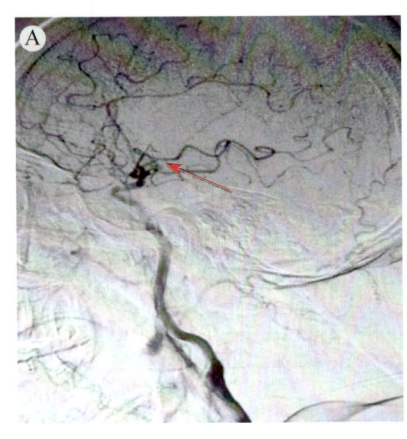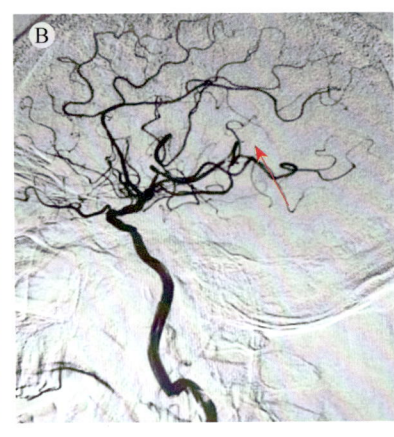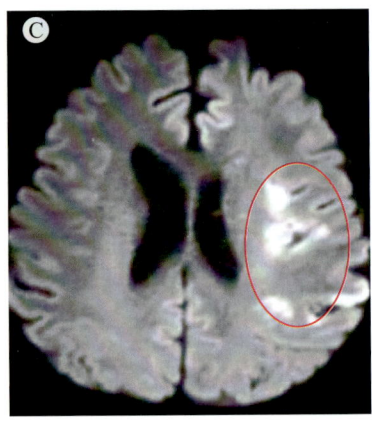

患者男性，64岁，因"言语不能、右侧肢体无力6h"入院。患者NIHSS评分12分，存在左侧大脑中动脉闭塞。进行静脉溶栓桥接血管内治疗。支架取栓后栓子脱落至角回支，动脉内推注替罗非班治疗。术后复查颅脑MRI，提示皮质和分水岭区梗死。A图：术前DSA检查显示左侧大脑中动脉闭塞（箭头所示）；B图：术后DSA，可见角回支栓塞（箭头所示）；C图：术后颅脑MRI，可见左侧大脑皮质和分水岭区梗死（红圈内）。

图6-0-2　血管内治疗术中栓子脱落致新发部位栓塞

2.新发部位栓塞的预防措施

（1）术前评估与规划　血管内治疗前应详细评估血栓的物理和组织学特性，选择合适的机械取栓策略，以减少栓子碎裂和移位的风险。

（2）操作规范　血管内治疗中，导丝和导管操作应轻柔、精准，避免对动脉内膜造成损伤。在操作过程中，注意导丝头端的位置，避免其进入穿支动脉导致斑块脱落。

（3）使用保护装置　①球囊导引导管：通过球囊导引导管在血管内进行暂时性血流阻断，可减少取栓过程中栓子的远端移位。②远端抽吸导管：通过远端抽吸导管的负压抽吸作用捕获并移除栓子，可减少栓子移位和碎裂的风险。例如，在处理大脑中动脉M1段远端栓塞时，如同侧大脑前动脉显影，可使中间导管越过大脑前动脉A1段开口进行保护，从而降低栓子脱落的风险。

3.新发部位栓塞的处理措施

新发部位栓塞的处理原则为保证干预治疗的临床获益大于栓塞症状恶化的风险。①主干动脉栓塞：对于可能导致严重功能缺损的主干动脉栓塞，应进行积极干预。支架取栓能快速恢复脑血流，减少缺血时间，是处理主干动脉栓塞的首选方法。②无法直接干预的栓塞：当无法直接接近栓塞部位且无溶栓禁忌证时，可考虑使用尿激酶或rt-PA进行动脉溶栓。溶栓治疗时需密切监测出血并发症，尤其是颅内出血的风险。血管内治疗新发部位栓塞的推荐处理流程见图6-0-3。

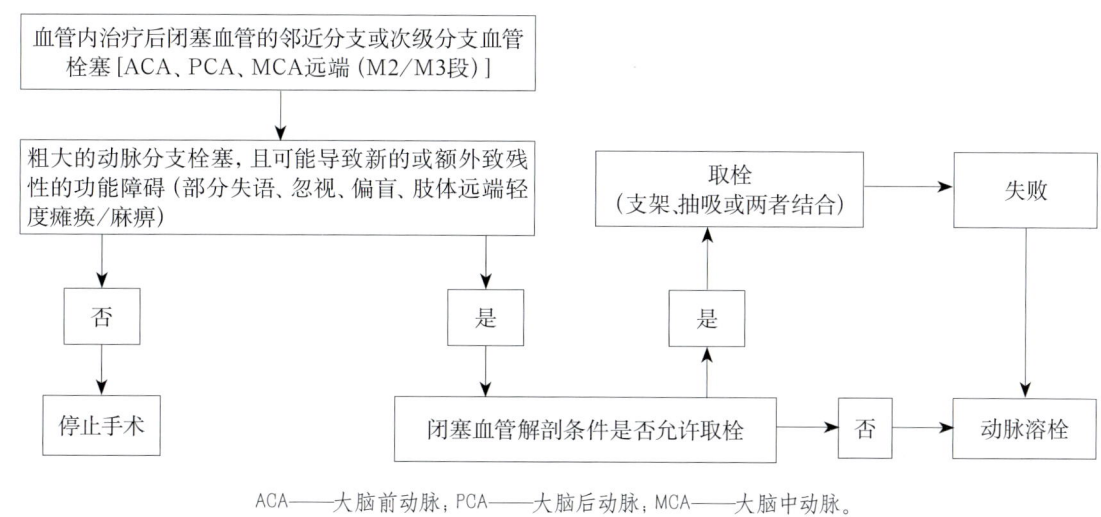

ACA——大脑前动脉；PCA——大脑后动脉；MCA——大脑中动脉。
图6-0-3　血管内治疗新发部位栓塞推荐处理流程

三、血管痉挛

在既往文献报道中，急性缺血性卒中血管内治疗中血管痉挛的发生率为3.9%~23%。血管痉挛可导致CBF显著降低，影响局部脑组织的血液灌注。血管痉挛引起的血流动力学改变可能增加诊断的复杂性，导致对残余血栓或血管狭窄的误判。另外，血管痉挛引发远端脑组织处于低血流状态，可导致进一步的缺血事件，加重脑组织损伤。

1.血管痉挛的常见原因

（1）机械性刺激　①导管或导丝对血管壁的物理接触：导管或导丝在血管内移动时，其尖端或表面直接接触血管壁，可能引起局部损伤或刺激，从而造成血管痉挛。导管或导丝的硬度、直径及操作的轻柔程度均会影响其对血管壁的刺激。②血管壁损伤：导管或导丝的反复推送、回撤或旋转操作可能导致血管壁内膜的微小撕裂或损伤。血管损伤部位的炎症反应可进一步诱发血管痉挛。③操作技术不当：对导管或导丝的快速推送、过度旋转或不恰当的弯曲操作，可能增加血管壁的机械应力，造成血管痉挛。另外，术者对血管解剖结构不熟悉或操作技术不熟练，也可能导致血管痉挛的发生。

（2）血管解剖、病理与血流动力学因素　①血管解剖因素：血管迂曲、狭窄或成角部位更容易受到导管或导丝的机械刺激，而这些部位的血管壁本身就可能比较脆弱，对机械刺激的耐受性也较低。②病理因素：存在粥样硬化、钙化或炎症性病变的动脉，其血管壁弹性降低，对机械刺激的反应性增强，更易发生血管痉挛。③血流动力学因素：血流动力学和灌注压的变化也可能影响血管痉挛的发生。导管或导丝操作可能造成局部血流动力学改变，对血管壁的剪切力增加，诱发血管平滑肌的反射性收缩，从而引起血管痉挛。另外，血管内操作可能引起局部灌注压快速变化，导致血管壁发生应激反应，从而造成血管痉挛。

2.血管痉挛的预防措施

(1) 药物预防　术前应用尼莫地平可有效预防血管痉挛的发生。尼莫地平可选择性扩张痉挛的脑血管，降低血管内压力，减少血管跨壁压梯度，从而降低血管痉挛的风险。不过，尼莫地平可能引起低血压，以及诱发脑动脉盗血综合征，因此不推荐常规使用。

(2) 导引导管的管理　在血管内治疗过程中，导引导管位置不宜过高，以避免过度刺激血管壁。在路径迂曲的情况下，可配合中间导管使用，以降低操作难度和减少对血管壁的刺激。对于颈内动脉颅内段和大脑中动脉M1段的治疗，导引导管应置于颈内动脉C2段；对于后循环动脉的治疗，导引导管应置于椎动脉V2段。

3.血管痉挛的处理措施

(1) 导管回撤与造影观察　当怀疑导引导管处发生血管痉挛时，应立即回撤导管并进行造影观察。通过造影明确血管痉挛的部位和程度，同时评估血流动力学变化。

(2) 手术位置调整　尽量在较低的位置完成手术操作，以减少对血管痉挛部位的进一步刺激。避免在血管痉挛部位进行反复操作，以免加重血管痉挛或造成血管损伤。

(3) 药物干预　如导管回撤后，血管痉挛仍未缓解，可经导管推注钙离子拮抗剂治疗（图6-0-4）。常用的钙离子拮抗剂有尼莫地平和法舒地尔，这两种药物均能有效扩张痉挛的血管，改善脑血流。

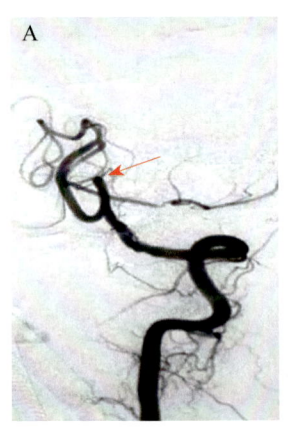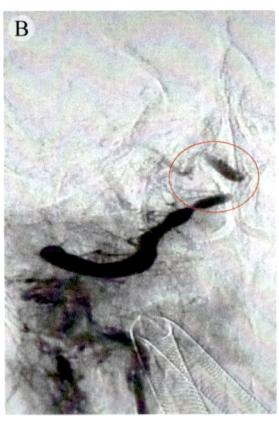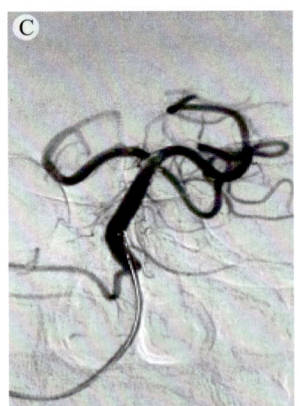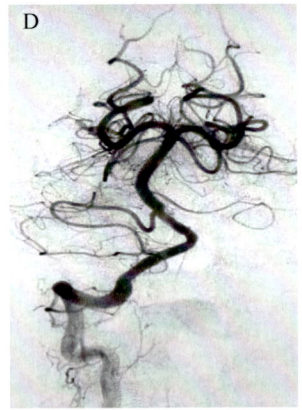

患者男性，52岁，因"言语不清、左侧肢体无力7h"入院。患者NIHSS评分18分，存在基底动脉闭塞，血管内治疗术中发生血管痉挛。治疗措施：将取栓支架于血管痉挛处打开，恢复前向血流，使中间导管越过痉挛部位，给予法舒地尔、尼莫地平注射。治疗后血管痉挛消失。A图：术前DSA检查显示基底动脉闭塞（箭头所示）；B图：取栓后基底动脉血管痉挛（红圈内）；C图：在血管痉挛处放置取栓支架，中间导管越过痉挛部位，给予抑制痉挛药物；D图：血管痉挛消失，血管再通。

图6-0-4　血管内治疗术中血管痉挛及处理措施

四、动脉夹层

动脉夹层可发生在穿刺部位或导管、导丝操作部位，既往文献报道，缺血性卒中血管内治疗中动脉夹层的发生率为0.6%～3.9%。其中，颈部动脉夹层的发生率较高，占动脉夹层病例的83%，而穿刺部位或颅内动脉夹层的发生率相对较低,仅占17%。

1.动脉夹层的常见原因

(1) 血管解剖与病理因素　①血管局部狭窄:当血管局部存在重度狭窄时,导管或导丝通过时可能进入血管内膜下,导致动脉夹层发生。单纯球囊扩张治疗局部狭窄更易引发动脉夹层。②动脉粥样硬化:动脉粥样硬化斑块可侵蚀血管壁,导致血管壁变薄,在血管内治疗术中更易发生动脉夹层。③遗传因素:某些遗传性疾病(如马方综合征)会导致血管壁结缔组织缺陷,增加血管内治疗术中发生动脉夹层的风险。

(2) 术中操作因素　血管内治疗术中进行反复取栓,以及血管成角或支架选择过大等均可对血管内膜造成损伤,导致动脉夹层。导管或导丝操作不当也可直接损伤血管内膜,引发动脉夹层。

2.动脉夹层的预防措施

(1) 术前评估与规划　①血管解剖结构评估:血管迂曲或狭窄等解剖结构异常会增加动脉夹层的风险。血管内治疗前应通过无创影像学检查评估患者血管通路的解剖结构,重点评估穿刺部位、路径迂曲程度及目标血管的狭窄情况。②血管内治疗方法规划:根据术前评估结果,选择合适的介入路径和器械,规划最佳手术方案。对迂曲或狭窄的血管,需提前规划导管和导丝的操作路径,减少术中的调整次数。

(2) 术中操作规范　①辨别血管真腔:术中需仔细辨别血管真腔,避免导管或导丝误入动脉内膜下或假腔。②优化操作技巧:导管和导丝操作应轻柔、精准,避免对血管壁造成机械性损伤。在迂曲或成角部位操作时,应缓慢推进,避免过度用力或快速旋转。③球囊选择与操作:选择稍小于目标血管直径的球囊,以减少对血管壁的机械压力。球囊充盈和排空时动作应缓慢、轻柔,避免快速加压或减压导致血管壁损伤。

3.动脉夹层的处理措施

(1) 诊断与评估　①早期诊断:早期诊断动脉夹层至关重要,及时识别动脉夹层的部位和范围可为后续处理提供依据。②影像学表现:穿透内膜的动脉夹层在影像学检查中常表现为双腔征,即真腔和假腔分离。在DSA中,动脉夹层区域可能出现造影剂滞留,提示血管内膜撕裂和假腔形成。③临床评估:评估动脉夹层的范围、是否影响血流动力学及是否存在血栓栓塞风险。

(2) 处理策略　①观察与保守治疗:对于动脉夹层较小且无血流动力学障碍的患者,密切观察是合理的处理方式。定期进行影像学检查,监测动脉夹层的变化。②血管内治疗:当动脉夹层导致血流动力学障碍或出现血栓栓塞时,应考虑进行血管内治疗(图6-0-5)。支架植入术是常用的动脉夹层治疗方法,可以防止夹层进一步扩展,并恢复血流。③药物治疗:对于血栓栓塞高危患者,可使用抗血小板药物(如阿司匹林)或抗凝药物(如肝素)预防血栓形成。应用降压药物,严格控制血压,避免血压波动,减少动脉夹层扩展的风险。

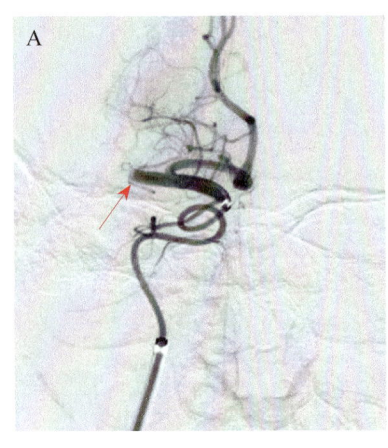 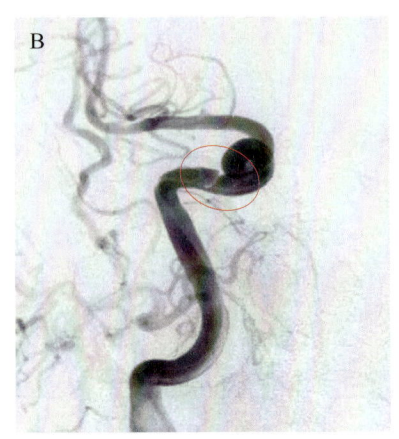 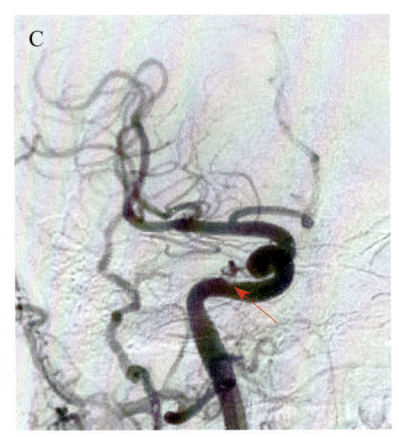

患者男性，62岁，因"左侧肢体无力2 h"入院。患者NIHSS评分22分，存在右侧大脑中动脉闭塞。血管内治疗术中发现血栓质地坚硬，抽拉结合取栓操作3次，术中长鞘头端前移损伤岩段导致动脉夹层，遂植入支架覆盖夹层。A图：术前DSA检查显示右侧大脑中动脉闭塞（箭头所示）；B图：治疗后血管再通，颈内动脉岩段发生医源性夹层（红圈内）；C图：支架植入覆盖颈内动脉岩段夹层（箭头所示）。

图6-0-5　血管内治疗术中发生动脉夹层及治疗措施

五、血管再闭塞

尽管血管内治疗对大血管闭塞性缺血性卒中的疗效确切，但必须认识到，使用取栓支架或远端抽吸导管可能对血管壁或血管内膜造成损伤，进而导致血管再闭塞。在成功血管再通的患者中，约3%会发生血管再闭塞，且通常发生在成功血管再通后的48 h内。血管再闭塞的预测因素包括血小板计数增多，取栓后血管造影提示存在残余血栓或狭窄，以及未明确病因的卒中等。此外，动脉粥样硬化性中、重度狭窄伴发原位闭塞的患者更易在血管内治疗后出现早期再闭塞。

1.血管再闭塞的常见原因

（1）血管内膜损伤与血小板聚集　血管内治疗时，支架取栓或远端抽吸导管操作均可能造成血管内膜损伤。血管内膜损伤可激活血小板，促进血小板聚集形成血栓，进而引发血管再闭塞。另外，血管内膜损伤后，动脉粥样硬化斑块的脂质核心暴露，也可进一步促进血小板聚集，加速血栓形成。

（2）血流动力学改变　①血流速度减慢：血管内治疗后原位狭窄未解除或取栓后存在残余狭窄，可导致血流速度减慢，血管清除栓子的能力降低，增加血管再闭塞的风险；②侧支循环不良：术后侧支循环建立不良，无法维持有效灌注，导致局部缺血加重，增加血管再闭塞的风险。

（3）抗血小板治疗不足　①药物抵抗：对于接受血管成形术或支架植入治疗的患者，抗血小板治疗不充分或抗血小板药物抵抗是血管再闭塞的重要原因。抗血小板药物抵抗可导致支架内血栓形成，进而引发血管再闭塞。②药物选择与依从性：抗血小板药物选择不当或患者服药依从性差，也可能增加血管再闭塞的风险。

（4）支架相关因素　①支架贴壁不良：支架着陆处血管走行迂曲可导致支架贴壁不良，从而增加血流紊乱和血栓形成的风险;②残余狭窄:支架植入后残余狭窄较重,可能影响血流灌注,增加血管再闭塞的风险。

2.血管再闭塞的预防措施

(1)术中优化措施　①支架植入后的评估与处理:支架植入后应进行多角度造影评估,确保支架展开良好。若发现支架贴壁不良,可采用导丝按摩支架改善其贴壁情况。对于残余狭窄较重的部位,可采用球囊后扩张以进一步改善血管的通畅性。②联合治疗策略:溶栓联合抗血小板治疗可能降低血管再闭塞的发生率,但需注意其可能增加出血风险。目前研究显示,术中应用血小板糖蛋白Ⅱb/Ⅲa拮抗剂(如替罗非班)可减少血管再闭塞的发生,且不增加出血风险,但需根据病变情况谨慎使用。

(2)药物治疗策略　①抗血小板治疗:根据抗血小板药物基因检测结果,在血管内治疗围手术期及时应用有效的抗血小板药物,可降低血管再闭塞的发生风险。对于血管再闭塞高危患者,建议联合应用不同的抗血小板药物治疗。②抗凝治疗:对于合并高凝状态或易栓症的患者,可考虑血管内治疗术后进行短期抗凝治疗,但需密切监测出血风险。

(3)术后监测与管理　对于怀疑血管再闭塞的患者,术后应紧急行神经及血管影像学检查,以明确诊断。定期复查影像学检查,评估血管的通畅性和再闭塞风险。

3.血管再闭塞的处理措施

(1)术中处理措施　①药物治疗:血管内治疗术中发现血管再闭塞时,可经导管动脉推注溶栓药物(如尿激酶、替奈普酶)或血小板糖蛋白Ⅱb/Ⅲa拮抗剂(如替罗非班)。溶栓联合抗血小板治疗是减少血管再闭塞的有效手段,但需注意其可能增加出血风险。②介入治疗:若药物治疗无效,可采用球囊后扩张或补救性支架植入等治疗措施恢复血管通畅(图6-0-6)。

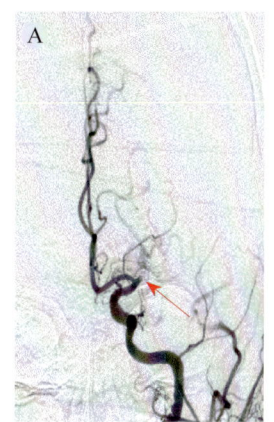 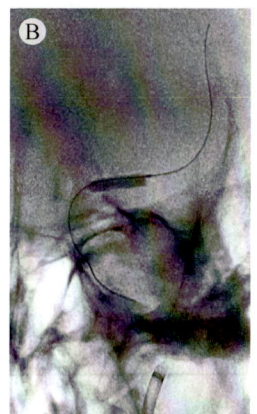 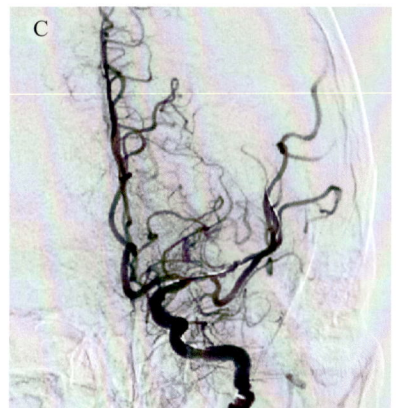 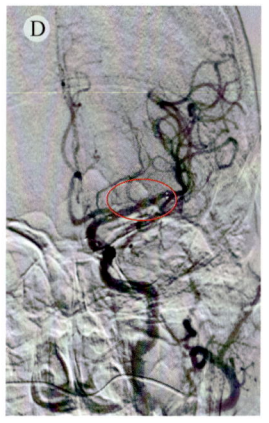

患者女性,63岁,因"右侧肢体无力1h"入院。患者NIHSS评分19分,存在左侧大脑中动脉闭塞。经球囊扩张后血流不能维持,植入Solitaire支架后急性血栓形成,局部应用替罗非班,待血流维持良好后解脱支架。A图:术前DSA检查显示左侧大脑中动脉闭塞;B图:左侧大脑中动脉球囊扩张成形;C图:左侧大脑中动脉局部血流缓慢;D图:左侧大脑中动脉Solitaire支架植入后解脱(红圈内)。

图6-0-6　血管内治疗术中发生血管再闭塞及处理措施

(2) 术后处理措施　①早期识别与干预：对于术后发现的血管再闭塞，应立即采取有效的治疗措施挽救脑组织。若梗死核心较小，可考虑诱导高血压治疗以改善脑灌注。②影像学检查与评估：立即行神经及血管影像学检查，明确再闭塞的部位和范围。根据检查结果，决定是否需要再次进行血运重建。③药物治疗：继续使用抗血小板药物（如阿司匹林、氯吡格雷）或抗凝药物（如低分子量肝素），以减少血管再闭塞的风险。对于高危患者，可考虑联合使用多种抗血小板药物治疗。

六、出血转化

出血转化是指急性缺血性卒中后，缺血区脑血管重新恢复血流灌注导致的出血，是血管内治疗的严重并发症。根据海德堡出血分类标准，出血转化可分为以下亚型：出血性梗死、脑实质血肿、远隔部位脑实质血肿、脑室内出血、蛛网膜下腔出血及硬膜下出血。《中国急性脑梗死后出血转化诊治共识2019》将NIHSS评分增加≥4分或NIHSS评分任一项评分增加≥2分，并且排除其他原因所致神经功能恶化，定义为sICH。既往文献报道，急性缺血性卒中血管内治疗后sICH的发生率为1.9%~7.0%。

出血转化的病理基础为血—脑屏障破坏后组织通透性增加，其过程可分为反应性充血、低灌注和血—脑屏障破坏3个阶段。反应性充血阶段：脑自动调节功能丧失，血管扩张，脑血流增加，血—脑屏障通透性增加，导致细胞毒性水肿；低灌注阶段：血管收缩，脑血流下降，脑组织营养缺乏，中性粒细胞黏附性增强，继发炎症反应；血—脑屏障破坏阶段：血—脑屏障紧密连接被破坏，对大分子的通透性增高，导致血管源性水肿。上述病理变化可导致细胞外蛋白溶解，基质金属蛋白酶和细胞纤连蛋白增加，这些因子水平上升均与出血转化相关。

血管内治疗后出血转化需与对比剂滞留相鉴别。对比剂滞留通常无明显占位效应，多位于术前梗死区域。序列双能CT扫描或MRI磁敏感加权成像序列可用于鉴别出血转化和对比剂滞留。血管内治疗术后对比剂逐渐被吸收，因此术后19~24 h复查CT影像是较可靠的鉴别对比剂滞留和出血转化的方法。

1.出血转化的常见原因

(1) 血管壁损伤与再灌注损伤　①血管壁损伤：血管内治疗术后出血转化可能与血管壁的机械性损伤有关，尤其是在血管内治疗过程中导管、导丝或取栓器械对血管壁的直接损伤。血管壁损伤可导致血—脑屏障破坏，血管通透性增加，从而引发出血。②再灌注损伤：再灌注损伤是出血转化的重要机制之一。血管内治疗后血管再通，血流恢复的再灌注过程可能引发一系列炎症反应和氧化应激反应并破坏血—脑屏障。再灌注后，细胞通透性增加，随之出现的细胞毒性水肿和血管源性水肿也进一步增加出血转化的风险。

(2) 治疗相关因素　①溶栓药物使用：溶栓药物可增加血—脑屏障的通透性，导致出血风险显著升高。血管再通时间与溶栓后出血转化的发生呈显著正相关，缺血时间越长，出血转化的风险越高。②抗血小板与抗凝治疗：联合抗血小板治疗（如阿司匹林联合氯吡格雷）和抗凝治疗

（如华法林、新型口服抗凝药）可进一步增加出血转化的风险。对于抗血小板相关出血转化，必要时可静脉输注血小板治疗；对于抗凝相关出血转化，可使用维生素K、新鲜冰冻血浆或特异性拮抗剂治疗。

(3) 临床与影像学因素　①临床因素：超时间窗溶栓或取栓治疗、术前血压高（收缩压＞180 mmHg，舒张压＞100 mmHg）是急性缺血性卒中患者血管内治疗出血转化的高危因素。其他临床高危因素包括高龄、高血糖、大面积梗死、既往抗血小板药物使用史等。②影像学因素：血管内治疗前颅脑CT显示已经出现低密度改变的缺血性卒中患者，接受血管内治疗后更易发生出血转化。另外，颅脑MRI显示梗死体积较大、早期梗死征象（如动脉致密征）也与血管内治疗后出血转化风险的增加相关。

2.出血转化的预防措施

(1) 血压管理策略　规范的血压管理是减少血管内治疗出血转化的关键措施之一。目前，围手术期血压管理的具体策略尚不完全明确。①血管内治疗前血压管理：建议在血管内治疗前将血压控制在180/105 mmHg以下，以降低术中出血风险。②血管内治疗术中血压管理：建议血管内治疗术中将收缩压维持在140～160 mmHg。目前认为这一血压管理策略安全且可降低术中血管痉挛及再灌注损伤的风险。③血管内治疗术后血压管理：血管恢复灌注后，需谨慎评估风险与获益。在无明显禁忌证的情况下，可将收缩压控制在140～180 mmHg。过度降压使收缩压＜120 mmHg，可能影响脑组织灌注，导致再发缺血。

(2) 影像学监测　①血管内治疗术前评估：血管内治疗前，建议行影像学检查（如颅脑CT或MRI）评估脑组织的缺血范围及血-脑屏障的完整性。②血管内治疗术后监测：血管内治疗血管再通后，应常规行影像学检查（如动态CT或NCCT），以便早期发现出血转化迹象。对于出血转化高危患者，建议在术后24 h内复查影像学检查，动态监测病情变化。

(3) 血管内治疗术后管理　①神经重症监护：血管内治疗术后，建议将患者转入神经重症监护病房，密切监测其生命体征、神经功能状态及血流动力学变化情况。②对症治疗：血管内治疗术后应给予适当的镇痛和镇静治疗，以减少患者的应激反应。对于脑水肿明显的患者，可使用甘露醇等渗透性药物减轻脑组织水肿，降低颅内压。必要时，可考虑进行亚低温治疗，降低脑代谢，保护脑组织。

3.出血转化的处理措施

(1) 一般处理原则　①循环与呼吸支持：必要时行循环与呼吸支持，以维持生命体征稳定。②血压管理：严格控制血压，避免血压波动过大。对于sICH患者，建议将收缩压控制在140～180 mmHg。③监测神经功能恶化情况：密切监测患者的神经功能状态，及时发现神经功能恶化。若NIHSS评分增加≥4分，需进行影像学检查。④预防血肿扩大：避免使用可能加重出血的药物，如抗血小板药物。对于血肿扩大风险较高的患者，可考虑使用止血药物。⑤治疗颅内高压：使用渗透性药物（如甘露醇）减轻脑水肿。对于颅内高压明显的患者，可考虑亚低温治疗。⑥处理其他并发症：例如，患者出现癫痫发作时及时使用抗癫痫药物。

（2）症状性出血转化的处理　①停用可能导致出血的药物：停用抗凝药物、抗血小板药物和溶栓药物。②药物治疗：检测患者的凝血功能，根据具体情况，使用冷沉淀、纤维蛋白原或抗纤维蛋白溶解剂（如氨基己酸）。也可静脉输注血小板或使用维生素K、新鲜冰冻血浆等。③外科干预：对于出血量大且有脑疝倾向的患者，可考虑进行手术干预，如钻孔血肿引流术或开颅血肿清除术（图6-0-7）。

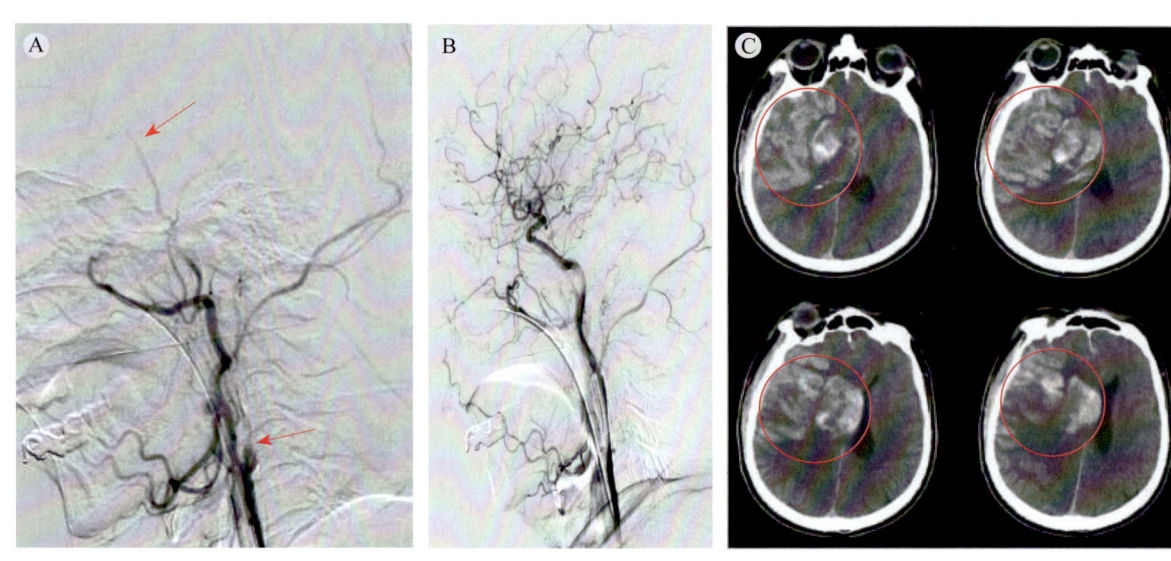

患者男性，68岁，因"突发言语不清伴左侧肢体无力1 h"入院。患者NIHSS评分28分，右侧颈内动脉、大脑中动脉串联性闭塞病变，经血管内治疗后成功血管再通。术后2 h，患者症状加重，颅脑CT检查提示右侧大脑半球脑出血、脑疝形成。A图：术前DSA显示右侧颈内动脉闭塞、右侧大脑中动脉闭塞（箭头所示）；B图：术后DSA提示右侧颈内动脉、右侧大脑中动脉再通；C图：术后颅脑CT检查提示右侧大脑半球脑出血、脑疝形成（红圈内）。

图6-0-7　血管内治疗术后出血转化

（3）无症状性出血转化的处理　①评估与监测：对于无症状性出血转化的患者，目前尚无统一的处理建议，可密切监测患者的病情变化，必要时复查影像学检查。②药物调整：对于无症状性出血转化的患者，是否应停用抗栓药物目前尚无定论。若出血为血肿型，提示存在凝血障碍，可考虑使用逆转凝血功能紊乱的药物。

七、脑水肿和高灌注综合征

缺血性卒中的自然病程包括脑水肿的形成与发展。缺血和神经元缺氧可引发一系列复杂的病理级联反应，导致血—脑屏障破坏。脑缺血后可即刻出现细胞毒性水肿，并逐渐发展为血管源性水肿。脑水肿的部位、范围及发展速度与患者的临床预后直接相关。恶性脑水肿是指血管内治疗后出现的严重脑水肿，其特点包括：水肿快速恶化，通常在术后48 h内迅速加重；颅内压升高，严重者可导致脑疝形成；临床症状快速恶化，表现为意识水平下降；预后不良，患者可出现严重残疾、昏迷甚至死亡。

高灌注综合征是血管狭窄或闭塞解除后，异常增加的脑血流超过了脑血管自动调节能力而产生的一种综合征。高灌注综合征的影像学表现包括斑片状或弥漫性脑水肿、局灶性脑梗死或颅内出血等，部分患者的影像学检查可无明显异常。缺血性卒中血管再通后，若责任血管的脑血流速度较术前增加超过100%，应考虑诊断为高灌注综合征。

血管内治疗的主要目的是恢复脑梗死区域的血流灌注，挽救缺血半暗带组织。但梗死脑组织的再灌注可能会引发一系列病理生理变化，包括脑水肿和高灌注综合征。识别和管理恶性脑水肿和高灌注损伤是血管内治疗术后的重要诊疗内容。

1. 脑水肿和高灌注综合征的常见原因

（1）术前因素　①梗死核心体积过大：血管内治疗前梗死核心体积过大常表现为低ASPECTS评分。低ASPECTS评分提示缺血区域广泛，再灌注后脑水肿风险高。②影像学特征：大脑中动脉致密征是血管内治疗前重要的影像学征象，提示血管内血栓负荷较重，再灌注后发生脑水肿和高灌注综合征的风险较高。③侧支循环不良：术前检查显示侧支循环不良提示脑组织对缺血的耐受能力差，再灌注后易出现脑水肿和高灌注综合征。

（2）围手术期因素　①血压控制不佳：血管内治疗围手术期血压控制不佳是脑水肿和高灌注综合征的重要危险因素之一。血管内治疗术前或术后血压过高可能导致脑组织灌注压过高，若超出脑血管的自动调节能力，就可能引发高灌注综合征；血压过低则可能导致脑组织灌注不足，加重缺血损伤，进而引发脑水肿。②再灌注速度过快：血管内治疗后血管再通，如血流恢复速度过快，可能导致脑组织灌注压急剧升高，超出脑血管的自动调节能力从而引发高灌注综合征。

2. 脑水肿和高灌注综合征的预防措施

（1）术后综合管理　①神经重症监护：血管内治疗术后，应将患者转入神经重症监护病房，进行密切监护，以及时发现并处理潜在的并发症。②体位管理：保持患者处于合适体位，卧位时头部抬高30°～45°，以促进脑静脉回流，降低颅内压。③通气管理：保证通气充足，避免高碳酸血症。高碳酸血症可导致代偿性脑血管扩张，从而升高脑水肿和高灌注综合征的风险。

（2）药物治疗　①镇痛、镇静治疗：适当的镇痛、镇静治疗可减少患者的应激反应，降低颅内压，改善脑水肿。②血压管理：血管内治疗术后需严格控制血压，可根据患者的病情特点选择合适的降压药物和合适的用药途径，尽量控制血压平稳，避免血压波动过大。适当的血压管理可改善脑血流灌注异常，降低高灌注综合征的发生风险。

（3）监测措施　①TCD监测：血管内治疗术后应动态监测患者的脑血流速度、脑血管反应性及脑血管自动调节能力。TCD监测对识别高灌注综合征具有重要的指导意义。②影像学检查：定期复查影像学检查（如颅脑CT或MRI），以早期识别脑水肿或高灌注综合征迹象。

3. 脑水肿和高灌注综合征的处理措施

（1）渗透性治疗　渗透性治疗是控制恶性脑水肿的重要措施。渗透性治疗通过建立血管内外的渗透压梯度,将水分从脑组织和脑脊液转移至血管内,从而减轻脑水肿。甘露醇和高渗盐水是目前常用的渗透性治疗药物。甘露醇可提高血浆渗透压,促使水分从脑组织和脑脊液转移至血管内,并由肾脏排出,从而减轻脑水肿(图6-0-8)。尽管渗透性治疗可有效降低颅内压,但单纯药物治疗可能无法完全避免脑水肿的进展和恶化。

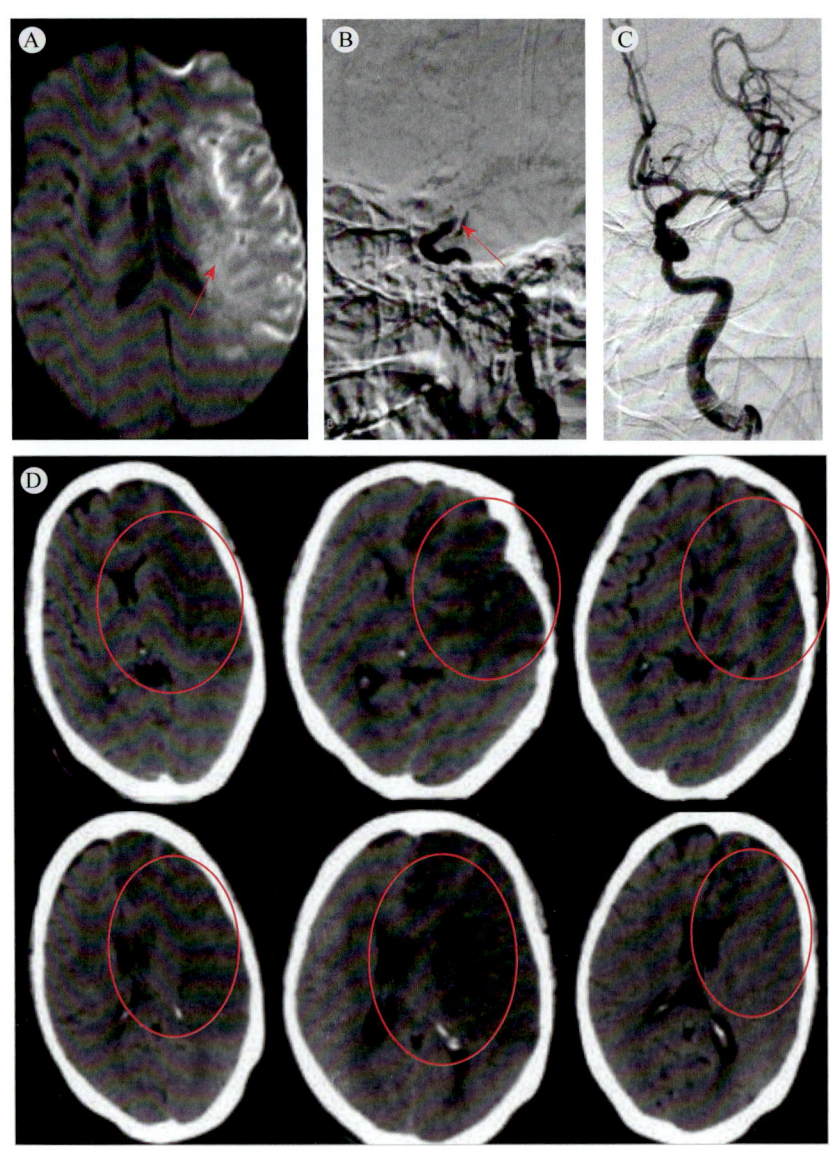

患者女性,69岁,因"突发抽搐伴右侧肢体无力2 h"入院。患者NIHSS评分22分,左侧颈内动脉末端闭塞,行血管内治疗。术中采用球囊导引导管联合支架取栓,2次操作后成功血管再通。术后复查颅脑CT提示脑水肿进行性加重,但患者家属拒绝行去骨瓣减压术,给予甘露醇、甘油果糖、利尿剂、白蛋白等药物脱水、降颅压治疗。动态复查颅脑CT,显示水肿逐渐减轻。A图:颅脑MRI DWI序列提示左侧大脑半球早期梗死(箭头所示);B图:术前DSA检查显示左侧颈内动脉末端闭塞(箭头所示);C图:术后DSA检查显示左侧颈内动脉再通,远端血管显影良好,D图:术后显示脑水肿明显,脱水治疗后动态复查颅脑CT,脑水肿逐渐减轻(红圈内)。

图6-0-8 血管内治疗术后脑水肿及治疗措施

(2) 手术治疗　去骨瓣减压术是恶性脑水肿的标准治疗方法，尤其适用于恶性大脑中动脉梗死患者。去骨瓣减压术通过去除部分颅骨，为肿胀的脑组织提供额外空间，从而降低颅内压，达到缓解症状的目的。既往研究显示，在发病后96 h内行去骨瓣减压术，可显著提高恶性脑水肿患者的生存率并降低致残率。

八、入路操作部位并发症

在急性缺血性卒中血管内治疗中，股动脉穿刺是常用的入路方式。多数血管内治疗操作是通过股动脉入路完成的，且通常采用改良Seldinger技术置入6~8 F导管鞘。穿刺部位可能出现多种不良事件，包括瘀斑、腹股沟血肿、穿刺部位出血、假性动脉瘤、动静脉瘘、穿刺部位血管闭塞、后腹膜或腹直肌鞘血肿、股神经损伤和感染等。

急性缺血性卒中血管内治疗相关研究中，穿刺部位并发症的发生率存在显著差异，从1%到11%不等。SWIFT研究中腹股沟并发症的发生率为2.8%，ESCAPE、EXTENT-IA和REVASCAT研究中腹股沟血肿的发生率分别为7.2%、2.9%和10.7%。

（一）股动脉假性动脉瘤

股动脉假性动脉瘤是指经皮穿刺后，血液通过股动脉管壁的裂口进入血管周围组织，形成1个或多个腔隙（瘤腔）。在动脉收缩期，血液通过载瘤动脉与瘤腔之间的通道（瘤颈部）流入瘤腔内；在动脉舒张期，血液回流至动脉内。这种病理现象一般发生在血管内治疗术后24~48 h。患者通常自觉穿刺部位疼痛，并可能出现以下症状和体征：进行性增大的肿块、搏动感与震颤以及血管杂音。

1.股动脉假性动脉瘤的预防措施

（1）术前控制血压　收缩压升高是缺血性卒中患者血管内治疗术后出现股动脉假性动脉瘤的重要危险因素。血管内治疗术前应积极控制血压，避免术中及术后血压过高导致血管壁的压力负荷增大。

（2）术中规范穿刺　操作人员应掌握规范的穿刺技术，穿刺点选择在股动脉分叉上方1~2 cm处，避免损伤血管后壁或误入股深动脉。

（3）术后防治措施　①正确压迫穿刺点：血管内治疗术拔出鞘管后，用左手的食指和中指压迫股动脉穿刺处，压迫位置通常在皮肤穿刺点正上方1.5~2.0 cm处，压迫时间至少为20 min。注意压迫力度适中，避免过轻或过重，确保股动脉血流不受影响。②避免腹压升高：血管内治疗术后应避免剧烈咳嗽、排便不畅等可引起腹压升高的行为。对于有咳嗽或便秘的患者，可给予适当的止咳或通便药物治疗，以减少腹压对穿刺部位的影响。③穿刺部位监测：血管内治疗术后应密切观察穿刺部位，注意有无肿块、搏动感、震颤及血管杂音等假性动脉瘤的临床症状和体征。若发现异常，应及时进行超声检查或血管造影检查，以明确诊断并为后续治疗提供参考。

2.股动脉假性动脉瘤的处理措施

(1) 压迫修复　①弹力绷带加压包扎修复：使用弹力绷带对穿刺部位进行持续加压包扎，从而减少血流进入假性动脉瘤腔。患者需卧床休息24 h以上，以确保压迫效果。②超声引导下压迫修复：在超声探头指引下，精准压迫假腔与股动脉相通处，直至其血流及频谱信号消失。一般压迫10 min后轻轻松开并观察，若动脉瘤破口处血流或频谱信号仍然存在，需再次压迫直至破口闭合。破口闭合后，使用弹力绷带持续加压包扎，并保证患者卧床休息24 h以上。术后2~3 d复查超声，若血管腔及血流频谱信号消失，则表明治疗有效。

(2) 药物注射治疗　对于瘤体直径<3.5 cm或瘤体体积<6 cm³的股动脉假性动脉瘤，可采用超声引导下局部注射凝血酶治疗。较小的假性动脉瘤可能通过局部注射凝血酶形成自发性血栓，从而闭合破口。注射凝血酶后需密切监测穿刺部位，观察有无血栓形成或血流变化（图6-0-9）。

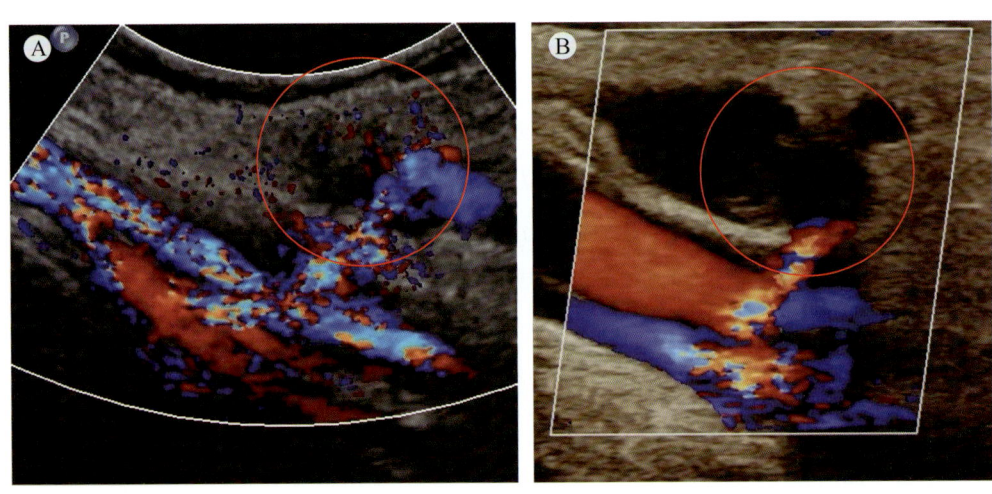

患者男性，68岁，血管内治疗术后出现右下肢穿刺区域疼痛、肿胀。床旁超声显示股动脉假性动脉瘤形成，在超声指导下局部注射凝血酶封闭破口。A图：超声检查显示股动脉假性动脉瘤形成（红圈内）；B图：局部注射凝血酶形成血栓封闭破口（红圈内）。

图6-0-9　血管内治疗术后股动脉假性动脉瘤形成及治疗措施

(3) 手术治疗措施　①外科手术修补：若压迫修复或药物注射治疗无效，需考虑外科手术修补，其可使血管壁恢复完整，从而避免假性动脉瘤进一步扩大或破裂。②介入栓塞治疗：既往有对假性动脉瘤进行介入栓塞治疗的病例报道。介入栓塞治疗通过导管将栓塞材料送入假性动脉瘤腔，阻断血流通道，从而促进瘤体闭合。

(二) 腹膜后血肿

腹膜后血肿是血管内治疗术后少见但严重的并发症之一，有研究报道其发生率为0.7%。由于部位隐蔽，腹膜后血肿常在患者出现低血压或低血容量性休克时才被发现，因此危险性极高，甚至可能导致患者死亡。

腹膜后血肿的早期症状可能不明显或较轻微，但随着出血量的增加，患者可出现以下症状：心慌、出汗、腹痛、腹胀或背痛。另外，当血肿压迫神经和内脏时，可引起相应的神经系统症状及消化、泌尿系统功能异常。

1. 腹膜后血肿的预防措施

(1) 避免高位股动脉穿刺　在血管内治疗中，穿刺鞘管越过腹股沟韧带时，出血难以压迫，易发生腹膜后血肿。因此，穿刺点应选择在股动脉分叉上方1~2 cm处，确保穿刺点位于腹股沟韧带下方，便于术后压迫止血。

(2) 术后监测　①动态监测血红蛋白及红细胞比容：血管内治疗术后需动态监测患者的血红蛋白水平及红细胞比容，及时发现潜在的出血情况。若血红蛋白水平或红细胞比容持续下降，提示可能存在腹膜后出血，需进一步检查。②腹部超声检查：腹部超声可用于初步筛查腹膜后血肿。如超声在腹膜后探及无回声或低回声区，提示可能存在腹膜后血肿。③腹部CT检查：腹部CT是诊断腹膜后血肿的重要手段，可精确判断血肿的部位、类型及其与毗邻器官的关系。CT检查有助于早期发现血肿并评估其严重程度，为后续治疗提供依据。④DSA检查：DSA是腹腔活动性出血的确诊方法，可明确是否存在活动性出血及出血的部位和局部形态。DSA对后续治疗策略的选择（如弹簧圈栓塞或覆膜支架植入）具有重要指导价值。

2. 腹膜后血肿的处理措施

(1) 保守治疗　保守治疗是腹膜后血肿的初始处理策略，适用于出血量较少且生命体征稳定的腹膜后血肿患者。①生命体征监测：密切监测患者的生命体征，包括血压、心率、血氧饱和度等，并注意监测患者的血流动力学变化。②停用抗血小板和抗凝药物：立即停用所有抗血小板药物和抗凝药物，以减少进一步的出血风险。③纠正凝血功能紊乱：通过实验室检查评估患者的凝血功能，必要时输注新鲜冰冻血浆、血小板或凝血因子，纠正凝血功能紊乱。④输血和补液：根据患者的失血量，及时输注红细胞以维持血容量和氧输送能力，并给予晶体液或胶体液进行补液治疗，以维持血压和组织灌注。⑤支持治疗：包括维持酸碱平衡、电解质平衡，以及对症处理（如镇痛、止吐）等措施。

(2) 血管内治疗　血管内治疗适用于出血量较多且保守治疗无效的腹膜后血肿，具有创伤小、恢复快的优点。①弹簧圈栓塞法：通过导管将弹簧圈送至出血部位，释放弹簧圈以堵塞出血血管，达到止血目的。②覆膜支架植入：在出血血管处植入覆膜支架，隔绝出血部位，恢复血管通畅（图6-0-10）。

(3) 外科手术治疗　外科手术治疗适用于保守治疗和血管内治疗无效，以及出现腹腔间室综合征等严重并发症的患者。①手术指征：经过输血、大量补液等保守治疗后，血流动力学仍不稳定；血管内栓塞失败；出现腹腔间室综合征。②手术方法：通过手术直接清除腹膜后血肿，减轻血肿对周围组织的压迫；修复或结扎出血的血管，防止进一步出血。

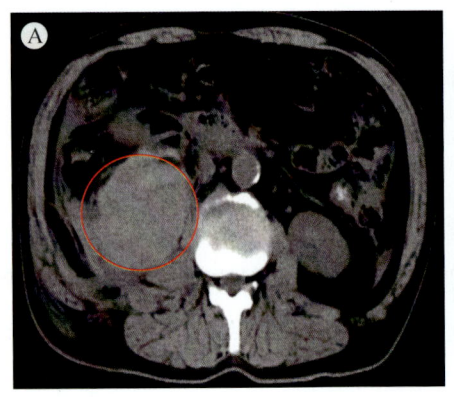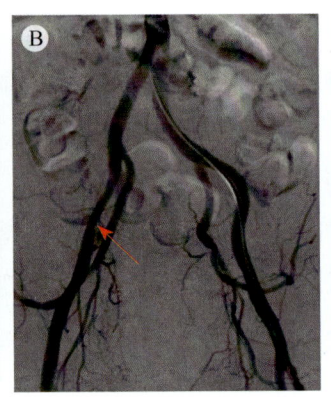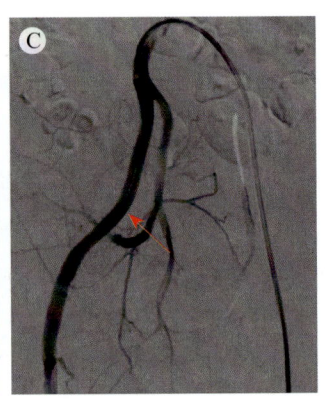

患者男性，57岁，血管内治疗术后第2天出现右下腹疼痛。血常规检查显示血红蛋白水平明显下降，腹部CT检查显示右侧腹膜后血肿，DSA检查提示右侧髂外动脉破裂出血。治疗措施：覆膜支架植入隔绝出血部位。A图：腹部CT显示右侧腹膜后血肿（红圈内）；B图：DSA检查显示右侧髂外动脉破裂出血（箭头所示）；C图：覆膜支架植入术后DSA检查显示支架完全隔绝出血（箭头所示）。

图6-0-10　血管内治疗术后腹膜后血肿及治疗措施

九、对比剂脑病

对比剂脑病是血管内治疗中使用对比剂后的一种少见但严重的神经系统并发症，严重时可导致患者发生永久性神经功能障碍，甚至死亡。任何类型的碘造影剂，无论使用多大剂量，均有可能发生对比剂脑病。对比剂脑病的发病机制目前尚未完全明确，可能与血—脑屏障结构或功能障碍、脑血管痉挛、微栓塞、免疫反应等因素有关。对比剂脑病是一种排除性诊断，需与其他具有类似症状的疾病，如过敏反应、可逆性后部白质脑病综合征、高灌注综合征等进行鉴别。

对比剂脑病多为急性发病，症状通常在使用对比剂后的5 min至24 h内出现。轻症者表现为头痛、恶心、呕吐，严重者可发生失语、偏瘫、皮质盲、癫痫发作，甚至心跳骤停，其中一过性皮质盲是对比剂脑病最常见的神经系统表现。对比剂脑病的症状多在48～72 h内自行缓解，但少数患者的恢复时间较长，甚至可能遗留永久性损害。肾功能不全和既往卒中病史是对比剂脑病的独立危险因素。

对比剂脑病患者在颅脑CT上通常表现为局灶性或弥漫性脑水肿，以及皮质、皮质下或蛛网膜下腔高密度影，部分患者的影像学检查可能无异常改变。脑电图检查常表现为对称性弥漫性慢波，可伴有阵发性棘波或尖波。脑脊液常规、生化检查通常无明显异常，但脑脊液中对比剂浓度可能会升高。

1.对比剂脑病的预防措施

（1）术前评估与干预　①全面评估：在使用对比剂前，应对患者进行全面评估，重点关注高龄、高血压、糖尿病、过敏史、肾功能不全与既往脑损伤病史等对比剂脑病的危险因素。对于合并上述危险因素的患者，应在血管内治疗前对可干预的因素进行控制和管理。②改善患者状态：在保证正常血容量的基础上，可根据患者耐受情况给予适量口服或静脉补液。

（2）对比剂选择与使用　①选择低风险对比剂：尽量选用致对比剂脑病发生率低的对比剂，

如等渗非离子型对比剂。避免使用高渗对比剂，因其可能增加对比剂脑病的发生风险。②控制对比剂用量：严格控制对比剂的用量，避免过量使用。必要时可适当稀释，以降低对比剂浓度。③优化注射方式：应用对比剂时，采取低压力、低速度注射方式；对比剂使用前应于恒温箱（37 ℃）中贮存30 min以上，以减少其对血管内皮的刺激。

(3) 术中与术后监测　①密切监测患者：在使用对比剂过程中及血管内治疗术后，密切监测患者的生命体征和神经系统症状，详细评估患者的神经功能状态，及时发现对比剂脑病的早期表现。②及时停用对比剂：若患者出现疑似对比剂脑病表现，应立即停用对比剂，并采取相应的对症和支持治疗。

2.对比剂脑病的治疗措施

(1) 水化治疗　静脉或口服补液：根据患者全身状况及心肺功能状态，进行静脉或口服补液，促进对比剂从体内排出。必要时可使用利尿剂加快对比剂排泄，但需注意维持水电解质平衡。

(2) 降颅压治疗　渗透性治疗：针对脑水肿、颅内高压的患者，可适当给予甘露醇、白蛋白或呋塞米等药物进行脱水、降颅压治疗。

(3) 其他药物治疗　①皮质类固醇：皮质类固醇（如地塞米松、甲泼尼龙、泼尼松等）能够减轻炎症反应和水肿，但其在对比剂脑病中的应用效果尚需进一步的研究证实。②抗癫痫治疗：对于有癫痫发作的患者，应根据发作类型尽早使用适当的抗癫痫药物。③防治脑血管痉挛：对出现脑血管痉挛的患者，可给予尼莫地平舒张血管，解除痉挛。

(4) 其他治疗　①血液透析：对于合并基础肾脏疾病或对比剂肾病的患者，可考虑进行血液透析治疗，以快速清除体内的对比剂。②严重病例的管理：对于严重对比剂脑病患者（如出现昏迷、呼吸衰竭、心搏骤停等），应先排除急性过敏反应，并及时给予相应抢救措施，严密观察病情变化。

参考文献

[1] BERKHEMER O A, FRANSEN P S S, BEUMER D, et al. A randomized trial of intraarterial treatment for acute ischemic stroke[J]. N Engl J Med, 2015, 372 (1)：11-20.

[2] GOYAL M, DEMCHUK A M, MENON B K, et al. Randomized assessment of rapid endovascular treatment of ischemic stroke[J]. N Engl J Med, 2015, 372 (1)：1019-1030.

[3] CAMPBELL B C V, MITCHELL P J, KLEINIG T J, et al. Endovascular therapy for ischemic stroke with perfusion-imaging selection[J]. N Engl J Med, 2015, 372 (11)：1009-1018.

[4] SAVER J L, GOYAL M, BONAFE A, et al. Stent-retriever thrombectomy after intravenous t-PA *vs.* t-PA alone in stroke[J]. N Engl J Med, 2015, 372 (24)：2285-2295.

[5] JOVIN T G, CHAMORRO A, COBO E, et al. Thrombectomy within 8 hours after symptom onset in ischemic stroke[J]. N Engl J Med, 2015, 372 (24)：2296-2306.

[6] MOKIN M, FARGEN K M, PRIMIANI C T, et al. Vessel perforation during stent retriever thrombectomy for acute ischemic stroke：technical details and clinical outcomes[J]. J Neurointerv Surg, 2017, 9 (10)：922-928.

[7] YILMAZ U, WALTER S, KÖRNER H, et al. Peri-interventional subarachnoid hemorrhage during mechanical thrombectomy

with stent retrievers in acute stroke: a retrospective case-control study[J]. Clin Neuroradiol, 2015, 25 (2): 173-176.

[8] DOBROCKY T, KAESMACHER J, BELLWALD S, et al. Stent-retriever thrombectomy and rescue treatment of M1 occlusions due to underlying intracranial atherosclerotic stenosis: cohort analysis and review of the literature[J]. Cardiovasc Intervent Radiol, 2019, 42 (6): 863-872.

[9] DOBROCKY T, BELLWALD S, KURMANN R, et al. Stent retriever thrombectomy with mindframe capture LP in isolated M2 occlusions[J]. Clin Neuroradiol, 2020, 30 (1): 51-58.

[10] GRATZ P P, SCHROTH G, GRALLA J, et al. Whole-brain susceptibility-weighted thrombus imaging in stroke: fragmented thrombi predict worse outcome[J]. AJNR Am J Neuroradiol, 2015, 36 (7): 1277-1282.

[11] BALAMI J S, WHITE P M, MCMEEKIN P J, et al. Complications of endovascular treatment for acute ischemic stroke: prevention and management[J]. Int J Stroke, 2018, 13 (4): 348-361.

[12] YEO L L L, HOLMBERG A, MPOTSARIS A, et al. Posterior circulation occlusions may be associated with distal emboli during thrombectomy: factors for distal embolization and a review of the literature[J]. Clin Neuroradiol, 2019, 29 (3): 425-433.

[13] GOEGGEL SIMONETTI B, HULLIGER J, MATHIER E, et al. Iatrogenic vessel dissection in endovascular treatment of acute ischemic stroke[J]. Clin Neuroradiol, 2019, 29 (1): 143-151.

[14] MOSIMANN P J, KAESMACHER J, GAUTSCHI D, et al. Predictors of unexpected early reocclusion after successful mechanical thrombectomy in acute ischemic stroke[J]. Stroke, 2018, 49 (11): 2643-2651.

[15] NEUBERGER U, MÖHLENBRUCH M A, HERWEH C, et al. Classification of bleeding events: comparison of ECASS Ⅲ (European cooperative acute stroke study) and the new Heidelberg bleeding classification[J]. Stroke, 2017, 48 (7): 1983-1985.

[16] KRISHNAN R, MAYS W, ELIJOVICH L. Complications of mechanical thrombectomy in acute ischemic stroke[J]. Neurology, 2021, 97 (20 Suppl 2): S115-S125.

[17] BARACCHINI C, FARINA F, PALMIERI A, et al. Early hemodynamic predictors of good outcome and reperfusion injury after endovascular treatment[J]. Neurology, 2019, 92 (24): e2774-e2783.

[18] TREADWELL S D, THANVI B. Malignant middle cerebral artery (MCA) infarction: pathophysiology, diagnosis and management[J]. Postgrad Med J, 2010, 86 (1014): 235-242.

[19] 中国医师协会神经介入专业委员会. 对比剂脑病中国专家共识2023[J]. 中国脑血管病杂志, 2024, 21 (3): 207-216.

[20] YANG Y N, ZHANG J, LI T. The potential risk factors of cortical visual impairment following cerebral angiography: a retrospective study[J]. Ther Clin Risk Manag, 2019, 15: 1013-1017.

[21] CHU Y T, LEE K P, CHEN C H, et al. Contrast-induced encephalopathy after endovascular thrombectomy for acute ischemic stroke[J]. Stroke, 2020, 51 (12): 3756-3759.

[22] 中华医学会, 中华医学会神经病学分会脑血管病学组. 中国急性脑梗死后出血转化诊治共识2019[J]. 中华神经科杂志, 2019, 52 (4): 252-265.

(李迪, 陈忠军, 赵满红)

第七章
急性缺血性卒中血管内治疗围手术期管理

第一节　血管内治疗围手术期抗栓策略

一、血管内治疗围手术期抗血小板治疗

（一）背景介绍

在急性缺血性卒中再灌注治疗中，抗血小板药物的规范化应用是影响患者临床预后的核心要素之一。抗血小板药物可抑制血小板活化与聚集，从而阻断血栓进展并改善脑组织微循环灌注，对改善缺血性卒中患者的神经功能缺损症状、遏制病情进展及改善长期转归具有重要意义。作为缺血性卒中急性期治疗的重要环节，抗血小板治疗策略直接影响患者的生存质量。

既往多项具有里程碑意义的临床研究为缺血性卒中的抗血小板治疗策略奠定了循证基础。CHANCE研究首次证实了双联抗血小板治疗在轻型卒中及高危TIA患者中的早期干预价值；POINT研究进一步验证了双联抗血小板治疗方案的时效窗效应；THALES研究则为新型P2Y12受体抑制剂替格瑞洛的应用提供了循证依据。随着血管内治疗技术的革新，RESCUE BT研究与MR CLEAN-MED研究重点探讨了血管内治疗术后抗血小板药物的有效性及安全性。

目前，临床对大血管闭塞性急性缺血性卒中血管内治疗围手术期的抗血小板治疗策略仍存在

较大争议,核心矛盾聚焦于:如何平衡抗血小板治疗带来的预防血管再闭塞获益与颅内出血转化风险。国内外相关指南就这一问题尚未形成统一推荐,其中术前抗血小板药物负荷剂量选择、术后用药时机、药物联用方案等关键环节仍缺乏高质量的循证证据。因此,基于临床研究证据及最新指南共识,系统梳理血管内治疗围手术期抗血小板治疗的优化策略,对指导临床决策具有重要的实践意义。

(二)抗血小板药物分类和作用机制

临床常用的抗血小板药物有环氧合酶Ⅰ型抑制剂、P2Y12受体抑制剂、血小板糖蛋白Ⅱb/Ⅲa抑制剂、磷酸二酯酶抑制剂和血栓素合成酶抑制剂等(表7-1-1),这些药物可通过不同的药理机制抑制血小板聚集,发挥抗血栓形成作用。

1.环氧合酶Ⅰ型抑制剂

环氧合酶Ⅰ型抑制剂以阿司匹林为代表,可通过对血小板环氧合酶Ⅰ型丝氨酸残基进行不可逆的乙酰化修饰,抑制血栓素A2的生物合成,从而阻断血栓素A2介导的血小板活化和血管收缩效应,发挥抗血栓作用。

2.P2Y12受体抑制剂

P2Y12受体抑制剂主要有噻吩并吡啶类和环戊三唑嘧啶类。①噻吩并吡啶类的代表药物为氯吡格雷。此类药物通过肝脏代谢生成活性代谢物,不可逆地结合血小板表面P2Y12受体,阻断ADP介导的腺苷酸环化酶抑制及细胞内钙离子动员,最终抑制纤维蛋白原与血小板糖蛋白Ⅱb/Ⅲa的结合。②环戊三唑嘧啶类的代表药物为替格瑞洛。作为首个可逆性P2Y12受体拮抗剂的口服剂型,替格瑞洛无需经肝脏代谢激活即可在体内发挥药理作用,其通过变构调节阻断ADP信号传导,具有快速起效和药效可逆的特点。

3.血小板糖蛋白Ⅱb/Ⅲa抑制剂

以替罗非班为代表的非肽类抑制剂能可逆性阻断血小板糖蛋白Ⅱb/Ⅲa与纤维蛋白原的结合,干扰血小板交联,对ADP、凝血酶等多种激动剂诱导的血小板聚集均具有强效抑制作用。

4.磷酸二酯酶抑制剂

磷酸二酯酶抑制剂的代表药物是西洛他唑,此类药物可选择性抑制磷酸二酯酶活性,升高血小板内环磷酸腺苷水平,降低细胞内的钙离子水平,从而抑制多种途径(包括ADP、凝血酶和剪切应力)诱导的血小板活化和聚集。西洛他唑的抗血小板效应呈剂量依赖性。

5.血栓素合成酶抑制剂

奥扎格雷钠是血栓素合成酶抑制剂的代表药物,具有双重药理作用:一方面可选择性抑制血栓素合成酶活性,减少血栓素A2生成;另一方面可促进血管内皮细胞合成前列环素,恢复血栓素A2与前列环素的动态平衡。因此,奥扎格雷钠可通过抗血小板聚集和扩张血管双重机制发挥作用。

表7-1-1 常见抗血小板药物的分类及作用机制

药物分类	代表药物	作用机制
COX-I抑制剂	阿司匹林、吲哚布芬	阿司匹林不可逆抑制COX-I，减少TXA2生成，抑制血小板聚集；吲哚布芬可逆性抑制COX-I，减少TXA2生成，抑制血小板聚集
P2Y12受体拮抗剂	氯吡格雷、替格瑞洛、普拉格雷	氯吡格雷和普拉格雷不可逆阻断ADP与P2Y12受体结合；替格瑞洛可逆性结合P2Y12受体
血小板糖蛋白Ⅱb/Ⅲa拮抗剂	替罗非班、依替巴肽、阿昔单抗	替罗非班竞争性抑制纤维蛋白原与血小板糖蛋白Ⅱb/Ⅲa结合；依替巴肽竞争性抑制血小板糖蛋白Ⅱb/Ⅲa；阿昔单抗非竞争性抑制血小板糖蛋白Ⅱb/Ⅲa，阻断血小板交联
磷酸二酯酶抑制剂	西洛他唑	抑制磷酸二酯酶Ⅲ，升高cAMP水平，抑制血小板聚集及扩张血管
血栓素合成酶抑制剂	奥扎格雷钠	选择性抑制血栓素合成酶活性，减少血栓素A2生成；促进血管内皮细胞合成前列环素
蛋白酶激活受体-1拮抗剂	沃拉帕沙	选择性拮抗蛋白酶激活受体-1，抑制凝血酶介导的血小板活化

注：COX-I——环氧合酶I型；TXA2——血栓素A2；cAMP——环磷酸腺苷。

（三）血管内治疗围手术期抗血小板治疗的机制基础

急性缺血性卒中血管内治疗中抗血小板药物的应用主要基于以下病理生理机制。①血管内皮损伤激活血小板。脑血管闭塞引起的局部缺血性损伤可破坏血管内皮的完整性，暴露的胶原纤维和血管性血友病因子可直接激活血小板。活化的血小板通过血小板糖蛋白Ⅱb/Ⅲa与纤维蛋白原结合形成三维交联网络，促使血栓延伸。②溶栓后二次血栓形成。静脉溶栓治疗过程中，血栓碎裂可能导致斑块脂质核心暴露、斑块破裂及血管内膜损伤，上述病理改变均可激活血小板糖蛋白Ⅱb/Ⅲa。另外，静脉溶栓药物阿替普酶可激活纤溶酶原转化为纤溶酶，促使纤维蛋白降解，而纤维蛋白降解产物可与血小板糖蛋白Ⅱb/Ⅲa结合，促进血小板聚集。上述机制均可能造成静脉溶栓治疗后二次血栓形成。③器械操作相关血栓形成。血管内治疗过程中，支架或导管与血管壁的机械摩擦可导致血管内皮细胞剥脱，暴露内皮下基质。尤其在处理ICAS性病变或血管串联病变时，补救性支架植入和球囊扩张造成的血管机械牵张损伤，可使金属支架表面形成电荷梯度差，促进血小板黏附和P选择素表达，最终导致支架内血栓形成。

（四）血管内治疗围手术期抗血小板治疗策略

虽然目前血管内治疗围手术期抗血小板治疗领域的循证证据尚不足以支持形成统一的观点和标准的治疗规范，但临床普遍认为，血管内治疗围手术期抗血小板治疗方案的制订需要权衡出血与缺血的平衡，进行个体化的干预。图7-1-1提供了一个可执行的急性缺血性卒中血管内治疗围手术期抗血小板治疗策略制订的流程。

1. 术前抗血小板治疗策略

（1）ICAS或血管串联病变患者的抗血小板治疗策略　治疗方案：可于术前5 min静脉泵入替罗非班（剂量参考RESCUE BT研究）。循证依据：ICAS或血管串联病变会显著增加术中血栓形成及血管再通后再狭窄的风险。早期应用血小板糖蛋白Ⅱb/Ⅲa拮抗剂可提高血管再通效率，降低围手术期血栓事件的发生率。

(2) 不伴ICAS或血管串联病变患者的抗血小板治疗策略　治疗方案：不建议术前静脉应用抗血小板治疗。风险管控：避免无明确适应证的抗血小板治疗增加颅内出血风险，未接受静脉溶栓治疗的患者需严格评估出血风险与获益。

2.术中抗血小板治疗策略

(1) 接受紧急支架植入术补救治疗患者的抗血小板治疗策略　治疗方案：术中可静脉泵入替罗非班(剂量参照RESCUE BT研究)，支架植入后即刻衔接双联抗血小板治疗。风险管控：需通过血管内超声评估支架的贴壁质量，当支架贴壁不良(>20%节段未贴壁)或血流受限(TICI≤2a级)时，可延长替罗非班维持时间至术后12 h。

(2) 未接受紧急支架植入术补救治疗患者的抗血小板策略　术中是否启用血小板糖蛋白Ⅱb/Ⅲa拮抗剂，应综合评估以下因素：①术前静脉溶栓/动脉溶栓实施情况；②术后DSA显示的脑血流再灌注情况(mTICI≥2b级为启动指征)；③术后即刻CTP的检查结果。

3.术后抗血小板治疗策略

(1) 术前静脉溶栓或术中动脉溶栓患者的抗血小板治疗策略　启动标准：术后24 h复查NCCT确认无颅内出血。治疗方案：①对低血栓风险患者采用单药抗血小板治疗(如阿司匹林75~100 mg/d)；②对高血栓风险患者(如责任血管重度狭窄、心源性栓塞)启动双联抗血小板治疗，具体疗程需结合病因学评估(如ICAS相关病变建议延长抗血小板治疗至3~6个月)。

(2) 未溶栓但术中使用了血小板糖蛋白Ⅱb/Ⅲa拮抗剂患者的抗血小板治疗策略　治疗方案：①术后24 h复查NCCT排除颅内出血/恶性脑水肿(中线移位>5 mm)；②停用血小板糖蛋白Ⅱb/Ⅲa拮抗剂前4 h启动双联抗血小板治疗；③双联抗血小板治疗维持≥1个月后，根据血栓弹力图检查结果调整方案。

(3) 未溶栓且术中未使用血小板糖蛋白Ⅱb/Ⅲa拮抗剂患者的抗血小板治疗策略　治疗方案：术后即刻启动双联抗血小板治疗(阿司匹林100 mg/d联合氯吡格雷75 mg/d)，持续1个月后依据*CYP2C19*基因检查结果调整方案，例如：将携带*CYP2C19*功能缺失等位基因(*2/*3)患者使用的氯吡格雷换为替格瑞洛(90 mg，每日2次)。

4.核心治疗规范

(1) 出血风险管理　所有患者术后均需复查NCCT评估颅内出血情况，24 h内启动抗血小板治疗前需排除sICH。避免抗血小板药物与溶栓药物重叠使用(特殊情况除外)。

(2) 病因导向策略　病因导向：对于ICAS患者，应进行强化抗血小板治疗联合强化降脂(控制LDL-C<1.8 mmol/L)治疗；对于心源性栓塞患者，应评估是否联合抗凝治疗。

精准化调整：根据药物相关基因检测(如氯吡格雷代谢基因型)及血栓弹力图检查结果，优化抗血小板药物选择。

(3) 特殊场景决策　紧急支架植入术中应用血小板糖蛋白Ⅱb/Ⅲa拮抗剂需满足以下条件：

①支架残余狭窄率>30%；②血流速度下降>50%（经TCCD证实）；③易损斑块特征（HR-MRI检查证实纤维帽破裂）。对于术后出现早期血管再狭窄或反复血栓栓塞的患者，可考虑升级抗血小板治疗方案（如短期应用三联抗血小板治疗），但需经多学科联合会诊评估后决定。

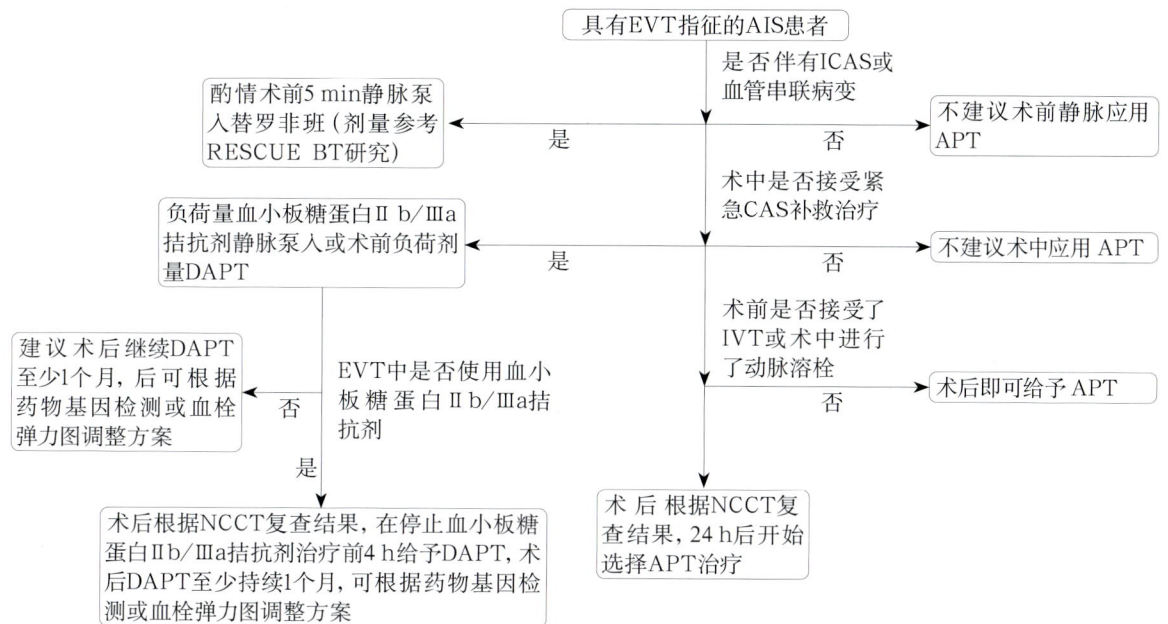

EVT——血管内治疗；AIS——急性缺血性卒中；APT——抗血小板治疗；CAS——颈动脉支架植入术；DAPT——双联抗血小板治疗。

图7-1-1　急性缺血性卒中血管内治疗围手术期抗血小板治疗策略流程

（五）抗血小板药物的常见不良反应与应对策略

抗血小板药物在缺血性心脑血管疾病的防治中具有重要作用，但其可能引发的不良反应需要引起临床重视。抗血小板药物常见的不良反应主要有出血事件（如消化道出血、颅内出血等）、代谢紊乱（如高尿酸血症、痛风等）及血液系统异常（如血小板减少症等）等。

1. 出血事件

（1）出血风险评估　出血事件是抗血小板治疗最严重的并发症，其发生与血管内治疗围手术期抗血小板药物的使用具有显著相关性。临床相关实践指南均强调，在启动抗血小板治疗前需对患者进行出血风险评估。目前出血风险评估工具主要有REACH、B_2LEED_3S和$S_2TOP-BLEED$等评分工具。

REACH评分是1个由9项临床指标构建的评估体系，9项临床指标分别为年龄、外周动脉疾病、充血性心衰、糖尿病、高血压、吸烟、抗栓药物使用、高胆固醇血症及口服抗凝药物（表7-1-2）。REACH评分适用于动脉粥样硬化性血栓形成患者（如卒中、冠心病、外周动脉疾病），可为门诊患者抗栓治疗的决策提供量化依据，评分≥10分提示出血风险显著升高。

B_2LEED_3S评分是1个由9项临床指标构建的13分制评估体系（表7-1-3）。该评分体系涵盖低体重指数、高血压、腔隙性梗死或小血管病、≥75岁、亚裔、心血管疾病史、脑血管病史、双联抗血小板或口服抗凝治疗及男性共9项危险因素。

S_2TOP-BLEED评分模型是1个由10项临床指标构建的综合评估体系（表7-1-4），这10项临床指标分别为男性、吸烟、抗血小板药物类型、残疾程度高、既往卒中史、高血压、低体重指数、高龄、亚裔和糖尿病。该评分适用于接受抗血小板治疗的非心源性缺血性卒中或TIA患者。

表7-1-2　REACH评分模型及评分标准

指标	分类标准	评分/分
年龄	45~54岁	0
	55~64岁	2
	65~74岁	4
	≥75岁	6
外周动脉疾病	确诊（如间歇性跛行、血管介入史）	1
心衰	有心衰病史（NYHA Ⅱ~Ⅳ级）	2
糖尿病	确诊或正在使用降糖药	1
高血压	收缩压≥140 mmHg或正在服用降压药	2
吸烟	从来没有	0
	曾经有	1
	目前仍有	2
抗栓药物使用	无	0
	仅使用阿司匹林	1
	其他抗血小板药物	2
	阿司匹林联合其他1种以上抗血小板药物	4
高胆固醇血症	LDL-C≥3.4 mmol/L或正在使用他汀类药物	1
口服抗凝药物	无口服抗凝药物史	0
	正在口服抗凝药物	4
总分计算：所有项目分值相加，总分范围为0~23分		
风险分层：高风险：≥11分（年出血风险≥2.76%）		
适用人群：动脉粥样硬化性血栓形成患者（如卒中、冠心病、外周动脉疾病等）		

注：NYHA——纽约心脏学会心功能分级，LDL-C——低密度脂蛋白胆固醇，BMI——体重指数，eGFR——估算肾小球滤过率。

表7-1-3　B_2LEED_3S评分模型及评分标准

指标	分类标准	评分/分
BMI	BMI<25 kg/m²	1
	BMI≥25 kg/m²	0
高血压	无高血压（未服药且收缩压<140 mmHg）	0
	有高血压（收缩压≥140 mmHg或正在服用降压药）	2
腔隙性脑梗死/小血管病	无腔隙性脑梗死/小血管病	0
	有腔隙性脑梗死/小血管病	1

续表

指标	分类标准	评分/分
年龄	<75岁	0
	≥75岁	1
种族	非亚裔	0
	亚裔	2
心血管疾病史	无冠状动脉疾病、心肌梗死等心血管疾病史	0
	有心血管疾病史	2
脑血管疾病史	无卒中或 TIA 病史	0
	有卒中或 TIA 病史	2
双联抗血小板或口服抗凝治疗	未使用双联抗血小板或抗凝药物	0
	使用双联抗血小板或抗凝药物	1
性别	女性	0
	男性	1

总分计算：所有项目分值相加，总分范围为0~13分
风险分层与临床建议：≥5分为高危风险（出血风险 2.44%），禁用双联抗血小板或抗凝药物
适用人群：接受抗血小板治疗的非心源性缺血性卒中或TIA患者

注：BMI——体重指数；PPI——质子泵抑制剂。

表7-1-4　S_2TOP-BLEED评分及出血风险计算

第1部分：S_2TOP-BLEED 评分		
项目	评分标准	评分/分
性别	女性	0
	男性	2
吸烟	当前吸烟	1
抗血小板药物类型	氯吡格雷单药	0
	阿司匹林（联合或不联合双嘧达莫）	1
	双联抗血小板（阿司匹林联合氯吡格雷）	5
卒中残疾程度	mRS 评分≥3 分	2
既往卒中史	有≥1 次卒中或 TIA 病史	1
高血压	收缩压≥140 mmHg 或正在服用降压药	1
低 BMI	BMI<20 kg/m²	2
	BMI20~25 kg/m²	1
	BMI > 25 kg/m²	0
年龄	45~54岁	2
	55~64岁	4
	64~74岁	6
	75~84岁	9
	≥85 岁	12
亚裔	非亚裔	0
	亚裔	1
糖尿病	空腹血糖≥7.0 mmol/L 或正在使用降糖药	1

续表

S₂TOP-BLEED 分值/分	第2部分：S₂TOP-BLEED 评分对应的出血风险计算				
	不同年龄段对应的出血风险 /%				
	45~54岁	55~64岁	65~74岁	75~84岁	≥85岁
0	2	2	2	4	—
1	2	2	3	4	6
2	2	2	3	5	7
3	2	3	4	6	8
4	2	3	4	6	10
5	3	4	5	7	11
6	3	4	6	8	13
7	4	5	6	10	14
8	4	6	7	11	17
9	5	6	8	13	18
10	6	7	10	14	>20
11	6	8	11	17	>20
12	7	10	13	18	>20
13	8	11	14	>20	—

得分计算：将除年龄外的其他9项因素分值相加，再结合年龄分层对应的分值，进行风险分层

注：BMI——体重指数。

(2) 常见出血事件及其处理原则　在抗血小板治疗所致出血事件中，需重点关注消化道出血和颅内出血。

消化道出血事件分级标准：小出血（BARC 1~2级）——粪便潜血阳性或呕咖啡色物（血红蛋白水平下降<3 g/dL）；大出血（BARC≥3级）——显性出血伴血红蛋白下降≥3 g/dL或需输血治疗。

消化道出血的病理生理机制：阿司匹林可抑制环氧合酶Ⅰ型活性，减少胃黏膜前列腺素合成，破坏黏膜屏障功能；替格瑞洛可能加重已存在的消化道黏膜损伤；P2Y12受体抑制剂（如氯吡格雷）虽然没有直接的黏膜损伤作用，但可延缓消化道溃疡的愈合进程；双联抗血小板治疗（如阿司匹林联合氯吡格雷）较单药治疗显著增加消化道出血风险（OR 2~3）。

消化道出血的处理策略（图7-1-2）：①对症状较轻（反酸、腹胀）的患者，推荐联合应用质子泵抑制剂或H₂受体拮抗剂，必要时可考虑将阿司匹林更换为吲哚布芬；②对于活动性出血患者，应立即停用抗血小板药物，实施规范化止血治疗，待出血稳定后经多学科评估决定是否重启抗血小板治疗。

颅内出血是抗血小板治疗最严重的出血并发症，包括脑实质出血、蛛网膜下腔出血及硬膜下/硬膜外出血等类型。抗血小板治疗中颅内出血的发生主要与抗血小板药物不可逆抑制环氧合酶Ⅰ型（如

阿司匹林）或阻断P2Y12受体（如替格瑞洛），降低血小板聚集能力，削弱血管损伤后的初级止血反应有关。值得注意的是，替格瑞洛因更强的P2Y12受体拮抗效应及腺苷介导的血管扩张作用，较氯吡格雷具有更高的致命性颅内出血风险。

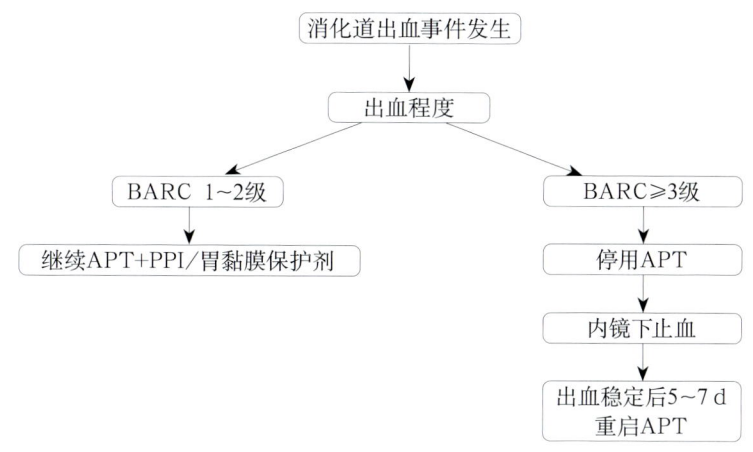

BARC——标准化出血事件分类；APT——抗血小板治疗；PPI——质子泵抑制剂；DAPT——双联抗血小板治疗。

图7-1-2 抗血小板治疗消化道出血事件的处理原则

抗血小板治疗中发生颅内出血的处理原则包括以下几个方面。①急性期管理：确诊颅内出血后应立即停用所有抗血小板药物，并行颅脑NCCT评估血肿体积及占位效应，采用GCS量表动态评估患者的神经功能状态；②血压控制：推荐在发病6 h内将收缩压控制在<140 mmHg，以降低血肿扩大的风险；③抗血小板治疗重启时机：建议在病情稳定（通常于发病后10~14 d）且经颅脑CT/MRI复查确认血肿被吸收后，根据缺血/出血风险评估结果酌情恢复单药抗血小板治疗；④药物选择策略：优先选用氯吡格雷（循证证据显示其颅内出血风险低于阿司匹林），原则上避免早期双联抗血小板治疗；⑤高危人群管理：对合并脑淀粉样血管病或脑微出血灶≥5个的患者，建议治疗前应用磁敏感加权成像或梯度回波序列MRI评估脑微出血负荷。

除消化道出血和颅内出血外，其他常见出血部位如下。①泌尿生殖系统：多继发于尿路结石、先天性解剖异常（如肾盂输尿管连接部狭窄）；②呼吸系统：常见于合并支气管扩张、肺部肿瘤或肺动静脉畸形的患者；③皮肤黏膜：表现为自发性瘀斑、鼻出血或牙龈渗血。这些出血事件的处理规范包括基础处理、病因排查和抗血小板治疗方案调整。①基础处理：局部压迫止血，严重出血者需输注浓缩血小板或应用止血药物（如去氨加压素）治疗；②病因排查：对于深部组织出血，应完善增强CT/MRI检查，以排除潜在的肿瘤性病变或血管畸形；③抗血小板治疗方案调整：根据出血部位及严重程度，酌情暂停或调整抗血小板治疗方案，必要时进行多学科会诊确定后续治疗策略。

（3）出血事件发生后血小板功能监测　如果发生出血事件，应立即检测血小板功能。如比浊法血小板聚集率<20%或血栓弹力图检查结果显示血小板抑制率>90%，说明患者的血小板功能低下，需根据出血事件的具体情况决定是否进行逆转治疗。建议根据血小板功能检测结果调整抗血小板药物的剂量。需要注意的是，对于血小板计数<100×10^9/L的患者，不推荐使用比浊法检测血小板功能，可采用不受血小板减少影响的血栓弹力图进行检测，但其检测费用较高。

2.代谢异常：高尿酸血症与痛风

机制与风险：抗血小板药物中，阿司匹林可抑制肾小管尿酸排泄，导致血尿酸水平升高；替格瑞洛可通过腺苷介导机制增强尿酸合成酶活性，促进尿酸生成，导致血尿酸水平升高。

处理策略：对于合并高尿酸血症或痛风的患者，建议优先选用对尿酸代谢影响较小的抗血小板药物，如氯吡格雷、吲哚布芬和西洛他唑。对于需要持续使用阿司匹林的患者，应碱化尿液（维持尿pH值6.2~6.9）、保证日饮水量>2000 mL并检测血尿酸水平。对于具有高尿酸血症病史或痛风性关节炎的患者，应避免使用替格瑞洛，尿酸盐肾病患者则禁用替格瑞洛。支架植入术后双联抗血小板治疗期间如急性痛风发作，可在评估血栓风险后采取以下干预措施：①采用秋水仙碱（0.5 mg，每日2次）或低剂量糖皮质激素（泼尼松≤10 mg/d）治疗；②将阿司匹林替换为吲哚布芬（100 mg，每日2次）或西洛他唑（100 mg，每日2次），同时密切监测血小板功能。

3.血液系统异常：药物相关性血小板减少

替罗非班是导致药物相关性血小板减少的常见药物，其相关的血小板减少发生率为0.5%~2.0%，且具有时间依赖性：血小板减少多始于用药后1~24 h，并可在停药后1~6 d（平均2.1 d）自行恢复。

检查和监测：严格执行三级监测方案，包括给药前进行基线血小板计数检测，应用负荷剂量抗血小板药物后6 h复查血小板计数，以及治疗期间每日监测血小板计数、血红蛋白和红细胞压积。

处理原则：立即停用替罗非班，根据出血风险调整抗血小板治疗方案。对于没有发生出血事件的患者，可维持阿司匹林或氯吡格雷治疗，但如果患者合并使用肝素，应暂时停用抗血小板药物。

危急情况处理：①血小板计数<10×10^9/L或发生活动性出血时，应紧急输注血小板治疗；②对于顽固性血小板减少（停药72 h血小板计数未恢复），可静脉给予免疫球蛋白（每日0.4 g/kg，连续5 d）。

后续监测：血小板计数恢复正常前，需每日进行血常规检查；血小板计数恢复后，继续连续3 d监测血常规。

（六）抗血小板治疗反应异质性的精准化管理

抗血小板治疗反应异质性是指个体对标准剂量抗血小板药物治疗产生生物学效应差异的现象。血小板高反应性定义包括：①花生四烯酸诱导的血小板聚集率>20%（阿司匹林途径，比浊法）；②ADP诱导的血小板聚集率>60%（P2Y12受体途径，VerifyNow法）。抗血小板治疗反应异质性可能涉及遗传因素、代谢因素和临床因素。①遗传因素：*CYP2C19*功能缺失等位基因（*2/*3）可使氯吡格雷的活性代谢物减少45%，并使卒中复发风险增加2.67倍；②代谢因素：高血糖可通过细胞外信号调节激酶1/2通路，增强P2Y12受体信号转导，从而影响抗血小板药物的效能；③临床因素：肾功能不全可影响替格瑞洛代谢物的清除。

抗血小板治疗反应异质性应对策略：根据患者的人群特征，采用分层管理策略（表7-1-5）。

需进行抗血小板药物反应性检测的情况：对于有高危缺血风险（$ABCD^2$评分≥4分）或出血风险的患者，应在24 h内完成CYP2C19基因检测；双联抗血小板治疗7 d后进行血小板功能检测（VerifyNow法）。

抗血小板药物剂量调整策略：阿司匹林剂量严格限制≤100 mg/d（Ⅲ类推荐，B级证据）；氯吡格雷剂量调整无效时直接换药（Ⅱ类推荐，A级证据）。

特殊人群管理：对于急性大动脉粥样硬化性卒中患者，即使对阿司匹林反应不足，仍需维持每日100 mg治疗（Ⅰ类推荐，B级证据）；对于轻型卒中（NIHSS评分≤3分）患者，优先选择吲哚布芬替代阿司匹林治疗（Ⅱ类推荐，B级证据）。

表7-1-5　抗血小板治疗反应异质性分层管理策略

人群特征	干预措施	推荐强度与证据级别
阿司匹林HPR	换用吲哚布芬（200 mg，每日2次）	Ⅱ类推荐，B级证据
氯吡格雷HPR+糖尿病	换用替格瑞洛（90 mg，每日2次）	Ⅰ类推荐，A级证据
高出血风险	换用西洛他唑（200 mg，每日1次）	Ⅱ类推荐，A级证据

注：HPR——血小板高反应性。

（七）血管内治疗围手术期抗血小板治疗相关临床指南和研究

1.国内外相关指南与共识

目前国内外指南对急性缺血性卒中血管内治疗围手术期的抗血小板药物使用方案尚无明确建议，以下是相对统一的意见。①血管内治疗前静脉给予血小板糖蛋白Ⅱb/Ⅲa拮抗剂治疗的获益性仍不明确。在考虑病因为大动脉粥样硬化性前循环急性大血管闭塞的患者中，经谨慎筛选后，血管内治疗前静脉使用替罗非班可能是安全的。②不同原因所致大血管闭塞性急性缺血性卒中的患者在血管内治疗后，进行抗血小板治疗可能是合理的。在制订具体抗血小板治疗策略时，除应考虑溶栓与否外，还应结合影像学检查结果，如根据术中及术后CT检查判断有无出血，进行综合判断，并制订和调整治疗方案。③对于非桥接治疗的患者，血管内治疗后即可给予抗血小板药物治疗；对于紧急情况下行血管成形术（球囊扩张或支架植入）的患者，术前可服用负荷剂量的抗血小板药物（如阿司匹林300 mg联合氯吡格雷300 mg），术中经谨慎筛选后，给予血小板糖蛋白Ⅱb/Ⅲa拮抗剂可能是合理的。术后抗血小板治疗方案为口服双联抗血小板药物1~3个月，常规用药为阿司匹林100 mg联合氯吡格雷75 mg，对于有消化道反应或过敏反应、对阿司匹林不耐受或高出血风险的患者，可以考虑将阿司匹林更换为吲哚布芬。在没有新发卒中或TIA的情况下，可以根据患者个体的出血与缺血风险评估情况，选择单药抗血小板治疗。④对于接受静脉溶栓桥接血管内治疗的患者，应在静脉溶栓24 h后开始抗血小板治疗。不过,对于桥接治疗合并急诊支架植入术的患者,考虑到支架内急性血栓形成的可能性,静脉溶栓后24 h内进行抗血小板治疗的安全性尚不明确。

总体而言,对于进行了血管内治疗的急性缺血性卒中患者,应根据患者个体的情况,综合评估后调整围手术期抗血小板药物的使用策略。

2.相关临床研究

(1) 血管内治疗术前抗血小板治疗研究　多项国际多中心临床研究为急性缺血性卒中血管内治疗围手术期抗血小板药物的临床应用提供了循证证据。MR CLEAN研究和RESCUE-Japan Registry 2的亚组分析表明,前循环大血管闭塞性急性缺血性卒中患者在血管内治疗前接受抗血小板治疗(单药或双联),与未进行抗血小板治疗相比,sICH的发生率差异无统计学意义(7.2% vs. 6.8%,$P=0.83$),90 d功能独立(mRS评分0~2分)率的差异也没有统计学意义(32.1% vs. 30.6%,$P=0.76$)。法国的ETIS登记研究(2939例患者)进一步证实,血管内治疗前长期抗血小板治疗的患者与未抗血小板治疗的患者相比,成功血管再通率(84.3% vs. 82.7%,$P=0.54$)和出血转化风险(HR 1.12,95%CI 0.89~1.41)的差异均无统计学意义。中国的RESCUE BT研究显示,血管内治疗前静脉使用替罗非班虽未改善急性缺血性卒中患者的总体预后(功能独立率34.5% vs. 31.8%,aOR 1.18,95%CI 0.87~1.61),但亚组分析发现,术前抗血小板治疗可以显著改善大动脉粥样硬化型缺血性卒中亚组患者的残疾程度(aOR 1.49,95%CI 1.02~2.17)。

(2) 血管内治疗术中抗血小板治疗研究　Kellert等的研究分析了急性缺血性卒中血管内治疗期间使用替罗非班与严重出血之间的关系。该研究纳入了162例患者,结果显示,血管治疗期间使用替罗非班对血管再通率无显著影响,但可导致致命性脑出血(OR 3.03,95%CI 1.50~4.05,$P=0.04$)和90 d预后不良(OR 6.60,95%CI 1.06~41.52,$P=0.04$)的风险上升。我国一项关于依替巴肽联合血管内治疗或单独血管内治疗大血管闭塞性急性缺血性卒中的匹配对照研究结果显示,依替巴肽联合血管内治疗并未引起出血风险的增加,并具有改善患者预后的趋势。MR CLEAN-MED评估了对发病6 h内的大血管闭塞性急性缺血性卒中患者,在血管内治疗术中(动脉穿刺开始时)静脉给予阿司匹林和普通肝素治疗的有效性和安全性。研究结果显示,术中静脉应用阿司匹林或肝素治疗均未改善患者的预后,反而增加了sICH的风险。因此,研究者认为,对于接受血管内治疗的急性缺血性卒中患者,术中不应常规进行抗血小板治疗。

国外的一项多中心研究回顾性分析了不同的抗血小板策略[静脉应用阿司匹林、口服阿司匹林联合静脉应用肝素,以及更激进的抗血小板治疗策略(术前口服负荷量阿司匹林+氯吡格雷,术中如有支架内血栓形成则静脉输注替罗非班)]作为血管内治疗的补救措施,对急诊取栓伴紧急支架植入患者预后的影响。研究结果发现,激进的抗血小板治疗策略可提高急性缺血性卒中患者血管内治疗的成功血管再通率,且不增加出血风险。

(3) 血管内治疗术后早期抗血小板治疗研究　EAST探讨了血管内治疗加补救治疗的安全性

和有效性。该研究共纳入140例患者，其中47例（33.6%）伴ICAS，有30例（21.4%）符合补救治疗的标准，最终有27例（17.1%）接受了补救治疗，并获得了较满意的预后。对于接受补救治疗的患者，术中根据手术医师判断，可静脉给予血小板糖蛋白Ⅱb/Ⅲa拮抗剂；术后立即给予氯吡格雷300 mg口服治疗，之后给予双联抗血小板治疗3个月；3个月后改用阿司匹林或氯吡格雷长期单药抗血小板治疗。国内的一项多中心登记研究报道了急诊血管内治疗术后早期启用抗血小板治疗的研究结果：术后早期使用双联抗血小板治疗尽管增加了sICH的风险，但可显著改善患者的90 d预后。另一项研究回顾性纳入了712例接受再灌注治疗（静脉溶栓或血管内治疗）的急性缺血性卒中患者，其中456例在血管内治疗后24 h内启动了抗血小板治疗。研究结果显示，早期启用抗血小板药物并不增加急性缺血性卒中患者的脑出血及sICH的风险。Lee等的研究纳入了194例接受血管内治疗的基底动脉闭塞患者，按照90 d时的结局分为预后良好组（mRS评分0~2分）与预后不良组（mRS评分≥3分），发现两组患者在血管内治疗后抗凝及抗血小板药物的使用方面没有显著差异。

（八）未来研究方向与展望

血小板糖蛋白Ⅵ是新兴的抗血小板治疗靶点。小鼠大脑中动脉闭塞模型试验证实，血小板糖蛋白Ⅵ拮抗剂可减小脑梗死体积并降低缺血再灌注损伤（IL-6水平下降38%）。临床研究发现，血小板糖蛋白Ⅵ基因缺失人群未表现长期出血倾向，因此，血小板糖蛋白Ⅵ拮抗剂在急性缺血性卒中的治疗中可能具有独特的潜力。

临床还开展了抗血小板药物联合再灌注治疗的探索。ACTIMIS是一项多中心、随机双盲设计的Ⅱ期临床研究（NCT04250558），纳入发病4.5 h内、NIHSS评分≥6分的急性缺血性卒中患者，评估血小板糖蛋白Ⅵ拮抗剂（格伦佐西单抗）联合阿替普酶静脉溶栓的安全性。前期的Ⅰb期临床研究进行了格伦佐西单抗的剂量探索（125 mg、250 mg、500 mg和1000 mg静脉给药），确认了1000 mg为最大耐受剂量。Ⅱa期临床研究比较了格伦佐西单抗1000 mg与安慰剂的安全性，结果显示，两组患者的sICH发生率（3.2% vs. 5.1%，$P=0.34$）、90 d死亡率（8.7% vs. 12.3%，HR 0.71，95%CI 0.52~0.97）差异均无统计学意义。该研究首次证实血小板糖蛋白Ⅵ拮抗剂在急性缺血性卒中患者中的应用安全性可控，为该药物的Ⅲ期临床研究奠定了基础。其他新型抗血小板药物，如P2Y12变构抑制剂（塞拉格雷）、蛋白酶激活受体-1拮抗剂（沃拉帕沙），已在心血管领域的研究中显示出抗栓-出血分离效应，未来有望将其拓展应用至卒中二级预防领域。

抗血小板药物的应用贯穿缺血性卒中治疗的始终，但目前血管内治疗围手术期的抗血小板治疗策略仍缺乏直接的循证证据，现有的对抗血小板药物启动的时机、剂量、术后维持剂量、联合用药、用药途径等方面的建议，多数是基于临床经验及专家共识。血管内治疗围手术期抗血小板药物使用的有效性和安全性仍需进一步研究验证。未来的研究方向应包括：①开展大型的多中心随机对照试验来明确不同抗血小板药物在缺血性卒中血管内治疗围手术期的最佳使用策略；②探索个体化抗血小板治疗方案，如基因检测指导下的精准用药，以提高抗血小板药物的有效性和安全性；

③加强跨学科合作，共同制订缺血性卒中血管内治疗围手术期抗血小板药物的规范使用指南，以指导临床实践。

随着医学技术的不断进步和研究的深入开展，相信未来会开发更多安全、有效的抗血小板药物，为缺血性卒中的治疗提供更多选择。同时，随着缺血性卒中治疗方法的更新和发展，抗血小板药物的使用策略也将更加精准和个体化，从而更好地满足患者的需求，提高患者的生活质量和预后。

二、血管内治疗围手术期抗凝治疗

抗凝药物可以有效抑制血栓形成和溶解血栓，在急性缺血性卒中防治中的应用由来已久。20世纪50年代，Wright等首先在缺血性卒中患者中尝试使用普通肝素进行抗凝治疗。1962年，Baker等开展了第1项急性缺血性卒中抗凝治疗的随机对照试验。但由于具有较高的出血风险，抗凝治疗在急性缺血性卒中急性期救治中的作用一直存在争议。除特定病因（如心房颤动等心源性疾病）相关卒中在病情稳定后使用抗凝药物进行二级预防外，抗凝药物一般不作为急性缺血性卒中患者的常规治疗选择。近年来，血管内治疗逐渐兴起，为了预防治疗过程中血管内皮损伤诱导的血栓形成，降低血管再闭塞的发生率，抗凝治疗展现出新的应用前景。

（一）抗凝药物发展历程及其分类

肝素在1916年被首次发现，在1918年被证实具有强效抗凝作用；从20世纪40年代开始，普通肝素和华法林逐渐被应用于血栓形成的治疗；20世纪80年代，低分子肝素开始用于预防深静脉血栓栓塞。之后，越来越多的抗凝药物，如选择性抗凝血酶药物阿加曲班、选择性凝血因子Ⅹa抑制剂磺达肝癸钠等，被发现、验证和应用，拓宽了临床抗凝药物的选择。21世纪初，凝血酶抑制剂达比加群、利伐沙班等陆续问世，开启了新型口服抗凝剂治疗血栓性疾病的新时代。

根据作用机制的不同，抗凝药物可分为凝血酶直接抑制剂、凝血酶间接抑制剂、维生素K拮抗剂及凝血因子Ⅹa抑制剂。根据给药途径的不同，抗凝药物可分为口服抗凝剂（如华法林、达比加群、利伐沙班）和胃肠外抗凝剂（如普通肝素、低分子肝素、磺达肝癸钠、比伐芦定、阿加曲班）。常用抗凝药物的特点见表7-1-6。

表7-1-6　常用抗凝药物及特点

药物	特点	不良反应	实验室监测
普通肝素	①凝血因子Ⅹa和Ⅱa间接抑制剂 ②分子量3000~30 000 Da，半衰期30~150 min ③主要经血管内皮系统清除，部分经肾脏排出，肾功能不全患者可使用	出血、肝素诱导的血小板减少症、骨质疏松等	注射前测定基础APTT、PT和血小板计数，维持APTT在基线值的1.5~2.5倍
低分子肝素	①凝血因子Ⅹa和Ⅱa间接抑制剂，抑制凝血因子Ⅹa的作用更强，对凝血因子Ⅱa的作用较弱 ②分子量3500~7500 Da，静脉应用的半衰期为2~4 h，皮下注射的半衰期为3~6 h，皮下注射吸收效果好，生物利用度高 ③主要经肾脏清除，肾功能不全患者慎用	不良反应同普通肝素，但发生率低于普通肝素	皮下注射不需监测APTT；静脉应用时难以监测

续表

药物	特点	不良反应	实验室监测
磺达肝葵钠	①凝血因子Xa间接抑制剂，需在抗凝血酶Ⅲ介导的情况下发挥作用 ②皮下注射的生物利用度可达100%，经肾脏清除，半衰期为17 h；体重<50 kg、肾功能不全者慎用	与依诺肝素相比，血栓事件有所增加	无需监测
比伐芦定	①不依赖抗凝血酶Ⅲ，可抑制与纤维蛋白结合的凝血酶且不与凝血酶以外的血浆蛋白结合，抗凝作用稳定 ②经肾脏清除，半衰期为25 min	出血、过敏等	维持APTT在基线值的1.5~2.5倍。
阿加曲班	①不依赖抗凝血酶Ⅲ，可抑制游离态和血栓内部结合态的凝血酶 ②静脉用药起效快，胃肠刺激轻，无免疫原性，安全性高；用药1~3 h可达稳态血药浓度；经肝脏代谢，半衰期为30~45 min	增加合并肝脏疾病或肝功能异常患者的出血转化风险	维持APTT在基线值的1.5~3.0倍，停药后2~4 h APTT恢复正常
华法林	①双香豆素类口服抗凝剂，降低维生素K依赖性凝血因子（如凝血因子Ⅱ、Ⅶ、Ⅸ和Ⅹ）的合成 ②一般使用3~5 d后起效，7~10 d达到稳态	常见不良反应：消化道症状和脱发 严重不良反应：坏疽、皮肤组织坏死、出血、超敏反应、骨筋膜室综合征、颅内出血等	INR值维持在2.0~3.0
新型口服抗凝剂	①达比加群为直接凝血酶抑制剂，利伐沙班为凝血因子Xa抑制剂 ②NOAC类很少与食物或其他药物相互作用，可提高患者的依从性 ③药物血浆达峰时间为2~4 h，半衰期为7~14 h，一般不建议与低分子肝素桥接治疗	常见不良反应：消化道症状、皮肤出血 严重不良反应：晕厥、消化道出血硬膜外或脊柱血肿，血管性水肿	无需监测

注：APTT——活化部分凝血活酶时间，PT——凝血酶原时间，INR——国际标准化比值，NOAC——新型口服抗凝剂。

（二）血管内治疗围手术期抗凝治疗策略

2015年之前，多项研究及其meta分析结果表明，急性缺血性卒中发病早期进行抗凝治疗会导致患者的sICH风险增加，故国内外指南均不推荐在缺血性卒中发病后进行紧急抗凝治疗。此后，随着MR CLEAN等5项重要研究证实血管内治疗相较于标准药物治疗可以显著改善前循环大血管闭塞性急性缺血性卒中患者的预后，血管内治疗技术开始迅速发展。与接受单纯药物治疗的患者相比，血管内治疗患者颅内梗死病灶的发展和转归过程会发生改变，在此类患者中，抗凝治疗是否也会明显增加严重出血的风险成为了新的临床问题。

1.术前抗凝治疗策略

目前在急性缺血性卒中的临床治疗中，血管内治疗术前极少临时给予抗凝药物。多数相关研究是探讨因其他疾病长期口服抗凝药物的患者，发生急性缺血性卒中后进行血管内治疗后的出血事件及其他不良反应的发生情况。

一项小样本单臂研究分析了发病6 h内接受阿替普酶静脉溶栓桥接血管内治疗患者在术前联合使用阿加曲班（100 μg/kg）的可行性和安全性。该研究共纳入10例患者，结果提示，在桥接治疗术前联合使用阿加曲班是安全可行的，不会导致血管内治疗延迟，患者的血管有效再通率可达到90%，且本组病例中均未发生手术并发症或死亡。基于GWTG和ENDOSTROKE两个队列数据进行的一项回顾性分析，评估了正在使用维生素K拮抗剂的患者进行血管内治疗的安全性，结果提示，维生素K拮抗剂不会增加血管内治疗围手术期sICH或任何颅内出血的发生率。但该研究的亚组分析提示，在INR>1.7的患者中，使用维生素K拮抗剂的sICH风险明显增加（8.3% vs. 6.4%，aOR 1.88，95%CI 1.33~2.65）。基于GSR-ET和MR CLEAN登记两个队列的回顾性分析提示，术前使用口服抗凝剂（包括维生素K拮抗剂和非维生素K拮抗剂口服抗凝剂）并不会增加患者血管内治疗围手术期颅内出血的风险和不良预后的发生率。针对伴有心房颤动的大血管闭塞性急性缺血性卒中患者，以色列的一项单中心研究结果提示，血管内治疗术前是否足量使用抗凝药物对患者的血管再通率和预后良好率没有显著影响。

综上所述，对于大血管闭塞性急性缺血性卒中患者，血管内治疗术前紧急使用阿加曲班（100 μg/kg）可能是安全的，但需要更多大样本研究进一步证明其有效性和安全性。对于术前正在口服抗凝药物的患者，血管内治疗围手术期颅内出血及不良预后的风险并未明显增加，应该按照常规流程进行评估和开展血管内治疗手术。

2.术中抗凝治疗策略

血管内治疗术中使用抗凝药物的目的是避免取栓器械在血管内操作时损伤血管内皮组织后的血栓形成，同时增加血管再通率。血管内治疗术中最常用的抗凝药物为普通肝素。目前对血管内治疗术中抗凝药物的使用尚未达成共识，不同临床研究的结论有较大差异。

1998年，Zoppo等进行的PROACT研究分析了缺血性卒中血管内治疗术中使用不同剂量普通肝素对血管再通率的影响。研究结果显示，高剂量普通肝素组（100 IU/kg，静脉推注；1000 IU/h持续输注4 h）中81.8%的患者实现了血管部分或完全再通（TICI 2~3级），sICH发生率为27.3%；低剂量普通肝素组（2000 IU静脉推注，500 IU/h持续输注4 h）患者的sICH发生率降至6.7%，但血管再通率也降至40.0%。该研究结果提示，血管内治疗术中使用普通肝素无法同时兼顾安全性和有效性。但是，此后几项研究通过回顾性分析发现，血管内治疗术中静脉应用普通肝素具有良好的有效性和安全性。Mullti MERCI的事后分析发现，有24例（58.5%）患者在血管内治疗术中接受了静脉推注普通肝素（平均剂量为3000 IU）抗凝治疗，年龄低、成功血运重建和术中使用普通肝素与患者90 d预后良好相关。样本量更大的TREVO 2研究的事后分析也表明，术中使用普通肝素与患者的90 d预后良好相关，且不增加sICH的发生率。基于MR CLEAN登记队列的一项事后分析纳入了1488例患者，其中398例（26.7%）在血管内治疗术中使用了普通肝素（中位剂量为5000 IU）。研究结果表明，使用普通肝素比例更高的医学中心，患者的预后更好[使用普通肝素的比例每增加10%，患者90 d mRS评分更低的可能性增加7%，达到预后良好（mRS评分0~2分）的可能性增加10%]。

RESCUE-Japan Registry的一项亚组分析中，409例（30.1%）患者在血管内治疗术中接受了静脉推注普通肝素治疗（3000~5000 IU静脉推注，并以1000 IU/h维持），研究结果显示，全身肝素化与非症状性颅内出血无明确关联，甚至可以降低sICH的发生率（aOR 0.405，95%CI 0.205~0.801）。一项基于法国ETIS研究的回顾性分析也得到了类似结论。该研究共纳入751例缺血性卒中患者，其中223例在血管内治疗术中使用了2500~5000 IU普通肝素。结果显示，相较于未使用肝素的对照组，普通肝素组患者中任何颅内出血（aOR 0.48，95%CI 0.34~0.68）和脑实质血肿型出血（aOR 0.48，95%CI 0.27~0.85）的发生率均更低。对于这种看似"反常"的现象，ETIS研究者认为其可能的原因为：当颅内大血管闭塞时，下游的微血管床内血流量减少，这导致血小板和中性粒细胞黏附于血管壁，进而造成微循环内血栓形成。这时如果实现再灌注，会导致颅内出血的风险增加。术中使用肝素可以抑制微循环内血栓形成，从而降低再灌注后颅内出血的风险。

2022年3月，第1项血管内治疗围手术期使用抗栓药物的随机对照试验——MR CLEAN-MED结果发布。该研究采用2×3析因设计：将患者1:1随机分入静脉注射阿司匹林组或未接受阿司匹林组，同时将患者1:1:1随机分入中剂量普通肝素组、小剂量普通肝素组或未接受肝素治疗组。该研究最终入组了628例患者，其中332例患者接受了普通肝素治疗[从股动脉穿刺开始应用肝素，首先团注5000 IU普通肝素，然后以500 IU/h（小剂量）或1250 IU/h（中剂量）持续用药6 h]。研究结果显示，血管内治疗术中进行抗凝治疗不能增加血管再通率，与未接受肝素治疗相比，接受肝素治疗患者的功能结局有更差的趋势，但差异没有达到统计学意义（90 d mRS评分：3分 vs. 2分，cOR 0.81，95%CI 0.61~1.08）；中剂量普通肝素组患者与未接受肝素治疗组患者相比，预后更差，且差异有统计学意义（cOR 0.42，95%CI 0.18~0.99）。需要注意的是，该研究中有310例患者术中使用了阿司匹林，且与肝素治疗部分交叉，这种联合用药方案可能增加颅内出血风险并抵消抗凝治疗的获益。因此，血管内治疗术中单独使用普通肝素的安全性和有效性还有待更多研究进一步评估。

针对前循环大血管串联病变导致的急性缺血性卒中患者，意大利的一项多中心回顾性研究显示，对于入院时ASPECTS评分≤7分的患者，血管内治疗术中使用普通肝素剂量超过3000 IU与sICH风险增加有关。TITAN登记研究队列的倾向性评分分析结果则表明，对于前循环大血管串联病变患者，血管内治疗术中使用1500~2500 IU的普通肝素是安全的；与对照组相比，普通肝素组患者在任何颅内出血、脑实质血肿型出血和sICH发生率方面的差异均无统计学意义。

综上所述，血管内治疗术中使用普通肝素对改善患者的长期预后可能有积极作用，术中使用肝素在2500~5000 IU剂量范围内可能是安全的，并且有可能降低颅内出血的发生率，但超过500 IU/h的维持剂量可能损害患者预后。对于已经有较大梗死核心的患者，使用肝素应更加谨慎，剂量不应超过3000 IU。目前该领域的多数研究为回顾性分析，仅有一项随机对照试验（MR CLEAN-MED）的证据，后续还需要更多的前瞻性随机对照试验来进一步评估血管内治疗术中使用普通肝素的有效性和安全性，并确定其最佳剂量。

3.术后抗凝治疗策略

随着脑血管介入技术和材料的发展，当前血管内治疗可使缺血性卒中患者的大血管再通率接近90%。但在高血管再通率的情况下，只有36%~61%的患者可以实现预后良好，卒中复发和微循环功能障碍被认为是血管再通患者预后不良的重要原因。所以，缺血性卒中血管内治疗术后抗凝治疗的主要目的是预防血管再闭塞和改善脑微循环。但是，目前探索缺血性卒中血管内治疗术后启动抗凝治疗的时机，以及抗凝药物选择的研究较少，尚不足以提供有效的循证证据。

2019年，韩国一项研究评价了急性缺血性卒中血管内治疗术后使用阿加曲班抗凝的安全性和有效性。该研究的抗凝策略为：血管内治疗术后3 min内先静脉给予患者负荷剂量阿加曲班（100 μg/kg），之后以每分钟3 μg/kg的维持剂量持续静脉泵入24 h，使APTT维持在基线水平的1.75~2.25倍。研究结果表明，血管内治疗术后给予阿加曲班抗凝可以降低患者短期内颅内大血管再闭塞的发生率（24 h内：2.5% $vs.$ 6.0%，$P=0.018$；7 d内：4.2% $vs.$ 8.2%，$P=0.020$），且不增加颅内出血等不良反应的发生率。2022年，一项基于RESCUE-Japan Registry 2的回顾性分析评价了血管内治疗术后24 h内静脉使用普通肝素抗凝的安全性和有效性。该研究中普通肝素的中位剂量为10 000 IU/d。研究结果表明，血管内治疗术后使用普通肝素抗凝治疗对缺血性卒中患者的预后和颅内出血风险均无显著影响，不过该研究并未报告术后抗凝治疗对血管再闭塞的影响。在MR CLEAN-MED研究中，持续使用中等剂量普通肝素患者的sICH发生率和死亡率显著升高，使用小剂量普通肝素患者的sICH发生率和死亡率没有显著升高。综合分析RESCUE-Japan Registry 2和MR CLEAN-MED两项研究的结果，急性缺血性卒中患者在血管内治疗术后早期使用低剂量普通肝素抗凝可能是安全的，但其有效性仍需未来开展更多的针对性研究进一步证实。

对于伴有心房颤动的急性缺血性卒中患者，抗凝治疗是其二级预防的基石，此类患者在血管内治疗术后如何进行抗凝治疗尤为重要。目前国内外相关指南仅有对伴有心房颤动的缺血性卒中患者在发病后4~14 d开始口服抗凝剂治疗，或者根据卒中严重程度和出血风险分时段进行抗凝的建议；尚无针对接受了血管内治疗，且伴有心房颤动的缺血性卒中患者的术后抗凝建议。对于伴有心房颤动的缺血性卒中患者，血管内治疗术后如按照上述两种方案进行抗凝治疗可能并不合理。2023年初，首都医科大学宣武医院的一项前瞻性登记研究分析了心房颤动相关急性缺血性卒中患者血管内治疗术后启动抗凝的时机与预后的关系。该研究共入组了234例患者，抗凝药物包括低分子肝素、非维生素K拮抗剂口服抗凝剂和维生素K拮抗剂。数据分析显示，血管内治疗至开始抗凝的时间间隔过长与患者预后不良相关（OR 0.923，95%CI 0.858~0.994），而间隔时间过短是sICH（aOR 0.454，95%CI 0.219~0.940）、颅内出血（aOR 0.778，95%CI 0.654~0.926）和全身出血（aOR 0.889，95%CI 0.818~0.965）的独立危险因素，开始抗凝的最佳时间为血管内治疗术后4.5 d。一项基于RESCUE-RE的回顾性分析也对伴有心房颤动的缺血性卒中患者在血管再通后启动抗凝治疗的最佳时机进行了探索。该研究共入组257例患者，其中141例（54.9%）在血管内治疗术后72 h内（111例在24 h内）开始使用普通肝素或低分子肝素，普通肝素的剂量范围为300~1000 IU/h，低分子肝素的剂量范围为2000~4250 IU，每日2次。研究结果显示，血管内治疗后早期抗凝治疗与更好的功能预后相关（cOR 2.08，95%CI 1.27~3.41），且不增加sICH风险。综合分析目前不同研究中的血管内治疗术后抗凝方案发现，对于伴有心房颤动的缺血性卒中患者，血管内治疗后超早期（24 h内）开始抗凝治疗与获得预后良好的相关性更明确。

综上所述，在血管内治疗术后24 h内持续给予阿加曲班或低剂量普通肝素治疗，对缺血性卒中患者可能是安全的，但对其长期预后的影响仍需更多研究进一步评估。对于伴有心房颤动的缺血性卒中患者，在血管内治疗术后72 h内予以低剂量普通肝素或低分子肝素可能会改善预后且不增加sICH风险，持续治疗4 d后过渡为口服抗凝剂可能是合理的。需要注意的是，早期启动抗凝治疗应在有经验的卒中中心进行，且需要根据患者的血管再通和血压控制情况，综合选择合理的抗凝方案。本部分介绍的抗凝治疗方案均基于目前的回顾性研究，以及有限的前瞻性登记研究，循证证据并不充分。亟需更高级别的证据验证大血管闭塞性急性缺血性卒中患者血管内治疗术后早期抗凝的安全性和有效性。

（三）抗凝治疗与微循环功能障碍

脑微循环是指由脑毛细血管、小动脉和小静脉组成的血管系统，其血管内径<100 μm。血管内治疗后的微循环功能障碍是指尽管缺血性卒中患者的大血管获得了完全再通，但由于微血管血流不能完全恢复，组织细胞并没有实现再灌注。1968年，研究者首先在兔全脑缺血模型中描述了此现象，随后在其他动物大脑中动脉近端闭塞模型中进一步证实了此现象的普遍性。基于EXTEND-IA、EXTEND-IA TNK和EXTEND-IA TNK Part 2这3项研究的meta分析发现，在133例接受了血管内治疗，且成功血管再通（TICI 2c/3级）的缺血性卒中患者中，术后24 h内灌注成像检查显示，有33例（25.3%）患者仍存在微循环功能障碍，且存在微循环功能障碍的患者具有更高的出血转化和梗死体积扩大风险，以及更高的24 h神经功能改善（NIHSS评分降低）差和90 d预后不良比例。

导致术后微循环功能障碍的原因复杂，可能涉及以下机制。①血管内治疗术中近端血栓崩解形成微栓子，导致远端血管堵塞；②血管内皮细胞和周围星形胶质细胞肿胀，导致血管管腔受压、内皮细胞黏附性增强，促进血细胞、纤维蛋白等在毛细血管聚集；③微血管周细胞收缩，增加微循环阻力；④中性粒细胞胞外诱捕网的释放诱导血小板活化、聚集，促进红细胞黏附，刺激凝血酶合成，为血小板的黏附聚集提供骨架支撑，中性粒细胞胞外诱捕网透过血—脑屏障后，还可能通过自身免疫反应导致中枢神经元和其他脑组织细胞损伤。

目前研究提示，中性粒细胞胞外诱捕网不能被rt-PA溶解，但可被普通肝素或低分子肝素在微血管水平上溶解。在血管内治疗成功开通近端闭塞大血管后，肝素可以顺利到达远端微血管，直接作用于中性粒细胞胞外诱捕网，这可能是血管内治疗术后普通肝素抗凝治疗可以改善缺血性卒中患者梗死部位局部微循环的机制之一。

（四）抗凝药物的不良反应及其处理

1.出血

抗凝药物最常见的不良反应为出血。轻度出血可表现为牙龈出血、皮肤瘀点等，此时可监测凝血相关指标（如INR、APTT）的变化，减少抗凝药物的用量。明显出血可表现为鼻出血、血尿等，此时可考虑停用抗凝药物。若出现严重出血，如咯血、呕血尤其是颅内出血时，可按照以下方法积极处理。

肝素出血后处理：停用肝素，根据之前2~3 h的肝素使用剂量，每100 IU肝素给予1 mg鱼精蛋白（解离肝素-抗凝血酶Ⅲ复合物）注射，最大单次剂量为50 mg；复查APTT，如持续升高，可再次给予鱼精蛋白注射，每100 IU肝素给予0.5 mg鱼精蛋白逆转治疗。

低分子肝素出血后处理：①如依诺肝素使用时间在8 h内，每1 mg依诺肝素给予1 mg鱼精蛋白（缓慢静脉给药，持续时间10 min，最大单次剂量50 mg）治疗；如依诺肝素使用时间在8~12 h内，则鱼精蛋白剂量减半应用。②达肝素钠、那曲肝素、亭扎肝素：在药物的3~5个半衰期内，每100 IU给予1 mg鱼精蛋白治疗，最大单次剂量50 mg。

华法林出血后处理：推荐给予维生素K 10 mg静脉注射治疗。24~48 h内复查，若INR≥1.4，推荐再次给予维生素K 10 mg静脉注射。

直接凝血酶抑制剂（如达比加群）出血后处理：对于用药时间在达比加群3~5个半衰期内，且没有肾功能衰竭的患者，使用依达赛珠单抗5 g，分两次进行静脉注射。

凝血因子Ⅹa直接抑制剂（如利伐沙班、阿哌沙班）出血后处理：对于用药时间在3~5个半衰期内，或存在肝脏衰竭的患者，给予凝血酶原复合物（50 U/kg）或活化的新鲜冰冻血浆（50 U/kg）治疗。

2.肝素诱导的血小板减少症

普通肝素或低分子肝素进入体内后可与血小板因子4结合形成血小板因子4-肝素复合物，此复合物可激活产生相应的抗体，并与抗体结合，最终形成血小板因子4-肝素-抗体大分子复合物。该大分子复合物黏附在血管内皮后，可刺激血管内皮细胞释放组织因子和多种促凝物质，导致血栓形成和血小板消耗增加。在临床上主要表现为血小板计数降低（$<150×10^9$/L或较基础值下降30%~50%）、血栓形成和皮肤坏死。

对于疑诊肝素诱导的血小板减少症的患者，可采用4Ts评分（由血小板减少数量特征、血小板减少时间特征、血栓形成类型，以及是否存在其他导致血小板减少的原因4个要素构成）进行评估，4Ts评分≤3分、4~5分和6~8分分别代表低、中、高度肝素诱导的血小板减少症可能性。一旦确诊血小板减少症，应立即停用肝素，同时应用另一种抗凝药物进行替代抗凝，并持续3个月，待血小板减少症治愈4周后再考虑停用替代抗凝药物。

替代抗凝药物的具体使用方法可参考2018年美国血液病学会血小板减少症管理指南的相关推

荐：①阿加曲班每分钟0.5～2 μg/kg，持续泵入，每4 h监测1次APTT，使APTT维持于正常水平的1.5～2.0倍。②比伐芦定持续泵入，肝肾功能正常患者的用量为每小时0.15 mg/kg；肝肾功能不全者需酌情减量，每4 h监测1次APTT，使APTT维持于正常水平的1.5～2.0倍。

急性缺血性卒中患者血管内治疗围手术期抗凝治疗可减轻血栓负荷、预防血管再闭塞，且可能改善早期微循环功能障碍，从而改善患者的预后。随着血管内治疗技术的不断发展，更多的大血管闭塞性缺血性卒中患者获得了血管内治疗的机会，这些患者最终的梗死核心体积较血管内治疗前明显减小，术后NIHSS评分降低。这些临床诊疗带来的变化可能降低缺血性卒中患者的出血转化风险，为血管内治疗术后尽早开始抗凝治疗提供更多机会。期待未来的临床实践和临床研究为缺血性卒中血管内治疗围手术期的抗凝治疗提供更多的循证证据，明确最佳抗凝药物及治疗剂量、开始时机、持续时间等的最优方案，持续优化血管内治疗围手术期的抗凝治疗策略。

参考文献

[1] ABDELAZIZ H K, SAAD M, POTHINENI N V K, et al. Aspirin for primary prevention of cardiovascular events[J]. J Am Coll Cardiol, 2019, 73 (23)：2915-2929.

[2] ALBERS G W, MARKS M P, KEMP S, et al. Thrombectomy for stroke at 6 to 16 hours with selection by perfusion imaging[J]. N Engl J Med, 2018, 378 (8)：708-718.

[3] ALLEN C, THORNTON P, DENES A, et al. Neutrophil cerebrovascular transmigration triggers rapid neurotoxicity through release of proteases associated with decondensed DNA[J]. J Immunol, 2012, 189 (1)：381-392.

[4] AMARENCO P, SISSANI L, LABREUCHE J, et al. The intracranial-B_2LEED_3S score and the risk of intracranial hemorrhage in ischemic stroke patients under antiplatelet treatment[J]. Cerebrovasc Dis, 2017, 43 (3/4)：145-151.

[5] AMES A Ⅲ, WRIGHT R L, KOWADA M, et al. Cerebral ischemia. Ⅱ. The no-reflow phenomenon[J]. Am J Pathol, 1968, 52 (2)：437-453.

[6] BABIKIAN V L, CAPLAN L R. Brain embolism is a dynamic process with variable characteristics[J]. Neurology, 2000, 54 (4)：797-801.

[7] BAKER R N, BROWARD J A, FANG H C, et al. Anticoagulant therapy in cerebral infarction. Report on cooperative study[J]. Neurology, 1962, 12 (12)：823-835.

[8] BEREKASHVILI K, SOOMRO J, SHEN L, et al. Safety and feasibility of argatroban, recombinant tissue plasminogen activator, and intra-arterial therapy in stroke (ARTSS-IA study) [J]. J Stroke Cerebrovasc Dis, 2018, 27 (12)：3647-3651.

[9] BERKHEMER O A, FRANSEN P S, BEUMER D, et al. A randomized trial of intraarterial treatment for acute ischemic stroke[J]. N Engl J Med, 2015, 372 (1)：11-20.

[10] CAMPBELL B C, MITCHELL P J, KLEINIG T J, et al. Endovascular therapy for ischemic stroke with perfusion-imaging selection[J]. N Engl J Med, 2015, 372 (11)：1009-1018.

[11] CHEN H S, CUI Y, ZHOU Z H, et al. Dual antiplatelet therapy vs alteplase for patients with minor nondisabling acute ischemic stroke：the ARAMIS randomized clinical trial[J]. JAMA, 2023, 329 (24)：2135-2144.

[12] COUTURE M, FINITSIS S, MARNAT G, et al. Impact of prior antiplatelet therapy on outcomes after endovascular therapy for acute stroke：endovascular treatment in ischemic stroke registry results[J]. Stroke, 2021, 52 (12)：3864-3872.

[13] CUKER A, AREPALLY G M, CHONG B H, et al. American Society of Hematology 2018 guidelines for management of venous thromboembolism：heparin-induced thrombocytopenia[J]. Blood Adv, 2018, 2 (22)：3360-3392.

[14] DA ROS V, SCAGGIANTE J, SALLUSTIO F, et al. Carotid stenting and mechanical thrombectomy in patients with acute ischemic stroke and tandem occlusions：antithrombotic treatment and functional outcome[J]. AJNR Am J Neuroradiol, 2020, 41 (11)：2088-2093.

[15] DEL ZOPPO G J, HIGASHIDA R T, FURLAN A J, et al. PROACT：a phase Ⅱ randomized trial of recombinant pro-

urokinase by direct arterial delivery in acute middle cerebral artery stroke[J]. Stroke, 1998, 29 (1): 4-11.
[16] DEL ZOPPO G J, MABUCHI T. Cerebral microvessel responses to focal ischemia[J]. J Cereb Blood Flow Metab, 2003, 23 (8): 879-894.
[17] DEL ZOPPO G J, SCHMID-SCHÖNBEIN G W, MORI E, et al. Polymorphonuclear leukocytes occlude capillaries following middle cerebral artery occlusion and reperfusion in baboons[J]. Stroke, 1991, 22 (10): 1276-1283.
[18] DENYS B, STOVE V, PHILIPPÉ J, et al. A clinical-laboratory approach contributing to a rapid and reliable diagnosis of heparin-induced thrombocytopenia[J]. Thromb Res, 2008, 123 (1): 137-145.
[19] DESILLES J P, SYVANNARATH V, DI MEGLIO L, et al. Downstream microvascular thrombosis in cortical venules is an early response to proximal cerebral arterial occlusion[J]. J Am Heart Assoc, 2018, 7 (5): e007804.
[20] DINICOLANTONIO J J, D'ASCENZO F, TOMEK A, et al. Clopidogrel is safer than ticagrelor in regard to bleeds: a closer look at the PLATO trial[J]. Int J Cardiol, 2013, 168 (3): 1739-1744.
[21] DORNBOS D Ⅲ, KATZ J S, YOUSSEF P, et al. Glycoprotein Ⅱb/Ⅲa inhibitors in prevention and rescue treatment of thromboembolic complications during endovascular embolization of intracranial aneurysms[J]. Neurosurgery, 2018, 82 (3): 268-277.
[22] DUCROCQ G, WALLACE J S, BARON G, et al. Risk score to predict serious bleeding in stable outpatients with or at risk of atherothrombosis[J]. Eur Heart J, 2010, 31 (10): 1257-1265.
[23] DUCROUX C, DI MEGLIO L, LOYAU S, et al. Thrombus neutrophil extracellular traps content impair tPA-induced thrombolysis in acute ischemic stroke[J]. Stroke, 2018, 49 (3): 754-757.
[24] ENOMOTO Y, YOSHIMURA S, EGASHIRA Y, et al. The risk of intracranial hemorrhage in Japanese patients with acute large vessel occlusion: subanalysis of the RESCUE-Japan Registry[J]. J Stroke Cerebrovasc Dis, 2016, 25 (5): 1076-1080.
[25] FRONTERA J A, LEWIN J J Ⅲ, RABINSTEIN A A, et al. Guideline for reversal of antithrombotics in intracranial hemorrhage: a statement for healthcare professionals from the neurocritical care society and society of critical care medicine[J]. Neurocrit Care, 2016, 24 (1): 6-46.
[26] FUJIWARA S, SAKAI N, IMAMURA H, et al. Impact of prior antiplatelet therapy on outcomes of endovascular therapy for acute ischemic stroke with large vessel occlusion: sub-analysis of the RESCUE-Japan Registry 2[J]. J Neurol Sci, 2022, 438: 120278.
[27] FYE W B. Heparin: the contributions of William Henry Howell[J]. Circulation, 1984, 69 (6): 1198-1203.
[28] GAO Y, CHEN W Q, PAN Y S, et al. Dual antiplatelet treatment up to 72 hours after ischemic stroke[J]. N Engl J Med, 2023, 389 (26): 2413-2424.
[29] GARCIA J H, LIU K F, YOSHIDA Y, et al. Brain microvessels: factors altering their patency after the occlusion of a middle cerebral artery (Wistar rat) [J]. Am J Pathol, 1994, 145 (3): 728-740.
[30] GAWAZ M, GEISLER T, BORST O. Current concepts and novel targets for antiplatelet therapy[J]. Nat Rev Cardiol, 2023, 20 (9): 583-599.
[31] GOLDHOORN R B, VAN DE GRAAF R A, VAN REES J M, et al. Endovascular treatment for acute ischemic stroke in patients on oral anticoagulants: results from the MR CLEAN Registry[J]. Stroke, 2020, 51 (6): 1781-1789.
[32] GOYAL M, DEMCHUK A M, MENON B K, et al. Randomized assessment of rapid endovascular treatment of ischemic stroke[J]. N Engl J Med, 2015, 372 (11): 1019-1030.
[33] GOYAL M, MENON B K, VAN ZWAM W H, et al. Endovascular thrombectomy after large-vessel ischaemic stroke: a meta-analysis of individual patient data from five randomised trials[J]. Lancet, 2016, 387 (10029): 1723-1731.
[34] HEBERT S, CLAVEL P, MAIER B, et al. Benefits and safety of periprocedural heparin during thrombectomy in patients contra-indicated for alteplase[J]. J Stroke Cerebrovasc Dis, 2020, 29 (10): 105052.
[35] HILKENS N A, ALGRA A, DIENER H C, et al. Predicting major bleeding in patients with noncardioembolic stroke on antiplatelets: S_2TOP-BLEED[J]. Neurology, 2017, 89 (9): 936-943.
[36] JEONG H G, KIM B J, YANG M H, et al. Stroke outcomes with use of antithrombotics within 24 hours after recanalization treatment[J]. Neurology, 2016, 87 (10): 996-1002.
[37] JIA B X, FENG L, LIEBESKIND D S, et al. Mechanical thrombectomy and rescue therapy for intracranial large artery occlusion with underlying atherosclerosis[J]. J Neurointerv Surg, 2018, 10 (8): 746-750.
[38] JOHNSTON S C, AMARENCO P, DENISON H, et al. Ticagrelor and aspirin or aspirin alone in acute ischemic stroke or TIA[J]. N Engl J Med, 2020, 383 (3): 207-217.

[39] JOHNSTON S C, EASTON J D, FARRANT M, et al. Clopidogrel and aspirin in acute ischemic stroke and high-risk TIA[J]. N Engl J Med, 2018, 379 (3)：215-225.

[40] JOVIN T G, CHAMORRO A, COBO E, et al. Thrombectomy within 8 hours after symptom onset in ischemic stroke[J]. N Engl J Med, 2015, 372 (24)：2296-2306.

[41] KEAM S J, GOA K L. Fondaparinux sodium[J]. Drugs, 2002, 62 (11)：1673-1685.

[42] KELLERT L, HAMETNER C, ROHDE S, et al. Endovascular stroke therapy：tirofiban is associated with risk of fatal intracerebral hemorrhage and poor outcome[J]. Stroke, 2013, 44 (5)：1453-1455.

[43] KIM J, YI H J, LEE D H, et al. Safety and feasibility of using argatroban immediately after mechanical thrombectomy for large artery occlusion[J]. World Neurosurg, 2019, 132：e341-e349.

[44] KIRCHHOF P, BENUSSI S, KOTECHA D, et al. 2016 ESC guidelines for the management of atrial fibrillation developed in collaboration with EACTS[J]. Rev Esp Cardiol (Engl Ed), 2017, 70 (1)：50.

[45] KÜPPER C, FEIL K, WOLLENWEBER F A, et al. Endovascular stroke treatment in orally anticoagulated patients：an analysis from the german stroke registry-endovascular treatment[J]. J Neurol, 2021, 268 (5)：1762-1769.

[46] LEAVITT T Jr, NICHOLSON J H. Coumadin (warfarin) sodium；a new anticoagulant[J]. N Engl J Med, 1956, 255 (11)：491-501.

[47] LECOUFFE N E, KAPPELHOF M, TREURNIET K M, et al. A randomized trial of intravenous alteplase before endovascular treatment for stroke[J]. N Engl J Med, 2021, 385 (20)：1833-1844.

[48] LEE W J, JUNG K H, RYU Y J, et al. Impact of stroke mechanism in acute basilar occlusion with reperfusion therapy[J]. Ann Clin Transl Neurol, 2018, 5 (3)：357-368.

[49] LEIZOROVICZ A, HAUGH M C, CHAPUIS F R, et al. Low molecular weight heparin in prevention of perioperative thrombosis[J]. BMJ, 1992, 305 (6859)：913-920.

[50] LEKER R R, FARRAJ A, SACAGIU T, et al. Atrial fibrillation treatment adequacy and outcome after endovascular thrombectomy[J]. J Stroke Cerebrovasc Dis, 2020, 29 (8)：104948.

[51] LITTLE J R, KERR F W, SUNDT T M Jr. Microcirculatory obstruction in focal cerebral ischemia：an electron microscopic investigation in monkeys[J]. Stroke, 1976, 7 (1)：25-30.

[52] MA G T, SUN X, CHENG H R, et al. Combined approach to eptifibatide and thrombectomy in acute ischemic stroke because of large vessel occlusion：a matched-control analysis[J]. Stroke, 2022, 53 (5)：1580-1588.

[53] MA H R, CHE R W, ZHANG Q H, et al. The optimum anticoagulation time after endovascular thrombectomy for atrial fibrillation-related large vessel occlusion stroke：a real-world study[J]. J Neurol, 2023, 270 (4)：2084-2095.

[54] MAC GRORY B, HOLMES D N, MATSOUAKA R A, et al. Recent vitamin K antagonist use and intracranial hemorrhage after endovascular thrombectomy for acute ischemic stroke[J]. JAMA, 2023, 329 (23)：2038-2049.

[55] MANFREDI A A, ROVERE-QUERINI P, D'ANGELO A, et al. Low molecular weight heparins prevent the induction of autophagy of activated neutrophils and the formation of neutrophil extracellular traps[J]. Pharmacol Res, 2017, 123：146-156.

[56] MATSUBARA H, ENOMOTO Y, EGASHIRA Y, et al. The safety and efficacy of periprocedural intravenous anticoagulants for acute ischemic stroke patients who underwent endovascular treatment：sub-analysis of the RESCUE-Japan Registry 2[J]. J Neurol Sci, 2022, 442：120390.

[57] MATSUO T, KARIO K, MATSUDA S, et al. Effect of thrombin inhibition on patients with peripheral arterial obstructive disease：a multicenter clinical trial of argatroban[J]. J Thromb Thrombolysis, 1995, 2 (2)：131-136.

[58] MAZIGHI M, KÖHRMANN M, LEMMENS R, et al. Safety and efficacy of platelet glycoprotein Ⅵ inhibition in acute ischaemic stroke (ACTIMIS)：a randomised, double-blind, placebo-controlled, phase 1b/2a trial[J]. Lancet Neurol, 2024, 23 (2)：157-167.

[59] WINNINGHAM M J, HAUSSEN D C, NOGUEIRA R G, et al. Periprocedural heparin use in acute ischemic stroke endovascular therapy：the TREVO 2 trial[J]. J Neurointerv Surg, 2017, 10 (7)：611-614.

[60] MITCHELL P J, YAN B, CHURILOV L, et al. Endovascular thrombectomy versus standard bridging thrombolytic with endovascular thrombectomy within 4.5 h of stroke onset：an open-label, blinded-endpoint, randomised non-inferiority trial[J]. Lancet, 2022, 400 (10346)：116-125.

[61] MORRIS D C, DAVIES K, ZHANG Z G, et al. Measurement of cerebral microvessel diameters after embolic stroke in rat using quantitative laser scanning confocal microscopy[J]. Brain research, 2000, 876 (1/2)：31-36.

[62] NAHAB F, WALKER G A, DION J E, et al. Safety of periprocedural heparin in acute ischemic stroke endovascular

[63] NG F C, CHURILOV L, YASSI N, et al. Prevalence and significance of impaired microvascular tissue reperfusion despite macrovascular angiographic reperfusion (no-reflow) [J]. Neurology, 2022, 98 (8) : e790-e801.

therapy: the multi MERCI trial[J]. J Stroke Cerebrovasc Dis, 2012, 21 (8) : 790-793.

[64] NOGUEIRA R G, JADHAV A P, HAUSSEN D C, et al. Thrombectomy 6 to 24 hours after stroke with a mismatch between deficit and infarct[J]. N Engl J Med, 2018, 378 (1) : 11-21.

[65] OKADA Y, COPELAND B R, FITRIDGE R, et al. Fibrin contributes to microvascular obstructions and parenchymal changes during early focal cerebral ischemia and reperfusion[J]. Stroke, 1994, 25 (9) : 1847-1853.

[66] POP R, BUREL J, FINITSIS S N, et al. Comparison of three antithrombotic strategies for emergent carotid stenting during stroke thrombectomy: a multicenter study[J]. J Neurointerv Surg, 2023, 15 (e3) : e388-e395.

[67] POWERS W J, RABINSTEIN A A, ACKERSON T, et al. Guidelines for the early management of patients with acute ischemic stroke: 2019 update to the 2018 guidelines for the early management of acute ischemic stroke: a guideline for healthcare professionals from the American Heart Association/American Stroke Association[J]. Stroke, 2019, 50 (12) : e344-e418.

[68] QI H Z, YANG S F, ZHANG L. Neutrophil extracellular traps and endothelial dysfunction in atherosclerosis and thrombosis[J]. Front Immunol, 2017, 8: 928.

[69] RESCUE BT Trial Investigators. Effect of intravenous tirofiban vs placebo before endovascular thrombectomy on functional outcomes in large vessel occlusion stroke: the RESCUE BT randomized clinical trial[J]. JAMA, 2022, 328 (6) : 543-553.

[70] SANDERCOCK P A, COUNSELL C, KANE E J. Anticoagulants for acute ischaemic stroke[J]. Cochrane Database Syst Rev, 2015, 2015 (3) : CD000024.

[71] SAVER J L, GOYAL M, BONAFE A, et al. Stent-retriever thrombectomy after intravenous t-PA vs. t-PA alone in stroke[J]. N Engl J Med, 2015, 372 (24) : 2285-2295.

[72] SCHIRMER C M, BULSARA K R, AL-MUFTI F, et al. Antiplatelets and antithrombotics in neurointerventional procedures: guideline update[J]. J Neurointerv Surg, 2023, 15 (11) : 1155-1162.

[73] SMYTHE M A, PARKER D, GARWOOD C L, et al. Timing of initiation of oral anticoagulation after acute ischemic stroke in patients with atrial fibrillation[J]. Pharmacotherapy, 2020, 40 (1) : 55-71.

[74] SOHRABIPOUR S, MUNIZ V S, SHARMA N, et al. Mechanistic studies of DNase Ⅰ activity: impact of heparin variants and PAD4[J]. Shock, 2021, 56 (6) : 975-987.

[75] STRECKER J K, SCHMIDT A, SCHÄBITZ W R, et al. Neutrophil granulocytes in cerebral ischemia-evolution from killers to key players[J]. Neurochem Int, 2017, 107: 117-126.

[76] UPHAUS T, SINGER O C, BERKEFELD J, et al. Safety of endovascular treatment in acute stroke patients taking oral anticoagulants[J]. Int J Stroke, 2017, 12 (4) : 412-415.

[77] VAN DE GRAAF R A, CHALOS V, VAN ES A, et al. Periprocedural intravenous heparin during endovascular treatment for ischemic stroke: results from the MR CLEAN Registry[J]. Stroke, 2019, 50 (8) : 2147-2155.

[78] VAN DE GRAAF R A, ZINKSTOK S M, CHALOS V, et al. Prior antiplatelet therapy in patients undergoing endovascular treatment for acute ischemic stroke: results from the MR CLEAN Registry[J]. Int J Stroke, 2021, 16 (4) : 476-485.

[79] VAN DER STEEN W, VAN DE GRAAF R A, CHALOS V, et al. Safety and efficacy of aspirin, unfractionated heparin, both, or neither during endovascular stroke treatment (MR CLEAN-MED): an open-label, multicentre, randomised controlled trial[J]. Lancet, 2022, 399 (10329) : 1059-1069.

[80] WALLENTIN L, BECKER R C, BUDAJ A, et al. Ticagrelor versus clopidogrel in patients with acute coronary syndromes[J]. N Engl J Med, 2009, 361 (11) : 1045-1057.

[81] WANG Y J, MENG X, WANG A X, et al. Ticagrelor versus clopidogrel in CYP2C19 loss-of-function carriers with stroke or TIA[J]. N Engl J Med, 2021, 385 (27) : 2520-2530.

[82] WANG Y J, WANG Y L, ZHAO X Q, et al. Clopidogrel with aspirin in acute minor stroke or transient ischemic attack[J]. N Engl J Med, 2013, 369 (1) : 11-19.

[83] WRIGHT I S, MCDEVITT E. Cerebral vascular diseases: their significance, diagnosis and present treatment, including the selective use of anticoagulant substances[J]. Ann Intern Med, 1954, 41 (4) : 682-698.

[84] XU Y N, LIU C C, LI W, et al. Efficacy and safety of early anticoagulation after endovascular treatment in patients with atrial fibrillation[J]. Stroke Vasc Neurol, 2023, 8 (5) : 405-412.

[85] YANG P F, ZHANG Y W, ZHANG L, et al. Endovascular thrombectomy with or without intravenous alteplase in acute stroke[J]. N Engl J Med, 2020, 382 (21): 1981-1993.

[86] YEMISCI M, GURSOY-OZDEMIR Y, VURAL A, et al. Pericyte contraction induced by oxidative-nitrative stress impairs capillary reflow despite successful opening of an occluded cerebral artery[J]. Nat Med, 2009, 15 (9): 1031-1037.

[87] ZHANG N X, ZHANG Z W, YANG Y J, et al. Ticagrelor-related gout: an underestimated side effect[J]. Int J Cardiol, 2015, 192: 11-13.

[88] ZHANG X L, JIA B X, WANG A X, et al. The relationship between antiplatelet therapies and the outcome of endovascular treatment for acute ischemic stroke[J]. Clin Neurol Neurosurg, 2023, 229: 107716.

[89] ZHANG Y Q, NEOGI T, CHEN C, et al. Low-dose aspirin use and recurrent gout attacks[J]. Ann Rheum Dis, 2014, 73 (2): 385-390.

[90] ZHENG S L, RODDICK A J. Association of aspirin use for primary prevention with cardiovascular events and bleeding events: a systematic review and meta-analysis[J]. JAMA, 2019, 321 (3): 277-287.

[91] ZHU F, PIOTIN M, STEGLICH-ARNHOLM H, et al. Periprocedural heparin during endovascular treatment of tandem lesions in patients with acute ischemic stroke: a propensity score analysis from TITAN registry[J]. Cardiovasc Intervent Radiol, 2019, 42 (8): 1160-1167.

[92] 高尿酸血症相关疾病诊疗多学科共识专家组. 中国高尿酸血症相关疾病诊疗多学科专家共识[J]. 中华内科杂志, 2017, 56 (3): 235-248.

[93] 国家卫生健康委脑卒中防治工程委员会, 中华医学会神经外科学分会神经介入学组, 中华医学会放射学分会介入学组, 等. 急性大血管闭塞性缺血性卒中血管内治疗中国专家共识 (2019年修订版) [J]. 中华神经外科杂志, 2019, 35 (9): 868-879.

[94] 中国卒中学会, 中国卒中学会神经介入分会, 中华预防医学会卒中预防与控制专业委员会介入学组. 急性缺血性卒中血管内治疗中国指南2023[J]. 中国卒中杂志, 2023, 18 (6): 684-711.

[95] 霍晓川, 缪中荣. 《替罗非班在动脉粥样硬化性脑血管疾病中的临床应用专家共识》解读[J]. 中国现代神经疾病杂志, 2020, 20 (5): 381-385.

[96] 中国医师协会心血管内科医师分会, 中国卒中学会, 国际血管联盟中国分部. 常用口服抗血小板药物不耐受及低反应性人群诊疗专家共识[J]. 中国介入心脏病学杂志, 2021, 29 (5): 241-250.

[97] 刘丽萍, 周宏宇, 段婉莹, 等. 中国脑血管病临床管理指南 (第2版) (节选) ——第4章 缺血性脑血管病临床管理推荐意见[J]. 中国卒中杂志, 2023, 18 (8): 910-933.

[98] 刘晓辉, 宋景春, 张进华, 等. 中国抗血栓药物相关出血诊疗规范专家共识[J]. 解放军医学杂志, 2022, 47 (12): 1169-1179.

[99] 马高亭, 缪中荣. 抗血小板治疗在血管内治疗缺血性脑血管病中的应用[J]. 中国卒中杂志, 2020, 15 (2): 202-208.

[100] 吴川杰, 吴隆飞, 孙程贺, 等. 术前抗血小板聚集治疗对大血管闭塞性急性脑梗死患者机械取栓术后安全性和有效性的影响[J]. 中国脑血管病杂志, 2022, 19 (5): 299-305, 338.

[101] 中国医师协会心血管内科医师分会. 泛血管疾病抗栓治疗中国专家共识 (2024版) [J]. 中华医学杂志, 2024, 104 (12): 906-923.

[102] 中国医师协会心血管内科医师分会血栓防治专业委员会, 《中华医学杂志》编辑委员. 肝素诱导的血小板减少症中国专家共识 (2017) [J]. 中华医学杂志, 2018, 98 (6): 408-417.

[103] 中国卒中学会重症脑血管病分会专家撰写组. 急性缺血性脑卒中血管内治疗术后监护与管理中国专家共识[J]. 中华医学杂志, 2017, 97 (3): 162-172.

[104] 中华医学会神经病学分会, 中华医学会神经病学分会脑血管病学组. 中国急性缺血性脑卒中诊治指南2018[J]. 中华神经科杂志, 2018, 51 (9): 666-682.

[105] 中华医学会神经病学分会, 中华医学会神经病学分会脑血管病学组. 中国缺血性卒中和短暂性脑缺血发作二级预防指南2022[J]. 中华神经科杂志, 2022, 55 (10): 1071-1110.

[106] 中华医学会神经病学分会, 中华医学会神经病学分会脑血管病学组, 中华医学会神经病学分会神经血管介入协作组. 中国急性缺血性卒中早期血管内介入诊疗指南2022[J]. 中华神经科杂志, 2022, 55 (6): 565-580.

[107] 中华医学会神经病学分会, 中华医学会神经病学分会脑血管病学组. 中国急性脑梗死后出血转化诊治共识2019[J]. 中华神经科杂志, 2019, 52 (4): 252-265.

[108] 中华医学会心血管病学分会, 中华心血管病杂志编辑委员会. 抗血小板药物治疗反应多样性临床检测和处理的中国专家建议[J]. 中华心血管病杂志, 2014, 42 (12): 986-991.

(资文杰, 张猛, 杨世海, 金旺盛, 许亚宁)

第二节　血管内治疗围手术期血压管理

急性缺血性卒中患者血管内治疗围手术期的血压管理目前仍存在争议。研究显示，围手术期血压与患者预后的关系呈"U"形曲线，过高或过低的血压均与sICH、恶性脑水肿、预后不良及死亡风险的增加相关。

急性缺血性卒中血管内治疗围手术期血压管理尚缺乏高质量的循证证据，目前的临床实践多是参考针对急性缺血性卒中（急性期和静脉溶栓后）、症状性ICAS及出血性卒中患者血压管理的研究结果。CATIS、SCAST、VENTURE及CHHIPS研究等多项针对急性缺血性卒中非再通治疗患者血压管理的随机对照试验表明，急性期积极降压治疗虽未显著改善缺血性卒中患者的临床结局，但至少是安全的。然而，近年来发表的针对血管内治疗围手术期血压管理的随机对照试验及大型队列研究的亚组分析提供了新的观点。鉴于血管内治疗患者的血压管理是十分重要的序贯治疗，本节将分别对血管内治疗术前、术中和术后的血压管理进行阐述。

一、术前血压管理

（一）术前血压对预后的影响

急性缺血性卒中血管内治疗的术前血压管理主要涉及EVT的血压排除标准和术前血压控制水平。

MR CLEAN的一项事后分析显示，相较于基线舒张压和平均动脉压，基线收缩压与血管内治疗患者预后的相关性更强。基线收缩压与患者预后的关系呈"U"形曲线：基线收缩压<120 mmHg或>120 mmHg均与预后不良相关，较高的基线收缩压还与sICH风险升高相关（收缩压每增加10 mmHg，sICH风险增加21%）。法国的一项多中心前瞻性注册登记研究——ETIS纳入了1332例血管内治疗的缺血性卒中患者，发现基线收缩压与患者90 d死亡风险的关系呈"U"形曲线，与90 d预后良好的关系呈"J"形曲线。将收缩压按10 mmHg间距区分，相较于基线收缩压150~160 mmHg的患者，基线收缩压<110 mmHg患者的全因死亡率OR为3.78（95%CI 1.50~9.55），基线收缩压≥180 mmHg患者的全因死亡率OR为1.81（95%CI 1.01~3.36）；在基线血压与预后的关系方面，收缩压升高与预后良好率降低相关，收缩压每增加10 mmHg的OR为0.89（95%CI 0.84~0.94），预测预后不良的基线收缩压临界值为177 mmHg。

MR CLEAN的研究者认为，尽管基线收缩压水平升高与血管内治疗患者预后不良相关，但基线血压水平并不影响血管内治疗的安全性和有效性，不应因血压过高而延误血管内治疗的启动。一项纳入了7项随机对照试验（MR CLEAN、ESCAPE、EXTEND-IA、SWIFT PRIME、

REVASCAT、PISTE和THRACE)的meta分析显示,急性缺血性卒中患者血管内治疗术前的收缩压水平与神经功能预后呈非线性关系:收缩压≥140 mmHg时,术前收缩压升高与更差的神经功能预后相关,收缩压<140 mmHg时,术前收缩压与神经功能预后无显著关联,但基线收缩压并不影响血管内治疗的效果。

综上所述,急性缺血性卒中患者接受血管内治疗前,基线收缩压与神经功能预后呈"U"形曲线关系,收缩压过低或过高均与预后不良相关。然而,血压水平不应影响血管内治疗的实施。尽管血压升高可能增加不良结局或不良事件(如sICH)的风险,但不影响血管内治疗的有效性。

(二)静脉溶栓桥接血管内治疗患者的术前血压管理

MR CLEAN-NO IV研究的一项事后分析显示,对于静脉溶栓桥接血管内治疗的缺血性卒中患者,收缩压>150 mmHg与预后不良相关,而收缩压<150 mmHg与神经功能预后无相关性。目前在静脉溶栓桥接血管内治疗领域,溶栓前的血压管理尚缺乏高级别证据,因此仍参考既往静脉溶栓的血压管理经验。

2019年,一项纳入了26项研究,包含56 513例急性缺血性卒中静脉溶栓患者的meta分析提示,溶栓前后过高的收缩压与患者颅内出血转化风险升高、3个月功能独立率下降相关,但该研究并未明确与出血转化相关的血压界限。由于急性缺血性卒中静脉溶栓的随机对照试验多要求在溶栓前将血压控制在185/105 mmHg以下,因此目前相关指南多推荐静脉溶栓前血压应控制在180/105 mmHg以下。

针对静脉溶栓后的血压管理,目前相关指南推荐溶栓后24 h内应将血压控制在180/105 mmHg以下。近年来,证据级别较高的ENCHANTED研究探讨了急性缺血性卒中静脉溶栓后强化降压(1 h内将收缩压降至130~140 mmHg)是否优于标准降压(按照指南推荐,72 h内将收缩压降至<180 mmHg)。该研究纳入了2196例符合静脉溶栓指征且收缩压≥150 mmHg的患者,结果显示:强化降压组和标准降压组患者的平均收缩压分别为144.3 mmHg和149.8 mmHg,两组患者90 d残疾水平的差异没有统计学意义。与标准降压组相比,强化降压组的出血转化率较低,且sICH的发生率也随血压降低而降低。ENCHANTED研究的结论为:在静脉溶栓治疗急性缺血性卒中时,强化降压管理能够降低患者发生严重出血的风险,可能使溶栓治疗更安全,但并不能改善患者的最终预后。2015年的一项随机对照试验纳入了626例接受静脉溶栓治疗的急性缺血性卒中患者,将其随机分为标准降压组(目标收缩压为151~185 mmHg)和强化降压组(目标收缩压为141~150 mmHg),其中强化降压组的颅内出血转化和死亡风险明显低于标准降压组。近期,一项基于3项血管内治疗随机对照试验的个体数据分析显示,对于溶栓前血压>180/105 mmHg的患者,积极降压至指南推荐的<180/105 mmHg水平仅能缩短溶栓时间,并未显著改善患者的预后。

综上所述,在没有新的证据支持的情况下,对于接受静脉溶栓桥接血管内治疗的患者,溶栓治疗前至血管内治疗术前的血压管理应参照既往静脉溶栓相关指南中推荐的血压管理方案

（<180/105 mmHg），积极降压及强化降压可能缩短溶栓时间、降低出血转化风险，但并不能改善患者的预后。

（三）直接血管内治疗患者的术前血压管理

关于未进行静脉溶栓，而是直接进行了血管内治疗的急性缺血性卒中患者的最佳血压管理，目前尚缺乏基于随机对照试验的高质量循证证据。现有数据表明，对于合并显著高血压（如血压>185/110 mmHg）的患者，没有必要为达到特定的血压阈值而延迟血管内治疗。因为术前的血压水平并不会显著影响血管内治疗的安全性及有效性，而且延误治疗时间窗以达到降压目的能否为患者带来获益，也无确切证据。

目前针对急性缺血性卒中患者接受血管内治疗的研究，多数纳入了符合静脉溶栓桥接血管内治疗标准的患者。早期探索急性缺血性卒中血管内治疗获益的6项随机对照试验中，有5项研究（REVASCAT、SWIFT PRIME、EXTEND-IA、THRACE和MR CLEAN）排除了血管内治疗术前基线血压>185/110 mmHg的患者，仅ESCAPE研究未对基线血压水平进行限制。在这种严格的筛选条件下，上述6项研究的结论相对一致：相较于内科保守治疗，血管内治疗可显著改善大血管闭塞性缺血性卒中患者的90 d预后。因此，在没有其他更充分证据支持的情况下，对于跳过静脉溶栓、直接进行血管内治疗的缺血性卒中患者，将术前血压控制在185/110 mmHg以下是合理的。

二、术中血压管理

血管内治疗一般在清醒镇静下进行，必要时可在不延误治疗时间窗的情况下采用全身麻醉。麻醉方式对血管内治疗术中血压的影响较大，故术中血压的管理尤为重要。

2020年，一项随机对照试验纳入了51例前循环大血管闭塞性缺血性卒中行血管内治疗的患者，患者均在接受全身麻醉后随机分为收缩压130~150 mmHg组和160~180 mmHg组，数据分析显示，两组患者在90 d预后良好、7 d早期神经功能恶化、sICH、90 d死亡和术中并发症等方面的差异均无统计学意义。

2022年发表的随机对照试验——GASS研究纳入了351例行血管内治疗的前循环大血管闭塞性缺血性卒中患者，将其随机分为清醒镇静组和全身麻醉组，术中收缩压维持在140~185 mmHg，舒张压维持在<110 mmHg。研究结果显示，与清醒镇静组相比，全身麻醉组出现低血压（100% $vs.$ 77%，$P<0.0001$）或高血压（31% $vs.$ 20%，$P=0.030$）的风险更高，但血管再通的成功率也更高（85% $vs.$ 75%，$P=0.021$）；两组的3个月预后差异无统计学意义，sICH发生率相似。

SIESTA研究是一项前瞻性、随机、开放标签、终点盲法评估的临床研究，旨在探讨血管内治疗术中采用清醒镇静或全身麻醉对大血管闭塞性缺血性卒中患者预后的影响。研究同时不连续记录了160例接受血管内治疗患者的急诊室基线、血管内治疗术前、血管内治疗术后，以及术后神经重症监护病房观察期4个时间段的随机血压水平。基于SIESTA研究的事后分析发现，与基线血压相比，所有时间段的血压下降均与患者早期（24 h）神经功能改善和长期功能结局无关，而且与麻醉方式无关。需要注意的是，该研究对纳入人群进行了相对严格的血压控制（围手术期目标收缩压为140～160 mmHg，实际血压波动于120～180 mmHg），这可能导致了一定程度的选择偏倚。虽然SIESTA研究的结局是阴性的，但研究者认为，在血管内治疗术中将收缩压维持在140～160 mmHg可能是合理、安全的，且应对患者术后血压进行严密的监测。

此外，另一项比较血管内治疗术中全身麻醉与清醒镇静效果的ANSTROKE研究显示，对于大血管闭塞性急性缺血性卒中患者，在避免血管内治疗术中严重低血压，以及在血管再通前将收缩压严格控制在140～180 mmHg的情况下，全身麻醉组与清醒镇静组的90 d预后良好率差异无统计学意义（42.2% $vs.$ 40.0%，$P=1.00$），提示麻醉方式与神经功能预后无关。

GOLIATH研究与SIESTA的设计相似，共纳入128例大血管闭塞性急性缺血性卒中患者（血管内治疗术中随机接受清醒镇静或全身麻醉治疗），术中连续监测患者的血压水平，血压控制目标为收缩压>140 mmHg，平均动脉压>70 mmHg。研究结果发现，在上述血压限定条件下，不同血压水平及其他相关指标均与患者的临床结局无相关性。因此研究者认为，无论采用何种麻醉方式，血管内治疗术中维持收缩压>140 mmHg，平均动脉压>70 mmHg是安全的。

基于MR CLEAN的另一项事后分析在全身麻醉亚组（85例）中评估了基线平均动脉压和血管内治疗术中平均动脉压差值与患者90 d预后的相关性。数据分析显示，基线与术中平均动脉压差值越大（术中血压越低）的患者，预后越差。该研究认为，在急性缺血性卒中血管内治疗术中，不同麻醉方式的患者应维持不同的血压控制水平，采用全身麻醉方式的患者不应过度控制血压。

综上所述，整体分析现有的比较急性缺血性卒中血管内治疗术中麻醉方式的随机对照试验结果，术中收缩压控制在140～180 mmHg可能是合理的，血压过低可能与患者预后不良相关。

三、术后血压管理

（一）术后血压对预后的影响

血管内治疗术后血压管理在卒中患者的整体管理中具有重要的临床意义。术后血压管理的病理生理学目标是平衡体循环灌注和脑灌注的需求，并根据患者的基础情况、血流再通情况制订适宜方案，以尽量避免术后低灌注、高灌注及再灌注损伤等情况的发生。既往研究表明，血管内治疗术后血压与患者临床预后的关系呈"U"形或"J"形曲线，其中收缩压与预后的相关性更强。由于担心术后发生高灌注与出血转化，既往临床实践多倾向于严格的血压控制。部分观察性研究显示，与收缩压140 mmHg相比，将收缩压控制在101～120 mmHg可降低患者发生sICH和高灌注综合征的风险。卒中网（StrokeNet）的横断面调查数据显示，多数卒中机构将血管内治疗术后血管再通患者的收缩压目标设为120～139 mmHg，而对未再灌注的患者，则倾向于相对保守的血压控制策略。不过，受限于目前高级别临床证据的匮乏，血管内治疗术后的血压管理策略仍缺乏共识，术后的降压方式、时机及持续的时间等均不明确。

血管内治疗术后24 h是血压管理的关键阶段，此时患者处于全脑血流重塑期，循环血流动力仍不稳定。2019年，美国AHA发布的急性缺血性卒中早期管理指南推荐血管内治疗术后24 h内，将血压控制在收缩压<180 mmHg，舒张压<105 mmHg。不过，有较多研究提示，对于急性缺血性卒中患者，血管内治疗术后24 h内较高的血压水平与预后不良相关，并可能存在能够改善患者临床预后的血压管理阈值。

MR CLEAN的数据表明，血管内治疗术后6 h内，最高收缩压较高的患者与最高收缩压较低的患者相比，预后不良的可能性更大（最高收缩压每升高10 mmHg：校正cOR 0.93，95%CI 0.88～0.98）。与患者预后不良相关的最低收缩压阈值为124 mmHg，最低收缩压低于和高于该阈值均与预后不良相关（每降低10 mmHg：校正cOR 0.85，95%CI 0.76～0.95；每升高10 mmHg：校正cOR 0.81，95%CI 0.71～0.92）。

2017年，Mistry等回顾性分析了3家美国高级卒中中心的228例接受血管内治疗的前循环大血管闭塞性缺血性卒中患者术后最高、最低和平均收缩压与90 d预后的相关性。研究结果提示，术后24 h最高收缩压>180 mmHg是患者90 d预后不良的独立危险因素，也与术后48 h内出血转化风险升高相关。此外，一项纳入了7项研究，5874例接受了血管内治疗的缺血性卒中患者的meta分析提示，术后24 h平均收缩压较高与早期神经功能恶化相关。Goyal等的研究也发现，血管内治疗后24 h收缩压升高是急性缺血性卒中患者脑梗死体积扩大和90 d预后不良的独立危险因素，且会增加患者的3个月死亡率；适度的血压控制（目标血压<160/90 mmHg）可降低成功血管再通患者的3个月死亡率。2019年发表的BEST研究纳入了485例前循环大血管闭塞性缺血性卒中患者，发现血管内治疗术后24 h内收缩压峰值>158 mmHg的患者，预后不良的风险可能增加。一项纳入了703例血管内治疗患者的双中心回顾性研究也发现，预后良好的患者术后收缩压水平更低，但术后低血压组与高血压组的sICH发生率差异无统计学意义。一项纳入了1019例血管内治疗患者的多中心回顾性研究按术后血压管理目标分组，数据分析显示，与收缩压目标值<140 mmHg组和收缩压目标值<180 mmHg组相比，收缩压目标值140～160 mmHg组的温和降压策略似乎能为患者带来更好的预后。

以上针对急性缺血性卒中血管内治疗的研究结果提示，相较于指南推荐的24 h血压目标<180/105 mmHg，可能存在能带来更好临床预后的强化降压阈值。不过，目前尚没有强化降压相较于标准降压可获益的明确证据，后续需要更有针对性的高质量研究来证实。

（二）成功血管再通患者的术后血压管理

2022年发表的ENCHANTED2/MT是一项前瞻性、多中心、开放标签的双盲随机对照试验，由中国的44家三级医院共同完成。该研究共纳入了821例血管内治疗术后成功血管再通的缺血性卒中患者，其中强化降压组（目标收缩压<120 mmHg）407例，标准降压组（目标收缩压140～180 mmHg）409例，术后血压管理目标为随机分配后1 h内达到目标血压值，并维持72 h或至患者出院/死亡。研究结果显示，强化降压组患者7 d内发生早期神经功能恶化的比例高于标准

降压组，且强化降压的程度越高，患者发生早期神经功能恶化的比例越高；强化降压组预后不良（mRS评分3~6分）率也高于标准降压组；标准降压组的远期生活质量高于强化降压组。另外，在安全性方面，两组的sICH、严重不良反应发生率，90 d死亡率和卒中复发率的差异均没有统计学意义。

OPTIMAL-BP研究的结果同样发现，对于血管内治疗术后成功血管再通的缺血性卒中患者，术后收缩压<140 mmHg的强化血压管理与将收缩压控制在140~180 mmHg相比，3个月时患者获得功能独立的比例降低。

2021年发表的BP-TARGET研究纳入了324例前循环大血管闭塞性缺血性卒中的血管内治疗术后患者，将其随机分为强化降压组（目标收缩压100~129 mmHg）和标准降压组（目标收缩压130~185 mmHg），强化降压组和标准降压组的24~36 h颅内出血发生率（42% *vs.* 43%）、预后良好率（44% *vs.* 45%）、sICH发生率（11% *vs.* 7%）和全因死亡率（21% *vs.* 16%）差异均没有统计学意义。

此外，2023年发表的BEST-Ⅱ研究提示，在接受了血管内治疗且成功血管再通的缺血性卒中患者中，与目标收缩压<180 mmHg相比，目标收缩压<140 mmHg和<160 mmHg在降低梗死体积和改善90 d预后方面，均未被证实有效。

虽然上述随机对照试验均显示，对血管内治疗术后成功血管再通患者进行早期强化降压治疗并没有临床获益，甚至可能有害，但需要注意研究的局限性对结果的影响，如组间血压差距较小，标准降压组的目标血压范围过宽，强化降压组中部分患者血压自发性下降等问题均可能造成结果的偏倚。近来有更多研究者认为，中等程度的降压策略可能获益更大。BEST研究和Goyal等的研究均提出，针对接受血管内治疗后成功血管再通患者的降压研究，可能更适合将收缩压160 mmHg设定为血压管理靶目标，140~160 mmHg的温和降压目标值与预后良好的相关性更明显。

综上所述，对于血管内治疗术后成功血管再通的患者，术后24~72 h的标准降压（收缩压为140~180 mmHg）可能是安全的，但强化降压（收缩压<120 mmHg）可能增加预后不良的风险。因此，我们认为在血管内治疗术后，将收缩压控制在140~160 mmHg可能是更为合适的血压管理目标，不推荐无选择地强化降压，但该观点仍需进一步的研究来验证。目前正在进行的CRISISI（收缩压<120 mmHg *vs.* 收缩压<140 mmHg）、HOPE（收缩压140~160 mmHg *vs.* 收缩压<180 mmHg）等随机对照试验将为血管内治疗术后血压管理提供更多的临床证据。

（三）未成功血管再通患者的术后血压管理

目前针对缺血性卒中血管内治疗术后血压管理的研究多将未成功血管再通的患者排除在外，因此，针对此类患者术后血压管理的相关证据较少。血管内治疗后未成功血管再通的患者虽然发生高灌注、再灌注损伤的风险较低，但发生低灌注状态、血管再闭塞和恶性脑水肿的风险较高，整体临床预后较差。对此类患者进行临床血压管理的主要目标是维持脑灌注。

2020年发表的SITS-TBYR研究纳入了血管内治疗术后成功血管再通和未成功血管再通的患者。数据分析发现，在未成功血管再通的患者中，相较于收缩压120～139 mmHg，收缩压≥160 mmHg与更高的颅内出血转化率相关，但与预后不良无关。同时，参考针对未行血管内治疗的大血管闭塞性急性缺血性卒中患者的研究发现：发病后24 h内收缩压最高值下降[(17.82±6.58) mmHg]和舒张压最高值下降[(14.04±6.38) mmHg]与缺血半暗带（T_{max}＞6 s）体积的增加相关，且与基线低灌注水平无关。对于血管内治疗未成功血管再通的患者，早期降压或不同程度的血压降低均与90 d预后及死亡风险无关，较高的血压水平尽管可能增加出血风险，但并不影响临床预后。血管内治疗未成功血管再通的缺血性卒中患者的血压管理策略仍需更多高级别研究证据的支持。

四、血压变异性的控制

前瞻性多中心队列研究BEST的事后分析发现，在急性前循环大血管闭塞性缺血性卒中患者中，血管内治疗术后24 h内的血压变异性与90 d预后不良或死亡相关。收缩压变异性与预后的相关性较舒张压变异性更显著。如将收缩压变异性按三分位数划分，最低三分位组患者的90 d死亡率为10.1%，而最高三分位组患者的90 d死亡率为25.2%。2019年，Cho等对韩国一家高级卒中中心的一项前瞻性登记研究中接受血管内治疗的379例前循环大血管闭塞性缺血性卒中患者数据进行了回顾性分析，结果提示，高平均收缩压水平（每增加10 mmHg）及高收缩压变异性（每增加10%）与患者的3个月预后良好率降低相关，且这一结果在成功血管再通亚组中更为显著。该研究结果还提示，血管内治疗术后收缩压的时间变异性（每增加0.1 mmHg/min）与sICH风险增加独立相关。

鉴于血管内治疗术后的患者需要进行精准的血压控制以及避免血压变异性升高，因此对此类患者宜采用定量化且快速平稳的静脉降压方案。临床常用药物包括钙离子拮抗剂、血管紧张素转化酶抑制剂、血管紧张素受体拮抗剂、α受体或β受体拮抗剂等，对于有高灌注风险的患者，应尽量避免使用血管扩张剂（如硝普钠等）。既往针对急性缺血性卒中血管内治疗后血压管理的临床研究多以钙离子拮抗剂和（或）血管紧张素转化酶抑制剂作为首选降压药物。

五、基于血流动力学评估的精准血压管理

基于BP-TARGET研究的一项事后分析显示，血压变异性仅在有脑微出血的患者中与颅内出血转化风险升高相关，仅在有中重度脑白质高信号的患者中与预后不良相关。针对该研究的另一项事后分析发现，血管内治疗术后成功血管再通后平板CT检查显示造影剂渗漏与脑出血风险增加相关，通过比较标准降压组和强化降压组造影剂渗漏的患者发现，两组脑出血的发生率和临床预后均没有显著差异，这提示强化降压不能降低造影剂渗漏患者的脑出血风险或改善其预后。一项观察

性研究发现，相较于侧支循环良好的缺血性卒中患者，侧支循环不良患者进行血管内治疗术后较高的平均收缩压和收缩压变异性与预后不良、sICH和死亡风险的增加相关。以上研究结果提示，血管内治疗术后患者的血压管理策略应综合考虑血管再通效果、侧支循环状态、灌注变化和出血风险等多种因素。个体化血压管理方案可能更有助于改善患者临床预后。

2020年，一项小样本的单中心随机对照试验进行了TCD指导的血管内治疗术后血压管理研究。该研究共纳入了95例前循环大血管闭塞性缺血性卒中患者，将其随机分为术后72 h内TCD指导降压组和非TCD指导降压组，其中TCD指导降压组以维持大脑中动脉收缩期峰值血流速度<118 cm/s和搏动指数≥1.11为目标；非TCD指导降压组在血压≥180/105 mmHg或术后TICI>2b级患者的收缩压>140 mmHg时启动降压治疗，或病灶侧梗死范围超过大脑中动脉供血区域的2/3时启动降低颅内压治疗，将血压降至<180/105 mmHg（TICI≥2b级）或收缩压<140 mmHg（TICI<2b级）并维持平稳。研究结果显示，TCD指导降压组的早期神经功能恶化发生率（13.8% $vs.$ 37.5%，$P=0.036$）和3个月死亡率（0 $vs.$ 25.0%，$P=0.012$）均低于非TCD指导降压组。

一项利用近红外光谱法指导血压管理的前瞻性队列研究探索了基于脑血流自动调节能力进行个体化血压管理在缺血性卒中血管内治疗术后患者中的应用价值。该研究利用近红外光谱法在床旁监测大脑中动脉供血区脑组织的血氧饱和度，并计算脑血流自动调节能力指数，进而分析血管内治疗术后平均动脉压改变时脑血流自动调节能力的变化。研究结果发现，超出脑血流自动调节能力范围的血压偏移与患者预后不良相关；血压超过脑血流自动调节能力上限的时间占比增高与90 d预后不良相关；发生脑出血转化患者的血压超过脑血流自动调节能力上限的时间占比更高，且时间占比与出血转化等级恶化呈正相关；血压低于脑血流自我调节能力下限的时间占比则与梗死进展相关。该研究结果提示进行了血管内治疗的缺血性卒中患者可能存在一个维持正常脑血流自动调节能力的血压范围，保持血压在该范围内可改善患者的临床预后。

相较于统一的血压管理阈值，个体化的血压管理方案及维持一定范围内的血压稳定可能更适合血管内治疗术后不同情况的缺血性卒中患者。结合临床影像信息，利用TCD或近红外光谱法等无创检查方法进行床旁实时动态监测，并指导血管内治疗术后患者的个体化及动态血压管理，可能实现更精准的血压控制，也更利于患者预后。

参考文献

[1] SCHÖNENBERGER S, UHLMANN L, UNGERER M, et al. Association of blood pressure with short- and long-term functional outcome after stroke thrombectomy: post hoc analysis of the SIESTA trial[J]. Stroke, 2018, 49 (6): 1451-1456.

[2] MAIER B, DELVOYE F, LABREUCHE J, et al. Impact of blood pressure after successful endovascular therapy for anterior acute ischemic stroke: a systematic review[J]. Front Neurol, 2020, 11: 573382.

[3] VITT J R, TRILLANES M, HEMPHILL J C. Management of blood pressure during and after recanalization therapy for acute ischemic stroke[J]. Front Neurol, 2019, 10: 138.

[4] LÖWHAGEN HENDÉN P, RENTZOS A, KARLSSON J E, et al. Hypotension during endovascular treatment of ischemic stroke is a risk factor for poor neurological outcome[J]. Stroke, 2015, 46 (9): 2678-2680.

[5] HE J, ZHANG Y H, XU T, et al. Effects of immediate blood pressure reduction on death and major disability in patients with acute ischemic stroke: the CATIS randomized clinical trial[J]. JAMA, 2014, 311 (5): 479-489.

[6] JUSUFOVIC M, SANDSET E C, BATH P M W, et al. Effects of blood pressure lowering in patients with acute ischemic stroke and carotid artery stenosis[J]. Int J Stroke, 2015, 10 (3): 354-359.

[7] OH M S, YU K H, HONG K S, et al. Modest blood pressure reduction with valsartan in acute ischemic stroke: a prospective, randomized, open-label, blinded-end-point trial[J]. Int J Stroke, 2015, 10 (5): 745-751.

[8] POTTER J F, ROBINSON T G, FORD G A, et al. Controlling hypertension and hypotension immediately post-stroke (CHHIPS): a randomised, placebo-controlled, double-blind pilot trial[J]. Lancet Neurol, 2009, 8 (1): 48-56.

[9] MULDER M, ERGEEZEN S, LINGSMA H F, et al. Baseline blood pressure effect on the benefit and safety of intra-arterial treatment in MR CLEAN (multicenter randomized clinical trial of endovascular treatment of acute ischemic stroke in the netherlands)[J]. Stroke, 2017, 48 (7): 1869-1876.

[10] MAÏER B, GORY B, TAYLO G, et al. Mortality and disability according to baseline blood pressure in acute ischemic stroke patients treated by thrombectomy: a collaborative pooled analysis[J]. J Am Heart Assoc, 2017, 6 (10): e006484.

[11] VAN DEN BERG S A, UNIKEN VENEMA S M, LECOUFFE N E, et al. Admission blood pressure and clinical outcomes in patients with acute ischaemic stroke treated with intravenous alteplase and endovascular treatment versus endovascular treatment alone: a MR CLEAN-NO IV substudy[J]. Eur Stroke J, 2023, 8 (3): 647-654.

[12] MALHOTRA K, AHMED N, FILIPPATOU A, et al. Association of elevated blood pressure levels with outcomes in acute ischemic stroke patients treated with intravenous thrombolysis: a systematic review and meta-analysis[J]. J Stroke, 2019, 21 (1): 78-90.

[13] WARREN J J, HARRINGTON R A, SACCO R L, et al. Guidelines for the early management of patients with acute ischemic stroke: 2019 update to the 2018 guidelines for the early management of acute ischemic stroke[J]. Stroke, 2019, 50 (12): 3331-3332.

[14] ANDERSON C S, HUANG Y N, LINDLEY R I, et al. Intensive blood pressure reduction with intravenous thrombolysis therapy for acute ischaemic stroke (ENCHANTED): an international, randomised, open-label, blinded-endpoint, phase 3 trial[J]. Lancet, 2019, 393 (10174): 877-888.

[15] LI C, WANG Y, CHEN Y, et al. Optimal blood pressure levels in patients undergoing intravenous thrombolysis for AIS[J]. Minerva Med, 2015, 106 (5): 255-258.

[16] RASMUSSEN M, SCHÖNENBERGER S, HENDÈN P L, et al. Blood pressure thresholds and neurologic outcomes after endovascular therapy for acute ischemic stroke: an analysis of individual patient data from 3 randomized clinical trials[J]. JAMA Neurol, 2020, 77 (5): 622-631.

[17] JOVIN T G, CHAMORRO A, COBO E, et al. Thrombectomy within 8 hours after symptom onset in ischemic stroke[J]. N Engl J Med, 2015, 372 (24): 2296-2306.

[18] SAVER J L, GOYAL M, BONAFE A, et al. Stent-retriever thrombectomy after intravenous t-PA vs. t-PA alone in stroke[J]. N Engl J Med, 2015, 372 (24): 2285-2295.

[19] CAMPBELL B C, MITCHELL P J, KLEINIG T J, et al. Endovascular therapy for ischemic stroke with perfusion-imaging selection[J]. N Engl J Med, 2015, 372 (11): 1009-1018.

[20] BRACARD S, DUCROCQ X, MAS J L, et al. Mechanical thrombectomy after intravenous alteplase versus alteplase alone after stroke (THRACE): a randomised controlled trial[J]. Lancet Neurol, 2016, 15 (11): 1138-1147.

[21] BERKHEMER O A, FRANSEN P S, BEUMER D, et al. A randomized trial of intraarterial treatment for acute ischemic stroke[J]. N Engl J Med, 2015, 372 (1): 11-20.

[22] GOYAL M, DEMCHUK A M, MENON B K, et al. Randomized assessment of rapid endovascular treatment of ischemic stroke[J]. N Engl J Med, 2015, 372 (11): 1019-1030.

[23] DENG C, CAMPBELL D, DIPROSE W, et al. A pilot randomised controlled trial of systolic blood pressure management during endovascular thrombectomy for acute ischaemic stroke[J]. Anaesthesia, 2020, 75 (6): 739-746.

[24] MAURICE A, EUGÈNE F, RONZIÈRE T, et al. General anesthesia versus sedation during intraarterial treatment for

stroke: the GASS randomized trial[J]. Anesthesiology, 2022, 136 (4) : 567-576.

[25] SCHÖNENBERGER S, MÖHLENBRUCH M, PFAFF J, et al. Sedation vs. intubation for endovascular stroke treatment (SIESTA) —a randomized monocentric trial[J]. Int J Stroke, 2015, 10 (6) : 969-978.

[26] SIMONSEN C Z, YOO A J, SØRENSEN L H, et al. Effect of general anesthesia and conscious sedation during endovascular therapy on infarct growth and clinical outcomes in acute ischemic stroke: a randomized clinical trial[J]. JAMA Neurol, 2018, 75 (4) : 470-477.

[27] RASMUSSEN M, ESPELUND U S, JUUL N, et al. The influence of blood pressure management on neurological outcome in endovascular therapy for acute ischaemic stroke[J]. Br J Anaesth, 2018, 120 (6) : 1287-1294.

[28] TREURNIET K M, BERKHEMER O A, IMMINK R V, et al. A decrease in blood pressure is associated with unfavorable outcome in patients undergoing thrombectomy under general anesthesia[J]. J Neurointerv Surg, 2018, 10 (2) : 107-111.

[29] MARTINS A I, SARGENTO-FREITAS J, SILVA F, et al. Recanalization modulates association between blood pressure and functional outcome in acute ischemic stroke[J]. Stroke, 2016, 47 (6) : 1571-1576.

[30] SAMUELS N, VAN DE GRAAF R A, VAN DEN BERG C A L, et al. Blood pressure in the first 6 hours following endovascular treatment for ischemic stroke is associated with outcome[J]. Stroke, 2021, 52 (11) : 3514-3522.

[31] KATSANOS A H, MALHOTRA K, AHMED N, et al. Blood pressure after endovascular thrombectomy and outcomes: an individual patient data meta-analysis[J]. Neurology, 2022, 98 (3) : e291–e301.

[32] MISTRY E A, MEHTA T, MISTRY A, et al. Blood pressure variability and neurologic outcome after endovascular thrombectomy: a secondary analysis of the BEST study[J]. Stroke, 2020, 51 (2) : 511-518.

[33] MISTRY E A, MAYER S A, KHATRI P. Blood pressure management after mechanical thrombectomy for acute ischemic stroke: a survey of the StrokeNet sites[J]. J Stroke Cerebrovasc Dis, 2018, 27 (9) : 2474-2478.

[34] MISTRY E A, MISTRY A M, NAKAWAH M O, et al. Systolic blood pressure within 24 hours after thrombectomy correlates with outcome[J]. J Am Heart Assoc, 2017, 6 (5) : e006167.

[35] GOYAL N, TSIVGOULIS G, PANDHI A, et al. Blood pressure levels post mechanical thrombectomy and outcomes in large vessel occlusion strokes[J]. Neurology, 2017, 89 (6) : 540-547.

[36] MISTRY E A, SUCHAREW H, MISTRY A M, et al. Blood pressure after endovascular therapy for ischemic stroke (BEST): a multicenter prospective cohort study[J]. Stroke, 2019, 50 (12) : 3449-3455.

[37] CERNIK D, SANAK D, DIVISOVA P, et al. Impact of blood pressure levels within first 24 hours after mechanical thrombectomy on clinical outcome in acute ischemic stroke patients[J]. J Neurointerv Surg, 2019, 11 (8) : 735-739.

[38] YANG P F, SONG L L, ZHANG Y W, et al. Intensive blood pressure control after endovascular thrombectomy (ENCHANTED2/MT): a multicentre, open-label, blinded-endpoint, randomised controlled trial[J]. Lancet, 2022, 400 (10363) : 1585-1596.

[39] NAM H S, KIM Y D, HEO J, et al. Intensive vs. conventional blood pressure lowering after endovascular thrombectomy in acute ischemic stroke: the OPTIMAL-BP randomized clinical trial[J]. JAMA, 2023, 330 (9) : 832-842.

[40] MAZIGHI M, RICHARD S, LAPERGUE B, et al. Safety and efficacy of intensive blood pressure lowering after successful endovascular therapy in acute ischaemic stroke (BP-TARGET): a multicentre, open-label, randomised controlled trial[J]. Lancet Neurol, 2021, 20 (4) : 265-274.

[41] MISTRY E A, HART K W, DAVIS L T, et al. Blood pressure management after endovascular therapy for acute ischemic stroke: the BEST-Ⅱ randomized clinical trial[J]. JAMA, 2023, 330 (9) : 821-831.

[42] MATUSEVICIUS M, COORAY C, BOTTAI M, et al. Blood pressure after endovascular thrombectomy: outcomes based on recanalization status[J]. Stroke, 2020, 51 (2) : 519-525.

[43] JEONG H G, KIM B J, KIM H, et al. Blood pressure drop and penumbral tissue loss in nonrecanalized emergent large vessel occlusion[J]. Stroke, 2019, 50 (10) : 2677-2684.

[44] CHO B H, KIM J T, LEE J S, et al. Associations of various blood pressure parameters with functional outcomes after endovascular thrombectomy in acute ischaemic stroke[J]. Eur J Neurol, 2019, 26 (7) : 1019-1027.

[45] KIM T J, PARK H K, KIM J M, et al. Blood pressure variability and hemorrhagic transformation in patients with successful recanalization after endovascular recanalization therapy: a retrospective observational study[J]. Ann Neurol, 2019, 85 (4) : 574-581.

[46] ZHOU Z E, XIA C, CARCEL C, et al. Intensive versus guideline-recommended blood pressure reduction in acute lacunar stroke with intravenous thrombolysis therapy: the ENCHANTED trial[J]. Eur J Neurol, 2021, 28 (3): 783-793.

[47] BRAUNER R, GORY B, LAPERGUE B, et al. Effect of small vessel disease severity on blood pressure management after endovascular therapy in the BP TARGET trial[J]. Eur J Neurol, 2023, 30 (6): 1676-1685.

[48] LIU D C, NIE X M, PAN Y S, et al. Adverse outcomes associated with higher mean blood pressure and greater blood pressure variability immediately after successful embolectomy in those with acute ischemic stroke, and the influence of pretreatment collateral circulation status[J]. J Am Heart Assoc, 2021, 10 (5): e019350.

[49] CHEN H B, SU Y Y, HE Y B, et al. Controlling blood pressure under transcranial doppler guidance after endovascular treatment in patients with acute ischemic stroke[J]. Cerebrovasc Dis, 2020, 49 (2): 160-169.

[50] PETERSEN N H, SILVERMAN A, STRANDER S M, et al. Fixed compared with autoregulation-oriented blood pressure thresholds after mechanical thrombectomy for ischemic stroke[J]. Stroke, 2020, 51 (3): 914-921.

[51] TAS J, BEQIRI E, VAN KAAM R C, et al. Targeting autoregulation-guided cerebral perfusion pressure after traumatic brain injury (COGiTATE): a feasibility randomized controlled clinical trial[J]. J Neurotrauma, 2021, 38 (20): 2790-2800.

（刘丽萍，聂曦明，刘金洁）

第三节 血管内治疗围手术期脑保护治疗

目前,以静脉溶栓和血管内治疗为代表的再灌注治疗,已经成为急性缺血性卒中的首选治疗方案。随着血管内治疗器械和技术的不断进步,血管再通成功率已达80%以上。但血管再通并不等于预后良好。即使严格按照相关指南推荐的接受标准进行再灌注治疗,仍有约70%的缺血性卒中患者遗留不同程度的残疾甚至死亡,再灌注治疗的临床获益存在"天花板效应"。而脑保护治疗是目前最有希望打破再灌注治疗获益"天花板效应"的辅助治疗方法。

脑保护的理念,经历了从血管到神经,到血管神经单元,再到目前的血管神经网络保护几个阶段的发展。针对脑保护治疗靶点和治疗措施的研究历史悠久且数量繁多,但目前获得阳性证据的临床研究稀少。根据目前的研究结果,缺血性卒中后神经损伤的病理生理机制包括细胞能量衰竭、钙离子超载、兴奋性毒性、氧自由基过度生成、免疫炎症反应、凋亡自噬信号失衡等。上述病理机制在卒中后出现的时间不同,因此在合适的时机采取针对性的治疗,或在不同时间进行多靶点、多层面的综合干预,或许是脑保护治疗获得突破的关键。

一、脑保护药物

针对脑缺血及脑缺血再灌注的脑保护药物治疗研究较多,目前药物治疗靶点选择主要集中于兴奋性毒性抑制、氧自由基清除、淋巴细胞抑制、免疫炎症调节等方面(表7-3-1)。但截至目前,几乎所有脑保护药物治疗缺血性卒中的临床研究均未成功复制动物实验中的阳性结果。究其原因,一方面可能是模型动物多健康、低龄,且无基础疾病,与临床缺血性卒中患者的特征不符,且小鼠等动物的动脉侧支循环更丰富,脑缺血后损伤相对较轻,恢复也较快;另一方面,既往脑保护药物的基础实验设计欠佳,如临床缺血性卒中亚型分类较多而动物脑缺血模型相对简单,无法模拟不同卒中亚型的真实病理过程。

表7-3-1 重要的缺血性卒中脑保护药物及相关研究

作用机制	药物	研究名称/缩写	研究对象	结果
抑制兴奋性毒性	nerinetide (NA-1)	ESCAPE-NA1	接受血管内治疗的急性缺血性卒中患者	整体未改善患者预后,但可改善未静脉溶栓患者的预后
		ESCAPE-NEXT	急性缺血性卒中患者,接受血管内治疗,但未进行阿替普酶溶栓治疗	未改善患者预后
		FRONTIER	疑似卒中患者(院前急救中应用)	可改善患者预后
清除氧自由基	依达拉奉	Kobayashi等基于日本卒中数据银行的研究	急性缺血性卒中患者	改善患者预后
	NXY-059	SAINT Ⅰ SAINT Ⅱ	发病6h内的急性缺血性卒中患者	未改善患者预后

续表

作用机制	药物	研究名称/缩写	研究对象	结果
清除氧自由基、抗炎	依达拉奉右莰醇	TASTE	急性缺血性卒中患者，未进行再灌注治疗	提高90 d时mRS评分0~1分的患者比例
		TASTE-SL	急性缺血性卒中患者(舌下含服)	提高90 d时mRS评分0~1分的患者比例
		TASTE 2	接受血管内治疗的急性缺血性卒中患者	未发表
免疫调节、抗炎	ApTOLL	APRIL	接受血管内治疗的急性缺血性卒中患者	降低患者90 d死亡率，降低72 h梗死体积和NIHSS评分
抗炎	RNS60	RESCUE	接受血管内治疗的急性缺血性卒中患者	死亡率低，严重不良反应发生率与对照组相近；大剂量RNS60组患者的48 h梗死体积较对照组小
	米诺环素	MIST-B	基底动脉闭塞的急性缺血性卒中患者，接受血管内治疗	未发表
机制尚不明确	丁苯酞	BAST	急性缺血性卒中患者，接受静脉溶栓和(或)血管内治疗	可改善患者预后

近年来再灌注治疗的迅速发展为脑保护药物带来了新的机遇，目前已有多项研究探索了不同脑保护药物联合再灌注治疗在缺血性卒中患者中的有效性和安全性。2019年，美国卒中治疗学术产业圆桌会议提出了对未来脑保护药物研究方向的建议：进行更充分的临床前实验，探索联合多靶点保护、合并再灌注治疗的获益。

（一）抑制兴奋性毒性：nerinetide

nerinetide（也称NA-1）是突触后致密蛋白95抑制剂，曾被认为是"离临床常规使用最近的脑保护药物"。突触后致密蛋白95是一种突触支架蛋白，能与神经毒性信号蛋白相互作用，而nerinetide可干扰这一相互作用，进而减少脑缺血缺氧后的兴奋性毒性细胞死亡。nerinetide可通过血—脑屏障，抑制神经元兴奋性毒性的信号传递，在培养神经元、小鼠、大鼠和高级灵长类动物卒中模型中均被证实可减轻脑缺血后，特别是减轻脑短暂缺血后再灌注时的神经损伤。由于nerinetide对兴奋性毒性损伤信号通路的干扰主要发生在再灌注之前，因此其被认为是一种桥接性脑保护药物，即在血管内治疗恢复血流再灌注前，提高大脑缺血耐受性的药物。

2020年3月，加拿大学者Hill等在Lancet上发表了ESCAPE-NA1研究的结果。该研究采用多中心、双盲、随机、安慰剂对照设计，纳入发病12 h内、进行了血管内治疗的大血管闭塞性急性缺血性卒中患者，其中有静脉溶栓适应证的患者还接受了阿替普酶静脉溶栓治疗；研究的主要终点为90 d预后良好（mRS评分0~2分）。研究结果显示，nerinetide组和安慰剂组患者90 d预后良好的比例分别为61.4%和59.2%，差异无统计学意义（aRR 1.04，95%CI 0.96~1.14，$P=0.35$）；两组的次要有效性终点和严重不良事件的发生率差异也没有统计学意义。研究最终结论为：与安慰剂相比，nerinetide未能改善血管内治疗患者的临床预后。不过，需要注意的是，ESCAPE-NA1的亚组分析显示，nerinetide在未接受阿替普酶静脉溶栓治疗的患者中，具有改善患者预后的作用，但在接受阿替普酶静脉溶栓的患者中，则没有这种获益。研究者认为，nerinetide的这种疗效差异可能与阿替普酶的裂解产物降低nerinetide的活性有关。

基于ESCAPE-NA1的研究结果，研究者开展了ESCAPE-NEXT研究，旨在确认在未接受阿替普酶静脉溶栓的缺血性卒中患者中，nerinetide是否具有脑保护作用。但遗憾的是，ESCAPE-NEXT研究结果显示，与安慰剂相比，nerinetide仍未提高患者预后良好（mRS评分0~2分）的比例（45.4% vs. 45.7%，aRR 0.99，95%CI 0.86~1.14，$P=0.895$）。该研究团队还进行了针对缺血性卒中更早期（院前）的nerinetide脑保护作用的探索，并在2023年世界卒中大会上公布了该研究（FRONTIER）的结果：对疑似卒中患者在院前急救时进行nerinetide治疗，无论患者后续接受何种再灌注治疗，其90 d mRS评分均有显著改善（校正年龄和NIHSS评分后，OR 2.13，95%CI 1.3~3.48，$P=0.003$）。即便是在接受了静脉溶栓治疗的患者中，nerinetide也能显著改善患者的90 d mRS评分（OR 2.38，95%CI 1.41~4.00，$P=0.001$）。FRONTIER研究结果提示，在卒中发病3 h内应用nerinetide可能带来获益。将ESCAPE-NEXT和FRONTIER这两项研究结合来看，ESCAPE-NEXT研究未获得阳性结果的原因可能是卒中发病到用药的时间过长，因此进一步缩短治疗时间窗是提高nerinetide疗效的关键。nerinetide系列研究给相关研究和临床治疗的提示是：脑保护药物联合再灌注治疗，越早用药越可能获益。

（二）清除氧自由基：依达拉奉和NXY-059

依达拉奉是目前临床应用较广泛的自由基清除剂，在体内主要以阴离子形式存在，具有强大的氧自由基和氮自由基清除功能，可通过降低脑缺血缺氧后的氧化应激损伤发挥脑保护作用。多项药理学研究表明，依达拉奉可减轻脑水肿和脑组织损伤，对改善急性缺血性卒中的神经功能缺损症状有较好的作用。一项基于日本卒中数据银行的大型真实世界研究显示，依达拉奉在缺血性卒中的治疗中具有较好的有效性和安全性。该研究共纳入了61 048例急性缺血性卒中患者，有效性评估指标为患者出院时NIHSS评分较入院时的改变。研究结果显示，对于任何缺血性卒中亚型，依达拉奉均具有脑保护作用，与未使用依达拉奉相比，依达拉奉可使患者获得更大程度的神经功能改善。

依达拉奉的成功为其他自由基清除剂的研发带来了更强的信心，随后，陆续有其他药物在研究中也显示出了较好的自由基清除作用，其中比较有代表性的是NXY-059。一项小样本临床研究显示，NXY-059对缺血后脑损伤具有保护作用。SAINT I和II两项研究均采用双盲、随机对照设计，比较了NXY-059治疗与安慰剂对发病6 h内急性缺血性卒中患者的有效性，但研究结果未能得到阳性结果。

（三）清除氧自由基和抗炎：依达拉奉右莰醇

根据多靶点干预的脑保护药物研发思路，2020年7月30日，我国自主研发的双靶点药物依达拉奉右莰醇注射用浓溶液正式获批准上市，为缺血性卒中的治疗带来了新选择。该药由依达拉奉和右莰醇2种成分以4∶1比例组成，两者具有协同增效作用：依达拉奉的阴离子形式与自由基结合，可起到清除自由基、保护细胞结构的作用；右莰醇可抑制脑缺血病理过程中TNF-α、iNOS、IL-1β和COX-Ⅱ等促炎症介质的表达，抑制谷氨酸兴奋性毒性。相关Ⅲ期临床研究表明，相对于依达拉奉，依达拉奉右莰醇可显著改善缺血性卒中患者的预后，两者的临床安全性相似。

首都医科大学附属北京天坛医院王拥军教授牵头开展的多中心、双盲、随机、阳性对照Ⅲ期临床研究——TASTE，采用优效性设计，评估依达拉奉右莰醇治疗急性缺血性卒中是否优于依达拉奉。TASTE研究的主要有效性终点为90 d时mRS评分0~1分的患者比例。研究结果发现，与依达拉奉相比，依达拉奉右莰醇在主要有效性终点和次要终点（mRS评分、NIHSS评分改善等）方面均具有优效性。TASTE研究为依达拉奉右莰醇治疗急性缺血性卒中的有效性和安全性提供了有力证据，也为急性缺血性卒中的脑保护治疗提供了新的、有效的选择。

在TASTE研究的基础上，王拥军教授团队针对依达拉奉右莰醇在缺血性卒中血管内治疗中的脑保护作用尚不明确这一临床问题，开展了TASTE 2研究。TASTE 2采用多中心、双盲、随机、安慰剂对照设计，纳入前循环大血管闭塞性急性缺血性卒中患者，随机分入依达拉奉右莰醇组（依达拉奉右莰醇+血管内治疗）和对照组（安慰剂+血管内治疗），主要有效性终点为90 d功能独立（mRS评分0~2分）。该研究目前正在进行中，期待其结果为急性缺血性卒中患者接受血管内治疗后的脑保护策略提供新的依据。

2024年2月，评估依达拉奉右莰醇舌下片脑保护作用的TASTE-SL研究结果发表于*JAMA Neurol*。该研究证明，对于发病48 h内的缺血性卒中患者，依达拉奉右莰醇舌下片能够显著改善其发病90 d的神经功能结局。依达拉奉右莰醇舌下片因其独特剂型，有望为急性缺血性卒中的脑保护治疗提供更加方便的给药方式，满足非住院患者的用药需求，并提高服药依从性。

（四）免疫调节和抗炎：ApTOLL

ApTOLL是一种toll样受体4拮抗剂，可在多种疾病中发挥作用。APRIL研究是一项探讨ApTOLL治疗急性缺血性卒中的多中心、双盲、随机、安慰剂对照的Ⅰb/Ⅱa期临床研究。该研究在西班牙和法国的14家医疗中心纳入计划接受血管内治疗的大血管闭塞性缺血性卒中患者，入组患者随机接受血管内治疗联合ApTOLL治疗（剂量为0.05 mg/kg或0.2 mg/kg）或血管内治疗联合安慰剂治疗。研究的主要终点包含死亡、sICH、恶性卒中及复发性卒中等事件；次要有效性终点包括最终（72 h）梗死体积（通过MRI评估）、72 h的NIHSS评分、90 d神经功能恢复情况（mRS评分）。

APRIL研究中的Ⅰb期结果证明了临床应用ApTOLL的安全性，在Ⅱa期研究中，ApTOLL 0.05 mg/kg组和ApTOLL 0.2 mg/kg组均有42例患者，安慰剂组有47例患者，3组的基线NHISS评分、脑梗死体积及血管再通率差异均没有统计学意义。90 d随访结果显示，在主要终点方面，ApTOLL 0.2 mg/kg组的死亡率（4.76%）显著低于ApTOLL 0.05 mg/kg组（26.19%）和安慰剂组（18.18%）；ApTOLL 0.2 mg/kg组的sICH和脑出血发生率也低于另外两组，但差异没有统计学意义;在卒中复发方面,ApTOLL 0.2 mg/kg组的风险最高,但3组间的差异没有统计学意义。在次要终点方面,72 h随访时,ApTOLL 0.2 mg/kg组的脑梗死体积(MD −42%, 95%CI −66%~1%, P=0.0434)和NIHSS评分(MD −45%, 95%CI −67%~−10%, P=0.0127)均低于安慰剂组。此外,根据90 d时的mRS评分情况,ApTOLL 0.2 mg/kg组的神经功能恢复也优于安慰剂组(OR 2.61, 95%CI 1.27~5.35)。

根据以上结果,APRIL研究的结论为:血管内治疗联合ApTOLL(0.2 mg/kg)治疗急性缺血性卒中安全可行,且具有潜在的临床获益,与安慰剂相比,ApTOLL可显著降低患者90 d内的死亡率和残疾率。但APRIL研究的结论有待更大规模的研究验证。

(五)抗炎:RNS60 和米诺环素

RNS60是一种在高压氧下将生理盐水注入泰勒-库埃特-泊肃叶流中产生的物理改性生理盐水。既往基础研究显示,RNS60可抑制一氧化氮、诱导型一氧化氮合成酶、NF-κB等炎症因子的表达或活化,具有抗炎作用。还有研究者在小鼠大脑中动脉短暂闭塞后再通的小鼠模型中发现,RNS60可以改善脑缺血再灌注损伤中的淀粉样蛋白病理改变,减少神经元死亡,抑制小胶质细胞活化,并降低小鼠脑梗死的体积,提高其认知功能。

RESCUE研究是一项随机、安慰剂对照、盲法终点评估、平行设计的Ⅱ期临床研究,纳入大血管闭塞性缺血性卒中患者并以1:1:1比例随机分配至小剂量RNS60[0.5 mL/(kg·h)]组、大剂量RNS60[1 mL/(kg·h)]组和安慰剂[1 mL/(kg·h)生理盐水]组,3组患者在接受血管内治疗后,分别持续(48 h)输注对应剂量的RNS60或安慰剂。研究的主要安全性终点为发生不良反应和90 d内死亡。研究结果显示,在安全性方面,与安慰剂相比,RNS60并不增加严重不良反应的发生率,且可降低患者的死亡率。在有效性方面,与安慰剂组相比,大剂量RNS60组的脑梗死体积更小,90 d预后良好(mRS评分0~2分)率更高(63% $vs.$ 46%),差异有统计学意义。RESCUE研究从总体上证明RNS60应用于大血管闭塞性缺血性卒中安全、耐受良好,且在改善患者预后方面具有潜在获益。不过,该研究结论仍需要未来更大样本量的Ⅲ期临床研究来验证。

米诺环素也被认为是有希望的脑保护药物。既往基础研究显示,米诺环素可通过多靶点作用改善神经炎症,其机制可能涉及阻断P38丝裂原活化蛋白激酶、抑制小胶质细胞激活、抑制基质金属蛋白酶活性、保护血—脑屏障完整性等多个方面。

目前,米诺环素在急性缺血性卒中血管内治疗中的脑保护作用尚缺乏临床研究的证实。正在进行的MIST-B是一项前瞻性、随机、开放标签、盲法终点评估的概念验证研究,旨在探讨米诺环素对接受血管内治疗的基底动脉闭塞性急性缺血性卒中患者是否具有脑保护作用。该研究将符合入组条件的患者随机分配至米诺环素组或对照组,米诺环素组患者在再灌注成功前3 h内口服米诺环素200 mg,之后每12 h口服100 mg,连续5 d。两组患者均接受血管内治疗和标准药物治疗。研究的主要终点为发病7 d或出院时的扩展NIHSS评分。期待该研究的结果能为缺血性卒中血管内治疗围手术期的脑保护策略提供新的证据。

（六）阻断NMDA受体和清除氧自由基：nelonemdaz

nelonemdaz同时具有选择性阻断NMDA受体2B亚基和清除自由基的作用，可以通过多个靶点发挥脑保护作用。2024年世界卒中大会上公布了一项韩国的大样本Ⅲ期临床研究（RODIN）结果。RODIN研究旨在探索nelonemdaz在血管内治疗大血管闭塞性急性缺血性卒中患者中的有效性和安全性，研究的主要终点为首剂注射nelonemdaz 12周后的mRS评分分布情况。研究结果显示，nelonemdaz组和安慰剂组的12周mRS评分分布差异无统计学意义（cOR 0.95，95%CI 0.69~0.31，$P=0.76$），其他次要终点差异也没有统计学意义。但研究的亚组分析提示，对于到院至nelonemdaz首剂注射时间在60 min内的患者，nelonemdaz可能改善患者的预后。

RODIN研究虽然整体结果为阴性，但亚组分析提示，患者入院后开始治疗的时间越短，nelonemdaz的疗效可能越好。因此，后续研究可在急性缺血性卒中的院前急救中，或通过入院后快速用药来验证nelonemdaz的脑保护作用。

（七）机制未明：丁苯酞

丁苯酞在脑缺血或脑缺血再灌注损伤中的脑保护作用机制尚不明确，目前研究认为可能与抗炎、抗氧化应激、减少细胞凋亡和保护微循环等机制有关。BAST研究采用双盲、随机、安慰剂对照、平行设计，在中国的59个卒中中心联合开展，评估了丁苯酞在急性缺血性卒中再灌注治疗中的临床获益。该研究的入组标准为：缺血性卒中，发病6 h内，基线NIHSS评分为4~25分，接受静脉溶栓和（或）血管内治疗。研究的主要有效性终点为90 d预后良好。BAST研究共入组了1216例患者，其中丁苯酞组607例，安慰剂组609例，丁苯酞组的90 d预后良好率高于安慰剂组，差异有统计学意义（56.7% $vs.$ 44.0%，OR 1.70，95%CI 1.35~2.14，$P<0.001$），两组的严重不良事件发生率差异无统计学意义。该研究证明，丁苯酞联合再灌注治疗可以更有效地改善缺血性卒中患者的临床预后。

近20年来，针对脑保护药物的基础研究结果鼓舞人心，但绝大多数药物在Ⅱ/Ⅲ期临床研究中未能被证实有效，目前仍没有公认有效的、被指南推荐的脑保护药物。美国卒中治疗学术产业圆桌会议有关脑保护药物研究的标准化建议为后续研究提供了方向。相信在未来一定会有越来越多的脑保护药物取得临床转化的成功，从而进一步改善缺血性卒中患者的预后。

二、亚低温脑保护

既往针对脑缺血或脑缺血再灌注损伤的脑保护多集中于药物治疗，但目前研究显示，单纯药物治疗的脑保护作用有限，且无明确的阳性证据，亟待进一步探索其他途径的脑保护措施。亚低温治疗被认为是一种有潜力的脑保护措施，目前32~35 ℃亚低温已被运用在脑外伤、脑缺血缺氧性疾病、脑出血和心肺脑复苏的治疗中，并取得了一定的临床效果。

（一）亚低温治疗方式

亚低温治疗指人为将机体核心温度或局部组织温度降至略低于正常体温水平，以达到治疗目的的一种低温疗法。目前，一般以32 ℃和28 ℃作为低温治疗的分界线：32~35 ℃为亚低温，28~31 ℃为中度低温，而28 ℃以下为深度低温。亚低温治疗的方式主要有体表降温、血管内低温和药物降温3种，恰当的低温治疗方式不仅能够提高低温的脑保护作用，还能减少低温治疗的不良反应。同时，亚低温治疗还要考虑实际操作的便利性，因地制宜地选择适合的方式。

1.体表降温

体表降温主要通过降温毯、冰水浴或在皮肤表面涂抹酒精等方式加速人体与外界的热交换，进而降低核心温度和脑温。临床上体表降温主要用于心脏骤停患者及新生儿缺血缺氧性脑病的治疗。全身体表降温简单易行且无创，但降温速度较慢。

对于神经系统疾病而言，降低脑温比降低核心温度更加重要，且低温治疗的不良反应主要与核心低温相关。局部体表降温法可在降低脑温的同时，保持身体核心温度在正常水平，可减少低温的不良反应，因此常被用于神经系统疾病的低温治疗中。其中最具代表性的方法是冰帽低温和鼻咽部低温。冰帽是一种用于降低患者头部温度的医疗设备，通过快速降低脑温来降低患者的脑组织代谢和耗氧量，从而保护脑组织；鼻咽部低温是通过向鼻咽部喷洒低温液体或气体，快速降低颅底温度，进而达到降低脑温、保护脑组织的目的。

2.血管内低温

血管内低温是一种通过血管内热交换导管来诱导和维持目标低温的治疗技术。其原理是将导管植入下腔静脉等大血管，通过循环冷却或加热液体，快速调节核心温度。根据临床情况，血管内低温可用于目标温度管理的快速降温诱导期、维持目标温度的恒温期及控制性复温期。

血管内低温的常用方式有血管内灌注降温、血管内热交换降温和选择性动脉内低温灌注。①血管内灌注降温：通过向静脉内灌注低温液体，诱导机体快速降温。血管内灌注降温的特点是降温速率快，效果确切，在临床中相对易于实施，但是，快速降温不可避免地会带来低温的不良反应。②血管内热交换降温：目前针对缺血性卒中患者进行血管内低温治疗最有效的方法。血管内热交换降温所使用的是冷热液体交换的封闭循环装置，由可冷却液体的体外机、向导管内注入冷却液体的泵及在介入条件下插入下腔静脉的温度调控导管组成，其中最常用的是CoolGard 3000系统和Icy导管。③选择性动脉内低温灌注：通过在动脉内放置微导管，再经微导管直接将低温溶液灌注到需要降温的脑组织。这一降温方式主要针对缺血性卒中引起的局部脑损伤。这种靶向低温方式在降低缺血区域脑组织温度的同时也极大地降低了低温治疗的不良反应风险。

3.药物降温

与物理降温相比，药物降温简单便捷，且直接作用于下丘脑体温调节中枢，不需要外部制冷物质，因此可以减少低体温引起的寒颤、血管收缩等不良反应。目前用于降低体温的药物包括大麻素、阿片受体激动剂、腺苷衍生物、多巴胺受体激动剂、甲状腺素衍生物、神经紧张素等。此外，氯丙嗪和异丙嗪等吩噻嗪类药物可以联合用于药物降温，不仅能使降温效果更加迅速稳定，还有助于维持缺血后血—脑屏障的稳定性。值得注意的是，上述药物除降温作用外，还有其他药理作用，这些药理作用是否会干扰低温的脑保护效果或产生其他不良反应，仍需要进一步的评估。

(二) 亚低温治疗急性缺血性卒中

1. 亚低温治疗急性缺血性卒中的研究现状

急性缺血性卒中发生后，脑梗死的体积与患者的临床预后和病死率高度相关。目前聚焦于亚低温治疗对脑梗死体积影响的临床研究较少，有限的临床证据表明，亚低温治疗具有降低急性缺血性卒中患者脑梗死体积的趋势。一项单臂临床研究评估了缺血性卒中患者血管内治疗后亚低温治疗的效果。该研究纳入了18例发病4.5 h内、ASPECTS评分≤5分的前循环大血管闭塞性急性缺血性卒中患者，研究结果表明，患者基线和亚低温治疗后的中位脑梗死体积分别为130.2 mL和110.6 mL。但该研究为单臂研究，未设立对照组，故不能充分证明亚低温治疗对急性缺血性卒中患者脑梗死体积的影响。在一项针对急性缺血性卒中患者的随机对照试验中，18例患者接受了亚低温治疗，22例患者接受了标准药物治疗。研究结果发现，基于MRI DWI序列显示的脑梗死体积，亚低温治疗组和标准药物治疗组的脑梗死体积增长率分别为(90.0±83.5)%和(108.4±142.4)%，且低温治疗充分的患者，脑梗死体积增长率更低，为(72.9±95.2)%。

在改善患者预后方面，有临床研究显示，亚低温治疗有改善急性缺血性卒中患者临床预后的趋势。一项小样本随机对照试验探索了亚低温治疗对发病6 h内的急性缺血性卒中患者的有效性，其中亚低温组患者进行12 h的亚低温治疗，目标核心温度为32~35.5 ℃。研究结果表明，虽然亚低温治疗组患者的不良反应(如心律失常、肺炎)较多，但亚低温治疗降低了患者90 d预后不良(mRS评分4~6分)的比例。另外一项临床研究纳入了10例NIHSS评分15分以上的急性缺血性卒中患者，其中亚低温组接受持续12~72 h、平均32 ℃的亚低温治疗，对照组保持正常体温。研究结果表明，亚低温组和对照组的mRS评分分别为(3.1±2.3)分和(4.2±1.6)分，虽然亚低温组的mRS评分呈下降趋势，但差异没有统计学意义。我国一项小样本的随机对照试验纳入了33例发病48 h内的大面积脑梗死患者，随机分为亚低温组和对照组，其中亚低温组使用血管内低温方法将患者的核心温度降至33~34 ℃，并维持至少24 h；对照组患者维持正常核心温度。数据分析显示，6个月随访时，亚低温组和对照组患者的预后良好(mRS评分0~3分)率分别为43.8%和23.5%，差异具有统计学意义，这提示亚低温治疗能改善大面积脑梗死患者的预后。我国另一项研究纳入了发病6 h内，颅脑MRI检查显示PWI/DWI错配比>20%的急性缺血性卒中患者，将其随机分配至亚低温治疗联合阿替普酶静脉溶栓组、单纯静脉溶栓组以及常规药物治疗组。研究结果表明，亚低温治疗显著改善了患者的长期预后。一项前瞻性队列研究在韩国2个医学中心分别纳入急性缺血性卒中患者，其中一个中心对急性缺血性卒中患者进行亚低温治疗，另一个医学中心则按照指南对患者进行标准药物治疗。该研究最终纳入了39例亚低温治疗（亚低温组）的患者和36例标准药物治疗（对照组）的患者，结果表明，亚低温组的脑水肿和脑出血转化发生率均低于对照组，随访3个月时，亚低温组患者达到mRS评分0~2分的比例（45% vs. 23%，$P=0.017$）和mRS评分0~1分的比例（31% vs. 8%，$P=0.015$）均高于对照组，上述差异均有统计学意义。校正基线的混杂变量后，亚低温治疗是急性缺血性卒中患者预后良好的独立预测因素。

也有部分临床研究未发现亚低温治疗可以改善急性缺血性卒中患者的预后。ICTuS-L研究纳入了58例急性缺血性卒中患者，其中28例患者接受血管内亚低温治疗（亚低温组），具体措施为：24 h内将患者体温降至33 ℃，并维持24 h，随后进行12 h的控制性复温，复温速率为0.3 ℃/h，另外30例患者接受常规治疗（对照组）。3个月随访时，18%的亚低温组患者和24%的对照组患者预后良好（mRS评分0~1分）；亚低温治疗组中有6例患者死亡，对照组中有5例患者死亡，两组患者的死亡率差异无统计学意义。之后进行的ICTuS 2研究为大型随机对照试验，但在纳入120例患者后因资金原因被提前终止。入组的患者被随机分配至亚低温组（63例）和常温组（57例）。亚低温组在ICTuS-L研究的低温措施上，进一步增加了4 ℃低温生理盐水的灌注速度，以期更快地达到目标核心温度。该研究的数据分析显示，90 d随访时，33%的低温组患者和38%的常温组患者预后良好（mRS评分0~1分），两组患者的预后良好率差异无统计学意义，不良反应发生率差异也没有统计学意义。近期发表的一项在德国6个卒中中心进行的随机对照试验，旨在探讨亚低温对急性（发病72 h内）大面积脑梗死患者的临床疗效。该研究在纳入了50例患者后，因治疗的不良反应较多而被提前终止。纳入的患者中，有26例被随机分配至亚低温组，24例被分配至常温组，其中亚低温组患者的目标核心温度为33 ℃。研究结果表明，在14 d内，亚低温组中有46%的患者至少发生了1种严重不良反应，而对照组中的严重不良反应发生率为29%，显著低于亚低温组（$P=0.26$）；12个月随访时，亚低温组和常温组严重不良反应的发生率分别为80%和43%（$P=0.05$），死亡率分别为19%和13%（$P=0.70$）。在有效性终点方面，亚低温组和常温组14 d时的中位NIHSS评分分别为25（17~37）分和22（16~33）分，中位GCS评分分别为9（4~11）分和11（7~12）分，中位mRS评分均为5（5~5）分，上述结局差异均无统计学意义。同时该研究表明，对于大面积脑梗死患者，亚低温治疗联合去骨瓣减压术并没有降低患者的死亡率，反而增加了患者发生严重不良反应的风险。在丹麦进行的一项随机对照试验中，17例缺血性卒中患者被随机分配到亚低温组，14例被分配到对照组，其中45%的患者接受了静脉溶栓治疗。研究结果表明，亚低温组中肺炎（35%）的发生率高于对照组（7%）；亚低温组中有4例患者发生了大面积脑梗死，而对照组中仅1例；亚低温组中有1例患者发生无症状性脑出血，而对照组中有2例患者；亚低温组和对照组的死亡率分别为12%和7%。另外，90 d随访时，亚低温组的中位mRS评分为3（1~6）分，对照组为1.5（1~6）分，但差异无统计学意义。

2.亚低温治疗急性缺血性卒中研究的局限性

既往虽然有研究发现亚低温治疗可改善急性缺血性卒中患者的临床预后,但是多数研究中亚低温治疗仅有减小梗死体积和改善临床预后的趋势,与对照治疗的差异并没有统计学意义。目前仅有少数研究发现,与对照组相比,亚低温治疗显著改善了急性缺血性卒中患者的临床预后。需要注意的是,获得阳性结果的研究多是在静脉溶栓的基础上进一步探讨亚低温对缺血性卒中患者的治疗效果。这提示再灌注治疗后的血流再通可能增强了亚低温治疗急性缺血性卒中的临床疗效。随着静脉溶栓和血管内治疗在临床中的推广,急性缺血性卒中患者的血流再通率得到了有效提高。在此背景下,亚低温联合再灌注治疗对缺血性卒中的临床疗效值得进一步研究。

既往亚低温治疗急性缺血性卒中相关临床研究的样本量均较小,其中样本量最大的ICTuS 2研究也仅纳入了120例患者。样本量小可能是众多研究没有获得具有统计学意义阳性结果的重要原因。除此之外,目前针对亚低温治疗急性缺血性卒中的临床研究设计和数据收集存在明显的异质性,例如,不同研究的患者纳入标准不同,基线病情严重程度不同,亚低温方法、强度和持续时间不同,结局指标也具有较大差异。研究的异质性限制了对这些小样本研究进行meta分析,不利于为后续的临床研究提供有价值的启示。

受限于技术条件,目前的亚低温治疗常在开始治疗后数小时才能使患者的核心温度达到目标温度。脑缺血发生后,脑组织在数分钟至数小时内即可发生不可逆的坏死,出现细胞凋亡和自噬等病理反应。因此,目前亚低温治疗的技术限制也是亚低温治疗效果临床转化困难的原因之一。

综上所述,后续亚低温治疗急性缺血性卒中的临床研究应更加关注在血流再通基础上的效果分析,以及应用更先进、更快速的亚低温治疗技术实现卒中后更早期的干预。另外,不同的临床研究应倾向于选用相对统一的临床评价标准,并采用客观的颅脑影像学检查和临床功能预后等指标对亚低温的临床疗效进行评价。

(三)亚低温治疗在血管内治疗中的应用

亚低温治疗可通过降低脑组织温度、减少脑代谢率、降低氧耗、抑制炎症反应和自由基生成,减轻血管内治疗患者的缺血再灌注损伤,改善神经功能预后。选择性亚低温治疗的目的是选择性地降低脑组织或缺血脑组织的温度,但维持正常的核心温度。选择性亚低温治疗能够显著减少核心温度下降带来的不良反应,是未来急性缺血性卒中亚低温治疗研究的重要方向。目前临床常用的选择性亚低温治疗方法有头颈部的冰帽低温、选择性鼻咽部低温和选择性动脉内低温灌注。

1.冰帽低温

冰帽低温是通过将低温冰帽覆盖于头颅表面来降低脑温,操作相对简便,但头皮血流丰富,且颅骨有隔热作用,通过低温冰帽能否达到理想的脑温仍存在争议。在一项计算机模拟人体试验中,研究者发现,使用血管内低温治疗可使患者不同部位脑组织的温度达到一致水平,而冰帽低温仅能将脑皮层的温度降至33 ℃,脑深部温度仍高于36 ℃。Neimark等使用定量低温模型进行的研究也发现，单纯冰帽低温不足以降低深部脑组织的温度。

有研究者发现，冰帽低温结合颈部低温方法，可以更好地使脑组织达到目标温度。一项针对亚低温治疗脑外伤的研究证实了这一观点，该研究采用冰帽低温结合颈部低温方法，在保持患者核心温度稳定的同时，顺利将脑组织温度降低至33~35 ℃。冰帽低温联合颈部低温的方法虽然简单易行，但这种体表低温方法的降温速度比较缓慢，需要较长时间才能使脑温达到目标温度，甚至不能使深部脑组织达到目标温度。此外，体表低温还存在不能准确控制脑温，复温过程中难以有效调控复温速度等问题，限制了其在临床中的广泛使用。

2.选择性鼻咽部低温

人体鼻腔内血流丰富，黏膜表面积大，且与脑循环距离较近。这种解剖学特点为通过鼻腔低温降低脑温提供了可行性基础。通过向鼻腔内持续喷入低温冷却剂和氧气的混合物，可以降低鼻腔内部和脑组织的温度。在一项针对心跳骤停患者的随机对照试验中，96例患者被纳入鼻腔低温治疗组，104例患者被纳入对照组。结果发现，鼻腔低温治疗可在平均34 min后使患者的骨膜温度降低至34.2 ℃，且两组患者7 d内的不良反应差异无统计学意义。另外一项前瞻性观察性研究使用同样的鼻腔低温技术治疗了10例急性卒中患者，结果表明，鼻腔低温治疗可以在1 h内使患者的脑温平均下降1.21 ℃。一项纳入了15例脑外伤患者的临床研究也同样显示，鼻腔低温治疗能够安全有效地降低脑组织温度，可使脑温下降 (1.4±0.4) ℃。

目前的研究结果初步表明，鼻腔低温治疗能安全有效地降低脑组织温度，且对全身核心温度无显著影响。由于鼻腔接近深部脑组织，鼻腔低温可能有助于降低脑干等深部脑组织的温度，但其对大脑皮层的降温效果还需要进一步的研究来证实。

3.选择性动脉内低温灌注

选择性动脉内低温灌注是通过向颈动脉或大脑中动脉内灌注低温生理盐水来降低脑组织温度的方法，可以在数分钟内使脑组织温度下降至32 ℃，且能在脑温下降的同时维持核心温度的稳定。

一项前瞻性研究纳入了26例发病8 h内接受了血管内治疗的缺血性卒中患者，通过向脑动脉内注射4 ℃低温生理盐水的方法进行选择性动脉内低温治疗，使患者的脑温在数分钟内下降超过2 ℃。在亚低温治疗过程中，患者的核心温度保持稳定且未发现低温治疗相关的不良反应。研究初步表明，缺血性卒中患者在血管内治疗后进行选择性动脉内低温治疗安全可行。在一项队列研究中，45例缺血性卒中患者在血管内治疗后接受了选择性动脉内低温治疗（向脑动脉内灌注4 ℃生理盐水350 mL），在灌注过程中和灌注后，患者的核心温度无显著变化。研究结果显示，与对照组相比，选择性动脉内低温治疗显著减小了患者的最终脑梗死体积，且两组患者的不良反应发生率差异无统计学意义。但该研究不是随机对照试验，且在低温生理盐水灌注期间未对脑温的变化进行监测，具有明显的局限性。一项随机对照试验纳入了142例前循环大血管闭塞性急性缺血性卒中患者，按1∶1比例将其随机分入亚低温治疗组和常规治疗组。常规治疗组患者接受单独的血管内治疗；亚低温治疗组在血管内治疗前，以15 mL/min的速度向微导管内灌注4 ℃生理盐水5 min，血运重建成功后，用4 ℃生理盐水以22 mL/min的速度灌注导管或长鞘，持续10 min，间隔10 min后，再次灌注4 ℃生理盐水10 min。研究结果显示，与单独血管内治疗相比，血管内治疗联合动脉内低温治疗可显著降低患者的脑梗死体积，降低术后NIHSS评分，并提高90 d预后良好率。该研究证实血管内治疗联合动脉内低温治疗急性缺血性卒中安全且有效。另一项随机对照试验将40例后循环大血管闭塞性急性缺血性卒中患者按照1∶1的比例随机分配至冷却输液组或对照组。冷却输液组在血管内治疗后，通过导管将300 mL 4 ℃生理盐水以30 mL/min的速度注入椎动脉，对照组通过导管注入等量、等速的37 ℃生理盐水。研究结果显示，椎基底动脉冷却输液治疗后循环大血管闭塞性急性缺血性卒中安全、可行且有一定的脑保护作用。

4.亚低温治疗的时间

动物实验表明，在脑缺血发生前或脑缺血发生时立即开始亚低温治疗能够产生更好的脑保护效果。但是急性缺血性卒中患者常在发病数小时，甚至更晚的时间才能到达医院进行治疗，这一临床实际情况限制了亚低温的临床治疗效果。虽然在临床中亚低温治疗急性缺血性卒中的最佳持续时间尚不清楚，但是全脑缺血模型实验表明，亚低温的治疗效果与低温的持续时间相关，时间越长，脑保护效果越好。动物实验表明，更长的治疗时间可以代偿亚低温治疗延迟带来的不利影响。

虽然动物实验提示更长持续时间的亚低温治疗可能带来更好的脑保护效果，但是在临床实践中，缺血性卒中患者难以耐受长时间的低温，且随着低温时间的延长，不良反应的发生率也显著增加。在一项纳入了18例急性缺血性卒中患者的临床研究中，患者均通过体表低温措施使核心温度降至32 ℃并维持12~72 h，随着低温时间的延长，不良反应的发生率逐渐增加。但一项针对心跳骤停患者的临床研究发现，即使亚低温治疗的开始时间延迟，但如果亚低温治疗能够维持12 h或24 h以上，亚低温治疗同样能发挥脑保护作用。目前，针对亚低温治疗缺血性卒中开始时间和持续时间的研究较少，且结果异质性较大。在临床治疗中，需要注意平衡延长亚低温治疗时间带来的脑保护作用获益与不良反应增加的风险。

5.亚低温治疗的最佳温度与监测

亚低温治疗急性缺血性卒中的最佳温度尚不明确。在临床中，患者核心温度降至33 ℃以下，人体内环境会发生较大改变，此时需要更深的镇静。另外，低温会引起机体自发性产热、血管过度收缩和寒战，从而对抗体温的下降，这种生理反应也会影响机体降至目标温度，甚至会减弱亚低温的脑保护效果。静脉注射哌替啶或口服丁螺环酮，同时采取皮肤保温措施可以降低亚低温治疗时的寒战反应，改善患者的主观不适症状。此外，有临床研究显示，清醒患者通过降低体表温度将核心温度降至35 ℃，或通过血管内低温将核心温度降至33 ℃是安全、可行的。因此，目前的临床亚低温研究多将患者的核心温度控制在33~35 ℃。

亚低温治疗急性缺血性卒中的复温过程也会显著影响其治疗效果。例如，过快的复温会引起血管快速扩张和颅内压反射性增高，增加患者预后不良甚至死亡的风险；复温过快还可能引起体温反射性增高，增加弥散性血管内凝血的发生率。对于颅内压增高和亚低温治疗时间较长的患者，复温应该更加缓慢，但是缓慢的复温过程变相增加了亚低温治疗的总体时间，也可能增加不良反应的发生率。1998年，Schwab等对大脑中动脉恶性脑梗死患者采用冰毯体表低温结合血管内灌注低温生理盐水和冰水洗浴治疗，将患者的核心温度降低至33 ℃并维持48~72 h。研究结果显示，亚低温治疗可以显著降低恶性脑梗死患者急性期和亚急性期的颅内压，但增加了肺炎的发生率。2001年，该研究团队进一步的研究发现，如果亚低温治疗的复温时间<16 h，患者的颅内压会在复温后显著上升，因此研究者推荐低温治疗的复温应该缓慢进行。Steiner等的研究同样纳入了大脑中动脉恶性脑梗死患者，对亚低温治疗复温速度和颅内压的关系进行了分析。该研究共纳入18例患者，通过体表冰毯进行亚低温治疗并维持72 h，患者的平均复温时间为59 h，结果显示，复温速度与患者的颅内压（$P=0.002$）和脑灌注压（$P=0.017$）改变显著相关。因此，临床中采用亚低温治疗急性缺血性卒中时，要严格控制患者的复温速度，同时参考患者的基础生理情况和亚低温治疗时间来调整复温速度。

在亚低温治疗和复温期间，可以通过膀胱温度、直肠温度或食管温度间接监测患者核心温度的变化。但是，核心温度并不等同于脑温，临床上目前缺乏无创且准确的脑温监测方法。有研究对比了大脑中动脉供血区急性缺血性卒中患者核心温度与脑温的关系，研究者采用冰毯对患者进行亚低温治疗，将患者的核心温度控制在33 ℃，并维持48~72 h，治疗过程中使用有温度传感器的有创颅内压检测仪监测脑温和颅内压。该研究共纳入了20例患者，结果显示，所有患者的脑温均超过核心温度1 ℃以上，最高超过2.1 ℃。这提示在进行亚低温治疗时，要认识到核心温度达标并不代表脑温达标。但是，这些研究的样本量较小，故对研究结果的解读也应该谨慎，未来需要更大样本量的研究来验证这些结果。

新的无创脑温监测方法为更精确地测量脑温提供了可能。MRI光谱成像可以通过测量脑组织中水分子和N-乙酰天冬氨酸的变化来反映脑组织温度的变化。有研究对31例健康志愿者进行了MRI光谱成像，结果显示，使用1.5 T或3 T场强MRI光谱测量脑温的变异性极小，提示MRI光谱成像可用于临床研究中脑温的无创监测。另一项研究则证实，3 T场强MRI可检测到很小的脑温变化，与1.5 T场强MRI相比，其检测脑温的敏感度也更高。

随着血管内治疗技术在急性缺血性卒中治疗中的应用，血流再通基础上的亚低温治疗已成为热门研究方向。但由于研究对象、脑缺血严重程度和低温方法的异质性，目前亚低温治疗急性缺血性卒中的临床研究结果并不一致。因此，未来需要大样本的前瞻性研究进一步探索血管内治疗围手术期亚低温治疗的安全性、有效性和可行性。

三、缺血适应

适应为自然界生物的本能,是外部病原入侵时机体内环境变化的适应性反应。人体对外界环境和机体内环境的改变也具有较强的适应能力。脑是机体代谢最旺盛的器官,对缺血缺氧性损害极其敏感,脑组织缺血、缺氧后数分钟即可导致某些特定神经元不可逆性死亡。但是,在某些特定情况下,脑组织对缺血、缺氧具有一定的适应能力。自然状态下,脑组织可通过逐渐形成丰富的侧支循环以适应缓慢进展的血管狭窄或闭塞,从而避免或减轻缺血对脑组织造成的损害。因此,探索能够提高脑组织对缺血耐受能力的干预措施,一直是临床研究者的不懈追求。人体的组织或器官本身对缺血损伤具有一定的适应和耐受能力,即"缺血适应",这一现象目前已被用于脑缺血缺氧损伤相关疾病的防治中。

缺血适应依据诱导缺血适应的组织或器官与拟保护组织或器官的空间位置关系,可分为远隔缺血适应和原位缺血适应。远隔缺血适应是一种临床可行的无创性、非药物干预措施,因具有安全、简便易行、易于推广等特点,目前已在心脑血管疾病、肾功能不全等多种疾病治疗领域被广泛研究和应用,并展现出了良好的前景。目前,国内外在缺血适应脑保护领域已开展了多项临床研究,本部分介绍缺血适应在缺血性卒中患者诊疗中的研究和应用,重点对远隔缺血适应的机制、研究和应用进行说明,同时也简要介绍原位缺血适应在缺血性卒中血管内治疗中的应用。

(一)远隔缺血适应

1.远隔缺血适应的概念和分型

机体对内外环境变化(如冷、热、缺氧、疼痛等)会逐渐产生适应和耐受。缺血对机体是一种损害性刺激,可发生于机体的任何组织和器官。针对缺血适应的研究始于20世纪80年代。1986年,美国学者Murry等发现,在犬冠状动脉前降支结扎心肌梗死模型中,在结扎前降支前对其进行4次血流阻断和再灌注(各持续5 min)进行缺血适应,可使模型犬最终的心肌梗死面积减少75%以上。

远隔缺血适应的概念最早由美国学者Przyklenk等于1993年提出。Przyklenk等同样利用犬心肌梗死模型,但在犬冠状动脉前降支结扎前,对回旋支动脉而非前降支进行4次阻断和再灌注(各持续5 min)。研究结果显示,这种针对回旋支动脉的操作可使最终心肌梗死面积减少70%。该研究所用的干预措施即为远隔缺血适应的雏形。2006年,我国学者在兔心肌梗死模型中,通过对肢体进行反复血流阻断和恢复诱导远隔缺血适应,发现这种方法具有心肌保护作用,能降低心肌再灌注损伤,肢体远隔缺血适应的方法应运而生。

经过30余年的发展,远隔缺血适应已逐渐被国内外研究者认可,并被定义为:通过对某一器官或组织进行反复、短暂的缺血刺激,激发机体内源性保护机制,使得该器官或组织以外的重要器官或组织产生对缺血的适应,进而提高其对缺血损伤的耐受能力。目前,远隔缺血适应已被报道用于多种器官或组织的保护治疗,其中,最方便临床应用的方式为通过对单侧或双侧肢体实施缺血刺激来诱导远隔缺血适应。

根据诱导缺血适应所给予的缺血刺激与拟保护缺血事件的先后关系,可将远隔缺血适应分为3种类型:①远隔缺血预适应,即在某器官或组织的缺血事件发生之前,对肢体等局部组织进行缺血刺激诱导产生缺血耐受,预防缺血性损伤;②远隔缺血期适应(或远隔缺血中适应),即在某器官或组织缺血事件发生的过程中,对肢体等局部组织进行缺血刺激诱导产生缺血耐受,减轻缺血损伤;③远隔缺血后适应,即在某器官或组织的缺血事件经过治疗,血流恢复后,对肢体等局部组织进行缺血刺激诱导产生抗损伤因子,降低缺血再灌注损伤。

在临床疾病诊疗过程中,并不是所有远隔缺血适应都能明确其具体类型。在充分评估血管状况的前提下,可区分远隔缺血适应的具体类型;但多数情况下,并不能完全明确患者的血管状况,或对患者先后进行了不同类型的远隔缺血适应训练,此时难以对远隔缺血适应进行具体分型。此外,远隔缺血适应的分型还需考虑其所针对的缺血事件,如急性缺血性卒中患者经过血管内治疗后应用远隔缺血适应治疗,如果其目的在于减轻再灌注损伤,则为远隔缺血后适应;其目的为预防卒中复发,则为远隔缺血预适应,而该患者远期预后的改善可能同时得益于远隔缺血后适应和远隔缺血预适应。因此,在临床实践过程中,有时不易区分远隔缺血适应的具体类型,常将其统一界定为远隔缺血适应。这种界定既包含了远隔缺血预适应、远隔缺血期适应和远隔缺血后适应,也包含了不同远隔缺血适应类型的组合干预。

2.远隔缺血适应的作用机制

目前,远隔缺血适应在心肌保护和脑保护中的临床研究较多,其临床应用也较广泛,对远隔缺血适应作用机制的研究也集中于上述领域。研究发现,远隔缺血适应的保护作用存在2个阶段:第一阶段从远隔缺血适应后即刻开始,持续2~3 h;第二阶段发生在远隔缺血适应后12~24 h,可持续48~96 h,甚至更长时间。其中,第一阶段的保护作用与远隔缺血适应过程中产生的内源性物质(如腺苷、缓激肽、去甲肾上腺素等)的改变相关,而第二阶段的保护作用则可能与内源性物质释放,介导细胞内蛋白质合成和基因调控有关。上述保护过程涉及介质、受体、基因表达等多个环节。目前认为,远隔缺血适应的保护作用可能涉及体液调节、神经传导调节和免疫炎症调节3种机制。

(1)体液调节机制　与持续性缺血导致损伤不同,远隔缺血适应诱导产生内源性保护作用的关键在于对脏器或组织进行反复多次的缺血和再灌注,且每次缺血的程度不足以造成不可逆性损伤。因此,短暂性血流阻断后的再灌注被认为是诱导远隔缺血适应内源性保护作用的经典过程。研究表明,组织缺血时可产生具有抗缺血损伤作用的体液分子或可溶性物质,如一氧化氮、腺苷、缓激肽、血管内皮生长因子等,这些物质在血流再灌注后被循环至全身,在远隔缺血适应内源性保护作用中发挥着重要作用。此外,远隔缺血适应可刺激局部血管内皮细胞释放细胞囊泡,囊泡中的蛋白或小分子核糖核酸随血液循环到达脑组织,作用于脑组织靶细胞,调控其生物活性,从而发挥脑保护作用。

(2) 神经传导调节机制 在动物模型研究中发现,应用六烃季铵等神经节阻滞剂、切断肢体神经及通过基因手段抑制脑干迷走神经节神经元等方式阻断神经信号传导,能够显著减弱肢体远隔缺血适应的保护作用,由此推测,神经传导在肢体远隔缺血适应的内源性保护作用中发挥着重要作用。还有研究发现,刺激诱导远隔缺血适应的脏器或组织的神经传导通路,也可促使局部产生腺苷、缓激肽、降钙素基因相关肽等物质,这些物质与远隔缺血适应局部产生的抗缺血损伤体液分子基本一致。因此,神经传导调节机制与体液调节机制可能存在交叉和重叠。

(3) 免疫炎症调节机制 动物实验和临床研究表明,远隔缺血适应可抑制机体的炎性反应,促进抗炎基因和抗凋亡基因转录,从而减轻免疫炎症反应。有研究发现,远隔缺血适应可通过调节外周循环中$CD3^+/CD8^+$ T细胞、B细胞、$CD3^+/CD161a^+$自然杀伤T细胞及$CD43^+/CD172a^+$单核细胞等免疫细胞和肿瘤坏死因子α、白介素6等炎症因子的水平发挥脑保护作用。还有研究在小鼠卒中模型实验中发现,经典型单核细胞Ly-$6C^{high}$/$CCR2^+$可通过维持缺血脑组织微血管的稳定性,促进脑梗死区神经元碎片的清除来发挥脑保护作用,而远隔缺血适应可以增加缺血脑组织中Ly-$6C^{high}$/$CCR2^+$单核细胞亚型的比例,进而降低脑梗死体积,改善小鼠的神经功能。因此,除了神经和体液因素外,机体固有的非特异性免疫系统在远隔缺血适应的保护作用中也扮演着重要角色。

3.远隔缺血适应的实施方法

在临床实践中,常利用血压计袖带进行肢体远隔缺血适应,具体方法为:将血压计袖带覆于患者的上肢或下肢,对袖带快速充气加压阻断肢体的动脉血液供应,使肢体处于短暂缺血状态,随后释放袖带压力使肢体恢复血液灌注。该操作与血压测量过程类似。早期相关研究常采用传统水银血压计袖带加压来诱导远隔缺血适应,并证明了该方法安全可行,不影响临床常规诊疗,且患者的耐受性良好。多项研究显示,对拟行外科治疗的心脏病患者在术前采用水银血压计袖带加压诱导上肢远隔缺血适应,有助于降低术后血清心肌损伤相关因子的水平。此外,也有研究者在缺血性脑血管病治疗中采用了这种诱导远隔缺血适应的方法,同样证明其安全可行。

随着远隔缺血适应研究的发展及其在临床应用中的推广,研究者们不断开发了多种远隔缺血适应自动化治疗设备,以保证远隔缺血适应治疗的标准化、一致性和便捷性,而自动化治疗设备的出现也进一步拓宽了远隔缺血适应的研究和应用领域。目前,已有多项研究将自动化远隔缺血适应治疗设备用于院前急救、住院治疗和居家使用等多种医学场景。有研究基于影像学检查发现,对于拟行静脉溶栓的急性缺血性卒中患者,在院前转运过程中进行远隔缺血适应治疗,有助于保留更多可挽救的脑组织,延缓脑梗死进展。还有研究发现,对于缺血性脑血管病患者,应用自动化治疗设备居家进行半年至1年的远隔缺血适应治疗,可降低缺血性脑血管事件的复发率。

无论采用自动化治疗设备还是传统水银血压计,肢体远隔缺血适应治疗的关键在于通过袖带对患者的上肢或下肢适当加压,造成缺血刺激。因此,在操作方式正确的前提下,自动化治疗设备和传统水银血压计可达到相同的加压效果。目前尚无相关研究对比两种操作方法的优劣,但在临床实践中，采用水银血压计袖带加压进行远隔缺血适应治疗操作相对繁琐，需要专人协助才能保证治疗方案的精准实施，对需要院前急救、行动不便及身体羸弱的患者而言，该方法操作相对困难；而采用自动化治疗设备进行远隔缺血适应治疗，操作简单、便捷，适用于多种医学场景（包括院前急救、住院治疗、居家等）。此外，根据我国相关政策，自2026年1月1日起，全面禁止生产含汞体温计和含汞血压计产品。因此，采用自动化设备进行远隔缺血适应治疗是更有前景的方法。

单侧或双侧上肢或下肢诱导远隔缺血适应的方法在临床研究中均有应用。例如，RESCUE BRAIN研究采用单侧下肢诱导远隔缺血适应治疗急性缺血性卒中，但更多的脑血管病相关研究采用双侧或单侧上肢诱导远隔缺血适应治疗。目前，尚无临床研究对比上肢与下肢、单侧与双侧肢体进行远隔缺血适应治疗的优劣，但一项针对非人灵长类动物（恒河猴）的研究表明，通过双侧肢体诱导远隔缺血适应的治疗效果优于单侧肢体。

肢体诱导远隔缺血适应存在一定的潜在风险，例如进行下肢诱导远隔缺血适应治疗时，应注意肢体加压对静脉回流及深静脉血栓形成的影响。有研究表明，高达50%的成年人存在慢性下肢静脉病变，在下肢进行远隔缺血适应治疗是否会影响下肢静脉回流，导致或加重静脉曲张尚不明确。急性脑血管病患者发病30 d内发生下肢深静脉血栓形成的比例为15%~18%，虽然目前尚无远隔缺血适应治疗增加下肢深静脉血栓形成风险或造成血栓脱落的报道，但对于下肢深静脉血栓形成的患者，应避免在患肢诱导远隔缺血适应，而对于有下肢深静脉血栓形成高危风险的患者，也应谨慎进行下肢诱导远隔缺血适应治疗。

4.远隔缺血适应在缺血性卒中再灌注治疗中的应用

一项概念验证性临床研究纳入了发病4.5 h内、拟行静脉溶栓的急性缺血性卒中患者，在院前转运过程中进行远隔缺血适应治疗（单侧上肢，4次循环，每次循环包括5 min缺血和5 min再灌注过程，缺血时阻断肱动脉所用袖带压力为200 mmHg），探讨其在急性缺血性卒中静脉溶栓中的安全性和有效性。最终远隔缺血适应组纳入了91例患者，对照组纳入了80例患者，结果发现，在静脉溶栓治疗的缺血性卒中患者中，远隔缺血适应对患者的缺血半暗带、24 h梗死体积、梗死体积扩大及3个月预后并无显著影响。但进一步分析发现，远隔缺血适应组患者缺血半暗带脑组织最终发生梗死的风险低于对照组，差异有统计学意义（$P=0.0003$）。RESCUE-BRAIN研究在多个中心纳入再灌注治疗（包括静脉溶栓和血管内治疗）的急性缺血性卒中患者，进行远隔缺血适应治疗1次（单侧下肢，4次循环，每次循环包括5 min缺血和5 min再灌注过程，缺血时阻断股动脉所用袖带压力为收缩压110 mmHg），并评价远隔缺血适应治疗对患者24 h内脑梗死体积进展的影响。但该研究结果显示，远隔缺血适应治疗并不影响进行了再灌注治疗的缺血性卒中患者的脑梗死体积和临床预后。

近期，另一项在*JAMA*发表的多中心临床研究——RESIST，评估了院前和院内连续进行远隔缺血适应治疗对急性缺血性卒中患者预后的影响。RESIST研究在丹麦4个卒中中心进行，采用随机对照设计，纳入发病4 h内、疑似缺血性卒中的患者，在救护车转运过程中启动远隔缺血适应治疗，并在随后7 d内进行每日2次的远隔缺血适应治疗。研究共纳入了1500例患者，1433例（96%）完成了试验，其中902例被确诊为卒中（包括737例缺血性卒中和165例脑出血），462例患者接受了静脉溶栓治疗，134例患者接受了血管内治疗。研究结果发现，远隔缺血适应治疗组患者的90 d中位mRS评分为2（1~3）分，对照组为1（1~3）分，差异无统计学意义（OR 0.95，95%CI 0.75~1.20，$P=$0.67）。

一项针对血管内治疗的探索性临床研究纳入了发病6 h内的前循环大血管闭塞性缺血性卒中患者，评估了在血管内治疗前后进行远隔缺血适应治疗的安全性和可行性。该研究最终纳入20例患者，在血管内治疗前、治疗后分别进行1次远隔缺血适应治疗，并在随后7 d内，每天进行1次远隔缺血适应治疗（5次循环，每次循环包括5 min缺血和5 min再灌注过程，缺血时阻断肱动脉所用袖带压力为200 mmHg），研究发现远隔缺血适应治疗对患者的心率、血压、颅内压、脑灌注压、大脑中动脉峰值流速均无显著影响，且患者耐受性良好。该研究明确了远隔缺血适应在缺血性卒中血管内治疗前后应用的安全性和可行性，在该研究基础上，后续开展了多项旨在明确远隔缺血适应对缺血性卒中患者血管内治疗后预后影响的研究。

（二）原位缺血适应及其在血管内治疗中的应用

原位缺血适应通过对缺血脑组织本身进行反复、间断性缺血刺激，激发并提高脑组织本身对缺血损伤的耐受能力，从而减轻缺血性脑损伤。2006年，华裔科学家赵恒教授在大鼠一过性大脑中动脉缺血再灌注模型的研究中发现，缺血脑组织再灌注30 s后，进行2次原位缺血适应治疗（每次闭塞颈总动脉10 s，然后再灌注30 s），可显著降低大鼠的脑梗死体积。

原位缺血适应需要通过阻断脑动脉来实现，因此该治疗在缺血性卒中血管内治疗患者中最有望实现临床转化。PROTECT研究在动物模型和急性缺血性卒中血管内治疗患者中，初步明确了血管内治疗中进行原位缺血适应的可行性。该研究涉及两部分：①在犬类动物实验中明确了在动脉内应用球囊充气阻断动脉血流方法的安全性和可行性。②在急性缺血性卒中血管内治疗患者中开展剂量递增试验，例如对接受血管内治疗且获得成功血管再通的患者，采用球囊阻断血流诱导缺血和再灌注，持续时间以1 min、2 min、3 min、4 min和5 min渐进增加，共4个周期。研究结果证实，在急性缺血性卒中血管内治疗患者中通过4个周期、长达5 min缺血和5 min再灌注诱导的原位缺血适应是安全、可行的，且患者耐受性较好。PROTECT研究是第1项将原位缺血适应用于缺血性卒中患者的临床研究，其结果为后续研究的开展奠定了基础。在PROTECT研究后，PROTECT-1b研究正在进一步探索原位缺血适应对急性缺血性卒中血管内治疗患者脑梗死体积和预后的影响（NCT05909982）。

近期，*Stroke*上发表了我国学者的一项评估快速局部原位缺血适应对成功接受血管内治疗的缺血性卒中患者脑保护作用的研究结果。该研究采用双向队列设计，纳入前循环大血管闭塞性急性缺血性卒中患者，比较快速局部原位缺血适应（同侧颈内动脉进行5次球囊扩张与压力释放循环，每次15 s）联合血管内治疗与单独血管内治疗对预后的影响。研究结果发现，进行快速局部原位缺血适应联合血管内治疗的患者预后良好（mRS评分0~2分）率高于进行单独血管内治疗的患者，差异有统计学意义（$P=0.030$）。在影像学评估方面，快速局部原位缺血适应联合血管内治疗组的术后24 h脑梗死体积和梗死灶增长更小。此外，快速局部原位缺血适应治疗还与脑水肿指标，包括净水摄取（$P=0.018$）、脑脊液体积（$P<0.001$）及中线移位（$P=0.013$）的改善相关。

远隔缺血适应治疗作为一种物理治疗措施，具有很好的临床安全性，至今尚无远隔缺血适应相关严重不良反应的报道。在目前的相关研究和实际临床应用中，远隔缺血适应治疗的方案并不统一。在缺血性卒中患者中，远隔缺血适应常用的治疗参数有：①双侧上肢、5次循环、5 min缺血（阻断肱动脉所用袖带压力200 mmHg）/5 min再灌注（0 mmHg）；②单侧上肢、4次循环、5 min缺血（阻断肱动脉所用袖带压力200 mmHg）/5 min再灌注（0 mmHg）。另外，远隔缺血适应的治疗周期也不一致，部分研究只进行1次治疗，有些研究则采用多次治疗，包括每日1~2次、连续数天至12个月不等。目前，已有研究表明，对双上肢进行远隔缺血适应治疗，每次循环缺血和再灌注持续3 min的舒适度显著优于持续5 min。但缺血和再灌注时间的改变是否会影响远隔缺血适应的有效性还需要进一步研究。

既往远隔缺血适应治疗急性缺血性卒中的动物实验多基于缺血再灌注模型，急性缺血性卒中血管内治疗技术的发展和推广为远隔缺血适应在该领域的临床转化提供了条件。原位缺血适应是另一种重要的缺血适应方法，缺血性卒中血管内治疗的发展为其提供了更广泛的临床应用条件，因此，目前原位缺血适应再次受到了临床的重视，其相关研究也得到了发展。虽然目前的临床研究初步证实，远隔缺血适应和原位缺血适应在急性缺血性卒中血管内治疗中均具有较高的安全性和可行性，但这两种方法的临床效果尚需进一步研究证实。

参考文献

[1] BAENA-CALDAS G P, LI J, PEDRAZA L, et al. Neuroprotective effect of RNS60 in a mouse model of transient focal cerebral ischemia[J]. PLoS One, 2024, 19 (1)：e0295504.

[2] BERNARD S A, GRAY T W, BUIST M D, et al. Treatment of comatose survivors of out-of-hospital cardiac arrest with induced hypothermia[J]. N Engl J Med, 2002, 346 (8)：557-563.

[3] BLAUENFELDT R A, HJORT N, VALENTIN J B, et al. Remote ischemic conditioning for acute stroke: the RESIST randomized clinical trial[J]. JAMA, 2023, 330 (13)：1236-1246.

[4] CAMPBELL B C, MITCHELL P J, KLEINIG T J, et al. Endovascular therapy for ischemic stroke with perfusion-imaging selection[J]. N Engl J Med, 2015, 372 (11)：1009-1018.

[5] GOYAL M, MENON B K, VAN ZWAM W H, et al. Endovascular thrombectomy after large-vessel ischaemic stroke: a meta-analysis of individual patient data from five randomised trials[J]. Lancet, 2016, 387 (10029)：1723-1731.

[6] CANDILIO L, MALIK A, ARITI C, et al. Effect of remote ischaemic preconditioning on clinical outcomes in patients undergoing cardiac bypass surgery: a randomised controlled clinical trial[J]. Heart, 2015, 101 (3)：185-192.

[7] CAROFF J, KING R M, MITCHELL J E, et al. Focal cooling of brain parenchyma in a transient large vessel occlusion

model: proof-of-concept[J]. J Neurointerv Surg, 2020, 12 (2): 209-213.

[8] CHANG Q, WANG X L. Effects of chiral 3-n-butylphthalide on apoptosis induced by transient focal cerebral ischemia in rats[J]. Acta Pharmacol Sin, 2003, 24 (8): 796-804.

[9] CHEN Q, HUANG M H, WU J Y, et al. Exosomes isolated from the plasma of remote ischemic conditioning rats improved cardiac function and angiogenesis after myocardial infarction through targeting HSP70[J]. Aging, 2020, 12 (4): 3682-3693.

[10] CHU H X, BROUGHTON B R S, KIM H A, et al. Evidence that Ly6C (hi) monocytes are protective in acute ischemic stroke by promoting M2 macrophage polarization[J]. Stroke, 2015, 46 (7): 1929-1937.

[11] CUI J H, LIU N, CHANG Z H, et al. Exosomal microRNA-126 from RIPC serum is involved in hypoxia tolerance in SH-SY5Y cells by downregulating *DNMT3B*[J]. Mol Ther Nucleic Acids, 2020, 20: 649-660.

[12] DENG J S, HE G C, YI T Y, et al. Neuroprotective effects of rapid local ischemic postconditioning in endovascular thrombectomy patients[J]. Stroke, 2024, 55 (12): 2896-2900.

[13] DENNIS M, MORDI N, GRAHAM C, et al. The timing, extent, progression and regression of deep vein thrombosis in immobile stroke patients: observational data from the CLOTS multicenter randomized trials[J]. J Thromb Haemost, 2011, 9 (11): 2193-2200.

[14] DIENER H C, LEES K R, LYDEN P, et al. NXY-059 for the treatment of acute stroke: pooled analysis of SAINT I and Ⅱ trials[J]. Stroke, 2008, 39 (6): 1751-1758.

[15] ENGLAND T J, HEDSTROM A, O'SULLIVAN S, et al. RECAST (remote ischemic conditioning after stroke trial): a pilot randomized placebo controlled phase II trial in acute ischemic stroke[J]. Stroke, 2017, 48 (5): 1412-1415.

[16] FISHER M, SAVITZ S I. Pharmacological brain cytoprotection in acute ischaemic stroke-renewed hope in the reperfusion era[J]. Nat Rev Neurol, 2022, 18 (4): 193-202.

[17] FU Y, WANG A X, TANG R H, et al. Sublingual edaravone dexborneol for acute ischemic stroke: the TASTE-SL randomized clinical trial[J]. JAMA Neurol, 2024, 81 (4): 319-326.

[18] GOYAL M, DEMCHUK A M, MENON B K, et al. Randomized assessment of rapid endovascular treatment of ischemic stroke[J]. N Engl J Med, 2015, 372 (11): 1019-1030.

[19] HACKE W, DONNAN G, FIESCHI C, et al. Association of outcome with early stroke treatment: pooled analysis of ATLANTIS, ECASS and NINDS rt-PA stroke trials[J]. Lancet, 2004, 363 (9411): 768-774.

[20] HAUSENLOY D J, MWAMURE P K, VENUGOPAL V, et al. Effect of remote ischaemic preconditioning on myocardial injury in patients undergoing coronary artery bypass graft surgery: a randomised controlled trial[J]. Lancet, 2007, 370 (9587): 575-579.

[21] HERNÁNDEZ-JIMÉNEZ M, ABAD-SANTOS F, COTGREAVE I, et al. APRIL: a double-blind, placebo-controlled, randomized, phase Ib/IIa clinical study of ApTOLL for the treatment of acute ischemic stroke[J]. Front Neurol, 2023, 14: 1127585.

[22] HERNÁNDEZ-JIMÉNEZ M, ABAD-SANTOS F, COTGREAVE I, et al. Safety and efficacy of ApTOLL in patients with ischemic stroke undergoing endovascular treatment: a phase 1/2 randomized clinical trial[J]. JAMA Neurol, 2023, 80 (8): 779-788.

[23] HILL M D, GOYAL M, MENON B K, et al. Efficacy and safety of nerinetide for the treatment of acute ischaemic stroke (ESCAPE-NA1): a multicentre, double-blind, randomised controlled trial[J]. Lancet, 2020, 395 (10227): 878-887.

[24] HORN C M, SUN C-H J, NOGUEIRA R G, et al. Endovascular reperfusion and cooling in cerebral acute ischemia (ReCCLAIM I)[J]. J Neurointerv Surg, 2014, 6 (2): 91-95.

[25] HOUGAARD K D, HJORT N, ZEIDLER D, et al. Remote ischemic perconditioning as an adjunct therapy to thrombolysis in patients with acute ischemic stroke: a randomized trial[J]. Stroke, 2014, 45 (1): 159-167.

[26] JOVIN T G, CHAMORRO A, COBO E, et al. Thrombectomy within 8 hours after symptom onset in ischemic stroke[J]. N Engl J Med, 2015, 372 (24): 2296-2306.

[27] JOVIN T G, NOGUEIRA R G, LANSBERG M G, et al. Thrombectomy for anterior circulation stroke beyond 6 h from time last known well (AURORA): a systematic review and individual patient data meta-analysis[J]. Lancet, 2022, 399 (10321): 249-258.

[28] KELLY J, RUDD A, LEWIS R R, et al. Venous thromboembolism after acute ischemic stroke: a prospective study using

magnetic resonance direct thrombus imaging[J]. Stroke, 2004, 35 (10)：2320-2325.

[29] KOBAYASHI S, FUKUMA S, IKENOUE T, et al. Effect of edaravone on neurological symptoms in real-world patients with acute ischemic stroke[J]. Stroke, 2019, 50 (7)：1805-1811.

[30] LIM S Y, YELLON D M, HAUSENLOY D J. The neural and humoral pathways in remote limb ischemic preconditioning[J]. Basic Res Cardiol, 2010, 105 (5)：651-655.

[31] LIU Z J, CHEN C, LI X R, et al. Remote ischemic preconditioning-mediated neuroprotection against stroke is associated with significant alterations in peripheral immune responses[J]. CNS Neurosci Ther, 2016, 22 (1)：43-52.

[32] LYDEN P, HEMMEN T, GROTTA J, et al. Results of the ICTuS 2 trial (intravascular cooling in the treatment of stroke 2) [J]. Stroke, 2016, 47 (12)：2888-2895.

[33] MCMEEKIN P, WHITE P, JAMES M A, et al. Estimating the number of UK stroke patients eligible for endovascular thrombectomy[J]. Eur Stroke J, 2017, 2 (4)：319-326.

[34] MENG R, ASMARO K, MENG L, et al. Upper limb ischemic preconditioning prevents recurrent stroke in intracranial arterial stenosis[J]. Neurology, 2012, 79 (18)：1853-1861.

[35] MENG R, DING Y, ASMARO K, et al. Ischemic conditioning is safe and effective for octo- and nonagenarians in stroke prevention and treatment[J]. Neurotherapeutics, 2015, 12 (3)：667-677.

[36] NEIMARK M A, KONSTAS A A, CHOI J H, et al. Brain cooling maintenance with cooling cap following induction with intracarotid cold saline infusion：a quantitative model[J]. J Theor Biol, 2008, 253 (2)：333-344.

[37] NEUGEBAUER H, SCHNEIDER H, BÖSEL J, et al. Outcomes of hypothermia in addition to decompressive hemicraniectomy in treatment of malignant middle cerebral artery stroke：a randomized clinical trial[J]. JAMA Neurol, 2019, 76 (5)：571-579.

[38] PICO F, LAPERGUE B, FERRIGNO M, et al. Effect of in-hospital remote ischemic perconditioning on brain infarction growth and clinical outcomes in patients with acute ischemic stroke：the RESCUE BRAIN randomized clinical trial[J]. JAMA Neurol, 2020, 77 (6)：725-734.

[39] POWERS W J, RABINSTEIN A A, ACKERSON T, et al. Guidelines for the early management of patients with acute ischemic stroke：2019 update to the 2018 guidelines for the early management of acute ischemic stroke：a guideline for healthcare professionals from the American Heart Association/American Stroke Association[J]. Stroke, 2019, 50 (12)：e344-e418.

[40] POWERS W J, RABINSTEIN A A, ACKERSON T, et al. 2018 guidelines for the early management of patients with acute ischemic stroke：a guideline for healthcare professionals from the American Heart Association/American Stroke Association[J]. Stroke, 2018, 49 (3)：e46-e110.

[41] PRABHAKARAN S, RUFF I, BERNSTEIN R A. Acute stroke intervention：a systematic review[J]. JAMA, 2015, 313 (14)：1451-1462.

[42] RAI A T, SELDON A E, BOO S, et al. A population-based incidence of acute large vessel occlusions and thrombectomy eligible patients indicates significant potential for growth of endovascular stroke therapy in the USA[J]. J Neurointerv Surg, 2017, 9 (8)：722-726.

[43] RHA J H, SAVER J L. The impact of recanalization on ischemic stroke outcome：a meta-analysis[J]. Stroke, 2007, 38 (3)：967-973.

[44] ROCHA M, JOVIN T G. Fast versus slow progressors of infarct growth in large vessel occlusion stroke：clinical and research implications[J]. Stroke, 2017, 48 (9)：2621-2627.

[45] ROY A, MODI K K, KHASNAVIS S, et al. Enhancement of morphological plasticity in hippocampal neurons by a physically modified saline via phosphatidylinositol-3 kinase[J]. PLoS One, 2014, 9 (7)：e101883.

[46] SAVER J L, GOYAL M, BONAFE A, et al. Stent-retriever thrombectomy after intravenous t-PA *vs.* t-PA alone in stroke[J]. N Engl J Med, 2015, 372 (24)：2285-2295.

[47] SAVITZ S I, BARON J C, FISHER M, et al. Stroke Treatment Academic Industry Roundtable X：brain cytoprotection therapies in the reperfusion era[J]. Stroke, 2019, 50 (4)：1026-1031.

[48] SCHWAB S, GEORGIADIS D, BERROUSCHOT J, et al. Feasibility and safety of moderate hypothermia after massive hemispheric infarction[J]. Stroke, 2001, 32 (9)：2033-2035.

[49] SHETH S A. Mechanical thrombectomy for acute ischemic stroke[J]. Continuum (Minneap Minn) , 2023, 29 (2)：443-461.

[50] SHI W, VINTEN-JOHANSEN J. Endogenous cardioprotection by ischaemic postconditioning and remote conditioning[J]. Cardiovasc Res, 2012, 94 (2): 206-216.

[51] STEENSRUD T, LI J, DAI X, et al. Pretreatment with the nitric oxide donor snap or nerve transection blocks humoral preconditioning by remote limb ischemia or intra-arterial adenosine[J]. Am J Physiol Heart Circ Physiol, 2010, 299 (5): H1598-H1603.

[52] SUN H S, DOUCETTE T A, LIU Y T, et al. Effectiveness of PSD-95 inhibitors in permanent and transient focal ischemia in the rat[J]. Stroke, 2008, 39 (9): 2544-2553.

[53] THIELMANN M, KOTTENBERG E, KLEINBONGARD P, et al. Cardioprotective and prognostic effects of remote ischaemic preconditioning in patients undergoing coronary artery bypass surgery: a single-centre randomized, double-blind, controlled trial[J]. Lancet, 2013, 382 (9892): 597-604.

[54] THRIPPLETON M J, PARIKH J, HARRIS B A, et al. Reliability of MRSI brain temperature mapping at 1.5 and 3 T[J]. NMR Biomed, 2014, 27 (2): 183-190.

[55] WANG A X, JIA B X, ZHANG X L, et al. Efficacy and safety of butylphthalide in patients with acute ischemic stroke: a randomized clinical trial[J]. JAMA Neurol, 2023, 80 (8): 851-859.

[56] WU L F, WEI M, ZHANG B H, et al. Safety and tolerability of direct ischemic postconditioning following thrombectomy for acute ischemic stroke[J]. Stroke, 2023, 54 (9): 2442-2445.

[57] WU L F, WU D, YANG T, et al. Hypothermic neuroprotection against acute ischemic stroke: the 2019 update[J]. J Cereb Blood Flow Metab, 2020, 40 (3): 461-481.

[58] WU S M, WU B, LIU M, et al. Stroke in China: advances and challenges in epidemiology, prevention, and management[J]. Lancet Neurol, 2019, 18 (4): 394-405.

[59] YANG J, BALKAYA M, BELTRAN C, et al. Remote postischemic conditioning promotes stroke recovery by shifting circulating monocytes to $CCR2^+$ proinflammatory subset[J]. J Neurosci, 2019, 39 (39): 7778-7789.

[60] ZHANG C, CUI L L, HE W L, et al. Dl-3-n-butylphthalide promotes neurite outgrowth of primary cortical neurons by sonic hedgehog signaling via upregulating GAP43[J]. Exp Cell Res, 2021, 398 (2): 112420.

[61] ZHAO W B, CHE R W, LI S J, et al. Remote ischemic conditioning for acute stroke patients treated with thrombectomy[J]. Ann Clin Transl Neurol, 2018, 5 (7): 850-856.

[62] ZHAO W B, CHE R W, SHANG S Y, et al. Low-dose tirofiban improves functional outcome in acute ischemic stroke patients treated with endovascular thrombectomy[J]. Stroke, 2017, 48 (12): 3289-3294.

[63] ZHAO W B, LI S J, REN C H, et al. Remote ischemic conditioning for stroke: clinical data, challenges, and future directions[J]. Ann Clin Transl Neurol, 2019, 6 (1): 186-196.

[64] ZHAO W B, SHANG S Y, LI C H, et al. Long-term outcomes of acute ischemic stroke patients treated with endovascular thrombectomy: a real-world experience[J]. J Neurol Sci, 2018, 390: 77-83.

[65] ZHAO W B, WU C J, DORNBOS D III, et al. Multiphase adjuvant neuroprotection: a novel paradigm for improving acute ischemic stroke outcomes[J]. Brain Circ, 2020, 6 (1): 11-18.

[66] ZHOU D, DING J Y, YA J Y, et al. Remote ischemic conditioning: a promising therapeutic intervention for multi-organ protection[J]. Aging, 2018, 10 (8): 1825-1855.

（张雪蕾，赵文博，吴川杰）

第四节 去骨瓣减压术

随着血管内治疗技术的开展，急性缺血性卒中恶性进展的发生率及患者死亡率均有所下降，但仍有部分患者因救治不及时、侧支循环代偿差、梗死核心扩大等出现大面积脑梗死。临床上根据梗死部位将大面积脑梗死分为幕上大脑大面积梗死和幕下小脑大面积梗死，其中前者占缺血性卒中的10%~15%，后者占缺血性卒中的1.5%。大面积脑梗死主要见于以下3种类型的缺血性卒中：心源性栓塞型(43%)、大动脉粥样硬化型(35%)和其他病因型(22%)。研究显示，虽然大面积脑梗死的发生率较低，但在没有神经外科干预的情况下，患者30 d死亡率可高达80%。对于血管内治疗后出现严重脑水肿、脑疝甚至危及生命的大面积脑梗死患者，及时行去骨瓣减压术成为了目前唯一可改善预后、挽救生命的救治措施。

1908年，Cushing在对颅骨骨折患者行颞下减压术的病例报道中，介绍了减压手术对减轻血肿占位损伤，以及缓解继发于脑水肿的颅内高压症状的重要意义。1956年，Scarcella在6例临床和影像特征酷似肿瘤的脑软化灶病例的报告中，讨论了将梗死脑组织等同于有占位效应的肿瘤进行处理的必要性。1971年，Kjellberg和Prieto成功对1例弥漫性脑水肿患者进行了双额去骨瓣减压术。早期文献报道中，虽然颅脑外伤和卒中治疗都会用到去骨瓣减压术，但一般更强调去骨瓣减压术对多种原因所致难治性脑水肿的重要作用。

一、去骨瓣减压术治疗的作用机制

大面积脑梗死患者在血管内治疗成功血管再通后可能出现再灌注损伤，严重时可导致重度脑水肿及颅内压增高，增高的颅内压使正常脑组织受压、缺血，甚至引起脑疝。通过去骨瓣减压术去除部分颅骨，可使肿胀的脑组织疝出到颅外，从而避免正常脑组织受压（图7-4-1）。早期进行去骨瓣减压术还能改善缺血半暗带的灌注，从而改善患者的功能预后。DECIMAL、DESTINY、HAMLET是3项在欧洲开展的去骨瓣减压术治疗恶性大脑中动脉梗死的随机对照试验。对这3项研究进行meta分析显示，卒中发生48 h内行去骨瓣减压术可降低患者术后12个月50%的死亡率，并提高患者的功能预后良好率。

二、幕上大脑大面积梗死的去骨瓣减压术治疗

（一）适应证与禁忌证

幕上大脑大面积梗死的患者经渗透疗法、短暂适度过度通气等积极内科治疗后，如病情仍进行性加重，其死亡风险较高。许多学者将此时进行的去骨瓣减压术称为"救命"手术，并将其作为常规内科治疗的必要补充。一般认为去骨瓣减压术主要有以下4个目的：挽救生命、阻止梗死扩大、预防系统并发症和促进康复。

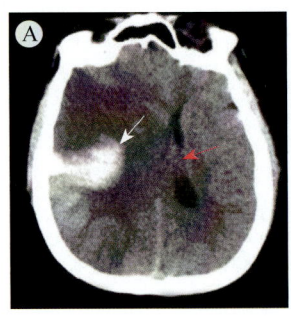 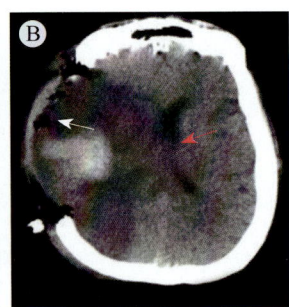 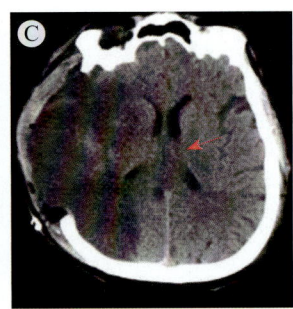 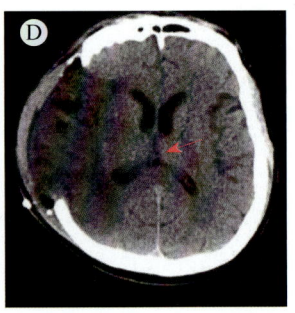

A图为去骨瓣减压术前CT影像,可见脑梗死伴出血(白色箭头所示),梗死组织水肿明显,中线移位(红色箭头所示);B图为去骨瓣减压术后第1天的CT影像,可见移位的中线和扩大的左侧脑室枕角部分恢复(红色箭头所示),肿胀的脑组织通过骨窗疝出到颅外(白色箭头所示);C图为术后第2天的CT影像,显示中线移位基本恢复正常(红色箭头所示),组织水肿情况进一步改善,疝出组织张力减小;D图为术后第6天的CT影像,显示中线居中(红色箭头所示),组织水肿明显减轻,颅内压力明显缓解。

图7-4-1　右侧大脑中动脉闭塞致大面积脑梗死患者行去骨瓣减压术前及术后CT检查

以下情况建议进行去骨瓣减压术治疗:脑疝早期即出现脑疝征象(临床表现有意识障碍、Cushing反应、一侧瞳孔散大等;影像学表现为中线受压并向对侧偏移≥5 mm、同侧侧脑室明显受压、脑沟脑池受压等)的患者,推荐早期行手术减压;经积极内科治疗仍存在明显的高颅压表现(头痛、呕吐及视盘水肿),出现神经功能进行性恶化表现(GCS评分下降≥1分、新发瞳孔散大或光反射异常、新发局灶性运动功能缺损等)或影像学表现恶化(中线偏移加重、侧脑室及脑沟脑池受压加重)的患者,推荐积极行手术干预。

去骨瓣减压术禁忌证包括:出现双侧瞳孔散大、固定,自主呼吸消失等脑死亡征象;不可纠正的凝血功能障碍。静脉溶栓或血管内治疗不应视为幕上大脑大面积梗死后外科治疗的禁忌证。对于脑梗死出血转化的患者,治疗推荐意见为:因围手术期风险较高,医师需与家属充分沟通,谨慎评估围手术期发生出血并发症的风险,及时纠正患者的凝血障碍。

(二)手术时机

正确选择手术时机是去骨瓣减压术能够降低死亡率并改善患者远期预后的关键因素之一。尽管目前针对去骨瓣减压术治疗幕上大脑大面积梗死的随机对照试验都定义了去骨瓣减压术治疗时间窗的标准,但均未阐明手术的理想时机。2018年AHA/ASA发布的急性缺血性卒中患者早期管理指南指出,尽管去骨瓣减压术的最佳时机仍不明确,但将脑水肿所致意识水平下降作为手术指征是合理的。卒中发生后48 h内,对于年龄≤60岁,充分保守治疗后仍因单侧大脑中动脉梗死导致脑水肿并引发神经功能减退的患者,可行去骨瓣减压术联合硬膜扩大术治疗;对于年龄>60岁,经充分保守治疗仍出现神经功能减退的患者,亦可考虑行去骨瓣减压术。虽然该指南推荐的是卒中发生后48 h内进行去骨瓣减压术的适应证,但并没有否定48 h以后进行手术的临床意义。Goedemans等开展的一项为期10年(2007—2017年)的单中心队列研究共纳入了66例患者,其中26例(39%)在去骨瓣减压术后1年预后良好,40例(61%)术后1年预后不良。该研究的数据分析提示,卒中发生48 h后行去骨瓣减压术并未显著增加不良结局风险(OR 1.11, 95%CI 0.89~1.38),后续的meta分析亦显示卒中发生48 h后进行去骨瓣减压术与不良预后无相关性。然而,一项纳入了134例患者(含恶性脑梗死、创伤性脑损伤及脑出血等)的研究结果显示,若患者已进展至昏迷、基底池受压、中线移位和难治性高颅压状态时再行去骨瓣减压术,其预后往往不良(术后12个月随访显示较多患者死亡或处于永久性植物状态)。因此,患者出现脑疝征象后再行去骨瓣减压术不良预后的风险较高,早期手术干预对于改善预后非常重要。

(三)手术方法

患者在全身麻醉状态下,取平卧位,患侧朝上。在额颞顶部皮肤行"马蹄"或"倒问号"形切口,切开前沿切口线,注射含利多卡因和肾上腺素的混合溶液以减少出血。大骨瓣前方位于发际内近中线处,后方至顶结节,向下延伸至颅中窝底。手术去除骨瓣,咬除颞骨至颞窝,确保骨窗前后直径≥12 cm,并于骨窗边缘悬吊硬脑膜以防硬膜外血肿形成。硬脑膜呈星形切开后,可见疝出的梗死脑组织,严格止血后行硬脑膜减张修补以充分减压,并逐层缝合颞肌及头皮切口。对于脑肿胀严重且单纯去骨瓣减压效果欠佳的患者,可同时行颞肌及筋膜部分切除术以增强减压效果。关于术中是否应切除缺血失活的脑组织,目前仍存争议,因目前尚无有效区分缺血坏死区与半暗带区域的方法,主流观点主张应保留此类脑组织。

传统去骨瓣减压术的皮瓣设计可能因颞浅动脉损伤而影响局部皮肤的血供,进而影响伤口愈合并引发相关的并发症,如顶部和颞后部皮瓣切口裂开、皮瓣坏死等。如患者合并糖尿病、药物滥用史或皮瓣处存在挫裂伤,上述风险会进一步增加。近期,有研究者提出了一种新的皮瓣设计方法:麻醉诱导后,将患者头部向健侧旋转60°,同侧肩下垫圆枕;标记鼻根至枕骨隆突正中线,定位横窦和乙状窦体表投影;皮肤切口起始点位于耳后约3 cm和术侧横窦-乙状窦交汇处上方1 cm;切口向后弯曲至中线,继续沿中线旁1~2 cm向前止于发际线;其余步骤与传统术式相似。该术式设计者认为,切除较大的皮瓣可获取更大的骨瓣面积,使减压效果更充分。

(四)预后评估

DECIMAL研究结果显示,术后6个月随访时,去骨瓣减压术联合最佳内科治疗组中25.0%的患者达到良好功能预后(mRS评分0~3分),而最佳内科治疗组中该比例为5.6%($P=0.18$);术后12个月随访时,两组患者功能预后良好的比例分别为50.0%和22.2%($P=0.10$)。该研究还显示去骨瓣减压术降低了患者52.8%的绝对死亡率,而最佳内科治疗组的18例患者中只有4例(22.2%)存活。DESTINY研究将纳入的患者(18~60岁)随机分为去骨瓣减压术组与保守治疗组。当入组达32例时,两组患者间的主要终点(30 d存活率)差异达到了统计学意义[去骨瓣减压术组88%(15/17) vs. 保守治疗组47%(7/15)];6个月和12个月随访结果显示,两组患者的预后良好(mRS评分0~3分)率差异无统计学意义。

HAMLET研究纳入了64例(18~60岁)患者,随机分为去骨瓣减压术组与标准药物治疗组,每组32例。术后12个月随访结果显示,虽然去骨瓣减压术组患者的预后良好(mRS评分0~3分)

率较标准药物治疗组的差异无统计学意义（25% vs. 25%），但死亡率低于标准药物治疗组，差异有统计学意义（绝对风险降低38%，95%CI 15%~60%，$P=0.002$）。术后3年随访结果显示，去骨瓣减压术组和标准药物治疗组患者的预后良好（mRS评分0~3分）率差异无统计学意义（26% vs. 25%）。

基于以上3项随机对照试验的meta分析结果显示，术后12个月随访时，去骨瓣减压术组和对照组患者mRS评分0~4分的比例分别为75%和24%，mRS评分0~3分的比例分别为43%和21%，存活率分别为78%和29%，这提示去骨瓣减压术能改善幕上大脑大面积梗死患者的预后，提高其存活率。

三、幕下小脑大面积梗死的去骨瓣减压术治疗

（一）适应证和时机

幕下小脑大面积梗死后因脑水肿而出现逐渐加重的占位效应，表现为脑干受压移位、第四脑室受压伴梗阻性脑积水，患者除表现出小脑症状外还有脑干损伤和颅内压升高症状。Heros根据小脑梗死的临床表现将其分为3个时期：早期表现为小脑症状；中期为脑干受压症状，但患者神志清楚；晚期进展为昏迷、去脑强直伴呼吸、循环功能异常。由于幕下小脑大面积梗死的死亡率极高，及时实施去骨瓣减压术已被许多学者认可，并被认为是救治此类患者唯一有效的措施。

1956年，Fairburn等首先报道了应用枕下减压术治疗幕下小脑大面积梗死的病例。Heros认为手术目的不是针对脑梗死本身，而是为了缓解脑水肿继发的脑干受压和脑积水，因此应密切观察小脑梗死患者神经系统体征的变化，定期复查颅脑CT和MRI。此外，决定是否进行手术治疗需对脑干原发性与继发性损害进行鉴别：若发病初就有脑干体征，表明为原发性脑干梗死，则不宜进行手术治疗；若为继发性脑干受压，则具有手术指征。另外，手术治疗决策还应考虑患者的年龄和整体身体状态。

目前手术时机的选择仍存争议：多数学者认为患者出现意识障碍即可行手术治疗；有学者认为患者经内科治疗无效，病情加重，再拖延必然致死时即应进行手术治疗；有学者认为Heros临床分期对手术时机的选择有指导意义。Hornig等的研究发现，Heros中期患者虽可进行短期的保守治疗，但多数会在24 h内进展为继发性脑干损伤，并出现昏迷；Heros晚期再进行手术治疗的效果较差，因此，建议进行去骨瓣减压术治疗的时机为Heros中期的早期。但即使如此，对于Heros晚期的患者，Hornig仍认为去骨瓣减压术是唯一有效的治疗措施。中华医学会神经外科学分会发布的《大面积脑梗死外科治疗指南》建议，对于积极内科治疗后仍有神经功能恶化表现（包括枕颈部疼痛、意识障碍加重、呼吸节律或频率异常）或影像学（CT或MRI）提示幕下小脑大面积梗死伴第四脑室、环池、脑干受压或梗阻性脑积水的患者，推荐积极行手术治疗。

（二）手术方法

幕下小脑大面积梗死的减压手术有脑室钻孔外引流术和枕下去骨瓣减压术。对于合并恶性脑

水肿的患者,可行双侧枕下去骨瓣减压联合硬膜扩大成形术。患者全身麻醉后取俯卧位,头架固定头部,取后正中切口,根据病变部位切除一侧或双侧枕骨鳞部。注意骨窗范围应覆盖梗死区,上方至横窦,外侧至乙状窦,下方至枕骨大孔。切除寰椎后弓,"Y"字形切开硬脑膜并行减张缝合。若小脑梗死引发急性梗阻性脑积水导致患者意识障碍加重,应在侧脑室钻孔外引流的同时或之后行去骨瓣减压术。

尽管有研究显示单纯脑室钻孔外引流术或枕下去骨瓣减压术对患者死亡或功能恢复的影响没有明显差异,但由于单纯脑室钻孔外引流术可能引发小脑幕切迹上疝,且没有解除梗死脑组织肿胀导致的脑干受压,部分患者仍可出现病情恶化,因此,目前多主张联合实施上述两种手术。现有证据无法确定联合实施脑室钻孔外引流术和枕下去骨瓣减压术能否增强对幕下小脑大面积梗死的救治效果,因此目前尚不能回答应先行哪一种手术和是否同时进行两种手术的问题,该领域仍需进一步的研究探索。

(三)预后评估

虽然目前尚缺乏准确预测幕下小脑大面积梗死患者预后的方法,但一般认为,单纯小脑梗死的患者较其他类型患者的预后更好,但若合并毗邻脑干区域新发梗死或既往梗死则可能预后不良。临床观察发现,多数术前昏迷的小脑梗死患者于术后数小时至数天可神志转清,CT复查脑积水消失,脑干受压解除。一项前瞻性研究纳入了84例(22~78岁)幕下小脑大面积梗死患者,其中34例(40%)接受去骨瓣减压术,14例(17%)接受脑室钻孔外引流术,36例(40%)接受药物保守治疗。研究结果发现,预后不良的唯一预测因素是治疗前患者意识状态的下降水平,另外,该研究中22%初始行脑室钻孔外引流术的患者之后又接受了枕下去骨瓣减压术。

综上所述,大面积脑梗死具有病情危重、进展迅速、致死率和致残率高等特点。对于最佳内科治疗无效且符合手术适应证的患者,及时行去骨瓣减压术不仅可挽救生命,还可改善神经功能。对于幕下小脑大面积梗死的患者,更应积极进行手术干预。期待未来更多循证证据为大面积脑梗死患者的临床决策提供支持。

四、去骨瓣减压术典型病例

患者男性,64岁。因"突发右侧肢体无力伴言语不能4 h"入院。入院时NIHSS评分为25分,诊断为急性缺血性卒中。患者无静脉溶栓禁忌证,且考虑存在大血管闭塞,故给予阿替普酶静脉溶栓桥接血管内治疗。血管内治疗术中DSA显示左侧颈内动脉起始部闭塞,动脉晚期可见左侧大脑中动脉M1段闭塞。清醒镇静下,先行颈内动脉起始闭塞部位球囊成形术,而后行大脑中动脉血栓取出术,最后于左侧颈内动脉起始部植入支架。术后成功血管再通(图7-4-2)。

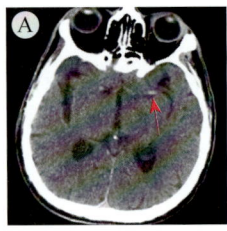 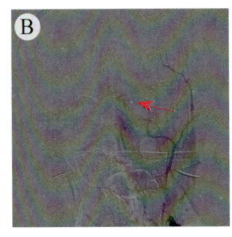 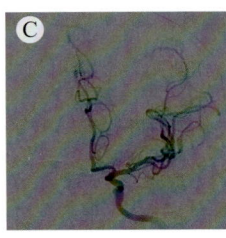 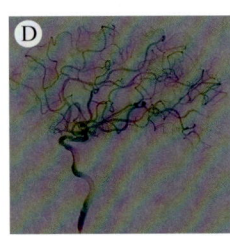 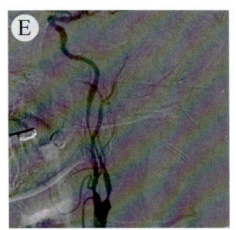

A图为血管内治疗前CT影像，无颅内出血，左侧大脑中动脉走行区可见高密度征（箭头所示），提示大血管闭塞；B图为血管内治疗术中DSA，显示左侧颈内动脉起始部闭塞，动脉晚期可见血流经颈外动脉向颅内代偿，同时可见左侧大脑中动脉M1段闭塞（箭头所示）；C和D图分别为术后正、侧位DSA，显示成功血管再通，eTICI分级3级；E图显示左侧颈内动脉起始部植入支架。

图7-4-2　1例大面积脑梗死患者血管内治疗前后的影像检查结果

术后24 h复查颅脑CT显示，左侧大面积脑梗死伴梗死后出血转化，左侧侧脑室明显受压，环池受压消失。急诊行去骨瓣减压术。术后24 h复查CT显示环池受压缓解（图7-4-3）。术后90 d随访，患者mRS评分为4分。

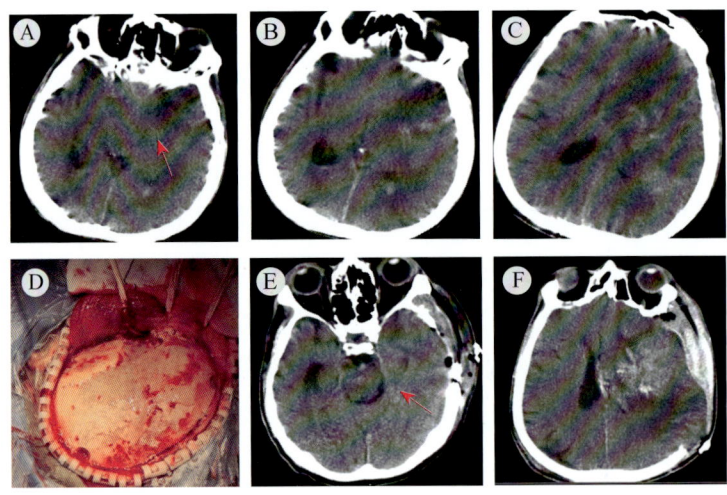

A~C图为去骨瓣减压术前CT影像，显示左侧半球大面积脑梗死伴梗死后出血转化，侧脑室受压明显，环池消失（箭头所示）；D图显示去骨瓣减压术中的左侧额颞顶皮瓣；E图和F图为术后24 h复查CT影像，显示环池受压缓解（箭头所示）。

图7-4-3　患者去骨瓣减压术前、术后影像检查结果

参考文献

[1] 中国卒中学会,中国卒中学会神经介入分会,中华预防医学会卒中. 急性缺血性卒中血管内治疗中国指南2018[J]. 中国卒中杂志, 2018, 13 (7)：706-729.

[2] 周良辅. 现代神经外科学[M]. 上海：复旦大学出版社, 2015.

[3] HEINSIUS T, BOGOUSSLAVSKY J, VAN MELLE G. Large infarcts in the middle cerebral artery territory. Etiology and outcome patterns[J]. Neurology, 1998, 50 (2)：341-350.

[4] AMARENCO P, HAUW J J, GAUTIER J C. Arterial pathology in cerebellar infarction[J]. Stroke, 1990, 21 (9)：1299-1305.

[5] SUBRAMANIAM S, HILL M D. Decompressive hemicraniectomy for malignant middle cerebral artery infarction：an update[J]. Neurologist, 2009, 15 (4)：178-184.

[6] VAHEDI K, HOFMEIJER J, JUETTLER E, et al. Early decompressive surgery in malignant infarction of the middle cerebral artery：a pooled analysis of three randomised controlled trials[J]. Lancet Neurol, 2007, 6 (3)：215-222.

[7] CUSHING H I. Subtemporal decompressive operations for the intracranial complications associated with bursting fractures of the skull[J]. Ann Surg, 1908, 47 (5): 641-644.

[8] SCARCELLA G. Encephalomalacia simulating the clinical and radiological aspects of brain tumor: a report of 6 cases[J]. J Neurosurg, 1956, 13 (4): 278-292.

[9] KOLIAS A G, KIRKPATRICK P J, HUTCHINSON P J. Decompressive craniectomy: past, present and future[J]. Nat Rev Neurol, 2013, 9 (7): 405-415.

[10] KAPAPA T, BRAND C, WIRTZ C R, et al. Outcome after decompressive craniectomy in different pathologies[J]. World Neurosurg, 2016, 93: 389-397.

[11] POWERS W J, RABINSTEIN A A, ACKERSON T, et al. 2018 guidelines for the early management of patients with acute ischemic stroke: a guideline for healthcare professionals from the American Heart Association/American Stroke Association[J]. Stroke, 2018, 49 (3): e46-e110.

[12] POWERS W J, RABINSTEIN A A, ACKERSON T, et al. Guidelines for the early management of patients with acute ischemic stroke: 2019 update to the 2018 guidelines for the early management of acute ischemic stroke: a guideline for healthcare professionals from the American Heart Association/American Stroke Association[J]. Stroke, 2019, 50 (12): e344-e418.

[13] GOEDEMANS T, VERBAAN D, COERT B A, et al. Outcome after decompressive craniectomy for middle cerebral artery infarction: timing of the intervention[J]. Neurosurgery, 2020, 86 (3): E318-E325.

[14] SOTO J M, FENG D X, SUN H Y, et al. Novel decompressive hemicraniectomy technique for traumatic brain injury: technical note[J]. World Neurosurg, 2020, 146: 15-19.

[15] VAHEDI K, VICAUT E, MATEO J, et al. Sequential-design, multicenter, randomized, controlled trial of early decompressive craniectomy in malignant middle cerebral artery infarction (DECIMAL trial) [J]. Stroke, 2007, 38 (9): 2506-2517.

[16] JUTTLER E, SCHWAB S, SCHMIEDEK P, et al. Decompressive surgery for the treatment of malignant infarction of the middle cerebral artery (DESTINY): a randomized, controlled trial[J]. Stroke, 2007, 38 (9): 2518-2525.

[17] HOFMEIJER J, KAPPELLE L J, ALGRA A, et al. Surgical decompression for space-occupying cerebral infarction (the hemicraniectomy after middle cerebral artery infarction with life-threatening edema trial[HAMLET]): a multicentre, open, randomised trial[J]. Lancet Neurol, 2009, 8 (4): 326-333.

[18] HEROS R C. Cerebellar hemorrhage and infarction[J]. Stroke, 1982, 13 (1): 106-109.

[19] FAIRBURN B, OLIVER L C. Cerebellar softening: a surgical emergency[J]. Br Med J, 1956, 1 (4979): 1335-1336.

[20] HEROS R C. Surgical treatment of cerebellar infarction[J]. Stroke, 1992, 23 (7): 937-938.

[21] CHEN H J, LEE T C, WEI C P. Treatment of cerebellar infarction by decompressive suboccipital craniectomy[J]. Stroke, 1992, 23 (7): 957-961.

[22] HORNIG C R, RUST D S, BUSSE O, et al. Space-occupying cerebellar infarction. Clinical course and prognosis[J]. Stroke, 1994, 25 (2): 372-374.

[23] KELLY P J, STEIN J, SHAFQAT S, et al. Functional recovery after rehabilitation for cerebellar stroke[J]. Stroke, 2001, 32 (2): 530-534.

[24] NEUGEBAUER H, WITSCH J, ZWECKBERGER K, et al. Space-occupying cerebellar infarction: complications, treatment, and outcome[J]. Neurosurg Focus, 2013, 34 (5): E8.

[25] JAUSS M, KRIEGER D, HORNIG C, et al. Surgical and medical management of patients with massive cerebellar infarctions: results of the German-Austrian cerebellar infarction study[J]. J Neurol, 1999, 246 (4): 257-264.

[26] 中华医学会神经外科学分会, 国家卫健委脑卒中筛查与防治工程委员会, 海峡两岸医药卫生交流协会神经外科分会缺血性脑血管病学组. 大面积脑梗死外科治疗指南[J]. 中华医学杂志, 2021, 101 (45): 3700-3711.

[27] KJELLBERG R N, JR PRIETO A. Bifrontal decompressive craniotomy for massive cerebral edema[J]. J Neurosurg, 1971, 34 (4): 488-493.

（史怀璋，张广，亓敬涛）

附录

缩略语对照表

缩略语	英文全称	中文全称
ABC^{2}D	atrial fibrillation-blood presure-clinical neurological deficit-computed tomogaphy hyperdense sign-diabetes mellitus	心房颤动－血压－临床神经功能缺损－CT致密征－糖尿病
ABCD^2	age-blood pressure-clinical features-duration-diabetes	年龄－血压－临床特征－症状持续时间－糖尿病
ADAPT	a direct aspiration first-pass technique	直接抽吸首次通过技术
ADC	apparent diffusion coefficient	表观弥散系数
ADP	adenosine diphosphate	腺苷二磷酸
AHA	American Heart Association	美国心脏学会
aOR	adjusted odds ratio	校正比值比
APTT	activeated partial thromboplastin time	活化部分凝血酶原时间
aRR	adjusted risk ratio	校正风险比
ARTS	aspiration-retriever technique for stroke	抽吸辅助支架取栓
ASA	American Stroke Association	美国卒中学会
ASAP	a stent-retrieving into an aspiration catheter with proximal balloon	支架入抽吸导管及近端球囊控制复合取栓
A-S-C-O	atherosclerosis, small vessel disease, cardioembolism, other determined etiology	大动脉粥样硬化－小动脉闭塞－心源性栓塞－其他类型
ASITN	American Society of Interventional and Therapeutic Neuroradiology	美国介入治疗神经放射学会
ASL	arterial spin labeling	动脉自旋标记
ASPECTS	Alberta stroke program early computed tomography score	阿尔伯塔卒中项目早期CT评分
ATP	adenosine triphosphate	腺苷三磷酸
AUC	area under the curve	曲线下面积
BACSS	basilar artery collateral score system	基底动脉侧支循环简化评分系统

续表

缩略语	英文全称	中文全称
BADDASS	balloon guide with large bore distal access catheter with dual aspiration with stent-retriever as standard approach	近端球囊导引导管封堵并抽吸+大腔远端通路导管抽吸+远端标准取栓支架取栓
BARC	bleeding academic research consortium	标准化出血事件分类
BASIS	application of balloon angioplasty with the distal protection of stent retriever	远端取栓支架保护下近端球囊扩张
BATMAN	basilar artery on computed tomography angiography	基于CTA的基底动脉评分
CAPTIVE	continuous aspiration prior to intracranial vascular embolectomy	颅内血管取栓前持续抽吸
CBF	cerebral blood flow	脑血流量
CBS	clot burden score	血栓负荷评分
CBV	cerebral blood volume	脑血容量
CE	Conformite Europeenne	欧洲合格认证
CG-FAST	conveniently-grasped field assessment stroke triage	方便掌握的现场卒中分类
CI	confidence interval	可信区间
CISS	Chinese ischemic stroke subclassification	中国缺血性卒中分型
cOR	common odds ratio	共同比值比
CPSS	Cincinnati prehospital stroke scale	辛辛那提院前卒中评分
CPSSS	Cincinnati prehospital stroke severity scale	辛辛那提院前卒中严重程度评分
C-STAT	Cincinnati stroke triage assessment tool	辛辛那提卒中分诊评估工具
CT	computed tomography	计算机断层扫描
CTA	computed tomography angiography	计算机断层扫描血管成像
CTP	computed tomography perfusion	计算机断层扫描灌注成像
CYP2C19	cytochrome P450 family 2 subfamily C member 19	细胞色素P450酶第2家族C亚家族成员19
DCT	direct carotid thrombectomy	直接颈动脉穿刺
DNA	deoxyribonucleic acid	脱氧核糖核酸
double PT	pass-thrombectomy-protect-thrombectomy	贯通取栓-保护取栓双重策略
DSA	digital subtraction angiography	数字减影血管造影
DWI	diffusion weighted imaging	弥散加权成像
d-CPSS	detailed severity assessment of Cincinnati prehospital stroke scale	细化辛辛那提院前卒中量表
EMS	emergency medical services	急救医疗服务
ESO	European Stroke Organization	欧洲卒中组织
$ETCO_2$	end-tidal carbon dioxide partial pressure	呼气末二氧化碳分压
eTICI	expanded thrombolysis in cerebral infarction	扩展脑梗死溶栓分级
FAST	face-arm-speech-time	面-臂-语言测试
FAST-ED	field assessment stroke triage for emergency destination	卒中现场评估分诊量表
FDA	Food and Drug Administration	美国食品和药品管理局
FiO_2	fraction of inspiration O_2	吸入氧浓度

续表

缩略语	英文全称	中文全称
GCS	Glasgow coma scale	格拉斯哥昏迷评分
G-FAST	gaze-face-arm-speech-time	凝视—面—臂—言语—时间测试
HR-MRI	high resolution magnetic resonance imaging	高分辨磁共振成像
HU	hounsfield unit	亨氏单位
ICAS	intracranial artery stenosis	颅内动脉粥样硬化性狭窄
INR	international normalized ratio	国际标准化比值
LAMS	Los Angeles motor scale	洛杉矶运动评分
LAPSS	Los Angeles prehospital stroke screen	洛杉矶院前卒中评分
LVO	Large vessel occlusion	大血管闭塞
MASS	the score system of lateral fissure+convexity collater	侧裂、脑凸面侧支循环评分系统
MAT	manual aspiration thrombectom	手动注射器抽吸血栓
MD	mean diffusivity	平均差
micro-ADAPT	micro-a direct aspiration first-pass thrombectomy	远端小血管直接抽吸首次通过技术
mini-FAST	mini forced arterial suction thrombectomy	微型强制动脉抽吸取栓
MIP	maximum intensity projection	最大密度投影
MRA	magnetic resonance angiography	磁共振血管成像
MRP	magnetic resonance perfusion imaging	磁共振灌注成像
mRS	modified Rankin scale	改良Rankin量表
mSAVE	modified stent-retriever assisted vacuum-locked extraction	改良型支架辅助真空锁定抽吸取栓
mTICI	modified thrombolysis in cerebral infarction	改良脑梗死溶栓分级
MTT	mean transit time	平均通过时间
NCCT	non-contrast computed tomography	平扫计算机断层扫描
NIHSS	National Institutes of Health stroke scale	美国国立卫生研究院卒中量表
NMDA	N-methyl-D-aspartate	N−甲基−D−天[门]冬氨酸
$PaCO_2$	partial pressure of carbon dioxide	二氧化碳分压
PASS	prehospital acute stroke severity scale	院前急性卒中严重程度量表
PAST	prehospital acute stroke triage	院前卒中分诊量表
pc-ASPECTS	posterior circulation Alberta stroke program early computed tomography score	后循环阿尔伯塔卒中项目早期CT评分
pc-CS	posterior circulation collateral score	后循环侧支循环评分
pc-CTA	posterior circulation computed tomography angiography score	后循环CTA评分
PC-MRA	phase-contrast magnetic resonance angiography	相位对比法磁共振血流成像
PEARS	protect-expand-aspiration-revascularization-stent	保护伞—球囊扩张—抽吸—颅内闭塞动脉再通—颈内动脉支架植入
PET	position emission tomography	正电子发射断层成像
PH	parenchymatous hematoma	脑实质血肿
PO_2	partial pressure of oxygen	氧分压

缩略语	英文全称	中文全称
PROTECT	proximal balloon occlusion together with direct thrombus aspiration during stent retriever thrombectomy	近端球囊阻断联合抽吸的双重保护支架取栓
PROTECT plus	proximal balloon occlusion together with direct thrombus aspiration during stent retriever thrombectomy-plus	近端球囊阻断联合抽吸的双重保护支架取栓拓展优化
PWI	perfusion-weighted imaging	灌注加权成像
RACE	rapid arterial occlusion evaluation	动脉闭塞快速评估
rCBF	regional cerebral blood flow	局部脑血流量
RD	risk difference	风险差
RETS	reperfusion-expanding-thrombectomy-stenting	再灌注－扩张－取栓－支架植入
ReWiSed CAR	retriever wire supported carotid artery revascularization	取栓支架导丝支持的颈动脉重建
rLMC	regional leptomeningeal collateral	区域软脑膜侧支循环
rt-PA	recombinant tissue-type plasminogen activator	重组组织型纤溶酶原激活物
RTRS	repeat thrombectomy with a retrieval stent	取栓支架重复取栓
SAVE	stent-retriever assisted vacuum-locked extraction	支架辅助真空锁定抽吸取栓
SEIMLESS	simultaneous extracranial, intracranial management of (tandem) lessions in stroke	卒中（串联病变）中同时处理颅外和颅内病变
sICH	symptomatic intracerebral hemorrhage	症状性颅内出血
SIR	Society of Interventional Radiology	介入放射学会
SNACC	Society for Neuroscience in Anesthesiology and Critical Care	美国麻醉和重症监护神经科学学会
SNAKE	Sofia non-wire advancement technique	Sofia导管无导丝推进技术
Solumbra	Solitaire-Penumbra	Solitaire 支架联合 Penumbra 抽吸系统复合取栓
SPECT	single photon emission computed tomography	单光子发射计算机断层成像
SO_2	blood oxygen saturation	血氧饱和度
SWIM	stent with intracranial support catheter for mechanical thrombectomy	颅内支撑导管辅助支架取栓
T_2WI	T_2 weighted imaging	T_2加权成像
TCCD/TCCS	transcranial color coded duplex Doppler ultrasonography	经颅双功能彩色多普勒超声
TCD	transcranial Doppler	经颅多普勒超声
TIA	transient ischemic attack	短暂性脑缺血发作
TICI	thrombolysis in cerebral infarction	改良的脑梗死溶栓评分
T_{max}	time to maximum	达峰时间
TOAST	trial of Org 10172 in acute stroke treatment	急性卒中治疗低分子肝素试验
TOF	time of flight	时间飞跃法
t-PA	tissue-type plasminogen activator	组织型纤溶酶原激活物
TRAP	Trevo with aspiration and proximal flow control	Trevo支架联合抽吸与近端血流控制取栓
TSAT	two-stage aspiration technique	两步抽吸技术

研究缩写对照表

研究缩写	英文全称	中文全称
ACTIMIS	acute ischemic stroke interventional	急性缺血性卒中介入治疗
ACTUAL	acute anterior circulation ischemic stroke registry	急性前循环缺血性卒中登记
ANGEL-ACT	endovascular treatment key technique and emergency work flow improvement of acute ischemic stroke	急性缺血性卒中血管内治疗关键技术及急救流程改进
ANGEL-ASPECT	endovascular therapy in acute anterior circulation large vessel occlusive patients with a large infarct core	大梗死核心急性前循环大血管闭塞患者的血管内治疗
ANGEL-BAO	efficacy and safety of endovascular recanalization for acute basilar artery occlusion with extended time window	扩展时间窗的急性基底动脉闭塞血管内再通治疗的有效性与安全性
ANGEL-REBOOT	bailout intracranial angioplasty following thrombectomy for acute large vessel occlusion	急性大血管闭塞取栓后补救性颅内血管成形术
ANGEL-TNK	intra-arterial recombinant human tenecteplase tissue-type plasminogen activator (rhTNK-tPA) thrombolysis for acute large vascular occlusion after successful mechanical thrombectomy recanalization	急性大血管闭塞机械取栓再通成功后动脉内重组人替奈普酶组织型纤溶酶原激活剂溶栓治疗
AnStroke	sedation vs. general anesthesia for endovascular therapy in acute stroke-impact on neurological outcome	镇静与全身麻醉在急性卒中介入治疗中的对比研究——对神经功能结局的影响
APRIL	ApTOLL for the treatment of acute ischemic stroke	ApTOLL用于急性缺血性卒中治疗
ARAMIS	antiplatelet vs. rt-PA for acute mild ischemic stroke	抗血小板药物与rt-PA治疗急性轻型缺血性卒中的对比
ARCHeR	ACCULINK for revascularization of carotids in high risk patients	ACCULINK支架用于高风险患者颈动脉血管再通治疗
ARISE I	analysis of revascularization in ischemic stroke with EmboTrap	EmboTrap取栓装置在缺血性卒中血管再通中的应用分析
ARTESp	acute recanalization of thrombo-embolic ischemic stroke with pREset	急性血栓栓塞性缺血性卒中使用pREset支架再通治疗
ASSIST	ASSIST registry to assess the procedural success and clinical outcomes associated with various operator techniques for mechanical thrombectomy in large vessel occlusions	ASSIST注册研究：不同术者大血管闭塞取栓操作技巧的多中心分析
ASTER	contact aspiration vs. stent retriever for successful revascularization	接触式抽吸与可回收支架成功血管再通的比较
ATLANTIS	alteplase thrombolysis for acute noninterventional therapy in ischemic stroke	阿替普酶溶栓：急性缺血性卒中的非介入治疗方案
ATTENTION	endovascular treatment for acute basilar artery occlusion	血管内治疗急性基底动脉闭塞
ATTENTION IA	intra-arterial tenecteplase following endovascular thrombectomy in patients with large vessel occlusion of posterior circulation	后循环大血管闭塞患者血管内取栓后动脉内注射替奈普酶
ATTENTION registry	multicenter registry on endovascular thrombectomy for posterior circulation occlusion	后循环闭塞血管内取栓多中心注册
AURORA	thrombectomy for anterior circulation stroke beyond 6 h from time last known well	距最后正常时间超6 h前循环卒中取栓治疗
BAOCHE	basilar artery occlusion Chinese endovascular trial	中国急性基底动脉闭塞血管内治疗临床试验
BASICS	basilar artery international cooperation	基底动脉国际合作研究
BASICS registry	basilar artery international cooperation registry	基底动脉国际合作登记

续表

研究缩写	英文全称	中文全称
BASILAR	endovascular treatment for acute ischemic stroke due to basilar artery occlusion	基底动脉闭塞性急性缺血性卒中血管内治疗
BAST	efficacy and safety of butylphthalide for acute ischemic stroke patients receiving intravenous thrombolysis or endovascular treatment	丁苯酞在急性缺血性卒中静脉溶栓或血管内治疗中的有效性和安全性
BEST	acute basilar artery occlusion: endovascular interventions vs. standard medical treatment	急性基底动脉闭塞：取栓与最佳内科治疗对比
BP-TARGET	blood pressure target in acute stroke to reduce hemorrhage after endovascular therapy	降低急性卒中血管内治疗后出血转化的目标血压管理
CANVAS	impact of anesthesia type on outcome in patients with acute ischemic stroke undergoing endovascular treatment	麻醉类型对接受血管内治疗的急性缺血性卒中患者结局的影响
CATIS	China antihypertensive trial in acute ischemic stroke	中国急性缺血性卒中降压治疗试验
CHANCE	clopidogrel in high-risk patients with acute non-disabling cerebrovascular events	氯吡格雷用于急性非致残性脑血管事件高危人群
CHHIPS	controlling hypertension and hypotension immediately post-stroke	卒中后即刻高血压与低血压控制
CHOICE	intra arterial alteplase vs. placebo after mechanical thrombectomy	机械取栓后动脉内阿替普酶与安慰剂治疗的比较
COMPASS	aspiration thrombectomy vs. stent retriever thrombectomy as first-line approach for large vessel occlusion	大血管闭塞的一线治疗方法：抽吸取栓和支架取栓对比
DAWN	DWI or CTP assessment with clinical mismatch in the triage of wake up and late presenting strokes undergoing neurointervention	醒后卒中和超时间窗卒中基于DWI和CTP评估的神经介入治疗
DECIMAL	decompressive craniectomy in malignant middle cerebral artery infarction	去骨瓣减压术治疗恶性大脑中动脉梗死
DEFUSE 3	endovascular therapy following imaging evaluation for ischemic stroke 3	影像评估筛选缺血卒中患者血管内治疗3
DESTINY	decompressive surgery for the treatment of malignant infarction of the middle cerebral artery	手术减压治疗大脑中动脉恶性梗死
DEVT	direct endovascular treatment vs. bridging therapy for patients with acute ischemic stroke	急性缺血性卒中直接血管内治疗与桥接治疗的比较
DIRECT-MT	direct intra-arterial thrombectomy in order to revascularize acute ischemic stroke patients with large vessel occlusion efficiently in Chinese tertiary hospitals	中国三级医院内直接动脉内取栓实现急性大血管闭塞卒中血管再通
DIRECT-SAFE	direct endovascular clot retrieval vs. standard bridging thrombolysis with endovascular clot retrieval within 4.5 hours of stroke onset	卒中发作后4.5 h内直接血管内取栓与标准溶栓桥接治疗比较
DISCOUNT	evaluation of mechanical thrombectomy in acute ischemic stroke related to a distal arterial occlusion	远端动脉闭塞相关急性缺血性卒中的机械取栓治疗评估
DISTAL	endovascular therapy plus best medical treatment (BMT) vs. BMT alone for medium vessel occlusion stroke	中等血管闭塞血管内治疗联合标准药物治疗与标准药物治疗对比
DUSK	endovascular vs. medical management in distal medium vessel occlusion stroke	远端中等血管闭塞性卒中的血管内治疗与药物治疗对比
EAST	early antiplatelet for minor stroke following thrombolysis	轻型卒中溶栓治疗后早期抗血小板治疗
ECASS	European cooperative acute stroke study	欧洲急性卒中合作研究
ENCHANTED	enhanced control of hypertension and thrombolysis stroke	卒中强化降压和溶栓
ENCHANTED 2/MT	intensive blood pressure control after endovascular thrombectomy for acute ischaemic stroke	急性缺血性卒中血管内取栓后强化降压治疗

409

续表

研究缩写	英文全称	中文全称
ENDOLOW	endovascular therapy for low NIHSS ischemic strokes	低NIHSS评分缺血性卒中的血管内治疗
ENDOSTROKE	mechanical recanalization in basilar artery occlusion	基底动脉闭塞机械血管再通治疗
ERASER	ERIC acute stroke recanalization	ERIC支架治疗急性卒中
ESCAPE	endovascular treatment for small core and proximal occlusion ischemic stroke	小核心梗死及近端血管闭塞性缺血性卒中中的血管内治疗
ESCAPE-MeVO	endovascular treatment to improve outcomes for medium vessel occlusions	血管内治疗改善中等血管闭塞预后
ESCAPE-NA-1	safety and efficacy of nerinetide (NA-1) in subjects undergoing endovascular thrombectomy for stroke	血管内取栓的卒中患者应用nerinetide的安全性和有效性
ESCAPE-NEXT	efficacy and safety of nerinetide in participants with acute ischemic stroke undergoing endovascular thrombectomy excluding thrombolysis	nerinetide在接受血管内取栓（未溶栓）的急性缺血性卒中患者中的有效性与安全性
ETIS	endovascular treatment in ischemic stroke follow-up evaluation	缺血性卒中血管内治疗的长期预后随访评估
EXTEND	extending the time for thrombolysis in emergency neurological deficits	急性神经功能缺损患者扩展时间窗溶栓治疗
EXTEND-IA	extending the time for thrombolysis in emergency neurological deficits-intra-arterial	急性神经功能缺损患者扩展时间窗溶栓-动脉溶栓
EXTEND-IA TNK	extending the time for thrombolysis in emergency neurological deficits-intra-arterial using intravenous tenecteplase	急性神经功能缺损患者扩展时间窗溶栓-动脉替奈普酶溶栓
FRONTIER	field randomization of nerinetide (NA-1) therapy in early responders	nerinetide在超早期卒中患者中的现场随机化治疗应用
GASS	general anesthesia vs. sedation, both with hemodynamic control, during intra-arterial treatment for stroke	卒中血管内治疗中血液动力学控制：全身麻醉与清醒镇静比较
GOLIATH	general or local anaestesia in intra-arterial therapy	血管内治疗中全身麻醉与局部麻醉的选择评估
GSR-ET	German stroke registry-endovascular treatment	德国卒中血管内治疗登记
GWTG	get with the guidelines stroke registry	跟着指南走卒中登记
HAMLET	hemicraniectomy after middle cerebral artery infarction with life-threatening edema trial	大脑中动脉梗死患者伴危及生命的脑水肿时去骨瓣减压术治疗
HERMES	highly effective reperfusion evaluated in multiple endovascular stroke trials	多项血管内治疗卒中试验高效再灌注评价试验
ICTuS-L	intravenous thrombolysis plus hypothermia for acute treatment of ischemic stroke	静脉溶栓联合低温治疗急性缺血性卒中
IMS	interventional management of stroke	卒中介入治疗管理策略
INSPIRES	intensive statin and antiplatelet therapy for high-risk intracranial or extracranial atherosclerosis	强化他汀和抗血小板治疗高危颅内或颅外动脉粥样硬化
INTERRSeCT	identifying new approaches to optimize thrombus characterization for predicting early recanalization and reperfusion with intravenous alteplase and other treatments using serial CT angiography	使用连续CTA确定血栓特征预测静脉注射阿替普酶和其他治疗的早期再通和再灌注效果
IRIS	improving reperfusion strategies in acute ischaemic stroke	改善急性缺血性卒中再灌注策略
Japan Trevo Registry	real-world registry of stent retriever alone or in combined therapy with aspiration catheter for acute ischemic stroke in Japan	日本单独支架回收器对比支架联合抽吸导管治疗急性缺血性卒中的真实世界登记
LATE-MT	large artery occlusion treated in extended time with mechanical thrombectomy	大动脉闭塞扩展时间窗机械取栓治疗
LPSS	Leiden prehospital stroke study	莱顿院前卒中研究

续表

研究缩写	英文全称	中文全称
MERCI	mechanical embolus removal in cerebral ischemia	缺血性卒中机械取栓治疗
MILD-MT	endovascular treatment for mild stroke with acute anterior circulation large vessel occlusion	急性前循环大血管闭塞性轻型卒中的血管内治疗
MIST-B	minocycline for acute ischemic stroke undergoing endovascular treatment due to basilar artery occlusion	米诺环素在基底动脉闭塞所致急性缺血性卒中血管内治疗围术期的应用
MOSTE	evaluation of acute mechanical revascularization in large vessel occlusion stroke with minor symptoms (NIHSS<6) in patients last seen well<24 h	大血管闭塞性轻型卒中(NIHSS评分<6分)发病24 h内急性机械血管再通疗效评估
MR CLEAN	multicenter randomized clinical trials of endovascular treatment of acute ischemic stroke in the Netherlands	荷兰急性缺血性卒中血管内治疗多中心随机对照临床试验
MR CLEAN-LATE	endovascular treatment vs. no endovascular treatment after 6~24 h in patients with ischaemic stroke and collateral flow on CT angiography	CTA显示的侧支循环缺血性卒中患者在6~24 h接受血管内治疗与非血管内治疗对比
MR CLEAN-MED	endovascular treatment for acute ischemic stroke-the effect of periprocedural medication	急性缺血性卒中血管内治疗围手术期用药效果评价
MR CLEAN-NO IV	intravenous treatment followed by intra-arterial treatment vs. direct intra-arterial treatment for acute ischaemic stroke caused by a proximal intracranial occlusion	颅内动脉近端闭塞性卒中静脉溶栓后桥接血管内治疗与直接血管内治疗比较
MR RESCUE	mechanical retrieval and recanalization of stroke clots using embolectomy	栓塞性卒中机械取栓和血管再通治疗
NASA	clinical and angiographic outcomes with the combined local aspiration and retriever in the North American Solitaire stent-retriever acute stroke	北美Solitaire支架取栓联合抽吸取栓治疗急性卒中的临床与影像学结局评估
NINDS	National Institute of Neurological Disorders and Stroke tissue-type plasminogen activator stroke	美国国立神经疾病和卒中研究院急性卒中t-PA静脉溶栓
NO-SELECT	imaging selection modalities for stroke thrombectomy	卒中取栓治疗影响筛选模式
OPTIMAL-BP	outcome in patients treated with intra-arterial thrombectomy-optimal blood pressure control	动脉取栓治疗患者预后−最佳血压控制
pc-ASTER	acontact aspiration vs. stent retriever for recanalisation of acute stroke patients with basilar artery occlusion	对比抽吸取栓与支架取栓治疗基底动脉闭塞急性卒中疗效
PEARL	intra-arterial alteplase for acute ischemic stroke after mechanical thrombectomy	急性缺血性卒中患者机械取栓术后动脉内注射阿替普酶
PISTE	pragmatic ischaemic stroke thrombectomy evaluation	缺血性卒中取栓术实用性评估
PLATO	endovascular vs. medical management of posteriorcerebral artery occlusion stroke	大脑后动脉闭塞血管内治疗与药物治疗比较
POST-TNK	safety and efficacy of adjunctive intra-arterial tenecteplase after successful endovascular thrombectomy in patients with large vessel occlusion stroke-tenecteplase	急性大血管闭塞性卒中成功血管内取栓后桥接替奈普酶动脉溶栓治疗的安全性和有效性
POST-UK	safety and efficacy of adjunctive intra-arterial urokinase after successful endovascular thrombectomy in patients with large vessel occlusion stroke-urokinase	急性大血管闭塞性卒中成功血管内取栓后桥接尿激酶动脉溶栓治疗的安全性和有效性
PRESTO	prehospital triage of patients with suspected stroke	疑似卒中的院前分诊
PRIAMUS	proximal flow blockage cerebral protection during carotid stenting	颈动脉支架植入术中近端血流阻断的脑保护作用
PROACT	prolyse in acute cerebral thromboembolism	动脉内重组尿激酶原溶栓治疗急性脑血栓栓塞研究

研究缩写	英文全称	中文全称
PRoveIT	precise and rapid assessment of collaterals using multi-phase CTA in the triage of patients with acute ischemic stroke for intra-arterial therapy	基于多时相CTA精准快速评估侧支循环筛选血管内治疗的缺血性卒中患者
RAPID	revive acute ischemic stroke patients immediately	急性缺血性卒中患者即刻再灌注治疗
RESCUE	safety of RNS60 in large vessel occlusion stroke patients undergoing endovascular thrombectomy	大血管闭塞性卒中患者血管内取栓后应用RNS60
RESCUE BRAIN	remote ischemic conditioning in acute brain infarction	急性脑梗死远隔缺血适应救治行动
RESCUE BT	revascularization pretreated with tirofiban for acute ischemic stroke	替罗非班联合血管再通治疗急性缺血性卒中
RESCUE END-LOW	rescue endovascular therapy for progressive acute mild ischemic stroke with large vascular occlusion	进展性急性轻型大动脉闭塞性缺血性卒中补救性血管治疗
RESCUE-Japan LIMIT	recovery by endovascular salvage for cerebral ultra-acute embolism Japan large ischemic core trial	日本超急性大梗死核心脑梗死血管内治疗试验
RESCUE-Japan Registry	recovery by endovascular salvage for cerebral ultra-acute embolism-Japan registry	日本超急性脑栓塞血管内治疗登记
RESCUE-RE	registration study for critical care of acute ischemic stroke after recanalization	急重症缺血性卒中血管再通治疗后监测与管理的队列研究
RESILIEN	endovascular treatment with stent-retriever and/or thromboaspiration vs. best medical therapy in acute ischemic stroke due to large vesselocclusion	大动脉闭塞性急性缺血性卒中支架植入术和（或）取栓治疗与最佳内科治疗比较
RESIST	remote ischemic conditioning in patients with acute stroke	远隔缺血适应疗法在急性卒中患者中的应用
REVASCAT	endovascular revascularization with Solitaire device vs. best medicaltherapy in anterior circulation stroke within 8 h	发病8 h内前循环卒中Solitaire取栓与标准药物治疗比较
RODIN	rescue on reperfusion damage in cerebral infarction by nelonemdaz	nelonemdaz治疗脑梗死再灌注损伤
SAINT Ⅰ	safety and effectiveness of NXY-059 for the treatment of patients who have suffered from a stroke	NXY-059治疗卒中患者的安全性与有效性
SAMMPRIS	stenting vs. aggressive medical management for preventing recurrent stroke in intracranial stenosis	支架治疗对比积极药物治疗预防颅内动脉狭窄卒中复发
SAPPHIRE	stenting and angioplasty with protection of patients with high risk for endarterectomy	高危颈动脉内膜切除术患者的支架植入术与血管成形术比较
SCAST	Scandinavian candesartan acute stroke trail	斯堪的纳维亚坎地沙坦急性卒中试验
SEER	safety and efficacy of Solitaire stent thrombectomy	Solitaire支架取栓术的安全性和有效性
SELECT 2	optimize patient's selection for endovascular treatment inacute ischemic stroke 2	优化急性缺血性卒中血管内治疗患者选择2
SELECT-LATE	association of endovascular thrombectomy vs. medical management with functional and safety outcomes in patients treated beyond 24 h of last known well	距最后正常超过24 h患者血管内取栓与内科治疗的功能预后和安全性比较
SIESTA	sedation vs. intubation for endovascular stroke treatment	血管内卒中治疗中镇静与气管插管策略对比
SITS-ISTR	safe implementation of treatment in stroke-international stroke thrombolysis register	卒中治疗的安全实施——国际卒中溶栓登记
SITS-TBYR	safe implementation of treatments in stroke-international thrombectomy registry	卒中治疗的安全实施——国际取栓登记
SKIP	effect of mechanical thrombectomy without vs. with intravenous thrombolysis on functional outcome among patients with acute ischemic stroke	静脉溶栓联合机械取栓与单纯机械取栓对急性缺血性卒中患者功能结局的影响
SPARCL	lipitor in the prevention of stroke for patients who have had a previous stroke	立普妥预防既往卒中患者卒中复发的临床应用

续表

研究缩写	英文全称	中文全称
STAR	stroke thrombectomy and aneurysm registry	卒中取栓和动脉瘤登记
STIS-MOST	safe implementation of thrombolysis in stroke-monitoning study	阿替普酶急性卒中溶栓安全应用的监测研究
STRATIS	systematic evaluation of patients treated with stroke devices for acute ischemic stroke	使用神经介入器械治疗急性缺血性卒中的系统评估
SWIFT	Solitaire™ FR with theintention for thrombectomy	Solitaire™ FR治疗急性缺血性卒中
SWIFT DIRECT	bridging thrombolysis *vs.* direct mechanical thrombectomy in acute ischemic stroke	急性缺血性卒中桥接溶栓与直接机械取栓的比较
SWIFT PRIME	Solitaire™ with the intention for thrombectomy as primary endovascular treatment	血管内治疗首选采用Solitaire™支架的取栓术
SYNTHESIS Expansion	intra-arterial *vs.* systemic thrombolysis for acute ischemic stroke	动脉溶栓对比系统溶栓治疗急性缺血性卒中
TASTE	treatment of acute ischemic stroke with edaravone dexborneol	依达拉奉右莰醇治疗急性缺血性卒中
TASTE-SL	treatmentof acute ischemic stroke with sublingual edaravone dexborneol	依达拉奉右莰醇舌下片治疗急性缺血性卒中的疗效观察
TENSION	efficacy and safety of thrombectomy in stroke with extended lesion and extended time window	扩大病灶组织窗和扩展时间窗卒中取栓治疗的有效性和安全性
TESLA	thrombectomy for emergent salvage of large anterior circulation ischemic stroke	前循环大梗死缺血性卒中急诊抢救取栓
THRACE	cost effectiveness evaluation of intra-arterialthrombectomy in acute ischemic stroke	急性缺血性卒中动脉取栓费效评估
TITAN	thrombectomy in tandem lesions	串联病变取栓治疗
TOPMOST	thrombectomy for primary distal posterior cerebral artery occlusion stroke	大脑后动脉闭塞缺血性卒中取栓治疗
TRACE	tenecteplase reperfusion therapy in acute ischemic cerebrovascular event	替奈普酶再灌注治疗急性缺血性脑血管病事件
TRACK	Trevo stent-retriever acute stroke registries	Trevo支架取栓器急性卒中取栓登记
TREVO	thrombectomy revascularization of large vessel occlusions in acute ischemic stroke	大血管闭塞性急性缺血性卒中取栓血管再通
TREVO-2000 registry	stryker neurovascular Trevo retriever registry	stryker神经介入Trevo取栓装置注册
VERITAS	endovascular therapy for acute vertebrobasilar occlusion	急性椎基底动脉闭塞的血管内治疗
WASID	warfarin and aspirin for symptomatic intracranial disease	华法林—阿司匹林治疗症状性颅内动脉疾病

单位换算关系

1 mmHg=0.133 kPa

1 cmH$_2$O=0.098 kPa

1 in=2.54 cm

1 F=0.33 mm